高等医学院校护理学专业教材

临床肿瘤护理学

主　编　马双莲　丁玥
编　委　马双莲
丁　玥
陆宇晗
于新颖
朱敏玲
邢　沫
刘世殊
李燕琴

北京大学医学出版社

LINCHUANG ZHONGLIU HULIXUE

图书在版编目(CIP)数据

临床肿瘤护理学/马双莲　丁玥主编. —北京:北京大学医学出版社,2003. 5

ISBN 978-7-81071-401-3

Ⅰ. 临…　Ⅱ. ①马…②丁…　Ⅲ. 肿瘤　护理　Ⅳ. R47

中国版本图书馆 CIP 数据核字(1998)第 0000 号

临床肿瘤护理学

主　　编：张枢贤
出版发行：北京大学医学出版社（电话：010-82802230）
地　　址：(100191) 北京市海淀区学院路 38 号　北京大学医学部院内
网　　址：http://www.pumpress.com.cn
E-mail：booksale@bjmu.edu.cn
印　　刷：北京地泰德印刷有限责任公司
经　　销：新华书店
责任编辑：张枢贤　李小云　　**责任校对**：李月英　　**责任印制**：张京生
开　　本：787mm×1092mm　1/16　　**印张**：20.5　　**字数**：520 千字
版　　次：2003 年 5 月第 1 版　2010 年 12 月第 2 次印刷　**印数**：8001-10000 册
书　　号：ISBN 978-7-81071-401-3
定　　价：27.00 元

序　言

近二十年来肿瘤学科发展十分迅速，人类对于肿瘤的认知在群体、个体、细胞、分子水平上更加深入，推动了对肿瘤的预防、诊疗、康复的工作。

在肿瘤临床实践中，护理工作起着不可替代的重要作用，占有重要地位。护理工作要随着肿瘤学科的发展不断接受新的理论和技术，特别是新的理念。肿瘤专科护理要从以疾病为中心转向以病人为中心，其中包括对患者的疾病、心理及社会服务等更加广泛的内涵。因此，对于肿瘤患者的护理不仅需要丰富的理论知识、高超的技术，更需要人文的关怀。

为了适应时代及医学发展的需要，北京大学临床肿瘤学院老、中、青护理专家和骨干编写了这本教材，目的是阐述现代肿瘤护理学观点，并从理论到实践对肿瘤护理工作系统化、规范化，从而达到指导日常工作和培养高素质护理人员的目的。

由于本教材的编写比较仓促，加上经验不足，一定有不少不尽如人意之处，希望使用者和读者提出宝贵意见以期不断完善，达到预期的目的。

北京大学临床肿瘤学院
北京肿瘤医院　院长　游伟程

前　言

现代护理学的发展，愈来愈注重专科护理水平的提高。护理水平与发展中的临床医学相互呼应，在各自的领域中对专科疾病的预防、治疗、康复进行着理论探索和临床实践。肿瘤专科护理就是其中一门发展迅速、含有大量研究要素的护理学科。1991年，我国著名的肿瘤护理专家张惠兰教授编写了《肿瘤患者护理》一书，使从事肿瘤专科护理的护士有了第一本自己的工具书。标志着肿瘤专科护理发展的第二本工具书——《肿瘤护理学》，由张惠兰、陈荣秀两位肿瘤护理专家主编，于1999年出版，给广大肿瘤专科护士提供了系统的有关肿瘤护理的理论与临床指导。不少肿瘤专科医院和病房将这本书作为护士继续教育的主要教材，这对促进肿瘤专科护理的发展有着积极意义。随着社会的发展和肿瘤发病率的上升，肿瘤专科医院和肿瘤科迅速增加，从事肿瘤患者护理的队伍亦相应扩大，并对肿瘤患者实施整体护理，肿瘤专科护士在肿瘤三级预防中发挥着至关重要的作用。

2002年初，北京大学网络学院高瞻远瞩，将肿瘤专科护理教学作为一门独立学科，这一举措是顺应社会的需要，加快了肿瘤专科护理发展的步伐。我们为北京大学网络学院这一决策感到由衷的高兴，这正是我们从事肿瘤专科护理人员近年来一直努力的方向。我们认为，在高等学校很需要开设肿瘤学相关课程，使护理专业的学生能够在学校接受较为系统的肿瘤学知识的学习，提高肿瘤专科的护理水平。基于以上原因，我们欣然接受了编写肿瘤护理学教材的任务。

根据网络学院护士专升本的学时要求，我们对这本教材的定位是：围绕临床护理理论与实践，集中论述与肿瘤护理相关的知识，既让学生学习和掌握肿瘤专科护理技能，又不过重增加学生的负担，因此经反复讨论，将这本教材命名为《临床肿瘤护理学》。

我们邀请了《肿瘤护理学》主编，天津医科大学附属肿瘤医院的陈荣秀、郭凤梅、李忠兰老师以及北京大学第一医院泌尿科的黄燕波老师参与了本书的编写工作，在此表示感谢。

这本书的编写人员是一批在肿瘤专科护理岗位上工作多年的、有经验的护士，其中不少是护理本科生，他们对肿瘤护理有着较深入的研究和丰富的临床护理经验，他们将最新护理理论与进展进行总结，相信会给学生带来肿瘤专科护理最新知识和信息。同时，对从事肿瘤专科护理的护士亦增加了又一本工具书。

本书在编辑、出版、发行过程中，得到北京大学临床肿瘤学院院领导的大力支持，同时亦得到北京大学网络学院和北京大学医学出版社的支持与指导，在此一并表示诚挚谢意。

由于肿瘤学的知识相当广泛，且编写时间较仓促，难免有不足之处，衷心希望得到广大学员和同行的批评指正。

编　者　马双莲　丁　玥

2002.10.30

出版说明

在教育改革不断深入的今天，我国高等医学院校护理学教育获得了大力发展，为适应目前护理教育发展形势的需要，北京大学护理学院和北京大学医学出版社组织医学院校与临床教学医院从事护理专业教学的专家编写了这套《高等医学院校护理专业教材》。本套教材包括护理教育概论、护理伦理学、护理社会学、护理评估、康复护理、临床营养学、精神障碍护理学、老年护理学、中医护理学、临床肿瘤护理学、五官科护理学、护理美学等，再加上原先出版的现代护理管理等教材，组成了一套完整的护理专业教材。

随着现代医学和护理学科的迅速发展，为达到新世纪人人享受健康的目标，护理专业面临的重要任务是如何为我们的护理对象提供高质量的整体护理，本套教材的编写贯彻了这个宗旨，强调医学模式和护理模式的转变，充分体现了以病人为中心的整体护理理念，内容力求反映护理学基础理论、基本知识和基本技能诸方面的新进展，在注意理论与实践相结合的同时，注重学员能力的培养，体现教材的先进性与实用性。

本套教材适用于全日制本科、成人教育专升本；同时，考虑到各地不同学校使用的需要，我们在编写教材时，照顾到全面性、系统性，各地使用教材时，可根据情况，各有取舍。本套教材也可以作为大专、高职护理学专业的教材；并且又可作为在职护理人员继续教育和岗位培训教材。

目 录

第一章 概 论

第一节 肿瘤专科护理发展史

近年来，恶性肿瘤的发病呈逐年上升趋势。据世界卫生组织统计，目前全世界每年新发生的癌症患者约1000万，死于癌症的人数约600～700万。在我国，每年新发生的癌症病例约160万，死于癌症的病例约130万。我国癌症死亡率与20年前相比增加了29.4%。恶性肿瘤是威胁人类健康的严重疾病，当传染病得到控制后，心脑血管疾病和癌症就成为人类死亡的前2位原因。目前，癌症已成为城市居民第一死因，在农村居第二位。我国恶性肿瘤死因前5位依次是：胃癌、肝癌、肺癌、食管癌、大肠癌。

由于自然科学的发展及基础理论与新技术的应用，20世纪人类与癌症的斗争已取得了令人鼓舞的成果，但离攻克癌症还有相当一段距离。21世纪，我国的肿瘤防治与研究任务会更加艰巨，肿瘤护理专业亦面临考验，同时也是专业发展走向成熟的重要阶段。肿瘤专科护理已从内、外、妇、儿科中划分出来，成为一门独立的护理学科。肿瘤专科护理理论和实践水平将有一个很大的飞跃，肿瘤专科护士队伍将逐步壮大，与国际肿瘤护理将会有更广泛的交流与合作。现将肿瘤专业的发展情况介绍如下：

一、我国肿瘤专科医院的建立

我国最早治疗肿瘤的专科医院是上海中比镭锭治疗院，建立于20世纪30年代，现为上海肿瘤医院。50年代至70年代，北京、天津等大城市相继成立了肿瘤专科医院和肿瘤研究所。80年代后，全国各大中城市的肿瘤医院以前所未有的速度建立起来，各综合医院几乎都成立了肿瘤科。20世纪末，民办肿瘤医院、临终关怀医院、康复医院逐渐增多，以满足肿瘤患者治疗康复各阶段的需要。

二、肿瘤专业委员会的成立

起初，肿瘤专业没有自己的学术团体，只能参加内、外、妇、儿科的活动。中华护理学会于1987年在外科护理专业委员会中成立了肿瘤护理专业组，并组织了首届全国肿瘤护理交流会议。1989年，经全国科学技术协会批准，中华护理学会正式成立了肿瘤护理专业委员会，各省市也相继成立了肿瘤护理专业委员会，并积极组织学术交流和讲座，培训肿瘤护理专科人才，活跃了肿瘤专科护理的气氛。1991年在第十届亚太国际肿瘤会议上第一次组织了肿瘤护理专题会议和中日双边肿瘤护理讨论会。

三、国际肿瘤护理概况

20世纪70年代，国际抗癌联盟(UICC)和美国抗癌协会合作，为不少国家培训肿瘤专科护士，以鼓励更多的护士从事肿瘤护理工作。1978年在伦敦召开了第一届国际肿瘤护理会议，推动了肿瘤护理学科的发展。国际肿瘤护士协会(ISNCC)于1984年成立。在1988年召开的会议上，我国著名肿瘤护理专家张惠兰教授，被选为国际肿瘤护士协会理事。1990 年我国肿瘤护理专业委员会成为国际肿瘤护士协会团体会员，这是中华护理学会惟一参加国际组织的专业委员会。

国际肿瘤护理会议特别重视提高肿瘤患者的生活质量，着重于对肿瘤患者常见症状和放化疗反应等开展临床观察，并通过临床科研阐明其机理。其指导思想是：即使患者不能治愈，也要减轻他们的痛苦，提高生活质量，帮助他们重返社会。

第二节　肿瘤专科护理特点

一、肿瘤护理是一门多学科的综合专科护理

随着现代医学科学技术的发展，肿瘤护理实践范围及工作内容也随之不断扩展及延伸。肿瘤专科护士不但在外科治疗、化学治疗、放射治疗、生物治疗中发挥作用，还需要适应现代医学模式，注重对癌症患者实施心理护理、康复护理、临终关怀以及调动社会支持系统。同时，由于肿瘤可以发生在各年龄组，从婴幼儿到老年均可发病，肿瘤专科护士应该掌握不同年龄患者的特点，给予科学周到的护理。

肿瘤护理专业除涉及生理学、病理学、护理学、基础医学外，还与社会学、心理学、伦理学、营养学、康复医学、老年医学等多种学科有关。从事肿瘤专科的护士需经过系统的专业培训，了解本专科相关知识，掌握肿瘤护理理论与操作技能，并运用于临床实践。

二、肿瘤治疗的多样化

除外科治疗、放射治疗、化学治疗三大传统治疗方法外，近年来，免疫治疗、中医治疗、电疗、热疗、导管介入治疗、超声射频治疗、超声聚焦刀治疗等逐步用于临床。但治疗肿瘤很少用单一疗法，而更多的是采取综合治疗方法，目的是减轻毒副反应，提高疗效，提高患者生活质量。作为专科护士，应深入学习肿瘤学理论，掌握各种治疗方法的作用机理，熟悉各种治疗方法的适应证及并发症，提高专科护理水平。

三、注重心理及社会因素对癌症患者的影响

心理社会因素不仅在癌症发病过程中起作用，在癌症治疗及康复的不同阶段也极大地影响着治疗效果。在各种疾病中，很少像癌症给人以巨大的精神压力。20 世纪 80 年代出现了一门新兴交叉学科——心理社会肿瘤学，这是一门研究心理社会因素与肿瘤发生、发展、治疗、康复等之间相互作用的学科。1983 年美国癌症协会召开了以癌症患者心理评估为核心的第二届学术研讨会，并提出了心理社会肿瘤学的三大研究领域：① 肿瘤患者的心身特点；② 患者的社会环境特点；③ 治疗环境的特点。

1984 年成立了国际心理社会肿瘤协会。之后，美国、英国、日本、加拿大等国也相继成立了心理社会肿瘤学会。1992 年《心理肿瘤学》杂志创刊。

我国关于心理社会肿瘤学的研究相对滞后，在 20 世纪末，此项研究逐步得到重视，但仍面临着人员及技术的缺乏。肿瘤医师、护士均应加强心理学培训，以便在临床工作中，对患者及家属给予心理社会支持及提高对危机的应对能力。

四、重视肿瘤患者的生活质量

从医学角度讲，生活质量是指与健康有关的生活质量，它包含了生物医学和社会心理等内容在内的集合概念。它主要包括三方面的内容：① 机能能力：包括日常生活能力、社会机能、智力、情感状况；② 患者的感觉：包括对社会和周围事物的看法、感受和价值判断，如对一般健康状况的感觉、对疾病的焦虑感、安宁幸福感、生活满意度等；③ 疾病和治疗引起的症状。

注重生活质量的评估，在临床工作中主要有四大作用：① 评估癌症治疗的效果，进行疗法选择；② 有利于抗癌药物、止吐药物、镇痛药物等的疗效评价；③ 有助于了解癌症患者治疗的远期生存状态；④ 有助于对晚期癌症患者采取最好的照顾方案。

肿瘤专科护士在对患者进行治疗和护理过程中，应将评价患者在各治疗阶段的生活质量作为重要内容，以便有针对性地通过护理干预，使患者躯体和心理都处于较舒适、较满意的状态，增加患者对治疗和求生的欲望。预防和减轻放、化疗毒副反应和并发症的发生是提高癌症患者生活质量的重要方面，因为癌症治疗中的副作用所引起的症状，往往超过癌症本身所致的症状。护士要通过健康宣教，观察和预防治疗中的副反应，预防并发症发生，保证患者能顺利完成各阶段治疗。

五、肿瘤护理服务范畴不断拓宽

(一) 服务对象的改变

随着现代护理观念的形成，肿瘤专科护理的服务对象已从疾病转向患者及家属。作为社会支持系统的重要力量，家庭在患者治疗康复过程中起到重要作用。在对患者进行评估时，应注意对社会支持系统的评估，并通过家属了解患者的性格特点及对疾病的态度。

(二) 护理服务范围延伸

由于肿瘤患者治疗和康复过程很长，护理工作仅限于临床已远远不够。从患者入院到出院以及出院后在门诊或社区继续治疗，护士均应积极参与。护士应深入社区和家庭，对患者进行访视和康复指导，培训患者和家属进行功能锻炼和告知服药、预防感染等知识，提高患者自我护理能力，鼓励患者回归社会。

(三) 参与肿瘤的三级预防

肿瘤的三级预防是指对肿瘤病因的预防；对肿瘤早期诊断和治疗；合理治疗与康复，延长生存期，提高生活质量。

世界卫生组织对癌症的防治战略是：1/3 癌症可以预防；1/3 癌症如能早期诊断可以治愈；1/3 癌症可以通过减轻痛苦、延长生命。我国对癌症的防治日趋重视，组织医护人员对我国癌症发病、死亡情况进行了大规模回顾性调查，绘制了《中国恶性肿瘤地图》，发现了不少癌症高发区和高危人群。肿瘤专科医院的护士参与了对民众的防癌健康知识宣教，并深入厂矿、机关、学校进行大面积的癌症普查，对乳癌、胃癌、妇科肿瘤等早诊早治发挥了重要作用。在肿瘤患者的康复及综合治疗中，护士应积极指导患者和家属进行功能锻炼、心理咨询、营养指导、造口护理等，最大限度地提高病人生存质量。在临终护理阶段，护士在减轻患者痛苦、进行心理安慰、维护人的尊严等方面做了大量工作。

总之，随着社会的发展，护理队伍业务素质的提高以及社会需求的增多，肿瘤专科护士应努力将自己掌握的专科知识和技术应用到癌症控制工作中。

第三节　肿瘤专科护理教育与科研

一、肿瘤学的发展对肿瘤护理教育提出挑战

肿瘤学是近年来迅速发展起来的学科。随着肿瘤基础与临床研究的深入以及抗肿瘤新药物在临床上的应用，加之肿瘤诊疗技术日新月异的发展，促进了肿瘤护理新知识、新技术的提高与完善。由于癌症本身出现的各种症状以及在肿瘤治疗过程中带来的副作用，如疼痛、疲乏、营养不良、感染等，严重影响着癌症患者的生活质量，肿瘤专科护士在对这些副作用进行观察、评估和处理过程中发挥着重要作用。肿瘤专科护士不但要具备肿瘤疾病知识，还要为患者提供止痛护理、营养支持、预防感染以及心理和社会支持等多方面跨学科知识，这对肿瘤护理教育提出了挑战。

（一）护理教育课程中设置肿瘤护理学课程

随着肿瘤发病率的上升以及肿瘤治疗手段的增加，带瘤生存的患者会明显增多，专科医院和社区医院或在家庭中康复的患者都需要具备肿瘤护理知识的专科护士。因此，肿瘤护理学成为护理教育中的一门独立学科，已成为必然趋势。

1. 大专、本科教育阶段　安排足够学时学习肿瘤学和肿瘤护理学。让学生在校学习期间初步掌握肿瘤学基础知识和护理理论，并安排一定的学时参加肿瘤病房实习，对肿瘤患者治疗与护理增加感性认识并锻炼专科操作技能。

2. 研究生教育阶段　为培养较高理论水平和较强教学科研能力的肿瘤专科护理人才，应开设肿瘤专业研究生班。研究生可攻读肿瘤专科护理中某一领域的课程，使肿瘤护理学跟上现代医学与护理的发展并为其做贡献，也为肿瘤护理师资队伍培养人才。一个学科的发展，与学科带头人的理论与研究水平密切相关。肿瘤护理学这一新兴的学科，更需要一批具有科研教学能力的护理人才以推动学科的发展。

（二）肿瘤专科护士的在职教育

1. 肿瘤治疗手段增多，需补充专科护理知识　由于科学技术的发展，知识更新速度加快，工作范围不断扩大，肿瘤治疗药物及手段迅速增加，对专科护士的要求愈来愈高。因此，要求从事肿瘤专科护理的护士应随着学科发展加强学习，更新知识，掌握最新医疗护理理论及技术，促进学科发展。新毕业的护士从事肿瘤专科护理，应系统学习肿瘤护理理论与专科操作技术，方能承担肿瘤患者护理职责。

2. 护理模式转变对护理工作提出更高要求　医学模式转变，促进护理模式由单纯疾病护理向整体护理模式转变，要求护士以患者为中心，能运用护理程序对患者的身体、心理、社会状况等方面进行评估，正确提出关于现存和潜在的健康问题的护理诊断，对患者进行有计划的、全面的整体护理，使患者处于最佳健康状态。

3. 肿瘤专科护士发展趋势　由于肿瘤治疗手段增加，除需要专科医师外，还应有与专科医师配合的专科护士，使治疗护理紧密配合，方能获得最佳疗效。如：化疗、放疗、生物治疗、手术治疗、疼痛控制、营养支持、造口护理、器官移植、急症处理等，均需要一批具有较高理论水平及操作能力的专科护士。专科护士要通过系统教育与培训和严格的考核，取得专科护士资格，方能履行专科护士职责。只有不断培养专科护士，方能使护理质量得到提升，使肿瘤护理学专科理论得到发展，并通过培训专科护士激发护士参加在职教育的积极性。

二、肿瘤护理科研

肿瘤专科护士面临着学科发展的挑战，并逐渐与国际癌症护理接轨。大量的科研信息促进了我国肿瘤护理科研的发展，其研究内容也发生明显变化，如新技术、新药物、新疗法的使用和观察，毒副作用的预防与护理，肿瘤患者不同年龄、不同疾病、不同疗法的心理反应与护理等，内容极为广泛和深入。

肿瘤学的发展离不开护理科研，护理科研给肿瘤护理学增加了新理论、新成果。护理科研也造就了肿瘤护理专科人才，提高了肿瘤专科护理科研意识和教育水平。

三、肿瘤专科护理展望

21 世纪的到来，给各学科的发展带来良好的机遇与发展空间，肿瘤护理学亦在其中。要培养高素质的肿瘤专科护理人才，必须加速与国际接轨的速度，利用我国肿瘤护理已加入国际癌症护士协会的有利条件，加大与国际交流的力度，积极争取机会参加国际交流，获取信息，并扩大我国肿瘤护理专业在国际上的影响，争取得到肿瘤专科临床与研究机构的支持，多搞科研协作与教育协作。

要达到以上目标，我国肿瘤专科护士的学历教育、在职教育以及科研水平要在原有基础上大幅度提高，方能缩小与国际癌症护理水平的差距。有条件的肿瘤专科医院应建立专科培训基地，有计划地开办肿瘤专科护理学习班和专题讲座、临床进修，使肿瘤医院、肿瘤科护士得到系统的专科培训，也使新毕业的护士继续得到肿瘤专科知识的学习。

（马双莲）

第二章　肿瘤的预防与控制

第一节　我国肿瘤防治概况

一、肿瘤的流行病学概况

近十年来，恶性肿瘤的发病呈逐年上升的趋势。据世界卫生组织（WHO）的统计，全球每年新患肿瘤者，从20世纪80年代约500万人上升到90年代900万人，预计到2015年，将增加至1500万人，其中2/3发生在发展中国家。

我国在解放后，各种急、慢性传染病逐步得到控制。到20世纪90年代，我国每年新增肿瘤患者已达到160万，死于肿瘤的患者约130万，现有肿瘤患者200万，肿瘤已占城市居民死因的第一位，农村居民死因的第二位。

当前，医疗费用急剧上涨，与肿瘤治疗有关的医疗设备、医疗支出近年来大大地增加。随着肿瘤发病人数的增加，与有限的医疗费用之间必将形成一对尖锐的矛盾。因此，更有必要强调预防，强调三早（早期发现、早期诊断、早期治疗）。另外，恶性肿瘤发病率的上升与环境污染加剧、忽视健康的生活方式以及人口中老龄化进展加快都有关系。因此肿瘤的预防必须由各界人士携起手来共同努力。

二、肿瘤的三级预防概况

1981年WHO对肿瘤提出的防治战略是：1/3肿瘤可以预防，1/3肿瘤如能早期诊断可以治愈，1/3肿瘤可通过减轻痛苦而延长生命。恶性肿瘤预防可分成三级预防措施：一级预防措施是研究病因，提高机体防癌能力，防患于未然；二级预防措施是筛检癌前病变、早期肿瘤病例，做到早发现、早诊断、早治疗；三级预防措施是对已患肿瘤患者，减少其并发症，防止致残；提高生存率、康复率，以及减轻由肿瘤引起的疼痛。

三级预防措施是三道防线：第1道防线，减少生癌机会，提高自我保健能力。第2道防线是已经患了肿瘤者，帮助他们早一点发现并及时得到诊治。越早治疗，治愈的机会越大。第3道防线是挽救劳动力，提高生存率和生存质量的工作。三项任务缺一不可，相互联系，构成预防肿瘤的全貌（见表2-1-1）。

表2-1-1　三级预防措施对比

项目	一　级	二　级	三　级
定义	鉴别、消除危险因素和病因，提高防癌能力，防患于未然	早期发现、早期诊断、早期治疗，防患于开端	提高治疗率，提高生存率和生活质量，康复、止痛
方法	鉴定环境中致癌剂，疫苗接种，化学预防，改变不良生活方式（戒烟等），改善饮食营养	筛检普查，监测高危人群，提高早期诊断能力，根治癌前病变	研究合理治疗方案，进行康复指导，加强锻炼、合理饮食、止痛
存在问题	许多病因还不清楚，鉴定方法不够先进	投资较大，亚临床期较短，筛检方法不够敏感	缺乏有效治疗方案，各级医疗水平相差悬殊

三、我国肿瘤防治概况

当前肿瘤的早期发现率仍然很低，约有 2/3 的患者在确诊时已属晚期，所以说我国肿瘤防治任务十分艰巨。三十多年来，我国肿瘤防治研究工作取得较大进展。1959 年中央卫生部组织召开我国首届肿瘤会议，并且成立了全国肿瘤防治研究办公室，到 1986 年全国肿瘤防治机构已有 102 所。20 世纪 70 年代，我国完成了 8 亿 5 千万人口的死亡回顾调查，绘制出《中国恶性肿瘤地图》，基本摸清了我国肿瘤死亡情况和地理分布，并且发现我国某些主要肿瘤有不少高发区和高危险人群。我国死亡率最高的九种肿瘤顺序为：胃癌、食管癌、肝癌、宫颈癌、肺癌、大肠癌、白血病、鼻咽癌及乳腺癌，其中前三种肿瘤的死亡数占全部肿瘤死亡的 64.45%。到 20 世纪 90 年代，肺癌的发病率和死亡率在一些大城市和某些工矿地区已上升至第一位。

我国肿瘤防治研究工作主要集中在一些肿瘤的高发现场，通过流行病学和病因学调查，现已明确食管癌、胃癌的发病与亚硝胺、霉菌、毒素以及营养素缺乏有关；肝癌的发病与乙型肝炎病毒、黄曲霉素和某些微量元素缺乏有关；鼻咽癌与 EB 病毒感染有关；肺癌与吸烟、空气污染包括厨房的煤烟、油烟有关。从而探索出一套行之有效的一级预防措施：例如通过改水、防霉、合理施肥、改变饮食结构、营养干预和阻断治疗等预防食管癌；通过管水、防治乙型肝炎，管粮防霉和适量补硒等预防肝癌。现在，这些肿瘤的发病率已开始出现明显下降趋势。

在肿瘤二级预防即早期诊断、早期治疗方面，建立了包括食管癌在内的上消化道肿瘤初筛方法，可以发现直径小于 0.5cm 的微小食管癌；应用甲胎蛋白免疫测定（AFP）诊断原发性肝癌中，阳性率达 70%～90%；应用免疫诊断方法使鼻咽癌的早期诊断率提高到 92%以上，并可提早 8～10 年做出诊断。

在发展传统手术、放射治疗和化学药物治疗的同时，开展了免疫疗法、生物疗法、光敏疗法以及中医中药等综合治疗，使治疗效果有所提高。对肝癌的导向治疗，使原来不能手术切除的患者，获得二次手术机会，从而延长患者的生存期。

我国肿瘤防治的重点是：积极推广科研成果，重视一级预防，宣传防癌知识，控制主要危险因素；提高早期发现、早期诊断、早期治疗水平，并且在 21 世纪逐步降低肿瘤发病率和死亡率。

面临我国肿瘤的防治规划，护士这一群体应努力将自己独特的知识、技术和资源应用于肿瘤控制中，普及防癌知识，增加公众自我防癌意识，是当前肿瘤控制的重要环节。

第二节　肿瘤的一级预防

一、肿瘤是一种生活方式疾病

肿瘤的发生与发展和许多因素有关，包括病因、环境和机体等共同作用的结果，这些因素统称为肿瘤的危险因素。研究表明，85%的肿瘤发生与人们的生活方式，包括个人行为、卫生习惯、饮食类型，以及职业和环境污染有关。因此，除了少数由于遗传因素外，大多数肿瘤是可以预防的。

预防的含义就是：避免不良的生活方式和减少暴露于促使肿瘤发生和发展的环境因素中，使发病率下降。需要对个人和群体危险因素进行评估，提出降低和消除这些危险因素的措施，通过健康教育使人们自觉改变不良饮食、卫生习惯和行为，如多食用新鲜蔬菜、水果，不吸烟，防止性乱等，以达到自我保健目的。

所谓生活方式疾病就是指人们不健康的生活方式，长期作用而引起的疾病。它们主要包括：心、脑血管病、肿瘤和糖尿病等等。不健康的生活方式可以归纳为以下四个方面：① 不合理的饮食；② 吸烟；③ 心理紧张和精神压力；④ 缺乏运动。

二、改变不良的生活方式

（一）控制吸烟

据统计，在引起肿瘤的各种危险因素中，吸烟占 30%～32%。吸烟者比不吸烟者患癌的死亡率高 2 倍，每日吸烟一包以上者比不吸烟者癌的发生率高 3～4 倍。烟焦油含有多种致癌物质和促癌物质，如 3、4-苯并芘、多环芳香烃、酚类、亚硝胺等。当烟草燃烧的烟雾被吸入时，焦油颗粒便附着在支气管粘膜上，经长期慢性刺激，可诱发癌变。吸烟与肿瘤的关系已为成千个调查所证实。

每年全世界发生肺癌约有 59 万例，其中 1/3 发生在发展中国家。全世界肺癌发病率最高属欧洲和北美（68～76/10 万）。在中国，以上海男性为例，发病率已达 54/10 万，占男性死因的第 1 位。其原因主要有：① 烟草生产量高（我国年产烟草 91.5 万吨，占全世界第 1 位）。② 吸烟率高（男性中高达 50%～60%）。在青少年中已有一些吸烟者，如果不改变目前状况，2010 年将有 200 万人过早死于与吸烟有关的疾病。

当前，我国男性肺癌已成为因肿瘤死亡的首要原因，约有 80%以上的肺癌是由于长期吸烟引起的。有资料表明，吸烟人群肺癌死亡率比不吸烟人群高 10～20 倍；吸烟时间越长，每日吸烟量越多，开始吸烟的年龄越小，患肺癌的机会就越大。吸烟还可增加唇癌、口腔癌、鼻咽癌、喉癌和食管癌的危险。与胰腺癌、膀胱癌、肾癌的发生亦有关。

吸烟不仅危害本人健康，并且污染环境，危及周围不吸烟的人，即被动吸烟者。在不吸烟的妇女中，丈夫吸烟比丈夫不吸烟者，肺癌的发生率高 2 倍以上。

根据我国 1984 年全国吸烟状况的抽样调查结果，15 岁以上青年平均吸烟率为 33.88%，30 岁以上男性吸烟率为 75%，1996 年女性吸烟率为 4%。与 1984 年相比，15～25 岁年龄组吸烟率上升最快，开始吸烟的平均年龄也在下降，每日吸烟数量也有所增加。据推测 20～30 年后，我国每年因吸烟死亡的人数将从现在的 10 万人增加到 200 万人。因此，应积极宣传吸烟的危害，开展控制吸烟运动。停止吸烟是消除肺癌危险因素最有利的办法，而且戒烟以后，肺癌的发病率会逐年下降，戒烟 10 年以上肺癌发病率就和不吸烟的人群基本相同。

在工厂、企业中，工人一方面暴露于职业因素，另一方面又吸烟，使肺癌的危险度成倍地增加。因此学校里学生和特殊车间的工人可强制性禁烟。提倡戒烟已经刻不容缓。戒烟不仅可使肺癌下降（英、美和瑞典等已有成功的经验），还可降低食管癌、肝癌、胰腺癌、膀胱癌甚至心脑血管病的发病率。

另外可制定一些法律或条例。世界上已有 64 个国家和地区，其中包括巴基斯坦和泰国，制定了有关限制吸烟的法律。主要内容为：禁止烟草广告，包装上注明吸烟有害健康和烟焦油含量的警告。提出烟焦油限量，只准成人购烟，不得在公共场所和车间吸烟等。对医药卫生人员应劝其戒烟。我国已经有法律规定不得在公共场所吸烟。对学龄儿童亦明令禁止吸烟。每年 5 月 30 日（劝阻吸烟日）前后应大力开展吸烟有害、劝阻吸烟的宣传。

（二）改变不良饮食习惯

据统计 30%～35%肿瘤的发生与饮食有关，饮食中缺乏新鲜蔬菜、水果，动物脂肪过高与许多肿瘤的发生有关。

河南省林县食管癌高发区居民食用的酸菜中含有强致癌物亚硝胺及其前体物；食用的霉变食物中分离出的菌株具有强致突变作用，并可促进亚硝胺在体内的合成；食物中动物蛋白和脂肪，维生素 A、维生素 B_2、维生素 C 等的缺乏，锌、铜、钼含量的不平衡，均可能为高发的条件。江苏启东肝癌高发区与所食霉变的玉米、花生受到强致癌物黄曲霉素污染有密切的关系。肉类食物加工中使用的某些着色剂、防腐剂经检验均有致癌作用。烟熏食物含致癌的多环芳香烃；在食物烹调过程中过分高温，油炸蛋白质会产生致癌物。饮食中缺乏维生素 A 与口腔癌、鼻咽癌、喉癌发生有关，研究表明，许多黄绿色蔬菜、水果富含维生素 C 和 β 胡萝卜素，具有防癌作用。维生素 C 可抑制亚硝胺在体内的合成，与食管癌、胃癌的发生呈负相关。在食物防止污染方面主要防止霉菌和霉菌毒素的污染。亦应严格控制和监测食物添加剂。

饮食过量、吸烟、环境污染产生的自由基，可以引起肿瘤，胡萝卜素有清除这些自由基的作用。维生素 E 和微量元素硒也有抗氧化自由基的作用。

90％的胃癌和大肠癌的发生与饮食有关。黑龙江省的一项研究表明，每人每年食用 42kg 大白菜，可有效地降低胃癌危险因素。高盐饮食也是胃癌的致癌因素之一。文献指出，对胃癌的预防要从小抓起，因为 20 岁以前这些因素已发生作用。

西方国家乳腺癌、大肠癌、前列腺癌、子宫内膜癌高发，与所进高脂肪饮食，特别是动物脂肪有密切关系。近年来，我国人民生活水平提高，这些肿瘤的发病率呈上升趋势。高热量膳食、肥胖，也会增加患乳腺癌的危险。饮食中缺乏纤维素，也是大肠癌发生的原因之一。因为过量动物脂肪的代谢产物有致癌、促癌作用，在肠道缺乏纤维素的情况下，会使这些致癌物与肠粘膜接触的时间延长，增加患癌的危险性。

针对乳腺癌、结肠癌高发的地区，要提倡多食用食物纤维，防止过多摄入脂肪，控制肥胖。提倡食用谷类、水果和蔬菜，脂肪应低于热量来源的 30％～40％，每人每天 20g 左右。要求肥胖和过重者不超过人群的 10％。对肥胖和过重者提倡加强体育锻炼。多年来的研究表明，绿茶、茄子、南瓜、绿豆、豆芽、海带、大蒜、卷心菜等具有天然抗癌和抗突变的作用。

我国胃肠道肿瘤约占 65％以上，这主要与饮水污染和食物配比不当或污染有关。饮水污染与肝癌、胃癌和食管癌有关的报道已经不少。提倡饮用优质饮用水（如自来水、深井水等）。防止水源污染，停止饮用不洁的沟塘水，可能会减少胃肠道肿瘤。为了去除致突变物和有机污染物可以提倡使用家用净水器。对现有的净水器应进行鉴定，对效果好、便于使用的要加以推广。

总之，要教育人们注意不合理饮食中的危险因素，纠正不良饮食习惯，强调食物多样化和平衡膳食、低脂饮食，多食用富含维生素及纤维素的新鲜蔬菜、水果，并适当吃一些粗粮，减少食盐摄入，限制吃烟熏、腌制、油炸食物，不吃霉变食物，都是十分重要的一级预防措施。

（三）限制饮酒

饮酒是致癌危险因素之一，它的特点是与其他危险因素有协同作用。长时间大量饮酒，会增加发生口腔癌、喉癌、食管癌的危险。肝硬化是肝癌的危险因素之一，其发生与饮酒有密切关系，也间接增加了患肝癌的危险性。酗酒不但影响人体营养的吸收和免疫功能，而且降低了肝脏对各种化学致癌物的解毒作用。妇女饮酒可增加患乳腺癌的危险。

（四）适当运动量，保持精神愉悦

随着社会的进步，竞争激烈，生活节奏日益加快，精神压力大。另外，随着进入现代化生活方式，总体来说人们的日常活动量都有所减少。这些都可能会对肿瘤的发生起促进作用。加强运动，可以缓解精神紧张，保持愉快心情有助于提高机体免疫能力。

（五）避免日光过度照射

三、加强职业防护和环境保护

（一）减少职业暴露

由于某些工种和车间具有致癌的危险因素，因而导致某些肿瘤发病率较高。目前所知道的职业暴露因素与有关知识是相对不足的。

接触石棉、放射可引起肺癌，如同时合并吸烟，则两个危险因素有协同作用，可以是相加，甚至相乘的效应，比一般不吸烟人群相对危险度高 50 倍。

苯可能与白血病有关。目前在石油化学工业、橡胶工业、制鞋工业以及染料等都在使用苯，在有些地区已经造成一些危害。

（二）防止职业危害的主要措施

1. 通过改进技术措施，减少职工对致癌危险因素的暴露。
2. 加强健康教育，禁止在车间内吸烟、吃饭，养成良好卫生习惯。
3. 对高危险职工定期体格检查。
4. 国家要建立健全环境毒物的安全允许标准，督促工厂付诸实施。
5. 肿瘤研究单位要研究职业因素与肿瘤关系，并利用肿瘤发病资料进行监测。

（三）注重环境保护

在控制吸烟的同时还要提倡不在室内燃煤，城市尽量改用燃气。汽车废气应该有限制。厨房中要提倡采用通风设备，减少煤、油烟气。总之，应采取有效措施，对生产致癌物质或在生产过程中产生含致癌物质的废气、废水、废渣严格治理，防止对大气、土壤、作物、水源的污染。

四、控制与生殖因素有关的肿瘤高危因素

早婚、早育、多产、性生活紊乱可能与宫颈癌发病有关，另外，有些通过性生活传播的病毒如人类乳头瘤病毒、疱疹病毒等亦可增加患宫颈癌的风险。

五、进行疫苗接种

现已证实病毒与某些肿瘤的发生有密切关系。乙型肝炎病毒感染是肝癌的重要危险因素之一。我国人群中 10%～15%携带其表面抗原，70%的居民过去或现在感染过乙型肝炎病毒。开展疫苗接种可以防止和阻止乙型肝炎流行和母婴传播。

近年来在江苏启东肝癌高发区应用乙型肝炎疫苗预防乙型肝炎，1983～1990年已免疫接种 41 595 名新生儿，免疫保护率为 75%～81%，预计到 2025 年，肝癌发病率将下降 70%～80%。因此做好接种计划和效果观察是亟待进行的一项工作。

EB 病毒与鼻咽癌的发生密切有关，人类乳头瘤病毒可以引发宫颈癌。关于这些病毒的免疫接种方法应加强研究，进一步预防肿瘤发生。

第三节　肿瘤的二级预防

肿瘤的一级预防虽然最为理想，但多数肿瘤病因尚未明确，有些遗传因素或家族史并非一级预防所能控制。因此，仍需要早期发现，早期诊断，即二级预防。当前，90%以上的早期肿瘤可以治愈，而进展期肿瘤预后就相对较差。一般每差一个瘤期，如Ⅰ期与Ⅱ期，Ⅱ期与Ⅲ期，Ⅲ

期与Ⅳ期，其5年生存期相差10%～20%。总之，在肿瘤一级预防尚未根本解决的情况下，早期发现、早期诊断、早期治疗仍然是预防肿瘤的重要环节。当肿瘤明确诊断后，及时治疗可以提高治愈率和生存率。

一、早期发现

（一）肿瘤早期发现的意义

在祖国医学中有"上医治未病之病"（孙思邈）的说法，意思说在疾病发生前加以预防才是上策。现代医学更强调预防的概念。肿瘤预防的关键是要防止致癌物侵入人体。但至今肿瘤的病因尚未完全阐明，从已知的致癌因素来看，它们在人们生活的世界里几乎是无所不在，要完全防止致癌物侵入人体似乎不可能。在出现临床症状前发现肿瘤，加以诊断和治疗，防止肿瘤临床发作，使患者在"无病"状态下治愈事实上已经存在的肿瘤，无论从对机体的损伤、心理的损害，还是对社会影响来看，都比已经出现临床症状以后治疗效果要好。

因此，就目前肿瘤防治水平而言，惟有早期发现是挽救肿瘤患者生命的关键。此外，肿瘤的早期发现对人类肿瘤发生、发展的全过程也有重要的意义。

（二）肿瘤早期发现途径

1. 肿瘤普查　肿瘤普查属于二级预防，是指在无症状的人群中发现肿瘤。由于肿瘤不同于其他疾病，各种治疗手段对人体均有较大损害，加以疗程长、预后差，加重了人们对肿瘤的恐惧。通过普查虽可早期发现肿瘤，提高生存期，降低死亡率，但是由于普查需在一定数量的大范围人群中进行，不但消耗大量人力、物力，且检出率不高。特别是查出的假阳性或临界性病变常被施以不必要的诊断检查或过激治疗，而对假阴性又易丧失警惕。因此，当前国际上对肿瘤二级预防是否要大面积全面普查，尚存在争论。一般主张在较小范围，高危险人群或高发区对某种或几种肿瘤进行筛检。

（1）普查对象：肺癌，尤其是中央型肺癌，与吸烟的关系密切。所以肺癌的高危人群一般是40岁以上的男性、吸烟指数（即每日吸烟支数×吸烟年数）>400者。此外，从事某些职业的人，如石棉工人或某些矿工等亦属肺癌的高危人群。

胃癌的癌前状态或癌前病变如胃息肉、胃溃疡、慢性萎缩性胃炎，尤其是伴肠上皮中重度化生或不典型增生者，以及恶性贫血与胃大部切除术者皆应视为胃癌的高危对象。

杨学专等报道初次性交年龄早于18岁，本人或丈夫有婚外性伴侣，月经不调及月经垫不洁等为宫颈癌的主要危险因素。此外如初产在18岁以前，不孕或多产及宫颈糜烂者亦考虑为宫颈癌的高危人群。

（2）普查方法及实施：普查检测所用的方法应简便、准确（敏感并特异）、经济和易为受检者所接受。准确的要求包括：肿瘤应被检出、非肿瘤不致误认和检测的结果可以重复。经济上能负担和易接受性当然也是必要的。然而至今能符合这些要求的普查方法并不多。

1）甲胎蛋白（AFP）用于肝癌普查，在我国已积累了丰富的经验。

2）另一较成功的方法是普查宫颈癌用宫颈涂片细胞学检查。此法已在国内、外被广泛应用，并已被充分肯定在宫颈癌普查方面的价值。

3）日本采用纤维胃镜普查胃癌取得很大成功。但在简便与可接受性方面略有欠缺。在我国则多主张先采用粪便隐血试验及询问病史与症状等作为初筛，有阳性结果者再做纤维胃镜检查。

4）肺癌普查的方法多是X线缩影摄片或透视，亦有同时合并作痰液脱落细胞学检查的。

5）乳腺癌普查有采用热图像的，不过其准确性较差，假阳性可见于炎症或良性肿瘤，假阴性则可见于较深的小肿瘤。热图像对发现较大的肿瘤较为有效，肿瘤越小发现率越低。乳腺钼靶X线摄影亦被用于乳腺癌普查，主要适用于硕大的乳房。钼靶X线摄影的检出率与放射科医师的经验有关，有经验的医师可发现小于0.5cm的病灶。对乳腺癌的普查，许多专家主张教会妇女自行检查乳房的方法。不过据徐光炜等报道自查的检出率甚低，而且检出病例中Ⅰ期的极少，据认为是与自检的方法尚未很好掌握有关。

2. 健康检查　健康检查是维护健康的重要手段，同时也是肿瘤早期发现的重要途径之一。

随着经济建设的发展，预防保健工作越来越多地受到重视。各种范围的健康检查也在开展，如能注意结合进行防癌检查和加强随访，亦是肿瘤早期发现的一条重要途径。

3. 对癌前状态及病变的随访　人体的某些增生性病变容易演变为肿瘤，称为癌前状态，在病理学上称为癌前病变。对这些癌前状态或癌前病变的定期随访检查，有可能在较早时期发现其恶变。对癌前状态与癌前病变的随访确也系肿瘤早期发现的途径之一。常见的癌前病变包括：

（1）粘膜白斑，是粘膜上皮的局限性增生，在口腔与外阴的白斑较易癌变。

（2）宫颈糜烂，其修复过程中再生的鳞形上皮可能发展为癌。

（3）囊性乳腺病，是乳腺小叶以及腺上皮的增生及囊性变，有的可能发生癌变。

（4）老年日光性角化病，色素性干皮病，可恶变为鳞状上皮细胞癌或基底细胞癌。

（5）多发性家族性结肠息肉症，甚至多个息肉可同时发生癌变。

（6）慢性萎缩性胃炎，尤其是伴肠上皮化生和间变者，可发生癌变。

4. 对肿瘤早期"危险信号"知识的普及　在无任何症状的亚临床期发现并诊断出肿瘤当然是肿瘤早期发现工作主要追求的目标，但有时已经出现某些早期症状的患者，如果能及时确诊也是肿瘤早期发现工作的一个方面。

肿瘤的早期症状很少有特异性。模棱两可的症状不但易为患者所忽略，亦常不受医务人员重视。所以应该提高广大患者和医务人员对肿瘤早期症状的警惕性。所以，应采取各种形式，将各种不同肿瘤的危险信号和"三早"知识告诉群众，一旦发现可疑征象，及时到医院检查确诊，及时治疗。综合性医院的医务人员要提高对肿瘤的认识，加强肿瘤观念，防止误诊漏诊，使患者失去治愈机会。

（1）常见肿瘤的十大危险信号：① 体表或表浅部位可触及的肿块逐渐增大，如乳腺、皮肤、口腔或身体其他部位；② 持续性消化异常，或食后上腹部饱胀感；③ 吞咽食物时胸骨后不适感乃至哽噎感；④ 持续性咳嗽，痰中带血；⑤ 耳鸣、听力减退、鼻衄、鼻咽分泌物带血；⑥ 月经期外或绝经期后的不规则阴道出血，特别是接触性出血；⑦ 大便潜血阳性、便血、血尿；⑧ 久治不愈的溃疡；⑨ 黑痣、疣短期内增大、色泽加深、脱毛、痒、破溃等现象；⑩ 原因不明的体重减轻。

（2）常见肿瘤危险因素（见表2－3－1）

表 2-3-1　常见肿瘤危险因素

疾　病	危险因素	症状和体征
肺癌	吸烟,每日一包以上,职业接触致癌物 例如:石棉、氡、砷、粉尘、被动吸烟等	持续性咳嗽、喘憋,痰中带血或咯血 声音嘶哑 肺部感染、发热、 (经抗生素医治无效)
胃癌	高盐、盐腌、烟熏食物 饮食中缺少蔬菜、水果、水源受硝酸盐污染 有家族史 营养状况差 吸烟 长期饮酒、酗酒	食后消化不良 上腹部饱胀感 饭后灼痛 病情发展出现呕吐 贫血 体重减轻
食管癌	高发区居民 喜食酸菜 食物霉变 经济条件差 营养缺乏:维生素 A、维生素 C、核黄素、锌、蛋白质、钼 吸烟	吞咽时胸骨后不适感 或哽噎感 进行性吞咽困难 食欲减退 反胃 体重减轻
肝癌	乙型肝炎或乙型肝炎病毒携带者 肝硬化 玉米、花生被黄曲霉素污染 有血吸虫病史 酗酒 营养不良及缺硒	肝区疼痛 食欲减退 肝肿大 乏力 消瘦
乳腺癌	家庭乳腺癌史 未生育或第一胎在 30 岁以上 囊性乳腺病 高脂肪饮食、肥胖 月经来潮早/绝经晚	乳房或腋下肿块 皮肤凹陷“橘皮样”变 乳头血性溢液 双侧乳房不对称
子宫颈癌	早婚 早育 多产 性生活混乱 疱疹、湿疹病毒感染 发育异常	阴道不规则出血 阴道分泌物增多 接触性出血
大肠癌	家庭肠癌史 家庭或个人息肉史 溃疡性结肠炎 10 年 高动物脂肪、低纤维饮食	大便习惯改变 便血、大便潜血阳性 贫血 腹痛 肛门区疼痛 厌食 体重下降 大便变细
鼻咽癌	吸烟 酗酒 口腔卫生差 接触致癌物 EB 病毒感染	鼻塞 血性鼻分泌物 颈部肿块 耳鸣 听力减退

我国虽是发展中国家，但由于党和政府重视肿瘤防治工作，我国肿瘤早期发现的工作成绩令人瞩目，食管癌、肝癌、鼻咽癌等肿瘤的早期发现工作甚至居世界的前列。

理论上多数肿瘤都有一个“可检出的临床前期”，浸润生长虽可发生于临床前，但随着科学技术的不断进步，仍有可能使更多的肿瘤在发生浸润前被检出，从而有更多机会使肿瘤患者获得根治。肿瘤早期发现的必要性正在被越来越多的人所接受；随着经济的发展，投入更多的人力、物力也成为可能，肿瘤早期发现工作的前景是乐观的。

二、早期诊断及早期治疗

恶性肿瘤是进行性发展的疾病。一旦发病，患者的状况往往每况愈下，治疗亦无过多回旋余地。病期越晚，治疗越难，预后越差。故早期诊断、早期治疗极为重要。

肿瘤早期常无特殊症状，甚至毫无症状。因此患者不会主动到医院就诊检查，而一旦症状明显又常常已到晚期。所以，肿瘤的早期诊断必须在早期发现的基础上，亦即要在貌似“正常”的人群中将一些已经患了早期肿瘤的人识别出来。这种在“正常”人群中识别肿瘤患者的工作即肿瘤的早期发现。

就治疗而言，手术治疗仍是许多肿瘤带有根治希望的治疗方法。但手术治疗是以牺牲部分器官或组织来取得疗效的。这个牺牲自然是越小越好。因此，手术治疗要求病灶尚较局限。而肿瘤是一个进行性生长的疾病，并且能向远处转移，所以手术治疗的成败在很大程度上取决于手术时肿瘤病期的早晚。病期越早手术成功率越高。如病灶已有转移扩散，则不适宜手术治疗，需采取综合治疗手段。

放射治疗患者也要求病灶局限。照射面积越大，放射反应也越大，患者越难耐受。病灶若已经转移扩散，则不适合放射治疗。化学抗癌药物治疗亦以早期应用为好，细胞增殖比率(GF)高，对化学抗癌药物较敏感。晚期肿瘤免疫抑制明显，进行免疫治疗的效果不佳。即使服用中药治疗也需患者肠胃尚能受纳，并以正气未衰者为佳。所以从治疗的需要来看，也必须要做到肿瘤的早期发现和早期诊断。

第四节　肿瘤的三级预防

肿瘤的三级预防即合理治疗与康复。对已确诊的病例，即使较晚期也采取及时合理的治疗，以提高疗效，延长生存期，提高生活质量。

一、肿瘤的综合治疗

肿瘤的治疗手段越来越多，除传统的手术治疗、放射治疗、化学治疗外，如今生物治疗、中医中药治疗、介入治疗、光动力治疗、热疗等都得到了充分的研究与应用，提高了肿瘤治疗的有效率。

然而，各种肿瘤的平均治愈率只有40%左右，其原因主要是局部未得到控制和已有淋巴结转移及远处转移。采取各种治疗手段相互配合的综合治疗措施可进一步提高疗效，因此，需要进行多学科合作，组织各专科医生联合查房，根据患者的具体情况，共同制定综合治疗方案。

二、肿瘤的综合康复治疗

调动医、患两个方面的积极性，将西医、中医、心理、营养和体能锻炼等多种方法，综合运用于癌症患者的康复治疗中。调整心理状态，改善生理功能，使癌症患者最大限度的回归社会。

医患结合、多种方法、回归社会是癌症综合康复的三要素。

（一）开展癌症综合康复治疗的重要性

1. 癌症综合康复治疗是肿瘤防治工作的重要组成部分。

2. 癌症综合康复治疗是临床治疗必要的延续和完善。

3. 可以明显的提高癌症患者的生活质量，有效地预防复发和转移，从而提高生存率，延长生存期。

（二）康复治疗

提高肿瘤患者的生活质量是肿瘤康复的主要目的。康复并非治疗的终结，而是贯穿于治疗的全过程。即从患者明确诊断开始，由医生、护士、心理咨询、物理治疗、语言训练、营养、社会服务等专业人员共同研究制定康复计划，包括预防、重建、支持和姑息治疗，尽可能减少疾病及其治疗对患者造成的活动能力和机体功能丧失，重建或代偿已丧失的活动能力和功能，帮助其达到生活自理，重返社会。对已失去治愈机会的患者要减轻疼痛，控制症状，提高生活质量。对终末期患者应实施临终关怀，为患者提供一个舒适安静的环境，精心护理，帮助患者无痛苦地渡过生命的最后时刻，也是肿瘤患者康复的组成部分。

（黄晓蕾）

第三章　肿瘤患者心理护理及社会支持

第一节　医学模式变革对护理模式的影响

由于时代的发展，人类疾病谱也在不断地发生变化。过去威胁人类健康，造成人类主要死亡原因的传染病、营养不良等疾病，如今已被心、脑血管病、肿瘤等代替。而这些疾病的发生、发展与人们当前的生活方式、工作压力、环境污染、个性特征及生活事件应付能力等心理因素有密切关系。随着医学模式的转化，医务人员需要为患者提供心理护理以及社会支持。以下简单介绍两种医学模式。

一、单纯生物医学模式

医学研究的重点仅集中于研究人的生物学改变，也就是从解剖、生理、病理、生化等方面去探索疾病的原因和治疗方法，被称为“生物医学模式”。这一模式在当时的背景下，起了巨大的作用，人类出现了许多重要的发明，为现代医学奠定了基础。

二、生物、心理、社会现代医学模式

随着人类学、社会学和心理学的发展，证明这些因素对人类其他学科有着重大影响。医学不是单纯的自然科学，而是自然科学和社会科学两大类相结合的科学，世界卫生组织对人类的健康下了定义：“健康不仅指没有疾病和虚弱，而应是躯体、心理和社会适应的完好状态。”为了对疾病有全面了解，为患者提供更合理的医疗和卫生保健，医护人员的观念应向生物、心理、社会现代医学模式转变，研究患者在发病原因、疾病进展及预后过程中心理、社会因素带来的影响。

生物学因素是指遗传体质、神经类型、神经内分泌、免疫系统等。心理学因素是指认知能力、思维方式、情绪倾向、行为习惯、人格类型、理想信念等。社会文化因素是指经济状况、地理环境、阶级差别、性别差别、意识形态、思想感情、风俗习惯、民族传统、道德伦理观念、信仰方式、教育方式等。现代医学模式是在认识到人的生物学属性、社会属性以及心理活动三者之间存在着相互联系、相互影响的基础上提出来的。疾病不是一种抽象的概念，也不是病理室中的一个标本，而是发生在活生生的人身上的一种过程。所以，离开患者，抽象的疾病是不存在的。全面了解患者，尤其是他们的心理状态，社会文化背景，是诊断、治疗的重要前提。

世界卫生组织已将肿瘤明确划为一种生活方式疾病。不良的生活方式，如：饮食、缺乏运动、烟酒、应激等均可使人易患肿瘤。从现代社会疾病谱的改变，可以使我们更清楚地认识到人的生物学属性、社会属性以及心理活动三者之间是相互联系、相互影响的。实践证明，肿瘤的发生、发展和转归与心理社会因素明显相关。古代希腊医学家希波克拉底有一句名言：“了解什么样的人得了病，比了解一个人得了什么样的病更为重要”。同样的疾病，其表现往往是不尽相同的。

由于肿瘤尚未被人类彻底征服，人们往往把“肿瘤”的概念与“死亡”联系在一起。随着医

学科学的发展，肿瘤患者的治愈率、存活率已显著增加，患者在不同的治疗、康复阶段均有各种心理反应，需要相应的心理护理及社会支持。如果仅把疾病作为重点，而忽略了对人的理解，会给患者的治疗、康复带来不利影响。可见在肿瘤护理中，心理护理、社会支持占有特别重要的位置，但这要与其他护理方法联系紧密，相互依存，渗透其中。

第二节　护理心理学概念

一、护理心理学的概念

护理心理学是心理学和护理学相结合，研究护患心理现象及其发生发展规律的一门应用学科。护理心理学是应用医学与心理学的理论，探索患者的心理活动规律，并通过护患关系和相应的心理护理措施，处理患者在疾病过程中出现的心理问题，改变患者的心理状态和行为，使之达到恢复健康之目的。

二、护理心理学与相关学科的关系

（一）护理心理学与心理学的关系

护理心理学是以心理学基本理论为先导而发展起来的，但“心理护理”不是“心理治疗”的简单模仿，两者之间的区别是：心理治疗是利用心理学的方法，对本质上由情绪因素造成的疾患所进行的一种治疗。心理学家在心理治疗中，常运用仪器、设备、测量工具、药品等。而心理护理是指医护人员在心理学理论指导下，在建立良好医患关系的基础上，通过言语和非言语手段利用心理学的方法预防或消除患者的不良心理反应与行为，以增进患者心身健康的最佳护理过程。心理护理体现在护理过程的每一环节，结合专业特点，在专业知识和技术能力范围内积极地影响患者的心理，帮助各种状态下的患者保持最佳的心身状态。心理护理不是单纯地与患者交谈，而是与实施各种护理措施相结合，同时进行，不可能脱离临床护理而单独实施心理护理。

（二）护理心理学与医学心理学的关系

1. 医学心理学的概念　医学心理学是医学与心理学相结合的一门学科。医学心理学是研究医学领域中的心理学问题，研究心理因素在人体健康和疾病及其相互转化过程中所起作用的规律。医学心理学以人作为研究和服务的对象。

2. 医学心理学是现代医学的重要组成部分　传统的医学强调躯体的健康和疾病，而较少注意患者心理的健康和疾病。随着自然科学和社会科学的飞速发展，人和环境的关系、心理与生理的关系愈来愈被现代临床医学所认识。单纯用药物、手术来治疗疾病已远远不够，还应从患者的精神状况、家庭关系、经济状况、工作性质、与同事的关系等方面，也就是要从患者本身的疾病和他所处的社会环境两个方面来综合考虑治疗问题。医学心理学将人的健康和疾病问题研究得更加完善，它的产生和发展对医学模式的转变起到了推动和促进作用。因此，医学心理学是现代医学的重要组成部分。

3. 护理心理学是医学心理学的重要分支　医学心理学有许多分支，护理心理学是其中一个重要分支。护理心理学与医学心理学有着相同的研究和服务对象。护理心理学的任务：① 研究被护理者在被护理过程中一般心理活动和特殊的心理活动特点；② 研究护理人员的言行对被护理者的影响；③ 研究心理护理的方法和技能。

4. 护理心理学与医学心理学的区别　护理心理学与医学心理学的研究方法和重点有一

定区别。医学心理学作为医学的重要组成部分，主要研究心理社会因素和心理生物因素对健康和疾病的作用和机理，寻求人类战胜疾病、保持健康、延缓衰老、提高生活质量的心理途径，提供恰当的心理治疗方法和合理的养生保健措施。而心理护理学主要侧重研究护理过程中的心理学问题，护士应根据患者的心理需要和在疾病状态下心理活动特点，采取有针对性的措施，实施适合的心理护理。

（三）护理心理学与护理学的关系

自从护理专业的先驱南丁格尔创立全世界第一所护士学校并确立护理学理论以来，护理学就与心理学有着密切的关系。她在谈到护理工作的特点时说："人是各种各样的，由于社会职业、地位、民族、信仰、生活习惯和文化程度的不同，所得疾病和病情亦不同，要使千差万别的人都达到治疗康复所需要的最佳身心状态，其本身就是一项最精细的艺术。"从这时期开始，心理护理学开始从朦胧走向清晰，从粗浅走向精细，逐步形成了心理护理学的理论体系。

但是，护理学与医学一样，由于受到时代的限制，在自然科学得到长足发展的19世纪末和20世纪初，研究的重点仍是理化因素和生物因素的致病作用，从器官、组织上找到发病机制和治疗方法，护理的重点是躯体护理。随着近半个世纪以来现代医学模式的形成，护理学的理论与实践也发生了深刻变化，心理护理学得到了重视和发展，成为心理学、护理学既有联系又有区别的交叉学科。

1980年美国护士学会对护理作出了新的解释："护理学是诊断和治疗人类存在和潜在的健康问题的反应。"这充分说明护理心理学在系统化整体护理中占有极为重要的位置。现代护理学不再是简单的医学辅助学科，也不再是泛泛的服务，而是依据患者心理活动特点，采取恰当的医疗和护理措施，使患者处于最佳心身状态，提高医疗护理质量。

（四）肿瘤患者心理护理与心理肿瘤学的关系

由于恶性肿瘤的发病率和死亡率均有逐年升高的趋势，对经济建设和社会发展产生很大影响，如何预防肿瘤和更大程度地提高肿瘤治愈率，改善肿瘤患者生存质量，引起了医学心理学家的高度重视。随着人们更清楚地认识到心理因素在肿瘤的发生和发展中的作用，心理肿瘤学应运而生，该学科主要研究肿瘤患者的心理社会和心理生物问题。心理社会问题主要指个体的社会心理因素（社会环境、生活方式、个性特征、行为特征、应对方式、社会支持等）对肿瘤发生、发展、转归、康复中的作用以及对不同病种、不同病程心理反应的影响，肿瘤患者家属和肿瘤医务人员的情绪反应特点及其对患者的影响。心理生物问题是指心理社会因素通过心理—神经—免疫学途径及其他心理生物学途径影响肿瘤的发生、发展、转归、康复或死亡的作用。

肿瘤患者心理护理是运用心理肿瘤学的理论，在临床护理实践中观察、探讨肿瘤患者躯体症状，心理反应及行为特征。通过对患者心理状况及社会支持系统的评估，制定相应的心理护理措施，在不同治疗阶段给予患者及家属适宜的心理指导，减轻患者及家属的心理压力，提高患者的生存质量。

第三节　肿瘤患者的心理特点及护理

一、心理因素与肿瘤的关系

肿瘤的发生、发展除与理化因素有关外，还与社会心理因素明显相关。负性情绪如忧郁、悲观、绝望、忍耐、克制、压抑等造成中枢神经过度紧张，削弱了人体免疫机能，增加了机体对致病因素的敏感性，成为肿瘤的活化剂。而情绪乐观、积极配合、善于表达、心身处于良性功能状态，会增加全身免疫功能，使疾病得以控制或向有利方向发展。

心理社会因素不仅在肿瘤发病原因中起作用，在肿瘤的治疗及康复的不同阶段也极大地影响着治疗效果。在各种疾病中，肿瘤患者往往承受更大的精神压力。肿瘤治疗中出现的副作用，造成机体免疫功能下降，形体改变，加重了患者恐惧、焦虑、抑郁、愤怒、罪责、绝望的情绪反应。这些负性情绪，需要医护人员、家人、社会给予积极疏导，增强患者与肿瘤作斗争的信心，取得最佳治疗效果。

二、肿瘤患者的心理特征

肿瘤患者的心理反应类型与自身个性心理特征、病情严重程度以及对肿瘤认识度有关。当患者被告知病情后，其心理一般反应可分为六个阶段，即体验期、怀疑期、恐惧期、幻想期、绝望期、平静期。

（一）体验期

当患者看到化验结果或得知患了肿瘤，顿时呆住了，霎时间方寸大乱、甚至昏厥，这种震惊称为“诊断休克”，此期短暂，因人而异，可数时或数日。

此期的护理目标是与患者建立信任关系，提供支持，向患者表达情感上的安慰和关心。此时，患者往往无力主动表达内心的痛苦，常对提供帮助的医护人员或家人表示拒绝。护士应动员家人为患者做出具体实际的帮助，如陪伴在患者身边，轻轻握住患者的手或保持适宜的身体接触，增加患者的安全感，让他体会到并非在独自面对不幸。护士的体态语言很重要，不要在患者面前手忙脚乱，神情紧张，而应表现得态度温和，行为得体，使患者感受到积极的影响。

（二）怀疑期

患者对诊断结果极力否认，甚至去几家医院看病或假充患者家属找医生咨询，以期得到不同方面的信息，既希望确诊，又希望听到不是肿瘤的诊断。对患者的否认态度不能简单评价为负性心理状态，这种拒绝接受事实的做法是一种对创伤或应激状态下的心理反应，可以起到降低患者的恐惧程度，缓解痛苦的体验，逐渐适应意外打击的作用。当然，这种否认并不是患者主动的行为，患者往往没有意识到自己在回避，在不影响下一阶段治疗计划的前提下，护士不需急于让患者接受现实，尽可能使患者不受太大的打击。应该采取适合此患者的策略，使患者能逐渐了解事实真相，让患者尽情表达自己的感受和想法，最终接受治疗方案。在说服过程中，应始终维护其自尊，满足患者在心理和治疗方面的需要，提供能支持患者的精神力量。

（三）恐惧期

当极力否认仍不能改变诊断结果时，患者会产生恐惧。包括对疾病的恐惧，对疼痛的恐惧，对离开家人和朋友的恐惧，对身体缺损的恐惧，对死亡的恐惧等。恐惧感觉与危险的明确来源有关。患者表现为恐慌、哭泣、警惕、挑衅性行为、冲动性行为以及一系列生理行为改变，如颤抖、尿频、尿急、心悸、血压升高、呼吸急促、晕厥、皮肤苍白、出汗等。恐惧是一种适应性反应，恐惧可以让人对于危险因素提高注意力和警惕性，采取逃避或进攻来降低危险性。恐惧虽属人类正常的心理防卫机制，但恐惧感长期存在，会造成一系列心理问题和躯体疾病。只要将应激原除掉，患者的恐惧便可以减轻或消失。护士通过与患者交谈，让患者将自己感到恐惧的前后经过讲述出来，通过有关知识的教育，纠正患者感知错误，或让其他病友讲述已成功应对同样的恐惧情景，使患者增加安全感。

（四）幻想期

当患者经历了得病后各种痛苦的体验时，已能正视现实，但存在许多幻想，希望能发明一种新药来根除自己的疾病，希望手术后的化验能推翻原来的诊断等。当然，幻想不一定对患者产生负性影响，相反，可以支持患者与疾病抗争，增强信心，提高应对能力，改善恐惧、焦虑程度。我们在临床常常看到这样的例子，当患者存在某些幻想时，容易接受别人的劝慰，有良好的遵医行为，一旦幻想破灭，患者会失去治疗信心产生绝食，拒绝治疗行为，甚至出现自杀念头。

（五）绝望期

当各种治疗方法均不能取得良好效果时，当病情进一步恶化时，当出现严重并发症时，当出现难忍的疼痛时，都能使患者产生绝望，对治疗失去信心，听不进医护人员和家人、朋友的劝说，甚至产生自杀念头，患者表现为易怒，对立情绪，不服从，不遵医嘱等。此时应多给予患者抚慰，允许患者发泄愤怒，让患者最亲密的家人陪伴身边。

（六）平静期

患者已能接受现实，承认了患者角色，情绪平稳，配合治疗，对死亡已不太恐惧，当病情发展到晚期，患者处于消极被动应付状态，不再考虑自己对家庭与社会的义务，专注自己的症状，处于无望、无助状态。护士应多与患者交流，满足患者要求。向其提供充满生活希望的信息，与患者共同制订生存计划。

值得注意的是，不同心理特征的人在心理变化分期方面存在很大差异，各期持续时间也不尽相同，在护理中应因人而异，注意个体化差异。

三、肿瘤患者常见的心理问题和护理

（一）角色紊乱

“角色”是社会心理学中最常用的专业术语之一，角色是指一个人在社会结构或社会制度中一个特定的位置。它具有特定的权力和义务。角色不是固定不变的，是经常发生转换的。在转换过程中，易发生角色紊乱。当一个人患病后，由一个常态的社会角色转换成患者角色，他需要停止平时担任的工作，不能去照顾家庭，反而需要亲人照顾自己。这种转换不能瞬间完成。许多患者不愿意接受这样的角色转换，易发生角色冲突，如对事业的责任感，对家庭亲人的眷恋，对所患疾病的担心，使患者产生焦虑、恐惧。

护士在患者角色转换过程中，应倾听患者诉说，不能简单生硬地训斥患者，帮助患者接受现实的健康状况，鼓励患者认识自己的力量与能力，探讨生活方式改变的应对方法，取得家庭、社会支持系统的帮助，帮助患者很快适应角色要求，配合治疗。

（二）退化和依赖

出于对疾病的担心，患者在行为上产生退化，自己有能力做的事也要让他人来做，不愿让家属离开，对医院环境不能很快适应，情感脆弱，意志衰退。家人出于对患者的关心，往往愿意多为患者做事，以表示对他的关心，更助长了患者依赖心理。依赖是一种消极情绪，可降低患者自身免疫功能，缺乏抵御疾病的信心和能力，不利于疾病康复。

护士应在认真评估后采取积极的护理措施，让患者在力所能及的情况下做一些事情，如刷牙、洗脸、吃饭等，护士给予积极鼓励，使他在自理中恢复信心，找到自尊。有的患者出现“返童”现象，像小孩一样寻求保护，依赖更多的照顾，特别是在夜间，常表现为一种害怕被人冷漠和被抛弃的孤寂感。希望家人守在身边，若家人不在，患者难以入睡，设法引起护士注意，此时，护士不应认为是患者故意找麻烦，而表现出厌烦和冷淡。应主动解决患者的需要，如果症状比较明显，应请家人在夜间陪护，使患者得到慰藉。

（三）焦虑

是个体对一个或多个模糊的、非特异性的威胁做出反应时所经受的不适感和自主神经系统激活状态。焦虑是对恐惧的自然反应，为多数肿瘤患者在疾病过程中的体验。恐惧得不到及时有效的解除，会发展为无法克制的焦虑。患者在生理和情感上都会出现多种症状，如心悸、出汗、坐立不安、失眠、头痛、眩晕、疲乏等。患者往往对行为失去控制，容易激动，缺乏耐心，发脾气，自责和谴责他人。

焦虑的程度会随个人对威胁的感知情况而变化，与个人的心理素质、受教育程度、成熟程度、生活体验以及应对能力有关。值得注意的是，焦虑可在人与人之间相互传播，通过语言与非语言影响他人，护士应防止将焦虑传播给患者及家属，也应及时有效地解除患者焦虑，以免波及到其他患者。同时，护士应对患者的家属做好宣教，防止家人的焦虑情绪传给患者。如：面对患者的疼痛，家人表现的恐慌会加重患者的疼痛。

对焦虑的护理措施主要有：① 为患者提供安静舒适的环境。减少对患者感官刺激，如病室内光线柔和，减少噪音，护士态度和蔼，语速适中；② 尊重患者所采取解除焦虑的应对措施，如踱步、哭泣、愤怒、诉说等；③ 采取适宜的放松疗法，如热水浴、按摩、深呼吸、听音乐等；④ 进行卫生知识宣教，解除应激原对患者的刺激与困扰，如手术前后的健康教育，解答患者提出的问题，可以通过语言和动作演示解除因知识缺乏引起的焦虑。当然，焦虑在不同年龄阶段的表现也不尽相同，采取的护理措施亦有区别。

（四）抑郁

指情绪低落，心境悲观，自我评价降低，自身感觉不良，对日常生活缺乏兴趣，消极厌世，甚至萌生自杀念头。抑郁、恐惧和焦虑都属于人对应激原的情绪反应。抑郁可导致食欲、睡眠障碍。抑郁反应强度与个人心理素质有关，高级神经活动类型弱，耐受力低，对外界事物反应敏感，不善于表达和发泄的人较易发生抑郁。抑郁尚与应激原的强度与持续时间有关。如：对于肿瘤诊断缺乏思想准备，肿瘤恶性度高，病期较晚等均会加重患者抑郁反应。

焦虑、恐惧得不到及时解除，持续时间过长易造成抑郁。家庭社会因素也会导致抑郁发生与转归。家庭经济负担重或家人缺乏关心，社会支持力度不够，缺乏交流与沟通的渠道，负性情绪得不到及时宣泄，均能加重抑郁反应程度。

对抑郁的主要治疗护理措施有：① 观察抗抑郁药物治疗中可能出现的反应；② 了解患者个性心理特征，找出引起抑郁的因素；③ 及时进行卫生知识宣教，不同治疗阶段或重要的检查，治疗前均应向患者讲解，解除疑虑；④ 与患者交流，用适宜方式使患者发泄负性情绪；⑤ 做好家属知识宣教，使其帮助调动患者与疾病抗争的积极情绪，让患者感到他人与社会对自己的关心与支持；⑥ 警惕发生意外，密切观察患者心理变化及生理反应指标，发现异常及时报告医生，进行心理与药物治疗。

四、肿瘤患者心理护理特点

（一）不同治疗阶段的心理需要及护理

1. 确定诊断阶段　由于肿瘤尚未被彻底征服，“谈癌色变”也不是少数人的反应，因此，在接受一系列检查过程中，患者心理反应复杂而强烈。肿瘤对患者的威胁是多数患者首先考虑的问题。主要护理措施：

（1）语言恰当：医务人员不要在患者面前交头接耳，让患者怀疑是在谈论自己的病情，不要随意向患者和家属透漏可能是肿瘤的言辞。如果已有确切诊断，应先与家属说明情况，共同商讨向患者告知的时间与方式。隐瞒病情不值得提倡，因患者在治疗过程中一旦发现真实病情而又无思想准备的情况下会产生受骗的感觉，引发愤怒、恐惧、委屈等一系列消极心理反应，甚至会出现意外。但告知的方式应注意，在充分了解患者的心理特征及社会文化背景基础上，以适合的时间、恰当的方式向患者讲清病情，同时向患者讲解治愈的希望，帮助患者及早摆脱恐惧，积极配合治疗，无论病期早晚，都应将争取最好疗效的希望给予患者。

（2）各种检查前做好知识宣教：为了确定诊断，往往需要做各种检查，患者由于缺乏必要的知识，对检查存在顾虑，对检查的目的、方法、副作用、注意事项不了解。护士应耐心讲解，使患者尽快做各种检查。

2. 治疗阶段　由于肿瘤治疗手段很多，向患者讲解治疗计划应同时给予患者治愈的希望，无论是手术治疗、化学治疗、放射治疗还是其他治疗方法，都应将治疗目的、可能出现的副作用和解决方法讲清楚，使患者及家属有思想准备。对于患者因知识缺乏而出现的不遵医嘱行为，应检讨医护人员工作方面的缺陷而不应过分责怪患者。

当出现严重并发症时，患者会表现急躁，缺乏信心，护士应及时给予情感方面的支持，如：请接受同样治疗方案的患者谈治疗过程中的感受，鼓励他坚持治疗，讲解治疗的安全性、有效性，编写有关治疗知识的宣教材料也是一种好办法。手术室护士对做手术的患者进行术前术后访谈也值得推广，可以解除患者术前恐惧焦虑，促进术后顺利康复。对于某些根治性手术可能造成身体部分缺失，机体正常功能改变等，应说明手术的必要性。通过医护人员的努力和个人的功能锻炼，最大限度地提高患者生存质量。

3. 康复阶段　由于肿瘤患者治疗周期长，在治疗各阶段有间歇期，或集中治疗后进入康复阶段，更需要医护人员、家庭以及社会给予支持。康复阶段的患者大部分是在家中渡过，现代医学模式要求护士不但护理住院患者，还应关心在家庭、社会范围内的患者。主要护理措施有：

（1）做好出院指导，使患者离开医院后，能按照治疗计划、康复计划进行。

（2）与患者和家属制定切实可行的康复计划。

（3）鼓励患者参加社会活动，如肿瘤患者自发组织的活动，一起锻炼身体，一起谈养病经验，能互相鼓励，是一种极好的集体心理治疗形式。

（4）向家属宣传家庭护理中的心理护理知识，从房间布置，患者情绪调理，到如何给患者心理支持，让家属充分起到对患者心理护理的积极作用。

（5）与患者保持联系，及时询问患者康复阶段的情况，会增加患者的安全感与康复的信心。

4. 临终阶段　晚期肿瘤患者身体已极度衰弱，但神志尚清并已意识到死亡即将到来，一般来说，已能平静看待死亡，但不是没有剧烈的情感反应。这时，更需要进行安慰和疏导。应积极主动解决患者疼痛、厌食、躯体移动障碍、睡眠形态紊乱等问题，不能对患者表现厌烦、冷漠，应注意满足患者每一个微小的愿望，满足患者自尊的需要，帮他整理好个人卫生，尊重个人习惯。

当家属陪伴疲劳时，护士应主动看护患者，使患者和家属感到慰藉。应注意向家属做好有关患者死亡的知识准备，有效地应对危机。对于死亡，由于信仰不同，其态度亦不同，护士应尊重患者的信仰，使患者和家属能得到精神上的满足。

（二）根据患者个体差异提供心理护理

1. 年龄差异

(1) 幼儿和青年：年龄较小的儿童由于意识尚未充分形成，往往没有复杂的心理活动，心理问题表现的比较直观，一般不担心疾病愈后；进入成熟阶段的孩子或青年，当得知肿瘤是一种严重疾病时，往往会产生很强烈的情绪反应，由于理智水平较低，多表现为恐惧、垂头丧气、爱发脾气、以我为中心，易受家长或外界情绪干扰。护理人员应密切注意患者情绪变化，多给予关心爱护，并教育家长如何控制消极情绪。

(2)中年人：易产生角色紊乱、焦虑、抑郁等反应。由于中年人担任角色众多，一旦得了肿瘤，考虑到自己的事业可能中断，家庭的负担重，意识到不能充当家庭成员的主要角色，使自己处于焦虑状态。应多予开导，帮助处理角色冲突，动员家属和单位多给患者关怀和支持。

(3) 老年人：由于老年人多较固执，需要被人尊重，有强烈的独立感，对住院后多种方面受到限制感到不满，对家属、子女是否常来探望十分敏感，担心自己被冷落，对“死”产生担心，对治疗缺乏信心。护士应充分了解老年患者的个性，尽量满足需要。对老年人不能直呼床号或姓名，可根据不同身份给予亲切称呼，及时解除悲观情绪，开导患者按照医生治疗计划进行检查治疗。动员家属子女多来看望老人。

2. 不同文化社会背景　由于患者生活在复杂的社会环境中，是有思想、有感情、有千差万别的社会人，除基本属性外，又因年龄、性别、职业、生活习惯、文化素养、社会环境不同，而产生不同的行为和反应。护士应掌握社会心理学等知识，灵活运用跨文化护理理论与方法，全面深刻地了解患者的个性和心理需要，制定合理有效的护理措施，帮助患者达到心身最佳状态。例如：女性与男性相比，更显羞怯、懦弱、依赖、自控力差、耐受性差，应考虑到这种差异，帮助患者适应环境，强化自理能力锻炼，克服依赖性。

在文化素养不同的患者面前，护士在进行健康宣教时，应根据不同对象而采取不同沟通形式与技巧，文化水平低的患者，不能讲过于复杂的知识，用通俗的语言，配合一定的手势与动作，让患者理解。对文化水平高的患者则可以讲解一些理论知识或提供一些健康知识宣教材料供患者自己阅读。

患者住院后往往因生活习惯不同，对医院饮食、作息制度、病室环境感到不适应。护士不要简单生硬地要患者被动执行，而应充分了解和尊重患者习惯，在制度允许的条件下合理安排患者的生活。患者之间因存在各种差异，会有一些矛盾产生，护士应做好协调工作，鼓励患者互相尊重，互相理解，互相帮助。

3. 不同人格特征　一个人在心理素质的基础上，通过社会实践活动形成了个人独特的风格，主要表现在智力(能力)、气质、性格等方面，而性格是人格特征的核心。能力是个性心理特征的综合表现。

不同的人格特征，对所患疾病的反应各不相同，可分为：① 精神衰弱型：对疾病充满不安、恐惧，过于严重估计病情，常被不愉快的心情困扰；② 疑病型：通过间接了解或看书，虽然自己所患疾病没有某种症状，但想象自己有这种症状；③ 歇斯底里型：这类患者往往夸大病情，指责别人不关心自己，易怒、忍耐性差；④ 漠不关心型：对自己所患疾病采取无所谓态度，对检查治疗不积极，不主动，甚至否认自己有病。

五、肿瘤患者危机干预策略

每个人都在不断努力保持一种内心的稳定状态，保持自身与环境的平衡与协调。当人的生理、心理状态发生急剧变化而又无力解决时，内心处于一种特殊的、极端的紧张状态，继而出现情绪失调和行为紊乱，心理学将这种状态称为危机状态。肿瘤是对人类构成极大威胁的疾病，肿瘤的诊断对于个人的生活是一种灾难性事件，也是危机产生的刺激原，这个刺激原，可因个人经历，人格特征不同而表现各异。

（一）肿瘤患者对待肿瘤的不同应对策略

1. 斗争精神　患者采取积极的态度寻求关于疾病和治疗的信息，不断调整自己的心态，使自己能与医护人员主动配合，争取早日康复。

2. 否认　患者否认癌的诊断，不愿接受现实，不愿承认癌的不良愈后，害怕别人知道自己患肿瘤。

3. 宿命论　患者接受癌的诊断，但采取听天由命，个人无能为力的态度，不去主动探索有关疾病的信息。

4. 无助、无望　患者完全被癌的诊断和面临未来的死亡所压倒，精神上陷于崩溃。

（二）护士对肿瘤患者的危机干预护理程序

1. 对危机的评估　护士要了解患者发生危机的原因，正在采取何种应对策略，是否起到作用，患者是否知道或承认自己处于危机状态。

2. 对危机的干预　护士要了解患者对危机的态度，以患者的需要为基础，为不同的患者设立具体的干预目标。

（1）对持否认态度的患者：由于否认属于心理防卫机制，是患者为了减轻紧张，保持心理平衡状态而采取的应对策略，护士不应急于纠正患者的否认，以免对患者造成突然的打击。但当患者的否认影响了下一步治疗计划，如拒绝治疗时，或因极力否认而出现其他心理异常时，护士应进行干预。医护人员可先与其家属或患者最信赖的人交谈，找出最佳的方式对患者的病情进行告知，使患者能正视现实，接受治疗。对患者出现的心理反应应给予细致周到的护理。

（2）对持宿命论的患者：宿命论是一种消极应对策略，长时间处于被动状态，会使患者情绪压抑，对治疗失去信心，并使自己陷入自责的痛苦心境之中。医护人员应帮助患者积极关心自己的治疗计划，向患者提供积极的治疗信息，让患者诉说自己的想法，为患者提出容易实现的近期目标，使患者看到自己所取得的进步，增加对治疗的信心。向患者介绍有相似疾病治疗经过的病友，帮助患者建立信心，逐步转入积极的应对状态。

3. 对干预效果评估　通过总结危机干预过程，使患者增强克服危机的信心，掌握解决问题的技巧，患者的心态已恢复到危机产生前的水平，可以确认危机干预成功。

4. 干预危机的社会支持系统　帮助患者解除危机，除医护人员外，家人、同事、朋友等都占有重要地位。社会支持是应激的有效缓和剂，强有力的社会支持网可以帮助有困难的人渡过困境。另外，有相同经历的病友也会对肿瘤患者提供积极信息和有益的帮助，如参加抗癌俱乐部的活动，可以调动患者积极因素，解脱危机，维持健康。护士有责任帮助患者建立社会支持系统，包括帮助患者接受亲人的关心和结交新朋友。

5. 关于解决危机的健康教育　由于多种应激原可能导致危机产生，护士应掌握有关危机产生的理论，加强有关危机的健康知识宣教，减少或排除不正确的应对策略。

（1）让患者了解哪些策略对解决危机有害，如：抑郁、退缩、听天由命等是不适当的。

（2）教患者学会倾诉，将自己的想法告诉医护人员或家人、朋友。

（3）教会患者使用松弛术，如听音乐、培养爱好、散步等。

(4) 指导患者积极解决问题，用正确方法表达情感，如愤怒的时候，可采取一些不伤害他人的方式来发泄不良情绪。

(5) 鼓励患者加强锻炼，合理饮食，保持身心健康。

(6) 遇到危机时应找医生护士进行咨询。

第四节　肿瘤患者的社会支持

当一个人发生重大危机时，正是需要社会支持系统发挥功效的时机。肿瘤是一种严重影响人的生理、心理、社会平衡的应激因素，除对患者进行各种治疗及护理外，能否为患者建立一个强大的社会支持系统，关系到患者的治疗效果及生存质量。

一、肿瘤患者的社会支持系统

社会支持系统涉及面广，仅就向肿瘤患者提供心理、情感及医疗护理、照顾的支持而言，包括家庭、亲朋好友、医务人员、志愿者、工作单位(领导及同事)、社区及提供各类服务的支持机构。所有这些支持方式的基本目的都是为了保证肿瘤患者在生存的各个阶段不至于因为患病而丧失基本的生存条件，维持肿瘤患者最佳的心理及身体健康状态。但是在实际支持中，不同的支持方式都是根据各自在社会支持系统中承担的角色及义务，满足肿瘤患者的特殊需求。

家庭支持是社会支持中最基本的支持形式，很好的家庭支持可以影响患者的行为。当家庭成员提供照护时，可以增强患者的自尊和被关爱的感受，起到互相协调，共同面对疾病的作用。在疾病期，社会支持对于满足患者情感需要及保持生活能力是非常重要的。家庭成员照护是患者信念、动机传递的来源。由于肿瘤的诊断和治疗的介入，家庭和朋友们试图利用最大的能力在所有的生活范围内去帮助患者。

护士应帮助患者确定和表明他们所需的支持内容，在此基础上建立有效的支持。提供支持有 3 种类型：① 家庭成员帮助患者在家里的日常活动；② 社会交往中的人如朋友、邻居或同事与患者讨论内心感受；③ 对正在经受患病痛苦的人常常由健康照护机构提供支持。

社会支持可减少肿瘤患者的痛苦，并使肿瘤患者增强对护理行为的顺应性，在需要支持和提供支持之间的相互配合是取得成功的关键。

二、社区护理

家庭的变化和发展对社会支持系统提出了新的要求。在当今工业化和城市化的趋势中，家庭规模已大为缩小，家庭的保障功能正在减弱。社区护理是社会卫生的一部分，其服务对象是以社区的人群为主，包括向个人提供服务。社区服务在社会支持系统中一直起着重要的作用，它帮助弥补和改善了家庭保障功能的薄弱环节。肿瘤不同于其他疾病，其治疗过程较长，患者不可能长期住院治疗，社区护理将作为医院功能的延伸，为肿瘤患者提供出院后的持续性服务。

(一) 社区护理的定义

1980 年美国护士学会(ANA)对社区护理的定义为“将护理实践与公共卫生实践相结合，促进和维持人民的健康。”社区护理是向个人、家庭或团体提供护理以达到全民健康。社区护理要用整体的方法去预防疾病，促进健康，提供社区卫生教育及管理，保持直接护理的连续性。社区工作的护士要与团体、家庭、个人和其他专业组织共同工作，确定在社区中疾病的高危者，以提供降低危险因素的方法。

（二）对肿瘤患者进行社区护理的方法及内容

1. 开展肿瘤预防、治疗、康复知识教育　肿瘤是一种发病率及死亡率较高的疾病，社区中应经常开展多种形式的肿瘤预防、早期诊断的知识教育。针对不同人群教会肿瘤自检方法，开展肿瘤咨询活动，提高公众对肿瘤的预防意识。组织肿瘤患者及家庭联谊会，提高患者及家属对疾病的应对行为及康复的能力。

2. 作好协调与合作工作　肿瘤患者治疗有其周期性，并且持续时间长，康复中的患者也需要定期到医院复查。护士应全面了解社区中肿瘤患者的治疗计划、健康变化及对护理的要求，作好医院与社区的联系工作。社区由许多家庭、卫生机构（如医院、门诊）、社区机构（如幼儿园、学校）及行政机构组成。因此社区护士的交流、协调能力非常重要。

3. 开展家庭访视　家庭访视是社区护理的主要服务形式之一。定期到社区居民家中了解其家庭成员有无不良的生活方式，如吸烟、酗酒、不良的饮食习惯等，教育人们保持健康的生活方式。对肿瘤患者家庭访视的重点要了解患者患病或康复中的问题，家庭成员应对能力，根据患者及家庭的要求，提供服务，并制定再次访视计划。

三、肿瘤患者家庭护理

家庭护理是以家庭为单位的整体护理模式，一般由较高技术的注册护士完成。家庭护理要为手术或疾病康复期的患者提供全面的帮助及护理，减轻家庭的负担。按照医生的要求，护士实行专业性护理。

（一）家庭护理的内容

1. 教育家庭成员对患者照护的有关方法，如为患者进行外科换药等临床护理操作，观察治疗效果和饮食等。

2. 提供治疗给药的教育及观察，静脉输液或化疗，健康咨询和身心护理。

3. 帮助患者及家庭进行危机干预。

4. 营养支持、急症处理及生活咨询等。

（二）家庭护理在肿瘤患者康复中的地位

由于肿瘤是一种严重损害人类健康的疾病，在肿瘤治疗中需采用多种方法及手段，其治疗周期和康复过程相对较长，患者不可能长期住院，而且患者在住院一段时间后，常常想往自己熟悉舒适的居住环境，如得不到满足，会产生焦虑、悲观、无助等负性情绪，在一定程度上影响患者生活质量。

因此，在病情平稳或集中治疗结束后，可为患者安排家庭护理。家属、朋友和同事，都在家庭护理中充当重要角色，为患者提供心理、社会支持，满足患者各种需要，根据医生和护士的嘱咐，按时完成治疗计划，如服药、功能锻炼等。护士则要定期访视，对患者及家人提供咨询和指导。总之，家庭护理在肿瘤患者康复中占有重要地位。一般来说，医院应设有家庭护理机构，近几年，社区护理逐渐发展，家庭护理可由社区护士承担。患者在办理出院手续后，可到家庭护理服务处去登记或到社区医疗站联系。

总之，帮助患者建立强有力的社会支持系统，让医护人员、亲人和社会为患者提供最大程度的心身照护，使患者的机体和心理状态调整至最佳状态，将会极大地提升肿瘤患者的生存质量。

（马双莲）

第四章　肿瘤外科治疗患者的护理

第一节　肿瘤外科手术治疗概述

一、概述

手术治疗是肿瘤治疗中最传统的方法之一。公元前1600年，古埃及时代已有手术切除肿瘤的记载。现代的手术切除肿瘤的报道则始于1809年，McDowell切除10.2kg的卵巢肿瘤，术后病人生存了30年。

随着麻醉、抗生素、输血等技术使用，肿瘤外科才得到充分的发展。1890年创立的乳腺癌的根治手术，对肿瘤外科的发展起到了很大的促进作用。近年来，肿瘤的外科治疗又有了很大的发展，除了手术前的各种检查、手术器械、麻醉、抗生素外，开展了激光手术、内镜下手术、加热(如高强度聚焦超声、射频治疗等)及冷冻等治疗方法，大大扩展了肿瘤治疗的范围。显微外科技术以及器官移植等治疗方法，使肿瘤手术后的并发症大大地减少。目前，约60%的肿瘤以手术为主要治疗手段，同时有90%的肿瘤应用手术作为诊断和分期的工具。

手术切除肿瘤不受生物学特性的限制，对大部分尚未播散的肿瘤常采用手术切除；同时亦可了解肿瘤的正确部位，确定分期。但手术亦有一定的局限性，如需同时切除一定的正常组织；术后有一定的后遗症及功能障碍；手术有一定的危险性；如果肿瘤超越局部及区域淋巴结时不能用手术治疗。故近十年来，随着抗癌药物及其他治疗手段的发展，肿瘤的外科治疗在观念上有了很大改变，手术作为单一治疗手段的时代已经过去，而与放疗、化疗以及免疫治疗等多种方法进行的综合治疗已逐渐占主导地位。

二、外科手术在肿瘤发展过程中的应用

肿瘤的发生是一个漫长的过程，外科手术可用于肿瘤发展过程的一些阶段(见表4-1-1)。

表4-1-1　肿瘤发展过程与手术治疗效果的关系

病　期	时间(年)	治疗方法	治疗效果
诱发期	15～30	预防性手术	预防肿瘤发生
原位期	5～10	局部切除术	治　愈
侵袭期	1～5	根治性手术	可望达到治愈
播散期	1～5	丧失手术可能	失去治愈可能

诱发期如果及时处理癌前期病变可防止肿瘤的发生。原位癌时期如不及时处理，绝大多数将变成浸润性癌，如及时处理可得到良好的结果。事实上，临床确诊的肿瘤绝大多数已是侵袭期或播散期。侵袭期时随着肿瘤的发展，癌细胞可蔓延到区域淋巴结，同时亦可有血管播散，但此期的血管播散多为尚未有临床表现的亚临床期转移。

因此，手术治疗在肿瘤的自然病程中可能有3个结果：① 治疗后获得长期生存，即临床治愈；② 肿瘤未能控制，继续发展而死亡；③ 在一个明显的缓解期后复发出现新病灶。

三、肿瘤外科治疗的特点和原则

（一）肿瘤外科的特点

肿瘤外科是外科学的一个分支，既具有外科学的共同特点，如无菌操作、选择适应证、尽量少损伤正常组织等，也具有其特殊之处。

1. 准确性　肿瘤手术的特点是切除范围广、创面大，患者多为老年人，常伴有各种老年慢性病和重要器官的功能障碍，全身情况较差，手术危险性较其他外科领域高，所以应以确切的病理诊断为依据，正确估计肿瘤的发展阶段，结合临床表现选择治疗方案（如手术前后是否需配合其他治疗手段等）及手术类型。

2. 及时性　恶性肿瘤一旦进入进展期，发展往往很快，常在数月或一二年内即可致人死亡。故对适合外科手术治疗的肿瘤患者应抓紧时机，坚持早期发现、早期诊断、早期治疗，在肿瘤尚未明显蔓延播散之前，及时进行外科手术，以收到良好的治疗效果。

3. 彻底性　肿瘤切除手术中易有残留的肿瘤细胞可能引致其播散，从而导致肿瘤的复发和转移。所以对早期和病变局限的肿瘤，应特别强调手术切除的彻底性。

4. 综合性　由于目前已认识的恶性肿瘤从其开始就是全身性疾病，早期肿瘤不过是其局部表现。外科手术属局部性治疗，所以应重视和强调多学科合作，实施综合治疗。

（二）肿瘤外科手术的基本原则

实施肿瘤外科手术必须遵循肿瘤外科手术的基本原则。

1. 不切割原则　手术中不直接显露、接触切割肿瘤本身，一切操作均应在远离癌肿的正常组织中进行。

2. 整块切除原则　肿瘤外科切除手术必须将原发癌与所属区域淋巴结进行连续性整块切除，而不能将其分别摘除或剔除。

3. 无瘤技术原则　必须像执行无菌技术原则那样严格或更甚。执行无瘤技术原则主要有两个目的：一是防止播散，二是防止种植。

（1）为了防止肿瘤细胞的播散，应注意以下事项：① 术前做肿瘤局部检查时应轻巧，尽量减少检查次数；② 术前皮肤准备时应轻巧，减少局部摩擦，避免挤压瘤体；③ 尽量不用局麻；④ 手术时的切口充分暴露，以免挤压肿瘤，便于操作；⑤ 术中应用锐性分离，少用钝性分离，多用电刀，以减少出血，封闭小血管和淋巴管；⑥ 先结扎输出静脉，后结扎供应动脉；⑦ 先处理区域性淋巴结，再处理邻近淋巴结，一般与原发灶一起作整块切除；⑧ 尽量缩短活检手术与正式手术之间的间隔，若能合并更理想；⑨ 需要截肢者不使用抬高患肢以减少失血的方法。

（2）脱落的肿瘤细胞容易在有外伤的组织创面上种植，手术时应采取以下措施：① 创面及切缘应用纱布垫保护；② 肿瘤如有溃疡或菜花样外翻时，应用纱布垫包裹，使其与正常组织隔离；③ 切除的范围要充分，包括病变周围一定的正常组织；④ 术者的手套不直接接触肿瘤，手术器械及手套被污染时应立即更换；⑤ 切除肿瘤后可用抗癌药物冲洗创面，然后再依层缝合；⑥ 探查胸、腹、盆腔时，应以癌肿为中心，先远后近地进行探查。

四、肿瘤外科手术治疗方式

外科手术是治疗恶性肿瘤常用的重要手段之一，是综合治疗的重要组成部分。手术治疗方式根据临床诊断、肿瘤分期，估计其手术后果，再根据患者全身和局部情况而定。

不同的肿瘤其临床的具体分期亦不同(详见各章)。妇科肿瘤目前常用的是按国际妇产科协会(FIGO)制订的相应分期标准。主要实体瘤根据国际抗癌联盟(UICC)的TNM分期，及美国癌症联合会(AJCC)的分期组合，制订TNM分期。如分期需要参考组织学分级时，用G表示。G_1为高分化，G_2为中分化，G_3为低分化，G_4为未分化。

T　表示原发瘤范围，用T_1～T_4表示浸润范围。T_0表示未发现原发瘤，T_{is}表示原位癌。

N　表示区域性淋巴结情况，用N_1～N_3表示转移程度。N_0表示无区域淋巴结转移。

M　表示远位转移。M_0表示无远位转移，M_1表示有远位转移。

全身情况包括：患者年龄、全身状况、心肺功能、伴发病(糖尿病等)、各器官功能的检查。

局部情况包括：肿瘤大小、有无周围浸润、转移，手术可能损害的器官，并发症，患者对手术的耐受性。

(一) 按手术应用目的可以分为预防性手术、诊断性手术和减负手术

1. 预防性手术　有些先天性或遗传性疾病有发展成恶性肿瘤的危险性(见表4-1-2)，手术能及时治疗癌前状态和癌前病变，以防止其发生恶变或发展成进展期癌。

表4-1-2　可能引起恶变的疾病

症　状	可能发生的恶性病变
睾丸未降	睾丸癌
溃疡性结肠炎	结肠癌
结肠息肉	结肠癌
多发性内分泌增生症	甲状腺髓样瘤
白斑	鳞状细胞癌
小叶增生(有上皮高度或不典型增生)	乳腺癌
黑痣	黑色素瘤
胃息肉	胃癌

2. 诊断性手术　是确定或排除癌症诊断的一种手术，并可以确定肿瘤的种类和分期，为进行恰当合理的治疗提供可靠的依据。诊断性手术包括以下几种：

(1) 活检术：体表软组织肿块和淋巴结肿大，不能肯定肿块性质和淋巴结性质，切除全部肿块或部分组织做病理切片，以鉴定为转移癌、原发癌或良性肿瘤、炎性肿块。

(2) 探查性手术：腹内、胸内实质性肿瘤，术前不能肯定能否切除或不能肯定其性质，手术探查决定其性质及手术方式。如疑为进展期胃癌，探查后决定并采取的切除术式，既可达到诊断目的，又为一种治疗方法。

(3) 细针吸取：通过用细针头，对怀疑的肿块进行穿刺做细胞学检查。

(4) 针吸活组织检查：一般在局麻下，应用特殊针头(如Core-cut)刺入可疑肿块内取得组织送病理做组织学检查，有时可在手术时应用。

3. 减负手术　对瘤体巨大，但对放射治疗和化学药物敏感的肿瘤实施减负荷手术，能大大减轻其对机体的负荷，使放射性和化学药物能更好地发挥控制残留肿瘤的作用，有时也可收到良好的姑息治疗作用，甚至能使患者长期存活。

（二）按其彻底程度和预后效果可以分为治愈性手术和姑息性手术

1. 肿瘤治愈性手术　又称根治性切除术，是指包括肿瘤全部及原发病变器官的大部或全部切除，及引流淋巴组织和区域淋巴结的整块切除或清扫的手术。能够根治性切除者，多为Ⅰ、Ⅱ期或某些Ⅲ期恶性肿瘤（即肿瘤局限于原发部位和邻近区域淋巴结），并且患者全身情况较好，能耐受该手术。

早期的直肠癌、胃癌、结肠癌、乳腺癌、宫颈癌及前列腺癌采用根治性切除术均有很好的效果。不同部位的肿瘤所选择的切除范围不完全相同。同一部位的肿瘤，因其生物特性不同，切除范围也不完全一致。

2. 肿瘤姑息性切除术　肿瘤发现时已有远处转移，不能行根治术，但病变局部或病变器官大部、全部仍可切除者，为了缓解症状，制止或预防出血，解除梗阻，解决进食，减少患者疼痛等问题，常实施某些具有姑息性治疗作用的手术，如癌肿姑息性切除和冷冻、激光、电灼治疗，消化道造瘘术，狭窄或梗阻的疏通、插管、扩张手术，动脉结扎、灌注插管手术，内分泌腺切除以及止痛手术等，以减轻痛苦、延长生命，提高生活质量。术后可再辅以化疗或放疗。

目前对于某些消化道肿瘤，姑息性切除术已成为一重要手术选择。如胃癌位于胃窦部并伴有梗阻；胃癌溃烂出血，已为Ⅳ期，但如能切除肿瘤及大部分胃，术后可解除梗阻与制止出血，仍可提高患者生存时间及提高生存质量。有些恶性肿瘤探查时，不但无法进行根治，甚至不能切除病灶，则进行减轻症状的手术。如胃窦部胃癌已侵及周围脏器，无法切除，可作胃空肠吻合的改道手术；直肠癌晚期已无法切除，可作乙状结肠造口（人工肛门），使术后患者能进食、排便而延长生命；脊髓被肿瘤压迫可行急诊手术以减压等。

（三）其他

1. 复发癌及转移癌切除术　某些癌症手术后若干年又复发或转移，经过对全身和局部仔细检查评估后，有望切除其复发或转移灶者，仍可再次手术。如大肠癌切除术后若干年肝转移灶局限者，可行肝转移癌切除术。

2. 重建与康复性手术　某些肿瘤根治性手术破坏性较大，术后有严重的后遗症、外部形态改变或功能障碍等，重建或康复性手术能改善其外形和功能。如乳腺癌根治术后，可应用腹直肌皮瓣重建乳房或用硅胶人工乳房填充胸大肌，使胸部外形趋向完美；又如用肌皮瓣进行头面部肿瘤切除后的修补以及为全喉切除术后失声的患者进行发音重建；其他如由于手术或放疗后所致的功能丧失，尤其是肢体部位，常可通过骨或肌肉的移位而改善功能。

3. 肿瘤急诊手术　在某些急症情况下如气急、出血、空腔脏器穿孔、肿瘤引起的继发感染以及某些重要器官受累而需要急诊手术。如喉癌、甲状腺癌压迫气管引起气急，常需做气管切开手术，以解除气道梗阻现象；肿瘤累及中枢神经系统而造成患者瘫痪或昏迷等，有时需做急诊手术如颅内减压、椎板减压等以维持生命。

五、良性肿瘤和恶性肿瘤

（一）良、恶性肿瘤的区别

良性肿瘤与恶性肿瘤的区别是依肿瘤的生物学特性和对机体的危害程度而定的，综合参考其临床及病理性状可鉴别（见表 4－1－3）。区别良性肿瘤和恶性肿瘤，对于正确的诊断和治疗具有重要的临床意义。

表 4-1-3　良性肿瘤与恶性肿瘤的区别

	良性肿瘤	恶性肿瘤
组织分化程度	分化好，异型性小，与原有组织的形态相似	分化不好，异型性大，与原有组织的形态差别大
核分裂	无或稀少，一般不见病理核分裂像	多见，并可见病理核分裂像
生长速度	缓慢	较快
生长方式	膨胀性和外生性生长，常有包膜形成，一般与周围组织分界清楚，故通常可推动	浸润性和外生性生长，无包膜形成，一般与周围组织分界不清楚，故通常不可推动
继发改变	很少发生坏死、出血	常发生坏死、出血、溃疡等
转移	一般不转移	常有转移
复发	手术后很少复发	手术等治疗后较多复发
对机体的影响	较小，主要为局部压迫和阻塞作用。如发生在重要器官也可引起严重后果	较大，除压迫、阻塞外还可以破坏原发和转移处组织，引起坏死、出血合并感染，甚至造成恶液质

（二）治疗原则

良性肿瘤及交界性肿瘤（组织形态上和生物学行为上介于良、恶性之间的肿瘤，又称为低度潜在恶性肿瘤）以手术治疗为主。尤其交界性肿瘤必须彻底切除，否则极易复发或恶变。

良性肿瘤的手术治疗原则为在包膜外完整切除肿瘤，条件许可时，应同时切除包膜外少量正常组织，切不可行肿瘤剜出术，否则极易导致肿瘤的复发。术后必须做病理检查，除可明确诊断外，更重要的是防止恶性肿瘤的误诊，而给患者带来严重的后果。常见的良性肿瘤有：乳腺纤维腺瘤、纤维瘤、脂肪瘤、皮样囊肿等。

恶性肿瘤为全身性疾病，常伴浸润与转移。仅局部治疗不易根治，必须从整体考虑，拟订综合治疗方案，在控制原发病灶后进行转移灶的治疗。恶性肿瘤第一次治疗的正确与否对预后有密切关系。实体的恶性肿瘤Ⅰ期者以手术治疗为主；Ⅱ期以局部治疗为主，原发肿瘤切除或放疗，必须包括转移灶的治疗，辅以有效的全身化疗；Ⅲ期者采用综合治疗，手术前、后及术中放疗或化疗；Ⅳ期以全身治疗为主辅以局部对症治疗。

第二节　肿瘤外科治疗与其他方法综合治疗

治疗肿瘤的方法有手术、放射治疗、化学治疗、中医药以及生物治疗等各种疗法，但各种治疗方法均有一定的局限性。手术和放疗均是局部治疗的方法，不能防止癌细胞的远处转移及消灭循环血液中的癌细胞；化疗是全身性的，但其选择性抑制作用不强，且常有一定的不良反应；中医中药可以调整机体的免疫功能，但对癌细胞的杀灭作用不大；免疫治疗是通过提高机体的免疫功能来抑制癌细胞的生长，但只有在用其他方法治疗后，体内残存癌细胞量很少时才有效。因而只有根据肿瘤的性质、发展程度和患者身体状态进行适当的选择，将各种治疗方法有机结合起来，发挥各自的特长，建立有效的综合治疗措施，务求合理，有主次，强调首选疗法的准确性和彻底性，才能最终提高疗效。

一、外科治疗与放疗的综合应用

（一）术前放疗

目的是使瘤体缩小，提高切除率，同时降低瘤细胞的活力，使瘤细胞的播散机会减少。已有许多肿瘤适合于术前放疗如上颌窦癌、鼻腔癌、肺癌、食管癌、乳腺癌、直肠癌及软组织恶性肿瘤等。有时放疗后手术是为了解除放疗后的并发症，如放疗后的肠管狭窄梗阻、瘢痕挛缩导致的肢体功能障碍等。

（二）术中放疗

常用于胃癌、食管癌、胰腺癌以及肺癌等，术中在病灶切除后，将周围组织推开，对原发肿瘤的肿瘤床及周围淋巴结引流区作一次性大剂量的放疗，以减少局部复发，提高生存率。

（三）术后放疗

主要用于手术切除后可能有残留肿瘤细胞的部位，以防止及减少局部复发。如食管癌，在肿瘤切除后，对食管癌床可能有残留的部位进行标记，术后予以局部照射。也有用于照射局部淋巴引流区，如乳腺癌根治术后照射锁骨上及内乳淋巴结区，以减少淋巴结的转移。

术后放疗也有应用后装的方法，在手术时将细管先埋植于需照射的部位(一般是对手术时怀疑有残留的部位)，术后 48 小时即将放射源注入细管内进行照射。其优点是定位准确，局部剂量均匀，所需时间较短，患者能早期康复。

二、外科与化疗的综合应用

（一）术前化疗

又称早期辅助治疗或新辅助化疗。对较大的肿瘤应用术前化疗，使肿瘤缩小，降低临床分期，为手术切除创造条件；同时术前化疗能有效地杀灭循环血液中肿瘤细胞的微小转移灶，减小癌细胞的远处转移；亦可用于体内药物敏感度的检测。术前化疗的方法有全身用药及动脉内给药。

（二）术中化疗

在手术操作时可能有癌细胞脱落进入血管或淋巴管，同时亦可能残留在创面，因而手术中全身应用化疗药并用抗癌药物冲洗创面，以减少全身转移及局部复发机会。

（三）术后化疗

是常用的方法。术后复发主要是由于术前已存在的微小转移灶或由于手术操作所致，而手术后残留癌细胞的倍增时间较短，对化疗较敏感，因而术后化疗常是提高疗效的关键。

对淋巴结有转移的病例术后辅助化疗常是必要的，而淋巴结无转移的患者则可运用一些预后指标来选择高危复发患者给予全身性综合治疗。术后化疗宜于术后早期应用，且需要足量，一般应用时间不宜太长，以 6～8 个月为宜。

国际抗癌联盟对各种肿瘤术后应用辅助治疗的效果进行了分类(见表 4－2－1)。当然很多肿瘤的辅助治疗可能是多种治疗方法的综合及有机结合。如软组织肿瘤可以先化疗，再行手术治疗，术后再做化疗或放疗。由于术前化疗后可使肿瘤缩小，使很多这类原先需要做截肢手术的患者避免截肢，并且提高了治愈率。

表 4-2-1 各种肿瘤应用预防性化疗的效果

有　　效	可能有效	基本无效
Wilm 瘤	胃癌	结肠癌
睾丸肿瘤	直肠癌	肺癌
卵巢肿瘤	肛管癌	胰腺癌
胚胎性横纹肌肉瘤	软组织肉瘤	黑色素瘤
乳腺癌	头颈部肿瘤	
	食管癌	

肿瘤治疗后的失败原因主要在于治疗后癌细胞的远处转移及局部复发。很多肿瘤在诊治时已存在亚临床型的微小转移灶，亦有些是手术时有残留的癌细胞或显微镜下的残留，还有些可能是检查或手术操作不当而造成的播散。肿瘤的播散途径及形式与肿瘤本身的生物学行为有关，也与机体的免疫状态有关，因而在肿瘤的诊治过程中，既要防止癌细胞的播散，也要注意维护机体的抵抗能力。

第三节　肿瘤外科治疗患者的护理

根据肿瘤外科的特点——切除范围广、手术时间长、一般患者年龄较大、全身营养差等，因而手术的危险性较其他外科领域高，所以肿瘤外科护理除包括一般外科手术及各专科手术前后护理外，还应做好以下几点：

一、心理护理和健康教育

心理社会因素不仅在癌症发生、发展中起作用，在癌症的治疗及康复的不同阶段也极大地影响治疗效果。负性情绪如忧郁悲观、恐惧绝望等使中枢神经系统过度紧张，可削弱人体免疫机能，致使肿瘤细胞活跃，导致肿瘤发展；而且消极的心理状态还会影响手术的顺利进行，如少数患者造成心率加快、血压升高，致使麻醉和手术无法进行。而乐观、积极配合的良好机能状态则会增加全身免疫功能，使疾病向有利方向发展；患者稳定的情绪对控制术中出血量，预防术后并发症也可起到不可低估的作用。故护理工作既要帮助患者完成具体的诊治，又要从精神方面给予安慰、支持和鼓励，消除焦虑、恐惧等不良情绪，增强其抗病的信心和决心，以较积极的心理状态配合诊治。

目前，肿瘤患者虽然已有较佳的预后，但死亡仍是癌症患者的主要心理负担。因此，从诊断开始就有预感性的悲伤和恐惧。为尽量达到根治的目的，肿瘤外科较一般外科切除范围广、破坏性较大，术后常影响机体或肿瘤所在器官的正常功能，如喉癌术后导致失语、截肢、人工肛门、膀胱造瘘等导致生活不便，以及某些手术后造成人体形象的改变或损容，如乳腺癌做乳房切除等等，会给患者以极大的精神压力。此时患者情绪多变化，恐惧、焦虑心理更为突出，这时应给患者较多的心理支持。

护士应多与患者交流，从语言、行为特点去发现和更深入了解患者心理活动，采取多种方法进行有针对性的、耐心细致的健康教育，正确引导其对疾病及诊治的认识，使其减轻顾虑。如协助医师耐心解释手术对挽救生命、防止复发和转移的重要性，使其初步了解自己的病情、麻醉和手术方法及手术效果，促使患者情绪稳定地接受各种治疗。

同时护士还可通过对患者主动、细心周到的护理工作来消除其对术后的各种顾虑和不安，鼓励患者与相似手术的患者交流，用实例说明如处理得当术后并不会很大地影响工作和生活，以坚定其手术治疗的信心。对可能造成功能受损或丧失的患者，手术前后应给予指导，使其尽快适应，如要截肢的患者术前指导使用拐杖、锻炼臂力；对术后会造成失语的患者术前作好哑语训练，术后准备笔纸，以利交流；对人工肛门的患者术后要及时更换假肛袋及污染衣物等，并指导患者及家属正确使用假肛袋，以减轻患者的焦虑和不安情绪。同时为患者创造一个较为舒适、宽松的休养环境，使患者尽可能起床活动、生活自理或部分自理，对保持机体正常功能有积极意义。总之，心理护理应贯穿整个护理过程中，及时发现并疏导患者的焦虑心理，促进患者康复。

二、手术前患者的护理

(一) 手术前的准备工作

做好手术前的准备工作，直接关系到手术能否顺利进行，伤口愈合的好坏以及术后并发症的预防等。

1. 完善检查　协助医师做好体格检查、常规化验检查及各有关科室的一些特殊检查如B超、心肺功能检查、CT等。各种化验标本的采集，血压、体温、脉搏、呼吸等的测量及记录，均需准确及时，以提供诊断材料。

2. 加强营养和调理膳食，提高患者手术耐受力　术前要对患者体质有全面了解，特别是全身营养状况和进食情况，用以估计患者对手术的耐受力。肿瘤患者由于情绪波动、疾病消耗，常合并不同程度的营养不良或慢性失血所致的贫血，有的患者由于消化道梗阻引起水、电解质紊乱。术前要结合症状、体征及化验结果，指导患者改善营养状况，鼓励患者进高蛋白、高热量、高纤维饮食，多吃鸡蛋、牛奶、蔬菜、水果等，于手术前尽量补充不足，纠正失调，必要时可输液输血。严重营养不良者或进食困难者，可给予要素饮食或全胃肠外营养，或补充蛋白及输血，以保证手术安全进行，促进术后恢复，缩短疗程。

3. 结合病情需要，帮助患者建立良好的卫生习惯　特别是有口腔、消化道及呼吸道疾患的患者应早、午、晚漱口刷牙；有牙龈炎、扁桃体炎或坏牙应及时治疗，手术前应进行洁牙，以预防术后吻合口瘘及呼吸道感染等并发症的发生。有吸烟嗜好者应劝其戒烟并讲明吸烟的危害及对手术的影响。其他如外阴、肛门部病变，手术前应每日清洗或用1:5000高锰酸钾溶液浸泡，保证局部清洁，预防感染。

4. 皮肤的准备　皮肤准备是手术前准备工作的重要环节，皮肤准备不好是造成手术后感染的一个重要因素。手术前患者应做好全身清洁，如理发、洗头、洗澡、剪指(趾)甲，然后手术野局部剃毛、消毒。

备皮范围：原则上是备皮范围大于手术范围，四肢手术备皮范围须超过手术部位的上下两个关节。注意事项：

(1) 由于恶性肿瘤细胞的粘附力较正常细胞小，如检查次数较多、挤压，极易增加扩散机会，因此术前皮肤准备时应轻巧，忌用力擦洗，防止癌细胞进入血管。

(2) 剃毛不可划伤皮肤，手、足部位手术时指(趾)缝、甲沟等处宜用热水浸泡、毛刷刷洗，脐部用汽油或乙醚擦净。

(3) 行椎管内麻醉者还须准备脊椎部皮肤。

(4) 骨手术或植皮手术的供皮区，除剃毛外应用75%酒精消毒，无菌巾包裹。

(5) 如手术部位有伤口，应于手术日晨换药，更换清洁敷料，用汽油将粘膏痕迹擦净。

(6) 对行高强度聚焦超声治疗的患者术前30分钟还应用75%的酒精脱脂，再用脱气头接吸引器进行皮肤脱气，以避免超声波穿透时发生折射，保证聚焦准确。脱气面积应大于治疗区3～5cm，脱气后用手术薄膜覆盖以隔离空气。

5. 不同手术部位的特殊准备

(1) 食管癌：对有明显食管梗阻患者应自术前3日起每晚用温盐水或1%～2%碳酸氢钠溶液冲洗食管，清除积存的食物和粘液，减轻食管粘膜感染和水肿，以利于吻合口的愈合。手术日晨再次冲洗，抽尽胃液留置胃管。对食管上段癌患者，则不宜冲洗，以防误吸。对选用结肠代食管的患者，必须做好结肠的清洁准备。

(2) 胃癌合并幽门梗阻：亦应自术前3日起，每晚温盐水洗胃减轻胃粘膜水肿，便于术后切口愈合。

(3) 大肠癌：患者术前3日进流质饮食，并口服缓泻剂清洁肠道，如番泻叶10g每日1次；口服抗生素抑制肠道内细菌生长，如链霉素1g每日2次，甲硝唑(灭滴灵)0.4g每日3次。

对不完全梗阻患者，术前晚行清洁灌肠时，应使用较细的肛管，涂润滑油，将肛管轻轻地插入直至通过肿瘤部位，进行低压灌肠，缓慢拔出肛管后，嘱患者用纸垫堵住肛门，使溶液在肠内保留时间长一些，以取得满意效果(至排出澄清液为止)。避免多次灌肠，增加痛苦。无梗阻患者可口服洗肠液。

(4) 妇科肿瘤：对于经阴道手术的妇科肿瘤或子宫肌瘤合并感染者，应于术前3～5日，每日用1∶1 000呋喃西林或1∶5000高锰酸钾溶液行阴道灌洗，以减少术后并发症。

(5) 甲状腺癌：术前常规床头备无菌气切包、拆线包、吸引器及抢救药物等，并指导患者练习颈过伸位。

(6) 颅内动脉瘤：手术前应行颈动脉压迫训练，以建立有效充分的侧支循环。在患者能耐受20～30分钟，不出现头昏、眼黑、失语及对侧肢体麻木后，才可实施手术治疗。

6. 术前指导工作　对于患者预定要做的诊断、治疗检查，给予详细解释，使用患者能理解的语言说明检查及治疗的目的、过程、检查治疗前、后注意事项，以解除患者焦虑，安心接受检查和治疗。

一些术中、术后需要患者配合的护理工作，也应于术前做指导，使患者能主动配合按要求去做，这对加速患者的恢复及减少并发症的发生有着明显的效果。还应于术前教会患者深呼吸，有效咳痰，床上大、小便及活动肢体。于术前教会行乳腺癌根治术的患者肢体功能锻炼方法、步骤等，以免术后由于怕疼而不敢活动。

(二) 常见的护理问题

焦虑、恐惧、知识缺乏、营养失调—低于机体需要量、睡眠型态紊乱等。

三、手术后患者的护理

(一) 术后近期护理

1. 麻醉后护理　病室有条件者应设术后观察室，专人守护，患者回病房后应首先评估患者是否清醒。当麻醉作用尚未完全消失时，机体保护的反射尚未完全恢复，呼吸、循环还受麻醉因素的影响，如肌肉松弛或呼吸中枢抑制药的残留作用还存在，或因疼痛缺氧而烦躁不安，频繁恶心、呕吐等，由此可引起很多并发症，因此术后回病房到麻醉完全恢复前的严密观察和正确处理十分重要。

保持呼吸道通畅:全身麻醉应平卧、头偏向一侧,防止误吸;痰液积聚时,应嘱患者咳痰,必要时及时吸痰;舌根后坠应托起下颌或使用口咽通气道;缺氧时及时吸氧,并监测血氧饱和度,有条件时患者回病房30分钟后抽动脉血查血气分析,以调节氧流量;呕吐后应及时清除口腔内呕吐物,以防误吸。密切观察血压、脉搏、呼吸。

椎管麻醉后去枕平卧位6小时,注意测量血压、脉搏、呼吸,并注意观察麻醉平面消失情况和下肢活动情况;腰麻后要注意有无头痛、恶心、呕吐。

2. 术后体位　麻醉清醒后,根据手术部位取适当卧位:颈、胸、腹、盆等部位手术,均应取半坐卧位,以利引流。甲状腺手术后取半卧位,还可预防颈部血肿压迫气管引起窒息等严重并发症。全肺切除手术的患者只允许躺在背部,避免完全侧卧位,以免纵隔过度移位,心血管扭曲引起休克。外阴部、肛门手术,可取低半坐卧位。四肢手术一般平卧并应抬高患肢。颅脑手术后,取头高脚低位,有利于头部静脉回流,防止颅内压增高和脑水肿。行喉再造及气管成形术后,需固定头部于前倾位25°～30°,以减少吻合口的张力。

总之选择体位时,要分清主次,权衡利弊,以能增加其舒适,促进引流,减轻疼痛以及易于呼吸为原则(有时也依手术的情况而保持特定的姿势),根据病情随时调整。

3. 术后各种引流管的护理　引流是外科处理的基本技术之一,肿瘤根治性手术切除范围广,术后均需放置引流管,如胸腔引流、腹腔引流、淋巴结清扫术后的引流、乳腺癌根治术后的负压吸引、胃肠减压、T管引流、留置导尿管等。正确应用引流可以减少感染的发生和扩散,有利于吻合口的愈合,因此术后对各种引流管的护理极为重要。

要经常巡视观察,挤压引流管保持其通畅,胸腔闭式引流还要观察其水面波动,防止堵塞或引流管被压、扭曲等。观察并准确记录引流液的颜色、性质及量,特别是术后24小时内。胃肠减压及各种负压吸引,要注意经常保持负压状态,并调节负压的大小,达到有效吸引。引流管要妥善固定,长短适中,以患者在床上能自由翻身活动而引流管不被拉出为标准。过长妨碍引流,过短影响患者床上活动且易被拉出。

4. 术后镇痛药的应用　手术时组织、器官遭受切割、牵拉;手术中固定姿势过久,局部受压、肌肉痉挛或水肿、腹胀等,以及手术后随着麻醉作用的消失或因疲劳、体位不适、引流管的刺激等种种不适感觉,使得切口疼痛甚至逐渐加剧,晚间尤甚。

疼痛会扰乱患者身心安静、妨碍睡眠、影响康复。护士应评估可能引起疼痛的原因,收集资料(包括疼痛部位、疼痛的强度和性质、患者的主观感受,注意患者的面部表情、身体位置、活动、肌肉强硬情形和脉率),指导患者正确使用术后自控止痛泵或遵医嘱给止痛药,并观察记录止痛效果和药物的副作用,防止呼吸抑制等并发症的发生。绝不可过于强调怕用药成瘾而让患者忍耐。

5. 做好术后切口的护理　术后患者的伤口在院内发生感染的比例在10%～15%,污染及感染会妨碍伤口修复的过程。因此在整个手术全期(手术前、中、后)都必须维持清洁及绝对无菌,才能促进伤口的愈合。

(1) 一般无菌切口应注意观察敷料有无渗血、脱落等,保持清洁干燥。

(2) 口腔手术后要定时清洁口腔,张口困难者可用压舌板和喉镜暴露口腔,以1.5%过氧化氢(双氧水)棉球擦洗后,再予冲洗和吸引。注洗器头不可直接冲洗切口,以免引起出血。

(3) 对行皮瓣移植术的患者,需密切观察皮瓣的颜色、温度,如颜色苍白或青紫、局部变冷应及时处理。

(4) 面部手术后切口多暴露,需经常用酒精棉球轻轻擦拭,保持局部清洁、干燥,促使切口愈合。

(5) 结肠造口在左侧,应嘱患者尽量左侧卧位,以免造口处粪便流出污染切口。

(6) 胸、腹部手术后,用胸、腹带包裹,以减轻伤口张力,减少牵拉引起的疼痛。

6. 密切观察病情,预防术后并发症　手术后由于正常活动受限、禁食、伤口疼痛、组织损伤以及手术时细菌污染等,可以发生多种并发症。各种并发症的严重程度可有很大差别,但都可延迟患者康复的时间,给患者带来精神和肉体的痛苦,甚至造成手术失败或患者死亡,所以手术后密切观察病情,对术后并发症的预防、早期发现、早期诊断和早期治疗起到积极作用。

常见的并发症有:肺不张、肺部感染、出血、吻合口漏、吻合口梗阻、伤口感染、坏死、裂开、尿潴留等。甲状腺癌术后还应观察患者有无呛咳或声音嘶哑,手足抽搐,以判断有无喉上及喉返神经或甲状旁腺损伤。肝癌术后应密切观察患者神志、尿量、腹水、血尿素氮等变化情况,及时发现肝昏迷、肝肾综合征。胃癌术后应预防倾倒综合征。对高强度超声聚焦治疗的患者应做好皮肤降温,预防局部皮肤灼伤;同时应观察有无腹部压痛、反跳痛及腹胀,预防肠管损伤;观察有无咳嗽、咯血,以及早发现肺部损伤。

7. 术后饮食护理　禁食期间可从静脉补充营养。肺部肿瘤、妇科肿瘤等术后能经口进食者,要多鼓励早进食,给以易消化且富有营养的饮食,消化功能差者可少量多餐。

对口腔及头颈部手术患者,为预防感染和吻合口瘘,术后多用鼻饲法进食。应加强固定,鼻饲前后用温水冲管,防止胃管堵塞或脱出,以免再行插管时损伤吻合口。胃、肠手术后,待肠鸣音恢复,能自动排气即可进食,一般由流质饮食开始逐步增加。进半流质饮食时,亦应少量多餐。

结肠造瘘瘘口开放后即可进半流质饮食或少渣饮食,应避免过多的纤维素和易导致腹泻的食物如芹菜、韭菜、油炸食品等,少食易产味和易产气的食物如洋葱、牛奶、豆浆等,同时要协助患者摸索饮食规律,养成定时排便的习惯。

食管癌手术后常行十二指肠营养管或空肠造瘘补充营养,一般可给要素饮食或自行配制的十二指肠营养液,在滴注营养液时应注意营养液的浓度、温度和滴注速度,以免引起腹泻或其他不适反应,条件允许时应用营养泵。

8. 早期下床活动　术后如无禁忌,应早期开始活动。早期活动能使呼吸加速,利于呼吸道分泌物的咳出,预防肺部并发症,促进肠蠕动,减轻腹胀,预防肠粘连,也可增加食欲;促进血液循环,促进切口愈合,避免静脉血栓等并发症;使患者增加信心早日恢复健康。

患者早期下床活动时,需有护士守护,活动范围应视病情而定,渐进性地增加下床活动的次数和时间,勿使跌倒或碰伤,并注意保暖,勿使受凉。带胸瓶下床活动的患者,应保持胸瓶始终低于插管位置,并固定于衣裤上,活动时严防胸瓶脱开。当患者无法下床时,应鼓励患者床上运动,促进循环。

9. 老年患者护理　癌症多发生于中、老年人,以老年居多,由于老年人组织器官及其功能逐渐衰老,组织修复及机体恢复能力差,且多伴有各种慢性疾病如心脏病、糖尿病、高血压等或重要器官功能障碍,因此应根据老年人特点,给以细致的护理,手术后应加强病情的观察,经常协助患者深呼吸、咳痰,保持呼吸道通畅;翻身、被动活动肢体,鼓励患者主动活动,做好皮肤护理,预防褥疮;做好口腔护理,加强营养,重点预防肺不张等并发症的发生。做好家属的健康宣教,鼓励和指导家属参与护理,为患者出院后的家庭护理打下基础。

（二）常见的护理问题

1. 有误吸的危险；

2. 有窒息的危险；

3. 有围手术期受伤的危险；

4. 清理呼吸道无效；

5. 皮肤完整性受损；

6. 睡眠型态紊乱；

7. 体温过高；

8. 躯体移动障碍；

9. 自理缺陷；

10. 活动无耐力；

11. 有感染的危险；

12. 潜在的并发症：出血、肝肾综合征、吻合口瘘等。

（三）术后恢复期的护理

此阶段的护理重点是指导患者锻炼恢复机体功能以及建立和适应新的生活习惯。术前应使患者及其亲属理解功能锻炼及训练的意义，教会患者锻炼的方法，以利于术后及早开始。锻炼时要循序渐进，防止过度活动造成损伤。

1. 功能锻炼　功能锻炼是提高手术效果，促进机体和器官功能恢复以及预防畸形的重要手段。首先要向患者讲解功能锻炼的意义以增强锻炼的主动性、自觉性。为了使患者能在术后尽早开始锻炼，术前应教会患者锻炼的方法，手术后将此项工作列为护理计划，每日要有专人负责组织患者锻炼，并记录锻炼进度，患者出院前应对其功能恢复情况进行评定，并提出出院后锻炼要求，务使患者机体功能尽快恢复。

(1) 乳癌根治术：术后第 2～3 日即可开始按计划进行患肢功能锻炼，要求术后 2 周内达到术侧手臂能越过头顶摸到对侧耳部，不致影响日后生活自理。（具体锻炼方法及步骤参看第十一章）

(2) 开胸术：由于切口长，肋骨被切除，患者常因怕疼不敢活动患侧上肢，以致肩关节活动受限，造成肩下垂，术后应指导患者进行肩关节活动，主要为上举与外展动作。

(3) 颈淋巴结清扫术：由于手术造成颈部肌肉缺损，并因神经被切断造成斜方肌不同程度的麻痹而致肩下垂，肩胛扭转及上臂外展受限，影响术后生活及劳动能力，因此当切口愈合后即开始练习肩关节及颈部活动。

(4) 截肢术后：对截除下肢者手术前应教会患者如何使用拐杖，同时进行双臂拉力锻炼及用健肢站立平衡训练，以便术后尽早锻炼，防止废用性萎缩，不仅练习在平地行走，也应练习上下楼梯。并做好装义肢的准备。

(5) 全喉切除及喉成形术后：全喉切除术后患者依靠永久性气管造口呼吸并失去发音功能，因此术后应训练食管发音，护士应讲解发音方法，并耐心主动的帮助练习。

2. 培养自我护理能力，适应新的生活方式　增强自信心，逐渐训练自理能力，是癌症患者争取康复的重要内容之一。护理人员应向患者及家属说明自理训练的重要意义，以取得患者及家属的配合。护士应在患者出院前指导其在力所能及的基础上做到自我护理，使患者尽早恢复生活自理能力和必要的劳动能力，能满怀信心地走向社会。

(1) 指导患者自行处理气管造口：做到能对着镜子吸痰，清洗气管内套管，更换喉垫。造口可盖以湿纱布，以湿润并滤过吸入的空气，并讲解应注意的事项，如告诉患者气管套管不可随意拔出，不可沐浴及游泳以免误吸，并应避免接触粉尘以及有毒气体，注意保暖，预防感冒等。

(2) 指导患者护理永久性人工肛门或膀胱造瘘口：指导患者选择合适用具，示范、教会患者及家属自行处理假肛的方法，保持瘘口周围皮肤的清洁，注意饮食卫生以预防腹泻，以及造瘘口的扩张方法等。同时应协助患者调节饮食，养成定时、定量进餐及定时排便等习惯。外出可用一宽带围腰临时将造瘘口封住等方法。

(3) 胃手术后最初几年由于吸收不良，易出现维生素 B_{12} 缺乏和贫血，需指导患者安排饮食种类，予以适当的补充。

(四) 常见的护理问题

自理缺陷、自我形象紊乱。

四、出院指导

目的是指导和帮助患者重新安排生活，尽早恢复工作或部分恢复工作，尽快适应社会。出院指导一般在出院前 1～2 天内进行，教育方式应尽量符合个体化的需要，采取口头讲解、文字卡片等多种方式相结合，使患者真正理解，正确应用。内容包括：

(一) 休息与活动

告知患者适当活动和锻炼的重要性，鼓励进行可耐受的活动。生活规律，劳逸结合，避免劳累。指导联系社会支持组织，如抗癌协会、气功练习组等。

(二) 饮食

根据患者的病情指导患者制订合理的食谱，注意饮食的卫生及多样性，忌烟酒，养成良好的饮食习惯。

(三) 用药

对出院带药的患者应指导其正确服用药物，教会患者了解用药注意事项，自我监护药物的副作用，嘱其如有不适及时就医。

(四) 定期随访

肿瘤是一个易复发和转移的疾病，故定期随访是肿瘤治疗过程中的一个必要措施。护理人员应教育患者定期到医院复查，以保证治疗的彻底性。若出院后复发，可尽早进行治疗。

(五) 对家属的教育

肿瘤是一个难治愈、花费大的疾病，许多家属经历了漫长的陪伴患者治疗后，在精神、心理和经济上多会产生难以承受，甚至厌恶、遗弃的想法，在患者出院后易放松对患者在各方面的关心，这对患者的康复不利。护理人员应告知家属其在患者康复阶段的重要性，指导家属在家护理和照看患者，学会有效地向患者提供支持的方法。

(刘世殊)

第五章　肿瘤内科治疗患者的护理

第一节　肿瘤内科治疗概述

一、肿瘤内科发展简史

近年来癌症的发病率逐渐增加，就诊时即为晚期病例仍占多数，加强肿瘤治疗的研究，提高现有治疗手段的疗效，降低死亡率，减少复发率，改善癌症患者的生活质量，是肿瘤内科治疗的当务之急。

现代肿瘤内科的概念，一般以 1946 年 Gilman 和 Philips 发表氮芥用于治疗淋巴瘤为开端。1948 年 Farber 应用抗叶酸药——甲氨蝶呤（MTX）治疗急性白血病有效，1950 年 MTX 又成为治疗绒毛膜上皮癌（绒癌）的有效药物。1956 年放线菌素 D（ACTD）用于治疗绒癌和肾母细胞瘤取得疗效。1955 年长春碱类药物用于临床。1957 年合成了环磷酰胺（CTX）和氟尿嘧啶（5－FU），目前仍然为临床常用的抗癌药物。1967 年分离出多柔比星（阿霉素，ADM），扩大了抗肿瘤适应证。1971 年顺铂（DDP）问世后，对多种肿瘤取得较好疗效。近年来二、三代铂已经产生。20 世纪 70 年代从植物中提取并半合成的去甲长春碱（NVB）和紫杉醇（PTX）在 80 年代后期用于临床，对乳腺癌、卵巢癌取得较突出的疗效，现在对其抗癌作用又进行了更加深入的研究，扩大了其适应证。此外，80 年代后期在治疗肿瘤化疗副作用方面，尤其是在治疗呕吐、粒细胞下降等方面均取得突破性进展，推动了肿瘤内科治疗的发展。

二、肿瘤内科治疗的作用

肿瘤内科治疗是从姑息性治疗起步，主要治疗不适于手术、放疗的晚期播散性肿瘤患者。但近年来随着肿瘤内科治疗技术的迅速发展，以及对各种肿瘤的深入研究，肿瘤内科治疗在肿瘤的根治性治疗中愈益显示出积极的作用，通过肿瘤内科治疗或参与综合治疗而获得治愈的肿瘤逐步增多。肿瘤综合治疗的研究和应用已成为当前肿瘤治疗的主要方向，其中肿瘤内科治疗起了极其重要作用。

三、肿瘤内科治疗的研究领域和方向

1. 新型抗癌药物的疗效评定，多中心、多国家的协作研究加速了新药的临床应用，以及对于新、老抗癌药物适应证、用药剂量、副作用及处理等方面的探索。
2. 基础研究和临床研究密切结合。
3. 肿瘤耐药性方面的研究。
4. 有效的联合化疗方案、新的治疗方法的研究及辅助化疗方案的研究。
5. 减轻药物不良反应，提高机体治疗耐受性方面的研究。
6. 生物治疗方面的研究，提高患者机体的免疫功能。
7. 综合治疗方面的研究，如配合手术、放疗等的新辅助化疗、辅助化疗以及放疗增敏的

研究。

8. 基因治疗方面的研究等。

四、肿瘤内科治疗的疗效评定(本文主要介绍 WHO 使用的疗效评定标准。)

(一) 可测量的病变

1. 完全缓解(complete remission,CR) 可见的肿瘤病变完全消失,维持时间 4 周以上。

2. 部分缓解(partial remission,PR) 肿瘤病灶的最大直径及其最大的垂直直径的乘积缩小 50%以上,其他病灶无增大,没有新病灶出现,维持时间 4 周以上。

3. 稳定(stable disease,SD)或无变化(no change,NC) 肿瘤病灶的最大直径及其最大的垂直横径的乘积缩小不足 50%,或增大不超过 25%,没有新病灶出现,维持时间 4 周以上;若肿瘤缩小 25%以上但不足 50%,无新病灶出现,维持 4 周以上,称为好转或微效(minimal remission,MR)。

4. 进展(progression disease,PD) 肿瘤病灶的上述两径乘积增大 25%以上或出现新的病灶。

(二) 不可测量的病变

1. CR 所有的症状、体征完全消失至少 4 周。

2. PR 估计肿瘤的大小减少 50%或大于 50%,至少 4 周。

3. NC 病情无明显变化至少 4 周,估计肿瘤大小减少不足 50%,增大不到 25%。

4. PD 出现新病灶,估计原有病变增大 25%或超过 25%。

五、肿瘤内科治疗患者的护理

肿瘤内科治疗的迅速发展,拓宽了肿瘤内科护理的领域和内容,这就要求护理人员及时更新知识、改变观念,积极参与和配合新技术、新疗法的临床应用,熟悉其基本原理,毒副作用的观察及处理,操作过程等,从而制定出全面的护理计划,为患者提供周到安全的护理。

临床肿瘤护理学正是顺应了肿瘤学科发展的需要。本章将介绍:化学治疗患者的护理,要求能够熟练掌握化疗药物给药方法,识别化疗药物副作用,了解其作用机理,掌握化疗及其护理要点,做好化疗患者的心理护理等;学习腔内治疗患者的护理;了解免疫治疗的原理,掌握免疫制剂的保存、使用方法以及免疫治疗患者的护理;掌握化疗防护知识。

第二节 肿瘤的化学治疗与护理总论

一、化学治疗概述

(一) 化学治疗的定义

广义的化学治疗概念是由德国 Ehrlich 于 1909 年首先提出,指对病原微生物、寄生虫所引起的感染性疾病以及肿瘤采用化学药物治疗的方法,简称化疗。理想的化疗药物应对病原体、寄生虫和肿瘤有高度选择性,而对机体的毒性很小。从狭义上讲,现在化疗多指对于肿瘤的化学药物治疗。

(二) 化疗的起源

1942 年 Gilmen 及 Philips 在耶鲁大学开创了采用氮芥治疗恶性淋巴瘤的第一个临床试验。应用氮芥作为治疗肿瘤的化疗药物源于第二次世界大战期间，一艘载有化学物质的海船爆炸后，患有骨髓瘤及淋巴瘤的海员接触了芥子气，意外获得了缓解。上述事实亦支持既往此类烷化药物溶解全身淋巴细胞的作用，1946 年上述结果的发表，标志着近代化疗的开始。

经过半个多世纪的艰苦努力，肿瘤化疗逐渐发展成熟，已成为可以治愈肿瘤的根治性治疗手段(单独或综合治疗)，绒毛膜上皮癌就是实体瘤治疗中的一个成功范例。通过化疗使肿瘤细胞完全消灭，从而达到治愈，这正是肿瘤内科治疗的最终目的。所谓根治性化疗是指将有效的抗癌药物联合应用，将不同作用机制的药物，根据药物对细胞增殖周期的不同作用点及肿瘤的倍增时间，巧妙安排多种药物的应用顺序、剂量强度、周期时间、周期次数，同时适当应用其他治疗手段，合理运作，达到对某些肿瘤根治的目的。目前已有不少肿瘤可以通过化学治疗达到治愈(见表 5-2-1)，但是也应该看到，临床常见的实体瘤，如非小细胞肺癌、胃肠道癌、肝癌、胰腺癌、头颈部癌等，目前化疗的疗效仍不满意。

表 5-2-1　化疗可能治愈的肿瘤

晚期肿瘤化疗后达到治愈	辅助化疗后达到治愈
滋养叶癌	乳腺癌
急性淋巴细胞性白血病	骨肉瘤
霍奇金病	软组织肉瘤
非霍奇金淋巴瘤	结直肠癌
睾丸癌	Wilms 肿瘤
急性粒细胞性白血病	
Wilms 肿瘤	
胚胎性横纹肌肉瘤	
尤文瘤	
神经母细胞瘤	
小细胞型肺癌	
卵巢癌	

(三) 化学治疗临床应用的四种方式

1. 晚期或播散性癌症的全身化疗　对于此类患者，除化疗外，通常缺乏其他有效治疗方法，常常一开始就采用化学治疗，近期的目标是取得缓解。这种化疗，有人命名为“诱导化疗”(induction　chemotherapy)。如果开始采用的化疗方案失败，需换用其他方案化疗时，常称之为“补救治疗”(salvage　treatment)。通常采用口服或静脉给予化疗药物，平阳霉素、甲氨蝶呤可以肌肉注射。

2. 辅助化疗(adjuvant　chemotherapy)　辅助化疗是指在采取有效的局部治疗(手术或放疗)后，针对可能存在的微转移癌灶，为防止复发转移而进行的化疗。如即使成功地切除了原发乳腺癌、结肠癌或其他原发肿瘤及区域性淋巴结，患者仍有高危复发的可能，而肿瘤一旦复发，化疗常难以治愈，因此强调复发前进行有效的辅助化疗具有重要的临床意义。辅助化疗的原则：① 应选择有效的化疗药物；② 肿瘤已被手术或放疗清除；③ 术后应尽早化疗；④ 应给予患者可耐受的最大化疗剂量；⑤ 化疗应持续一定时间；⑥ 化疗应间断进行，尽可能减少免疫抑制的发生。

3. 新辅助化疗(neoadjuvant chemotherapy) 新辅助化疗又称之为起始化疗(primary chemotherapy)，指对临床表现为局限性肿瘤，可用局部治疗手段者，在手术或放疗前先使用化疗。由于认识到原发肿瘤确诊时即已存在远处微小转移灶，故肿瘤治疗的第二个对策——新辅助化疗便应运而生。常采用新辅助化疗的肿瘤有：软组织肉瘤、骨肉瘤、肛门癌、膀胱癌、喉癌、食管癌以及晚期局限性乳腺癌。新辅助化疗目的：

(1) 希望化疗后局部肿瘤缩小，从而可减少切除范围，缩小手术造成的伤残，甚至可考虑保守性外科治疗或以放疗代替外科手术。

(2) 新辅助化疗可以避免体内潜伏的转移灶在原发灶切除后1～7天内由于体内肿瘤总量减少而加速生长。

(3) 使手术时肿瘤细胞活力减低，不易播散入血。

(4) 可以避免体内残留的肿瘤在手术后因凝血机制加强及免疫抑制而容易发生转移。

(5) 化疗可清除或抑制可能存在的微小转移灶，从而改善预后。

(6) 术前化疗可以帮助筛选对肿瘤有效的化疗方案。

但是新辅助化疗能否提高肿瘤患者的长期生存率，至今尚不清楚。而且，由于新辅助化疗往往只用2～3个周期化疗，而不同肿瘤患者的化疗敏感性不同，因此手术后仍需给予辅助化疗。另外，需要说明的是，新辅助化疗也存在一些潜在的缺点：① 如果术前化疗无效，部分肿瘤可能会进展而导致手术不能切除；② 术前化疗可通过改变肿瘤界限或使组织学上阳性结节变为阴性而使肿瘤的病理分期模糊不清，从而对化疗结果的判断产生混乱；③ 新辅助化疗的临床效果可能会导致医生进行不适当的保守治疗等。因此，新辅助化疗更应严格掌握其适应证。

4. 特殊途径化疗

(1) 胸腔内、腹腔内及心包腔内化疗用于治疗癌性渗液。5-FU、阿霉素及顺铂尤适宜腹腔内使用。

(2) 通过腰椎穿刺鞘膜腔内给药，或在头皮下埋植 Omaya 药囊，可将抗癌药持续注入脑脊液。常用于治疗脑膜白血病或淋巴瘤，及其他实体瘤的中枢神经系统侵犯。

(3) 动脉插管化疗。如颈外动脉分支插管用于头颈癌及颅内肿瘤的治疗，肝动脉插管用于原发性肝癌或肝转移癌的治疗，支气管动脉灌注化疗药物治疗肺癌等等。

(4) 膀胱腔内化疗。

(5) 还可将抗癌药物制成脂质微球，使药物更集中到达肿瘤靶点。

二、细胞增殖动力学与化学治疗

细胞增殖不仅是人体细胞，也是所有细胞生命得以延续的生存形式。肿瘤细胞在形态结构和生物性状等很多方面与正常细胞有所不同，主要区别在于：肿瘤细胞的生长具有不受控制的增殖特性，换句话说，肿瘤——是失去了整体调控的细胞群体。

(一) 肿瘤细胞的动力学指标

肿瘤细胞动力学是制定化疗方案的一个重要依据，要了解患者肿瘤的细胞动力学状态，可以通过下列几个指标测得：

1. 细胞周期时间(cell cycle time, Tc) 一个细胞经过一次增殖所需时间，即一个肿瘤细胞从一次分裂结束到下一次分裂结束的时间。

2. 生长比率(growth fraction,GF) 处于增殖周期的肿瘤细胞在肿瘤全细胞群中的比值,有的恶性肿瘤如淋巴瘤和恶性胚胎瘤的生长比率可以高达90%,而腺癌则常低于10%。GF对肿瘤生长速度的影响比Tc大。

3. 倍增时间(doubling time) 即细胞总数或体积增加一倍所需的时间。假如某肿瘤全部细胞均增殖,则其倍增时间应该等于细胞周期。但在实际肿瘤增殖中,这种情况是不存在的,因为倍增时间还受细胞丢失的影响,而细胞丢失率(Ki)可以高达90%,因此计算得到的倍增时间往往比实际的短;另外,同一肿瘤的倍增时间在不同病例也可以有不同,但有一定范围。

人体常见肿瘤的倍增时间为:睾丸肿瘤21天,骨肉瘤34天,霍奇金病38天,小细胞肺癌从21~90天不等(因组织学类型而有所不同),肺鳞癌87天,肺腺癌134天,结肠腺癌96天,乳腺癌134天。Tc因肿瘤而异,恶性程度高的肿瘤一般Tc较短,GF高的肿瘤,倍增时间短,对化疗往往比较敏感。

(二) 细胞增殖周期

人体胚胎期细胞分裂活动频繁,在成熟的个体细胞分裂较少。肿瘤细胞也以正常细胞相同的方式进行有丝分裂,细胞分裂过程周而复始,故称为细胞周期(cell cycle)。细胞周期分为DNA合成前期(G_1期)、DNA合成期(S期)、DNA合成后期(G_2期)、有丝分裂期(M期)等4期。经过M期后的细胞有一部分直接进入下一个增殖周期,一部分进入静止期(G_0期),此部分细胞一般对化疗不敏感,往往成为肿瘤复发转移的根源。(见细胞增殖周期模式图5-2-1)

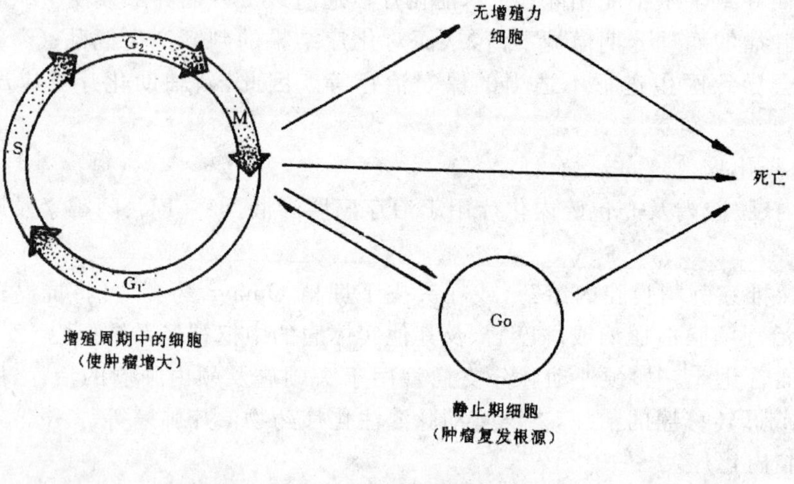

图5-2-1 细胞增殖周期模式图

(三) 在细胞增殖的每个时期有不同的生化活动

1. S期:细胞合成DNA,使DNA含量增加一倍,以后可以平均分配到两个子细胞中。DNA是控制细胞增殖及代谢的基因的主要成分,因此也是不少化疗药物作用的主要对象。

2. G_2期:肿瘤细胞以S期合成的DNA为模板转录合成RNA,再合成蛋白质。

3. M期:发生有丝分裂,生成两个含有全部遗传信息的子细胞。

4. G_1期:刚分裂出来的子细胞合成RNA及蛋白质,继续生长,并为S期合成DNA作准备。

三、抗癌药物的代谢动力学

（一）抗癌药物的吸收

抗癌药物可以通过口服、肌肉注射以及静脉给药，其中以静脉给药作用最快。药物静脉推注可以在2或3次循环（约1分钟）内均匀分布于血浆；皮下或肌肉注射后一般在15分钟完全吸收；口服吸收则具有明显的个体差异。而且有些化疗药物如阿糖胞苷可以在胃肠道被胞苷脱氨酶脱氨而失活，5-氟尿嘧啶的衍生物卡莫氟可以在肝内转化为无疗效的代谢产物，从而使药物吸收不完全。

（二）抗癌药物的分布

抗癌药物静脉注射后，多数血药浓度下降很快，可迅速而广泛地分布于各组织，但作用于肿瘤局部剂量较少。全身给予抗癌药物后，胸、腹腔、中枢神经系统内药物分布很少，常需辅以局部给药。如血液系统肿瘤急性白血病和某些高度恶性非霍奇金淋巴瘤患者，中枢神经系统是肿瘤复发最常见的部位，为防止中枢神经系统受侵犯，将脊髓腔内化疗作为预防治疗措施，可以明显降低中枢神经系统复发率。

对于中枢神经系统肿瘤，过去认为，只有脂溶性强的抗癌药物可以透过血脑屏障，水溶性药物必须做鞘内注射。目前有学者提出，脑转移瘤者，血脑屏障已经被打开，化疗药物可以通过血脑屏障，故全身化疗对于脑转移瘤亦有疗效。

（三）抗癌药物的代谢

抗癌药物在体内可以通过肝微粒体酶代谢而解毒或变为有抗癌活性的物质，有很多非抗癌药物能够使这些酶活化，从而改变抗癌药物的疗效强度，如苯巴比妥能活化肝微粒体酶，使环磷酰胺加速变成磷酰胺氮芥，增强了其抗肿瘤的效果。去氧氟尿苷（氟铁龙）通过细胞内嘧啶核苷磷酸化酶分解出活性代谢物5-FU，而增生旺盛的肿瘤细胞含此酶多，正好对肿瘤细胞起到了选择性杀伤作用。

（四）抗癌药物的排泄

抗癌药物的主要排泄器官是肝脏和肾脏。在体内化学结构不改变的抗癌药物主要由肾脏排泄，而肝脏是抗癌药的主要代谢器官。当肝、肾有病变时，应慎重使用药物，因为一方面抗癌药物可以进一步加重肝、肾病变；另一方面，因抗癌药物排泄障碍而导致体内药物蓄积，从而加重了抗癌药物的毒副作用。

四、对接受化学治疗患者的评估

现在可供选择的有效化疗药物多达几十种，而且还在不断研制新药。临床医生要根据患者情况，判断患者是否能够接受化疗，是用单药还是联合化疗，应选用何种药物，应用多大剂量，疗程应该为多长等，因此医生对于化疗适应证及禁忌证的严格掌握显得尤为重要。同样，护理人员在化疗之前也要求详细了解患者情况，包括现病史、既往史、社会及心理状况等。

（一）化疗的必要条件

1. 活检证实为恶性肿瘤，即找到病理证据（肿瘤诊断的金标准）；
2. 有可见的症状、体征；
3. 患者具备令人满意的活动状况评分（见表5-2-2）；
4. 签署知情同意书（化疗前谈话），取得患者配合；
5. 最低限度正常的骨髓、肝脏、肾脏、心脏、肺功能；

6. 有效的监护与积极的心理、生理支持。

表 5-2-2　患者的活动状况(ps 计分)

Performance　Status

Zubrod(ECOG)指标	评分	卡劳夫斯基(Karnofsky)指标	评分
活动自如,能无约束地进行发病前的全部活动	0	一切正常,无不适或病征 能进行正常活动,有轻微病征	100 90
体力活动受影响,但不用卧床,并能进行较轻或坐位的工作,如轻的家务劳动、办公室工作等	1	勉强可进行正常活动,有一些症状或体征 生活能自理,但不能维持正常活动或积极工作	80 70
不用卧床,生活亦能自理,但不能进行任何工作活动,白天过半时间仍可行走坐立	2	生活偶尔需要帮助,但能照顾大部分个人的需求 需要颇多的帮助及经常的医疗护理	60 50
生活部分能够自理,白天过半时间要卧床或坐椅	3	失去活动能力需要特别照顾和帮助 严重失去生活能力,需要住院治疗,但暂时未有死亡威胁	40 30
完全失去活动力,完全不能自理,强迫卧床或坐椅	4	病重,需住院及积极支持治疗 垂危	20 10
死亡	5	死亡	0

(二) 化疗患者的选择

1. 年龄选择　单纯年龄因素很少作为不能接受化疗的有效标准。但是,与年龄有关的器官功能(除与肿瘤有关的变化外)如:骨髓储备降低,可以增加骨髓抑制的发生率;肾功能降低可能增加如甲氨蝶呤的毒性;胃肠功能减退可以导致口服药物吸收不良;肝脏对药物代谢的改变,可以降低化疗的疗效等等。

2. 活动状况评分　无论用 Zubrod (ECOG) 或卡劳夫斯基(Karnofsky)标准,活动状况及其评分在某些情况下与患者的生存期密切相关。通常 Karnofsky 活动状况评分若在 40 分以下,患者难以耐受化疗所带来的副反应。ECOG 评分 3～4 级患者通常无化疗适应证。除非肿瘤未经治疗且对化疗敏感,有可能通过化疗迅速缓解症状,改善活动状况。

3. 营养状况　晚期肿瘤患者保持正常体重虽较困难,但每日摄取 1.5Kcal～2Kcal 热量来补充肿瘤的消耗是必要的,最好能够经口摄入,也可通过其他途径补充必要的能量,如肠内/肠外营养治疗。因为化疗药物用量是根据身高、体重等计算出体表面积后,再计算药物的用量,因此,对于过度肥胖患者在接受化疗时,应密切注意有无药物过量的危险。

4. 器官功能　患者器官功能的改变,决定着能否化疗或需要调整剂量后使用。化疗前需要常规测定血常规、肝肾功能,必要时检测心肺功能等,充分了解实质脏器的功能。护士在临床工作中要充分了解各项检查的意义,监测患者各项检查指标的动态变化,确保化疗过程的安全性。

5. 并存的疾病　患者其他并存的非肿瘤性疾病可能改变化疗药物的选择,如心功能不全应避免使用对心脏有毒性的药物如阿霉素,严重肺阻塞性疾病应避免使用肺毒性药物如博莱霉素,而对于糖尿病患者、既往有溃疡病史的患者应慎用皮质类固醇类药物,应用不当可能导致症状加重。

五、肿瘤联合化疗原则及应用顺序

(一) 联合化疗的原则

1. 构成联合化疗方案的各药,应该是单独使用时被证明对该种肿瘤有效、只有在已知增效作用的情况下,方可选用单用时无效或低效的药物。

2. 应尽量选择几种作用机制、作用时相不同的药物组成联合化疗方案,以便更好地发挥协同作用。

3. 应尽量选择毒性类型不同的药物联合,以免毒副作用重叠,使患者难以耐受化疗。

4. 每一种药物均应该给予最大剂量。

5. 剂量限制性毒性相似的药物,只有减少剂量才能够确保安全,但却可能降低疗效。

6. 在化疗周期间应有一定的间期,保证正常组织得以恢复。

7. 最重要的是所使用的联合化疗方案应该是经过严格的临床试验研究证明其有效者。

(二) 联合化疗的用药顺序

从理论上说,对于化疗药物的给药应遵循细胞增殖动力学的原则,可以收到比较好的治疗效果。在细胞周期非特异性和细胞周期特异性药物,或几种周期特异性药物之间的配合应用方面,应注意以下几点:

1. "募集作用" 即先用细胞周期非特异性药物大量消灭肿瘤细胞,肿瘤细胞总数减少后,更多肿瘤细胞及部分 G_0 期细胞进入增殖周期,继而用细胞周期特异性药物消灭增殖期细胞。此种给药顺序适用于增长缓慢(GF 低)、G_0 期细胞含量高的实体瘤。

2. 对于生长快(GF 高)的肿瘤,如急性白血病等,处于增殖周期中的细胞数量多,宜先用细胞周期特异性药物,以消灭处于增殖周期的肿瘤细胞,再用周期非特异性药物消灭其他各期细胞。待 G_0 期细胞进入增殖周期后,再重复上述疗法。

3. "同步化作用" 即先用一种细胞周期特异性药物将肿瘤细胞阻滞于某一周期,待药物作用消失后,肿瘤细胞即同步进入下一周期,再用作用于此周期的特异性药物,可以消灭较多肿瘤细胞而较少损伤正常细胞,进一步提高疗效。例如阿糖胞苷除了对 S 期细胞有特异性杀灭作用以外,还对细胞的 G_1-S 边界有延缓作用,阻滞细胞从 G_1 期向 S 期过渡,使肿瘤细胞大量聚集在 G_1-S 边界,当阿糖胞苷作用消失后,阻滞作用解除,则细胞同步进入 S 期,此时再给予 S 期特异性药物,可以明显增加疗效。

常用的同步化药物有:① 使细胞同步于 S 期的药物:阿糖胞苷、羟基脲、甲氨蝶呤、巯鸟嘌呤;② 使细胞同步于 G_2 期的药物:博莱霉素;③ 使细胞同步于 M 期的药物:长春新碱、鬼臼乙叉苷、鬼臼噻吩苷。其中长春新碱、博莱霉素无骨髓抑制作用,所以是常用的同步化药物。

六、肿瘤的耐药性

大量临床及实验研究已证实,肿瘤细胞对抗癌药物存在着耐药性,是化疗失败的主要原因之一。对化疗敏感的肿瘤经过治疗缓解,当复发转移时,对多数化疗药物发生耐受,此为继发耐药;某些肿瘤一开始就对化疗不敏感,如肾癌、肝癌、黑色素瘤、结肠癌及非小细胞肺癌,称为原发耐药。

研究证明耐药细胞在遗传性及生化特性方面发生了复杂的变化,肿瘤细胞通过许多不同途径对药物产生耐受,主要有以下几种:① 摄取药物的量减少;② 药物外流增加;③ 加速药物降解或代谢;④ 药物作用的靶点改变等。体内耐药过程极为复杂,可以是一种耐药机理为主,亦可为多种耐药机理参与的结果。

第三节 化学治疗药物分类及其支持用药

一、抗癌药物在细胞周期中的作用分类

(一) 周期特异性

又称时相特异性药物,选择杀伤某时相细胞,或使增殖细胞停留于某一时相(同步化)。从 DNA 前体小分子水平阻断 DNA 合成,继之阻碍 RNA 转录及蛋白质合成。此类药物作用较弱而缓慢,杀伤效应随时间而增加,即时间依赖性药物。临床宜小剂量、持续一定时间给药,一般使用静脉点滴给药,常用的细胞周期特异性药物见表 5-3-1。

表 5-3-1 常用的细胞周期特异性药物

M期 特异性药物	G_1期 特异性药物	S期 特异性药物	G_2期 特异性药物
长春花生物碱	*高三尖杉酯碱	阿糖胞苷	博莱霉素
长春新碱	左旋门冬酰胺酶	5-氟尿嘧啶	培洛霉素
长春花碱	肾上腺皮质类固醇	呋喃氟尿嘧啶	平阳霉素
长春酰胺		6-巯基嘌呤	
异长春碱		甲氨蝶呤	
秋水仙碱衍生物		6-硫鸟嘌呤	
三甲基秋水仙碱		三尖杉酯碱	
鬼臼毒素		羟基脲	
足叶乙苷(VP-16)		泼尼松(强的松)	
鬼臼噻吩苷(VM-26)			
泰素(紫杉醇)			

* 对 G_2 期作用亦强

(二) 周期非特异性药物

选择作用于各增殖状态,包括 G_0 期在内的细胞的药物。主要作用于大分子 DNA(直接破坏 DNA 双链,或与之结合为复合物),阻碍 RNA 转录及蛋白质合成,此类药物作用强而迅速,杀伤力随剂量增加而增加,为剂量依赖性药物。临床应大剂量一次给药,一般采用静脉推注给药。常用的细胞周期非特异性药物见表 5-3-2。

也有个别药物例外,如异环磷酰胺(IFO)需静脉点滴维持一定时间给药,因为 IFO 需要在肝内进行代谢,转化为具有抗癌活性的代谢产物——异磷酰胺氮芥,而 IFO 对肝内混合功能酶的亲和力小于环磷酰胺(CTX)与该酶系的亲和力,使 IFO 的作用较 CTX 减慢,故临床上使用 CTX 时采用静脉注射,而使用 IFO 则采用大剂量、长时间静脉点滴给药,目前一般维持静脉点滴时间为 3 小时。

表 5－3－2　常用的细胞周期非特异药物

抗肿瘤抗生素	亚硝脲类	烷化剂	杂类
更生霉素	司莫司汀(甲环亚硝脲)	马利兰	达卡巴嗪(氮烯咪胺)
阿霉素	卡氮芥	苯丁酸氮芥	顺铂，卡铂
表阿霉素	环己亚硝脲	环磷酰胺，异环磷酰胺	
阿柔比星(阿克拉霉素 A)		苯丙氨酸氮芥	
柔红霉素(红比霉素)		氮芥	
红比腙			

而长春碱类如长春新碱(VCR)需在血液中达到较高浓度，促进微管聚集，形成类结晶体，影响细胞有丝分裂。因 VCR 用药剂量小，静脉点滴达不到所需血药浓度，则需静脉推注或由小壶给药，最好在 1 分钟内完成。

二、抗癌药物作用原理分类

目前临床使用的抗癌药物，大部分是通过干扰或阻断细胞的增殖过程。细胞增殖的分子过程及化学药物的作用环节，可以简单地以下列示意图(图 5－3－1)表示。

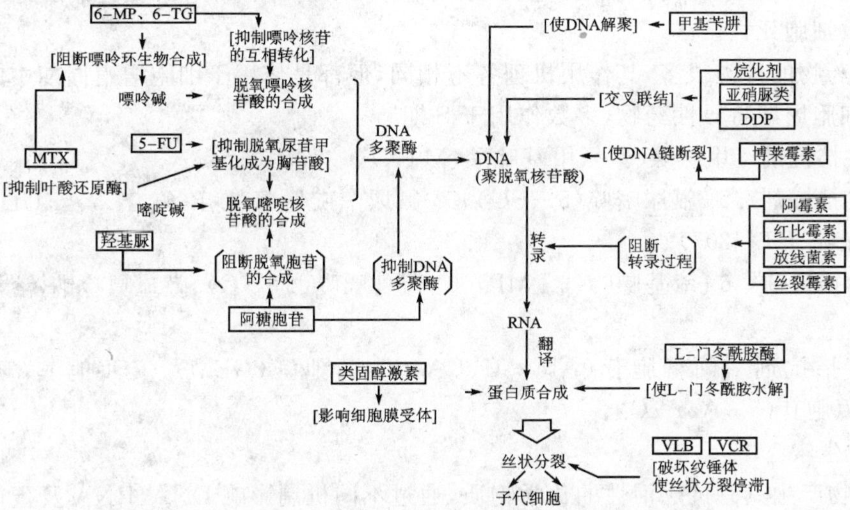

图 5－3－1　细胞增殖的分子过程及常用抗癌药物的作用环节

由图 5－3－1 可见，抗癌药物大致可以分为以下几类：① 通过阻碍脱氧嘌呤核苷或脱氧嘧啶核苷的合成、互换、还原，干扰 DNA 的合成。大部分抗代谢类药物及氮烯咪胺(DTIC)等属于此类。② 损伤纺锤体，使丝状分裂停滞，多数植物类药属于此类。③ 通过烷化与 DNA 交叉联结，从而破坏 DNA 的结构与功能。丙卡巴肼(甲基苄肼)使 DNA 链解聚，博莱霉素可使 DNA 链断裂，也可直接损伤 DNA。④ 干扰核酸合成中的转录过程，阻碍 RNA 的合成，放线菌素－D、阿霉素等的主要作用机理即在于此。以下将详细介绍常用抗癌药物。常用抗癌药物简介及使用注意事项见附录 1。

（一）烷化剂

烷化剂是一类化学性质活泼的化合物，具有1～2个活性烷化基团，与DNA、RNA或蛋白质分子中的氨基、巯基、羧基、磷酸基等形成共价键结合，致使DNA单链或者双链断裂，或形成链间交联，或干扰DNA转录复制，抑制mRNA及蛋白质合成，使酶或蛋白质发生变性，从而阻止细胞增殖，造成细胞死亡。烷化剂属于周期非特异性药物。因烷化的主要作用部位在DNA，因此能够产生致畸、致癌、致突变作用。烷化剂按其结构、特征分为如下几种类型：

1. 氮芥类及其衍生物　环磷酰胺（CTX）、异环磷酰胺（匹服平、和乐生、IFO）、氮芥（HN_2）、苯丁酸氮芥（瘤可宁、CLB、CB-1348）、美法仑（苯丙氨酸氮芥、米尔法兰、L-PAM）、氮甲（N-甲酰溶肉瘤素、NF）、甘磷酰芥（M-25、6202）、硝卡芥（消瘤芥、AT-1258）。

2. 亚硝脲类　卡莫司汀（亚硝脲氮芥、卡氮芥、BCNC）、环己亚硝脲（罗氮芥、洛莫斯汀、CCNU）、甲环亚硝脲（司莫司汀、Me-CCNU）。

3. 乙撑亚胺类　塞替派（三胺硫磷、TSPA）、三亚胺嗪。

4. 甲烷磺酸酯类　白消安（马利兰、BUS、BSF）。

5. 环氧化物质　二溴卫矛醇（二溴脱氧己六醇、DBD）、二溴甘露醇（DBM）。

（二）抗代谢类药物

抗代谢类药物的化学结构与人体内必须的代谢物很相似，却不具备其功能，但在体内可以取代这些代谢物的位置，与之竞争，从而干扰细胞正常的代谢过程，干扰DNA的前体物质如嘌呤和/或嘧啶碱基的生物合成，进而使DNA、RNA及蛋白质合成障碍，抑制肿瘤细胞的增殖和分裂，导致细胞死亡。

抗代谢药物的种类很多，其作用机理各不相同，但都是作用于细胞增殖周期中的某一特定时相，属于细胞周期特异性药物，多数作用于S期。

1. 叶酸拮抗剂　甲氨蝶呤（氨甲基叶酸、MTX）。

2. 嘧啶拮抗剂　5-氟尿嘧啶（5-FU）、5-氟尿嘧啶脱氧核苷（氟苷、5-FUDR）、呋喃氟尿嘧啶（喃氟啶、FT-207）。

3. 嘌呤拮抗剂　6-巯基嘌呤（6-MP）、6-巯鸟嘌呤（6-TG）、磺巯嘌呤钠（溶癌呤、AT-1438）。

4. 胞苷拮抗剂　阿糖胞苷（Ara-C、CA）、吉西他滨（GEM）、安西他滨（环胞苷CC、Cyclo-C）、氮胞苷（5-Aza-C）。

（三）抗生素

由微生物产生具有抗癌活性的化学物质，通过不同机制影响DNA、RNA及蛋白质的生物合成，使细胞发生变异，影响细胞分裂，导致细胞死亡。此类药物属于周期非特异性药物。

1. 蒽环类　阿霉素（ADM）、柔红霉素（DNR）、阿克拉霉素A（ACM-A）、表阿霉素（E-ADM、EPI）、吡柔比星（吡喃阿霉素、THP-ADM）、米托蒽醌（DHAD、MTT）、柔红霉素（正定霉素、DRB）。

2. 亚硝脲类　链脲霉素（STZ）。

3. 乙撑亚胺类　丝裂霉素（自力霉素、MMC）。

4. 糖肽类　博莱霉素（争光霉素、BLM）、平阳霉素（PYM）。

5. 糖苷类　普卡霉素（光神霉素、光辉霉素、MTH）。

6. 色肽类　放线菌素C、放线菌素D（更生霉素、ACTD）。

（四）植物药

植物药可以抑制 DNA 或 RNA 合成，与细胞微管蛋白结合，阻止微小管的蛋白装配，干扰增殖细胞的纺锤体的生成，从而抑制有丝分裂，导致细胞死亡。根据其化学成分，分为以下几类：

1. 生物碱类　长春花碱（VLB）、去甲长春碱（NVB）、长春新碱（VCR）、长春地辛（长春花碱酰胺、VDS）、秋水仙碱（COLC）。

2. 木脂体类　鬼臼乙叉苷（足叶乙苷、VP－16）、鬼臼噻吩苷（VM－26）。

3. 其他　三尖杉酯碱（HRT）、高三尖杉碱（HHar）、紫杉醇（泰素）、喜树碱（CPT）、伊立替康（CPT－11）、拓扑替康（TPT）。

（五）激素及内分泌药物

通过改变机体激素水平，改变肿瘤生长所依赖的条件，抑制肿瘤生长。由于激素选择性地作用于相应的肿瘤组织，对一般增殖迅速的正常组织不会产生抑制作用，因而不会引起骨髓抑制，也没有胃肠粘膜及毛囊细胞增殖受到抑制所导致的副作用，这是激素类药物的优点。

1. 雄激素类　丙酸睾酮、苯丙酸诺龙。

2. 抗雄性激素类　氟他胺、尼鲁他胺。

3. 雌激素类　已烯雌酚（DES）、雌二醇。

4. 抑制雌激素合成药物　① 雌激素受体抑制剂：他莫昔芬（三苯氧胺、TAM）；② 芳香化酶抑制剂：兰他隆（FMT）、瑞宁得。

5. 孕酮类　甲地孕酮、甲羟孕酮（MPA）。

6. 肾上腺皮质激素　泼尼松（PDN）、地塞米松（氟美松、DXM）、泼尼松龙（强的松龙、PDNN）。

（六）杂类

左旋门冬酰胺酶（L－ASP）、甲基苄肼（PCZ、PCB）、氮烯咪胺（DTIC）、顺铂（顺氯氨铂、DDP）、卡铂（CBP）、草酸铂（奥沙利铂、L－OHP）、雷佐生（丙亚胺、ICRF－159）、米托胍腙（丙脒腙、Me－GAG）、羟基脲（HU）等等。

三、辅助化疗用药

患者进行化疗的同时不可避免出现一些毒副反应，因此研究毒副反应的治疗非常重要，毒副反应的有效控制可以保障足量、按时给入化疗药物，保证疗效。对于辅助化疗用药，这里简单介绍常用的止吐药、升血药、促进食欲药物以及骨溶解抑制剂。

（一）止吐药物

现在临床使用的抗癌药物大多具有致恶心、呕吐的副作用，经过多年研究及临床实践，对于化疗药物所致的恶心、呕吐的控制取得了重大进步，减轻了患者的痛苦。根据药物作用部位分为以下几类：

1. 作用于化学受体感受区类

（1）多巴胺阻滞剂：① 吩噻嗪类：丙氯拉嗪（甲哌氯丙嗪）、氯丙嗪、硫乙哌丙嗪，主要抑制催吐化学感受区；② 丁酰苯类：亦为抗精神病药，用作止吐的药物有氟哌啶醇、氟哌利多（氟哌啶），较少引起镇静作用和低血压；③ 苯甲酰胺类：甲氧氯普胺（胃复安）、吗丁啉。

常见副作用有：锥体外系征、镇静、直立性低血压等。

（2）5－羟色胺受体拮抗剂：恩丹西酮、枢丹、康泉、呕必停等。

常见副作用有：副作用小，少数患者有头痛、便秘、眩晕、疲劳、腹泻等。无锥体外系反应。

2. 作用于大脑皮质类

(1) 大麻酚类：四氢大麻酚、左南曲朵；

(2) 苯二氮䓬类：安定；

(3) 抗组胺类：苯海拉明。

常见副作用有：镇静、低血压、运动失调等。

3. 作用于呕吐中枢

(1) 抗组胺类：苯海拉明；

(2) 抗胆碱类：东莨菪碱。

4. 作用机理不明　地塞米松、甲泼尼龙（甲基强的松龙）。可以出现失眠、高血糖、情绪变化。

（二）升血药物

骨髓抑制是抗癌药物最常见的毒性反应，常常是化疗药物的剂量限制性毒性。集落刺激因子的开发和使用，为开展大剂量化疗，提高疗效创造了有力保障。

1. 一般升白细胞药物（简称升白药）

(1) 一般升白药有：利血生、小檗胺（升白安）、人参皂甙等；

(2) 激素类升白药：美雄酮（去氢甲基睾丸素）、雌三醇、雌二醇、炔雌醇。

2. 造血生长因子

(1) 红细胞生成素（利血宝、EPO）：作用于骨髓干细胞，促使红细胞生成。使用该药时，切勿振摇，以免使蛋白质变性而失去活性，不能与其他药物混合注射。

(2) 粒细胞集落刺激因子（G－CSF、非格司亭、惠尔血等）：作用于骨髓中粒细胞系的造血干细胞，促进其分化和增殖，加速成熟中性粒细胞的生成，同时促进其从骨髓向外周血释放，增强成熟粒细胞的功能如游走能力及吞噬杀菌能力，从而预防感染发生。切忌在化疗之前 1～2 天或化疗同时使用该药。

(3) 血小板生成素（简称 TPO）：随着促白细胞生成素广泛应用于临床，允许使用更高剂量化疗药物，血小板减少亦常发生，给患者用药带来威胁。目前对于促进血小板生成药物的研究尚处于临床实验阶段。

（三）促进食欲的药物

孕酮类衍生物如甲羟孕酮（MPA）、甲地孕酮（MA）可以刺激食欲，保持或增加非体液潴留性体重，一般在化疗期间应用，可持续 2 周，必要时可以酌情延长。

副作用及处理措施：深静脉血栓形成，可以同时应用肠溶阿司匹林预防血栓形成；轻度下肢浮肿，停药或者服用利尿剂可以缓解；少数女性伴阴道出血，停药即止；男性伴乏力，偶有性功能减退，但均为可逆性。在服药过程中，护士应该注意观察患者有无深静脉血栓形成的症状、体征，及时处理，如给予抗凝剂、制动等，加强治疗安全性。

（四）骨溶解抑制剂

恶性肿瘤患者骨转移发生率很高，给患者带来很大痛苦，首先是骨痛，导致患者食欲减退，影响睡眠，活动受限；其次骨破坏后造成高钙血症，可以导致脱水、呕吐、肾功能衰竭、心律失常等，常可危及生命；骨转移患者常发生病理性骨折，使活动受限，生活质量下降，并容易继发各种骨折后并发症。

目前常用的骨溶解抑制剂通过防止羟灰石结晶溶解，直接抑制破骨细胞的活性，从而起到抑制骨吸收的作用，并减轻疼痛。常用药物有：氯甲双磷酸二钠（骨膦）、帕米磷酸二钠（博宁）、帕米磷酸钠（阿可达）等。

使用此类药物应注意：① 口服制剂不能与食物如牛奶、抗酸剂和含二价阳离子药物同时服用，因为同时服用可以降低其生物活性；② 注射剂不可直接静脉推注，要求稀释于不含钙离子的生理盐水或5%葡萄糖溶液中，静脉滴注4小时以上；③ 口服剂和注射剂不可合并使用；注意患者服用口服制剂时可能出现腹泻、腹胀痛、头晕乏力等副作用，但常随治疗继续而消失；④ 使用本药前应检查肾脏功能，肾功能不全者慎用，另外，剂量过大或者滴注速度过快时，可能导致肾脏功能受损；⑤ 治疗高钙血症时，应同时补液，嘱患者多饮水，使日尿量在2000ml以上；⑥ 少数患者在使用帕米磷酸钠时可以出现轻度恶心、胸痛、胸闷、头晕乏力、轻微肝肾功能改变，偶见发热反应，无症状低血钙的发生，一般为暂时性表现。护理中应注意密切观察患者有无不良反应出现，及时处理。

四、常见肿瘤联合化疗方案

以下将介绍各种肿瘤最常用的联合治疗方案，这些方案是经过临床试验和治疗实践，为多数学者所公认的治疗方案。但对于肿瘤的认识和治疗手段的进步，化疗方案的更新非常之快，比如药物种类、剂量、用药方法等，以下介绍的常用方案仅供参考。对于护理工作来说，护士应了解患者化疗方案中药物的搭配，充分预见其毒副作用发生的种类、时间以及强度，以便对患者的观察以及护理更有针对性，真正体现护理的个体化。

1. 乳腺癌（含ADM的，现多改为EPI）

CMF方案（每28天重复）

CTX	400mg/m^2 iv	d_1
MTX	30mg/m^2 iv	$d_{1,8}$
5-FU	400mg/m^2 iv	$d_{1,8}$

NVB+ADM方案（每21天重复）

NVB	25mg/m^2 iv	$d_{1,8}$
ADM	40mg/m^2 iv	d_1

CAF方案（每21天重复）

CTX	500mg/m^2 iv	d_1
ADM	50mg/m^2 iv	d_1
5-FU	500mg/m^2 iv	d_1

Taxol+DDP方案（每14天重复）

Taxol	90mg/m^2 iv	d_1
DDP	80 mg/m^2 iv	d_2

2. 小细胞肺癌

CAV方案（每21天重复）

CTX	1000mg/m^2 iv	d_1
ADM	50～60mg/m^2 iv	d_1
VCR	1mg/m^2 iv	d_1

CE方案（每28天重复）

CBP	300mg/m^2 iv	d_1
VP-16	100mg/m^2 iv	$d_{1\sim3}$

CE方案（每28天重复）

CBP	300mg/m^2 iv	d_1
VP-16	1mg/kg p.o.	$d_{2\sim21}$

EP方案（每21天重复）

DDP	80mg/m^2 iv	d_1
VP-16	100～120mg/m^2 iv	$d_{1\sim3}$

CE-CAP方案交替（每6～8周重复）

CBP	300mg/m^2 iv	d_1
VP-16	100mg/m^2 iv	$d_{2\sim6}$

（休息2～3周后进行CAP）

CTX	800～1000mg/m^2 iv	$d_{1,8}$
ADM	40mg/m^2 iv	d_1
DDP	50mg/m^2 iv	$d_{3\sim5}$

（休息2～3周后进行CE）

CEV方案

CTX	750～1000mg/m^2 iv	d_1
VP-16	80mg/m^2 iv	$d_{1\sim3}$
VCR	2mg iv	d_1

3. 非小细胞肺癌

EP 方案（每 21 天重复）

DDP	60～120mg/m^2 iv	d_1
VP－16	80～120mg/m^2 iv	$d_{1\sim3}$

CAE 方案（每 28 天重复）

CBP	300mg/m^2 iv	d_1
ADM	50mg/m^2 iv	d_1
VP－16	100mg/m^2 iv	$d_{1\sim5}$

近年常用方案

NVB＋DDP/GEM＋DDP/Taxol＋DDP

4. 头颈部鳞癌

DDP＋5－FU（每 21 天重复）

DDP	100mg/m^2 iv	d_1
5－FU	1000mg/m^2 iv	$d_{1\sim5}$持续静点

MBOP 方案（每 21 天重复）

CDDP	50mg/m^2 iv	d_1
MTX	40mg/m^2 iv	d_1
BLM	15mg/m^2 iv	$d_{1,8}$
VCR	2 mg/m^2 iv	d_1

CAOP（又称 CHOP）方案（每 14～21 天重复）

CTX	750mg/m^2 iv	d_1
ADM	50mg/m^2 iv	d_1
VCR	1.4mg/m^2 iv	d_1
PDN	100mg/m^2 iv	$d_{1\sim5}$

其他：COPP、MOPP、COP 等

5. 食管癌

DPV 方案（每 21 天重复）

DDP	80～100mg/m^2 iv	d_1
PYM	6mg/m^2 im	$d_{3,5,10,12}$
VCR	1～2mg/m^2 iv	$d_{3,10}$

DMP 方案（每 70 天重复）

DDP	20mg/m^2 iv	$d_{1\sim5}$，$d_{21\sim25}$
MMC	4～6mg/m^2 iv	每周 1 次，连续 7 周
PYM	6mg/m^2 im	每周 3 次，连续 7 周

其他：DDP＋5－FU＋（VP－16）；DDP＋MTX＋CF 等

6. 胃癌

FAM 方案（每 28 天重复）

5－FU	600mg/m^2 iv	$d_{1,8}$
ADM	30mg/m^2 iv	d_1
MMC	10mg/m^2 iv	d_1

ELF 方案（每 28 天重复）

VP－16	120mg/m^2 iv	$d_{1\sim3}$
CF	300mg/m^2 iv	$d_{1\sim3}$
5－FU	500mg/m^2 iv	$d_{1\sim3}$

EAP 方案（每 28 天重复）

VP－16	120mg/m^2 iv	$d_{4\sim6}$
ADM	20mg/m^2 iv	$d_{1,7}$
DDP	40mg/m^2 iv	$d_{2,8}$

其他：MFC、FAP 等

7. 结直肠癌

FOM 方案（每 70 天重复）

5－FU	10mg/kg iv	$d_{1\sim5}$，$d_{36\sim43}$
VCR	1mg/m^2 iv	$d_{1,36}$

FCF 方案（每 21 天重复）

5－FU	370 mg/m^2 iv	$d_{1\sim5}$
CF	200 mg/m^2 iv	$d_{1\sim5}$

Me-CCNU 175 mg/m^2 p.o. d_1

FUF+OXA(草酸铂)方案

5-FU+CF+OXA

8. 胰腺癌

FAMS 方案(每 56 天重复)

5-FU 600mg/m^2 iv $d_{1,8,29,36}$

ADM 30mg/m^2 iv $d_{1,29}$

MMC 10mg/m^2 iv d_1

STZ 400mg/m^2 iv $d_{1,8,29,36}$

SMF 方案(每 56 天重复)

STZ 1000mg/m^2 iv $d_{1,8,29,36}$

MMC 10mg/m^2 iv d_1

5-FU 600mg/m^2 iv $d_{1,8,29,36}$

其他:FAM、健择方案等

9. 子宫内膜癌

CAP 方案(每 21 天重复)

CTX 400mg/m^2 iv $d_{1,8}$

ADM 50mg/m^2 iv $d_{1,8}$

PDD 60 mg/m^2 iv $d_{1,8}$

10. 卵巢癌

PVB 方案(每 28 天重复)

VLB 0.15mg/kg iv $d_{1,2}$

BLM 30mg iv d_2

PDD 20mg/m^2 iv $d_{1\sim5}$

VFC 方案(每 28 天重复)

VCR 1mg iv $d_{1,8}$

5-FU 500mg iv $d_{2,4,9,11}$

CTX 800mg iv $d_{3,5,10,13}$

11. 淋巴瘤

CHOP 方案(每 21 天重复)

CTX 750mg/m^2 iv d_1

ADM 40mg/m^2 iv d_1

VCR 1.4mg/m^2 iv d_1

PDN 100mg p.o. $d_{1\sim5}$

MOPP 方案(每 28 天重复)

HN_2 6mg/m^2 iv $d_{1,8}$

VCR 1.4mg/m^2 iv $d_{1,8}$

PCB 100mg/m^2 p.o. $d_{1\sim14}$

PDN 40mg/m^2 p.o. $d_{1\sim14}$

12. 急性白血病

VDLP 方案(每 28 天重复)

DNR 50mg/m^2 iv $d_{1\sim3}$

VCR 2mg/m^2 iv $d_{1,8,15,22}$

PDN 60mg/m^2 p.o. $d_{1\sim28}$

L-ASP 6000 单位/m^2 iv $d_{17\sim28}$

DA 方案(每 21 天重复)

DNR 30～75mg/m^2 iv $d_{1\sim3}$

Ara-C 100～200mg/m^2 iv $d_{1\sim7}$

(Ara-C 分 2 次)

13. 多发性骨髓瘤

CTX+PDN/MEL+PDN/CTX+BCNU+PDN/VCR+ADM+DXM 等。

14. 膀胱癌

M－VAC 方案(每 28～35 天重复)

MTX	$30mg/m^2$ iv	$d_{1,15,22}$
VLB	$3mg/m^2$ iv	$d_{2,15,22}$
ADM	$30mg/m^2$ iv	d_2
CDDP	$70mg/m^2$ iv	d_2

15. 软组织肉瘤

AD(ADM＋DTIC)/ACVD(ADM＋CTX＋VCR＋DTIC)

第四节　肿瘤化学治疗患者的护理

抗癌药物能抑制恶性肿瘤的生长和发展,并在一定程度上杀灭肿瘤细胞。但是任何抗癌药物对人体都具有毒性,在肿瘤细胞与正常细胞之间无明显选择性,即在杀灭或抑制肿瘤细胞的同时也损伤相当数量的正常细胞,并直接影响心、肝、肾以及神经系统功能等。对于增殖活跃、代谢旺盛的细胞如骨髓细胞、胃肠粘膜上皮细胞、生殖细胞的损伤尤为严重。另一方面,多数抗癌药物都是免疫抑制剂,作用在细胞 DNA 的结构上,它们有潜在的致畸和致癌作用。随着接受化疗药物患者寿命的延长,远期毒性如脑病、肠麻痹、骨坏死、第二个肿瘤等现象也时有发生。

由于抗癌药物具有各种特殊的不良反应,因此护理工作尤为重要。多数化疗药物的治疗剂量与中毒剂量很接近,所以在临床应用时必须考虑到药物的毒性作用,用药前详细了解患者病情以及各系统的功能状态,如血常规、肝肾功能、心脏功能等,以便正确选择药物、剂量及用法;另外,要了解患者的心理需求,用亲切、准确的语言做好心理护理,有针对性地进行健康教育,使患者对治疗充满信心,积极配合治疗和护理。护士应密切观察患者病情变化、毒副作用出现时间及程度,及时与医生取得联系并给予预防及解决措施,尽量减轻毒性反应的强度。

按毒副反应出现时间分为　① 立即反应:用药后一天内出现的反应,如恶心、呕吐等;② 早期反应:用药后几天至几周内发生,如口腔炎、白细胞减少等;③ 迟发反应:用药后几周至几月内发生,如心、肺毒性;④ 晚期反应:用药数月至几年后才发生,如第二个肿瘤、不育症等。对于各部位毒性反应分度按照 WHO 制定的反应分级标准,具体参看文后附录 2。以下本文将详细介绍一些化疗药物各部位毒副作用以及相应护理措施。

一、局部毒副反应

局部组织损伤发生于以下情况:给药期间细胞毒性药物刺激静脉内壁造成静脉炎;细胞毒性药物由皮肤脉管系统渗出扩散至周围组织,导致局部炎症反应称化学性蜂窝织炎;局部炎症进一步发展造成局部组织坏死,称为渗出性坏死。

(一) 发病率

局部皮肤毒性反应占抗肿瘤药物所致各种反应的 2%～5% ,是肿瘤化疗中令人痛苦的并发症之一,化疗药物在静脉给药过程中意外渗漏的发生率为 0.1%～6%。外渗的后果有多种,可表现为轻度红斑、局部不适或疼痛、组织坏死、皮肤溃疡以及深部结构如肌腱和关节损伤。根据化疗药物外渗后对组织的损伤程度，可以将化疗药物分为三类：

1. 发疱性化疗药物　外渗后可以引起局部组织坏死的药物。如阿霉素、表阿霉素、柔红霉素、放线菌素 D、丝裂霉素、光辉霉素、氮芥、长春新碱、长春花碱、去甲长春碱、长春花碱酰胺、胺苯丫啶、美登素等。

2. 刺激性化疗药物　外渗后可以引起灼伤或轻度炎症而无坏死的药物。如卡氮芥、氮烯咪胺、足叶乙苷、鬼臼噻吩苷、链脲霉素、丙脒腙等。

3. 非发疱性化疗药物　无明显发疱或刺激作用的药物。如环磷酰胺、塞替派、甲氨蝶呤、博莱霉素、氟尿嘧啶、阿糖胞苷、顺铂、米托蒽醌、左旋门冬酰胺酶等。

（二）病因学

局部组织损伤可以由一种或几种机制导致：① 静脉给药期间，细胞毒性药物刺激或渗出给药静脉通路；② 由于药物浸润到周围组织造成局部组织损伤；③ 与细胞 DNA 结合的药物最常导致组织坏死，此反应可在刺激性药物撤除后持续数周；④ 化学刺激反应及诱导增殖细胞成熟停滞的作用也可导致局部组织毒性，如化疗药物的强酸、强碱或高渗性等。导致药物发生外渗的原因有：

1. 解剖因素　年老体弱的患者由于血管硬化、营养不良等原因，血管脆性变大、管腔变小、血液流速减慢，如果选择此类静脉输入化疗药物，则可导致局部药物浓度升高，从而加重化疗药物局部刺激作用，甚至发生外渗。

2. 生理因素　当患者并发上腔静脉压迫综合征，或由于腋窝淋巴结清扫术后造成淋巴液回流受阻时，上腔静脉压升高。如果将药物经患肢外周静脉输入，会增加药物外渗的危险性。

3. 药理学因素　局部组织损伤与药物种类、外渗量以及接触局部组织的时间有关。刺激性严重的药物应该尽量选择中心静脉或粗大外周静脉输入。化疗药物外渗量多，必然导致较为严重的副作用。另外，高浓度药物容易引起组织损伤，应予以缓慢静注，但随着时间延长又使药物与局部组织接触时间延长。因此，要根据患者静脉情况，选择合适的药物浓度，并在允许的最短时间内给予。

4. 注射部位　（此因素主要由医护控制）① 应避免在肘窝处注射，此部位如果发生药物外渗后不易被发现；② 手腕以及手背上的神经和肌腱分布多，选择该处静脉注射药物，外渗后可能引起永久性损伤；③ 从理论上说，最佳部位是前臂，因为该处静脉表浅，有丰富的软组织，可以防止损伤肌腱和神经，应该避免在同一部位多次穿刺。

5. 医源性因素　医务人员缺乏使用抗癌药物的经验，或者在药物外渗前后未采取适当措施，或者缺乏熟练的静脉穿刺技术。

（三）临床表现

1. 输液过程中患者常表现出肿胀及急性烧灼样痛。

2. 外渗液体在注射部位聚集形成硬结，若未加处理，严重者可出现簇疱疹及大水疱，随后出现溃疡或大斑块，或二者皆有，斑块或溃疡下方常可见广泛组织坏死。（见图 5－4－1）

3. 溃疡、斑块部位最终出现坚硬的黑色焦痂，焦痂外周的红斑肿胀持续数周。

4. 由于皮下组织受累，可出现关节僵硬、活动受限、神经病变及受累部位灼痛。

5. 病理表现　溃疡部位之下可见全层表皮及皮下组织坏死；溃疡外侧有明显表皮增生，成纤维细胞及内皮细胞有丝分裂多见，为极度反应的表现，多数表皮细胞发生有丝分裂；炎性反应迹象在新旧损伤中均不常见。

6. “静脉怒张”反应，这一反应的特征是沿前臂静脉通路方向的绒状皮疹，注药的局部可

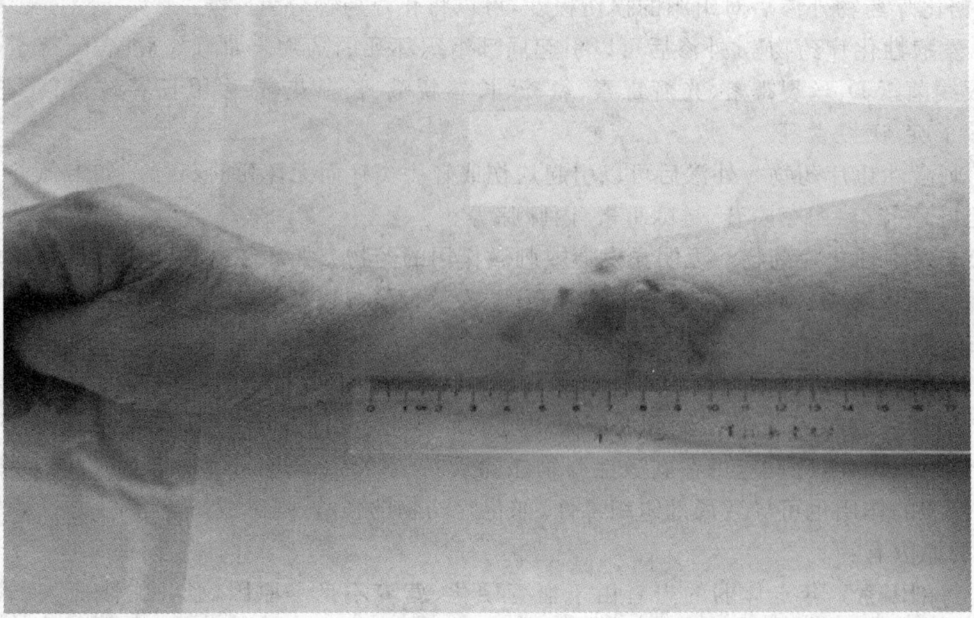

图 5-4-1　化疗药物所致局部组织损伤

以有红斑、水肿、硬结、瘙痒、触痛、浅表的疱疹和水疱。用药停止 48 小时内这一反应消退，且无残留组织损伤。据估计阿霉素应用中 3%以上患者出现静脉怒张。

7. 延迟的局部反应见于应用丝裂霉素化疗的患者，在日晒后出现皮肤毒性反应；"回忆反应"见于应用阿霉素、丝裂霉素的患者，比如一侧手臂输药后，当从对侧手臂再次给药时可在上一次化疗给药部位出现局部损伤。

8. "放疗回忆"现象可发生于阿霉素、丝裂霉素及 5-FU 的应用中，这类损伤倾向于发生在放射性皮炎的远隔部位。

（四）护理

1. 预防

(1) 化疗前应识别是发疱性还是非发疱性药物，以适当种类以及适当剂量的稀释液溶解药物，以免药物浓度过高。

(2) 输液部位的选择。避开手背侧和肘窝及施行过广泛切除性外科手术的肢体末端，输液的适当部位为前臂近端（未手术）及重要结构上覆盖有大量皮下组织的部位。若组织条件不佳，选择手背侧时，皮下软性留置输液针优于标准静脉注射针。

(3) 预期可能有复合输液时，应考虑采取皮下贮液器或中心静脉留置管；如果患者拒绝使用中心静脉，应签署外周静脉化疗同意书。

(4) 化疗给药必须由经验丰富的护理人员执行或指导。输液中加强观察，任何阻塞的迹象均需立即停止输液并检查。应尽快给予稀释溶液，避免局部组织与药物长时间接触，以及药物浓缩造成损伤。化疗时可以使用化疗观察表（见附录 2），严密观察输液情况。

(5) 注射化疗药物前，应检查是否有回血，如果发现外渗明显，应及时另选注射部位，避免使用同一静脉远端。如果同时使用多种药物，应先注入非发疱性药物；如果两种均为发疱性，应先注入稀释量最少的一种，两次给药之间应用生理盐水或 5%葡萄糖液冲洗管道。

(6) 输入化疗药物后，应该用生理盐水或 5%葡萄糖液充分冲洗管道和针头后再拔针。

(7) 在输液前应向患者讲解药物渗出的临床表现，如果出现局部隆起、疼痛或输液不通畅，教会患者关闭输液器水止，及时呼叫护士，尽量减少化疗药物渗出量。

2. 若已发生外渗，应及时给予处理　立即停止输液，设法吸出渗出液，建议病变肢体抬高至少 48 小时，周期性降温可以加速康复；积极进行有针对性的解毒处理。

(1) 蒽环类药物如阿霉素、柔红霉素外渗，用抗氧化剂二甲亚砜涂于患处，每 6 小时一次，共 2 周或依情况而定，可避免发生皮肤溃疡。

(2) 柔红霉素若漏出血管外，可以在局部注射 50～100mg 氢化可的松或局部静注 8.4% 碳酸氢钠 5ml，减少药物与 DNA 结合，同时给予冷敷，减轻炎症反应。

(3) 丝裂霉素也可引起严重溃疡，虽然有建议用局部广泛切除治疗，但有报告用维生素 B_6 局部注射可减轻其组织损伤；也可用 1/6mol/L 的硫代硫酸钠 10ml 注射于外渗处（由 10%硫代硫酸钠 4ml 加注射用水 6ml 配置而成）或 50mg/ml 的维生素 C 局部静注，都可以起到直接灭活的作用。

(4) 对于长春碱类药物外渗处理，目前仍存在争议，其中去甲长春碱（诺维本、长春瑞宾、NVB）和长春花碱（VLB）的局部刺激性比较强，应尽可能避免使用外周血管。

(5) 氮芥等烷化剂外渗，可用 1/6mol/L 的硫代硫酸钠 10ml 注射于外渗处，加速烷基化。

(6) 卡氮芥外渗后，可以局部静注 8.4%碳酸氢钠 5ml，起化学灭活作用。

(7) 若无上述解毒剂，可用 2%普鲁卡因 2ml 加生理盐水 5～10ml 或用 50～100mg 氢化可的松于患处注射（使用普鲁卡因前应做过敏试验）。

(8) 局部冷敷 6～12 小时，一般禁忌热敷。注意预防冻伤。

(9) 氟轻松软膏或如意金黄散外敷，也可用硫酸镁湿敷。

如果经保守治疗 2～3 天后仍持续疼痛或发生溃疡，可以考虑外科治疗，早期手术切除可以加快愈合，避免长期疼痛。

二、胃肠道毒副反应

（一）恶心和呕吐

恶心、呕吐是化疗药物引起的最常见的早期毒性反应，在化疗副反应中是患者最害怕的。严重者可导致脱水、电解质失调、衰弱和体重减轻，可能使患者拒绝有效的化疗。

化疗引起的恶心、呕吐可以分为三种：① 急性恶心呕吐：指发生于化疗后 24 小时内的恶心呕吐。大多数化疗药物所致的恶心、呕吐于静脉给药 1～2 小时后开始。此期反应最为严重，因此针对此期进行大量的预防治疗。② 迟发性恶心呕吐：指发生在给药后 24 小时或更长时间的恶心呕吐，虽然严重性较急性反应减轻，但可能长时间拖延，影响营养和全身症状。③ 预期性恶心呕吐：常见于以往化疗期间呕吐控制不好的患者，属于条件反射。比如在某些与化疗有关的情况下，如医院的环境、药物的颜色等都可以促发呕吐发作。

1. 发病机制　化疗所致恶心呕吐的机制复杂，通常受到年龄、性别、饮酒史以及既往治疗经验等很多因素的影响，简单来说，有以下几种途径：

(1) 化疗药物直接刺激胃肠道引起恶心、呕吐。

(2) 血液中的化疗药刺激肠道壁嗜铬细胞释放 5-羟色胺（5-HT），5-HT 作用于小肠的 $5-HT_3$ 受体，被激活后通过迷走神经传至第四脑室最后区的化学感受诱发区（CTZ），接着激活位于延脑的呕吐中枢，引起恶心、呕吐。

(3) 5-HT 也可直接激活 CTZ 的 $5-HT_3$ 受体，兴奋呕吐中枢。

(4) 心理反应异常，如焦虑、恐惧以及既往有呕吐经历者，可以导致或加重恶心呕吐。

2. 主要药物

(1) 发生率 80%～90%：顺铂、氮芥、甲基苄肼、阿糖胞苷、放线菌素 D、环磷酰胺。

(2) 发生率 30%～60%：阿霉素、柔红霉素、米托蒽醌、5－FU。

(3) 发生率小于 10%：长春新碱、6－巯鸟嘌呤、马利兰、苯丁酸氮芥。

3. 防治和护理要点

(1) 医护人员应向患者做解释，减轻顾虑，提供心理支持。

(2) 尽可能睡前给药。口服药物应分次餐后服用或临睡前服用，如司莫司汀于睡前服用。

(3) 及时准确给予止吐药物，如胃复安、枢丹、康泉等，必要时可以使用镇静药物辅助治疗。

(4) 保持病房干净、整洁、无异味，减少不良刺激。

(5) 患者发生呕吐时应给予扶助，递给容器、漱口水等，帮助取舒适体位，保持床单位及衣物整洁。

(6) 严格记录出入量，以评估脱水情况，必要时查血电解质，补液。

(7) 化疗期间应根据患者口味，给予清淡易消化饮食，少量多餐，鼓励进食。

(8) 若营养严重失调，并不能经口进食者，可酌情给予肠内或肠外营养支持治疗。

(二) 粘膜炎

1. 发生机制　化疗药物会影响增殖活跃的粘膜组织，使其增生修复减慢，为寄生口腔及肠道细菌提供了入侵的窗口，容易引起口腔炎、舌炎、食管炎，导致疼痛和进食减少；也可以使肠道内上皮细胞发生水肿、坏死、脱落等炎性反应，从而刺激肠蠕动，引起腹泻，甚至发生肠粘膜溃疡等。

2. 主要药物

(1) 导致口腔粘膜溃疡的药物：甲氨蝶呤、阿糖胞苷、阿霉素、5－FU、放线菌素、博莱霉素、丝裂霉素、羟基脲等。(若阿霉素与紫杉醇联合化疗，先用阿霉素，后用紫杉醇，粘膜炎症轻于相反药序)

(2) 导致腹泻的药物：5－FU、甲氨蝶呤、阿糖胞苷、阿霉素、卡氮芥、鬼臼碱类。

(3) 导致便秘、肠麻痹：长春花碱、长春新碱等。

3. 临床表现　唇、颊、舌、口底、齿龈出现充血、红斑、疼痛、糜烂、溃疡；食欲减退，腹泻腹胀，甚至出现血便，也有便秘发生。

4. 防治以及护理要点

(1) 注意口腔卫生，保持清洁和湿润，每日饭前后用生理盐水漱口，睡前及晨起用软毛刷仔细清洁口腔，动作轻柔，避免口腔粘膜及牙龈的机械性损伤。

(2) 化疗后 1 周至 10 天内，用温开水 200～300 ml 加庆大霉素 8 万单位含漱后服下，每日 3 次，可预防及减少口腔溃疡及腹泻的发生率。

(3) 若有霉菌感染应给予抗霉菌药物治疗，如制霉菌素含服，同时给予 5%碳酸氢钠漱口。

(4) 若疑有厌氧菌感染可以用 3%过氧化氢(双氧水)漱口。

(5) 若已发生溃疡可用紫药水、锡类散或养阴生肌散涂于患处；还可用 2%利多卡因溶液喷雾或取 15ml 含漱 30 秒钟，每隔 3 小时一次；或用奴弗卡因 2 支、地塞米松 10mg、庆大霉素 16 万单位配置于生理盐水 500ml 中，分次含漱，都可用于餐前止痛。

(6) 口唇可用凡士林涂抹，减轻干裂及疼痛。

(7) 便秘、食欲不振等可对症治疗，如给予麻仁润肠丸治疗便秘，孕酮类药物促进食欲等。

(8) 持续性腹泻需要治疗，密切观察并记录大便次数、性状，及时做常规检查，监测水电解质，及时止泻、补液治疗，减少脱水、热量摄取不足等并发症的发生。

(9) 若出现腹胀或肠鸣音减弱，疑有肠梗阻发生者，应及时行胃肠减压。

(10) 注意观察体温变化，早期发现感染征兆，早期治疗。

三、骨髓抑制

抗癌药物除博莱霉素、左旋门冬酰胺酶、激素类、一般剂量使用的长春新碱对骨髓影响不大外，其他均可以引起不同程度的骨髓抑制。

(一) 主要药物

1. 作用最强的药物　卡氮芥、环已亚硝脲、司莫司汀。

2. 其次　氮芥、秋水仙碱、丝裂霉素、甲氨蝶呤、6－巯基嘌呤、阿霉素、长春花碱及5－FU等。

(二) 临床表现

化疗后通常先出现白细胞减少，尤其是粒细胞下降；然后出现血小板减少，当血小板少于$50\times10^9/L$时会有出血的危险，而当血小板低于$10\times10^9/L$时，容易发生中枢神经系统、胃肠道以及呼吸道出血；化疗通常不会引起严重贫血。严重骨髓再生障碍时，易继发感染和出血。

(三) 治疗及护理要点

1. 严格掌握化疗适应证，化疗前检查血象、骨髓情况。如果白细胞少于$4\times10^9/L$，血小板少于$80\times10^9/L$时，化疗应慎重执行，需要适当调整治疗方案，必要时应暂缓化疗，给予升血治疗。

2. 在治疗中给予必要的支持治疗，如高蛋白、高热量、高维生素饮食、药膳等。

3. 化疗后应隔日查血常规，必要时每日查，以了解血象下降情况。

4. 遵医嘱应用升血药物，如GM－CSF，G－CSF等，并观察疗效。

5. 必要时可以多次输新鲜血或成分输血，如血小板悬液。

6. 白细胞特别是粒细胞下降时，感染的几率将增加，有条件应让患者住隔离病房，或增加病房消毒，减少探视，严密监测体温，必要时预防性给予抗生素、做血培养。

7. 血小板降低时应注意预防出血，协助做好生活护理。嘱患者少活动、慢活动，避免磕碰。密切观察出血症状，如果患者出现头痛、恶心等症状应考虑颅内出血，及时协助医生处理。避免服用阿司匹林和含有阿司匹林的药物，注意监测出凝血时间。

8. 出现贫血，患者会自觉疲乏，应多休息，必要时可给予吸氧。血红蛋白低于8g/dl时需要输血治疗，多采用成分输血，如输红细胞；也可以给予EPO皮下注射，促进红细胞生成。

9. 女性患者在月经期间应注意出血的量和持续时间，必要时使用药物推迟经期。

10. 如果患者出现严重的全血象降低，应警惕肿瘤骨髓转移，同时应该与骨髓抑制相鉴别，因为对于两者的治疗护理是有所不同的。

四、心脏毒性

(一) 主要药物

阿霉素、柔红霉素、米托蒽醌、喜树碱、三尖杉生物碱、顺铂、5－FU等。

（二）作用机制

蒽环类药物引起心肌病的机制可能是由于产生过多的自由基使得脂质过氧化，导致线粒体、内质网和核酸的损伤，或者阿霉素与铁形成复合物交联DNA而损伤细胞；影响辅酶Q_{10}的功能；直接破坏心肌细胞膜，改变心肌上离子的分布，造成心肌细胞损伤。

（三）临床表现

1. 轻者可无症状，仅心电图表现为心动过速、非特异性ST－T段改变，QRS电压降低。窦性心动过速通常是肿瘤患者心脏毒性作用的最早信号。

2. 重则心悸、气短、心前区疼痛、呼吸困难，临床表现如心绞痛，还可以出现心肌炎、心肌病、心包炎，甚至心力衰竭、心肌梗死。

3. 心电图可以显示各类心律失常，如室上性心动过速、室性或房性期前收缩、心房纤颤等。因为化疗导致的心血管系统的症状、体征是非特异性的，应该仔细与肿瘤心肌转移或既往心脏病史加以鉴别。

（四）防治和护理要点

1. 化疗前应先了解有无心脏病病史，做心电图、Holter、心脏超声等检查了解心脏基础情况。

2. 限制蒽环类药物蓄积量，必要时查血药浓度；对于阿霉素的累积剂量超过450～500mg/m^2时，充血性心力衰竭的发病率迅速增高，可能达到25％。因此，需要严格控制阿霉素使用总量。

3. 改变给药方法，延长静脉点滴时间可减少心脏毒性；另外，使用与阿霉素结构相近的米托蒽醌，可以减轻心脏毒性。

4. 保护心脏，用1,6－二磷酸果糖、维生素E、辅酶Q_{10}、ATP、N－乙酰半胱氨酸、钙通道阻滞剂。

5. 严密观察病情变化，重视患者的主诉，监测心率、节律变化，必要时心电监测。

6. 必要时做心电图等检查，发现心衰等迹象，给予强心利尿等治疗，护理参照内科护理学。

五、泌尿系统毒性

（一）肾脏毒性

1. 主要药物及作用机制　顺铂、光辉霉素、丝裂霉素、柔红霉素、大剂量甲氨蝶呤等。其中尤以顺铂最易引起肾脏毒性，发生率高达28％～36％，主要机制是金属铂离子抑制肾小管刷状缘和侧膜的有机阳离子转运系统，使得药物及其代谢产物排泄障碍所致，出现肾小管上皮细胞坏死、变性、间质水肿，肾小管明显扩张，严重时可致肾功能衰竭。

2. 临床表现　尿中出现红细胞、白细胞和颗粒管型，尿素氮、肌酐升高，肌酐清除率下降。

（二）出血性膀胱炎

1. 主要药物　喜树碱、环磷酰胺、异环磷酰胺等。

2. 临床表现　尿频、尿急、尿痛及血尿，其程度与药物剂量大小有关。

（三）尿酸性肾病

1. 发生机制　对化疗敏感的肿瘤如急、慢性白血病、非霍奇金淋巴瘤等，在联合化疗后，大量肿瘤细胞被迅速破坏，血液中尿酸急骤增加，在肾脏集合管形成结晶，影响尿液生成。

2. 临床表现　少尿或无尿，血浆尿素氮及肌酐增高出现尿毒症。

（四）防治和护理要点

1. 化疗前必须进行有关肾功能的检查。

2. 化疗前和化疗期间嘱咐患者多饮水，使尿量维持在每日2000～3000ml以上。

3. 使用顺铂时需进行水化，每日输液量3000ml，同时使用利尿剂（如速尿）和脱水剂（如20%甘露醇）保持尿量在2000ml以上，每小时尿量在100ml以上；注意保持电解质平衡。

4. 丝裂霉素在给药时应避免或尽量减少输血，以减少微血管病溶血性贫血发生。

5. 大剂量甲氨蝶呤应用时可导致急性肾功能不全，解决方法是水化和尿液碱化。当甲氨蝶呤用量高达需要用亚叶酸钙（甲酰四氢叶酸钙）解救的剂量时，应给予碳酸氢钠碱化尿液（pH＞8），保持尿量每小时大于100ml。

6. 异环磷酰胺（IFO）可产生不同程度亚临床的肾实质性损害，美司钠（巯乙磺酸钠、mesna）可以和IFO的代谢副产物丙烯醛结合，减轻其对膀胱粘膜的损伤，预防出血性膀胱炎。巯乙磺酸钠一般于IFO前15分钟及用药后每4小时静脉给药，共3～5次，但其不能预防肾毒性。同时也应给予充足水分以利尿，碱化尿液，大量饮水，增加排尿次数，减轻肾脏和膀胱毒性。

7. 对于尿酸性肾病的防治，除每日给予大量液体促使尿量增多外，还可口服碱性药物，以利尿酸溶解。别嘌呤醇可用于预防尿酸性肾病。同时应注意控制食用嘌呤含量高的食物，如肉类、动物内脏、花生、瓜子，多食用新鲜蔬菜水果等。

8. 护士应教会患者观察尿液的性状，准确记录出入量，如出现任何不适应及时报告。

六、肝脏毒性

（一）主要药物

甲氨蝶呤、环磷酰胺、6-巯鸟嘌呤、左旋门冬酰胺酶、氮芥、苯丁酸氮芥、柔红霉素、放线菌素、链佐星（链氮霉素）等。

（二）临床表现

乏力、食欲不振、恶心呕吐、肝脏肿大，血清转氨酶、胆红素升高，重则出现黄疸甚至急性肝萎缩。

（三）防治及护理要点

1. 化疗前后进行肝功能检查，如有异常应谨慎使用化疗药物，必要时先行保肝治疗；对于肿瘤出现早期肝脏弥漫性转移时，患者也可能出现转氨酶升高，在这种情况下，给予保肝药物治疗无效，则应及时进行化疗。

2. 观察病情，了解患者的不适主诉，如肝区胀痛、黄疸等，及时发现异常，对症处理。

3. 给予保肝药物，如肝太乐、谷胱甘肽、复合维生素B、清开灵、维生素C、三磷酸腺苷、辅酶A以及中药等。

4. 嘱咐患者饮食以清淡可口为宜，适当增加蛋白质和维生素的摄入量。

5. 做好心理护理，减轻焦虑，注意休息。

七、肺毒性

（一）临床表现

肺毒性主要表现为疲劳、不适、干咳、呼吸困难，重则哮喘，可伴有发热、胸痛和咯血；肺底可闻小水泡音和干性啰音，胸片及肺功能检查均可见异常。肺毒性的症状因为不具典型性，因此要与肺部感染、肿瘤肺内转移(肺内淋巴管播散)、放射性肺炎及心血管病引起的肺部充血等加以鉴别。

(二) 护理

注意观察患者有无上述表现,必要时给予抗生素、皮质类固醇、维生素等治疗,给予吸氧以及舒适卧位,适度活动。

八、神经系统毒性

在癌症患者的临床治疗中,化疗及放疗引起的神经毒性的发生率呈增长趋势,因此日益受到重视。神经毒性增长的原因有如下几点:① 随着支持治疗的进展,允许应用更高剂量的化疗药物;② 随着肿瘤治疗的进展,使许多患者的生存期延长,具有较长潜伏期的毒性,如与治疗相关的神经毒性作用增加;③ 用于神经系统治疗脑转移或原发脑肿瘤的新药或新的治疗措施可能导致神经系统毒性增加。神经系统毒性包括末梢神经炎和脑功能障碍。因对于不同化疗药物其神经系统毒性表现不同,以下将详细讲解。

(一) 临床表现和作用机制

1. 阿糖胞苷　可以导致广泛的神经毒性作用,毒性表现与药物的应用方法及应用剂量有关。临床表现为小脑毒性、脑病、脊髓毒性等。

(1) 小脑的毒性:① 起病特点:系统地静脉给予高剂量(大于 $1g/m^2$)的阿糖胞苷,可能导致急性小脑毒性;多见于连续给药的方案中;初发的神经症状多表现为急性起病。② 小脑功能失调的临床表现:躯干、肢体或步态的共济失调,构音障碍及眼球震颤;轻微小脑功能失调,并在化疗结束后迅速缓解;某些患者可能出现永久性的小脑功能障碍。据报道,在应用高剂量阿糖胞苷方案的患者中,不可逆小脑毒性的发生率为8%～20%。③ 发病机理:不可逆的小脑损害表现出一种特征性的、选择性的"浦肯野"细胞缺失。

(2) 脑病:发生率小于小脑功能失调,经常伴随癫痫发作;嗜睡及昏睡在多数情况下可以在化疗后很快恢复;另外,在用药晚期可以发生脑白质病变。

(3) 脊髓毒性:① 脊髓神经根病:鞘内直接应用引起,仅见于长期鞘内化疗的患者。关于发病机制已提出一些假说,如局部注射高渗性溶液引起局灶性损伤;注射引起脊髓麻醉;药物的直接毒性反应等。② 病理表现:脊髓内坏死病灶多分布在脊髓的外周部分;镜下显示轴突肿胀伴脱髓鞘改变。③ 临床表现:感觉异常、背痛,脑脊液检查可见髓磷脂碱性蛋白水平升高,应避免进一步髓内化疗。

2. 左旋门冬酰胺酶

(1) 脑血管病变:是继发于左旋门冬酰胺酶引起的凝血病,患者出现血栓性卒中、出血性卒中、大脑窦血栓等脑血管病变。表现为急性发作的严重头痛、恶心、呕吐,意识改变;有些患者只出现头痛和轻度神经功能异常。

(2) 神经、精神病学改变:部分患者可以出现抑郁、妄想、幻觉、定向力障碍、意识水平的改变等。

3. 甲氨蝶呤

(1) 急性神经毒性:主要与静脉应用高剂量的甲氨蝶呤有关,主要表现为嗜睡、意识模糊和癫痫发作。实验研究显示应用甲氨蝶呤后,大鼠脑中出现明显的代谢变化,应用甲酰四氢叶酸钙可以减轻代谢变化。

(2) 亚急性毒性:通常发生于应用甲氨蝶呤数周后发生,暂时性的髓鞘形成障碍被认为是发生中毒的机制，可以在数周后完全缓解。

(3) 慢性神经毒性：脑白质病变，患者表现出进行性的认知功能减退及局灶性神经症状，进一步可以发展为痴呆、昏迷，甚至死亡。此类病变通常是不可逆的。病理可见广泛凝固性坏死伴随轴突肿胀、脱髓鞘变化，血管病变，尤其是小血管钙化。

4. 长春碱类药物

(1) 发病原因及机制：长春碱类药物的神经毒性作用机制尚未完全清楚，可能由于对神经轴突微管的破坏导致严重的轴突结构紊乱及神经微丝团的形成，还可导致出现含神经微丝的晶状包涵体，但晶状包涵体往往是可逆的。这种对轴突微管的破坏很可能影响依赖微管的轴突传导，从而影响神经系统功能。

(2) 临床表现：① 外周神经病变：应用长春新碱的患者中经常会出现，病变的发生与药物累积剂量有关。临床表现为腱反射消失；感觉运动末梢的多神经病变：痛觉、温觉的袜套样丢失；运动及振动/本体感觉缺失一般较轻，并在持续治疗的后期才出现。② 自主神经病变：一般表现为胃肠动力障碍，如轻者出现便秘，某些严重患者可以表现为麻痹性肠梗阻、肠穿孔。极少数患者可以出现直立性低血压。③ 脑神经麻痹：长春新碱可以导致眼神经、动眼神经、三叉神经、外展神经、面神经、听神经和迷走神经在内的脑神经麻痹。④ 中枢神经系统症状：长春碱类导致中枢神经系统症状比较少见。在某些情况下与长春新碱引起的抗利尿激素过度分泌和低钠血症有关，其原因尚不清楚。

5. 顺铂

(1) 外周神经病变：病变主要涉及大的感觉纤维，主要介导振动觉和本体感觉，将导致腱反射的缺失，其严重程度与剂量有关；在同等剂量下，连续化疗毒性大于短期化疗者；持续接受顺铂化疗的患者可能出现严重的共济失调，常表现出活动能力的下降，部分是可逆性损伤。

(2) 神经病理学：显示大的感觉纤维出现轴突肿胀及髓鞘剥脱，严重者甚至出现轴突缺失；在脊髓只累及其背侧神经元轴突，与振动及本体感觉缺失有关；外周神经和脊神经节中铂浓度是大脑中的20倍，因此铂类较少累及中枢神经系统。

(3) 其他神经毒性：① 视神经病变：视觉缺失、视盘苍白；② 癫痫和皮层盲：可能与重金属中毒有关；③ 耳毒性：呈现剂量依赖性，患者接受超过 $200mg/m^2$ 的顺铂治疗将有听力丧失的危险，甚至是永久性的，一般为双侧对称性改变。病理学研究发现耳蜗内存在广泛的外层毛细胞缺失，但对内层毛细胞影响较少；④ 莱尔米特征(Lhermitte's sign)：为脊髓后柱病变，表现为突发性麻木样感觉，由颈段脊柱传导至大腿和脚。

6. 环磷酰胺、异环磷酰胺

(1) 环磷酰胺：代谢性脑病以及癫痫发作，引起严重的低钠血症、昏迷和癫痫。

(2) 异环磷酰胺：有报道称神经毒性发生率为5%～20%。① 脑病是最常见的临床表现。病变可以发生在用药数小时后，早期表现为意识模糊、幻觉、失语；昏迷一般进展很快，有些患者表现为癫痫发作或肌阵挛，伴有间歇性肢端麻木。脑电图可表现异常。多数患者在停止治疗后数天可以自行恢复。② 锥体外系症状：如舞蹈手足徐动症、睑痉挛以及角弓反张等。

7. 泰素　泰素通过与微管蛋白结合，促进并稳定微管的形成，从而抑制肿瘤生长。目前随着集落刺激因子的应用，其外周神经毒性已成为剂量限制性毒性，发生率约为62%，严重神经症状发生率为4%。主要影响较细的感觉纤维(痛觉、温度觉)，表现为麻木及感觉异常。实验室研究证明局部应用泰素导致该部位微管的堆积及转运障碍，阻碍神经损伤的再生，神经因子的治疗可明显降低泰素的神经毒性。

（二）神经毒性的防治和护理要点

1. 联合用药时应注意有无毒性相加的作用，各种药物剂量不宜过大。

2. 密切观察毒性反应，定期做神经系统检查，一旦出现应停药或换药，并遵医嘱给予营养神经的药物治疗。

3. 有的药物如 VP-16、VM-26 等能引起体位性低血压，故在用药过程中应卧床休息，或缓慢活动。告知患者如何改变体位，避免发生体位性低血压。如厕时最好有人陪同，以免发生意外。

4. 若患者出现肢体活动或感觉障碍，应加强护理，给予按摩、针灸、被动活动等，加快康复过程。

5. 做好日常护理工作，为患者创造一个安全的居住环境，避免灼伤、烫伤等，减少磕碰；同时给予心理支持，增强患者战胜疾病的信心。

九、过敏性反应

多数抗肿瘤药物可引起过敏反应，但其发生率达 5%的药物仅占少数。其中有两种药物：左旋门冬酰氨酶（L-ASP）和紫杉醇（PTX），它们导致过敏反应的发生率较高，为剂量限制性毒性。L-ASP 是大分子异体蛋白，来源于细菌的一种多肽，可引起威胁生命的速发型过敏反应，过敏反应发生率为 10%～20%。PTX 为抗癌新药，过敏反应发生率为 39%，其中严重过敏反应发生率为 2%。

（一）临床表现

包括支气管痉挛、喘鸣、瘙痒、皮疹、血管水肿、肢体痛、焦急不安、低血压。PTX 在国内报告过敏反应发生率为 11%～20%，多数为Ⅰ型变态反应，表现为支气管痉挛性呼吸困难、荨麻疹和低血压。几乎所有的反应都发生在用药后最初 10 分钟内，严重反应常发生在用 PTX 后 2～3 分钟内。

L-ASP 的过敏反应可发生于治疗最初期，重复用药时过敏反应发生率可能增高，而且过敏反应不能通过皮内试验完全预测出来。因此，使用此药时，最好在住院条件下，由有经验的医生使用该药，提倡每日连续用药。对于既往对此药有过敏史的患者需再次用药时，应该首先进行脱敏治疗，谨慎使用。

（二）护理要点

1. 给药前做好预防措施，准备好肾上腺素、血压计等抢救物品。

2. L-ASP 给药前应给予地塞米松 5mg 静注，减少过敏反应的可能。

3. 用 PTX 12 小时和 6 小时前给予地塞米松 20mg 口服，苯海拉明 50mg、雷尼替丁 50mg 于给 PTX 半小时前静推。

4. PTX 需用非聚氯乙烯输液器和玻璃输液瓶，并通过所连接的过滤器过滤后滴注。

5. 给药后应严密观察病情，若出现过敏反应及时停药，就地抢救。

6. 给药的第一个小时应每 5～10 分钟测一次血压和脉搏，做好护理记录。

十、皮肤毒性及脱发

肿瘤化疗药物可以造成多种常见皮肤反应，如皮肤瘙痒、荨麻疹、血管神经性水肿、指甲（趾甲）变脆等。还可引起一些特异性皮肤病变，如博莱霉素导致的皮肤硬化性改变等。

（一）掌-跖部感觉异常及红斑性感觉异常综合征

1. 临床表现　静脉化疗后数周或数月开始出现感觉异常及感觉麻木，表现为手足部位麻刺感、烧灼感、疼痛及持物行走时触痛等各种不适，提示该并发症发生。发病后 2～4 天内出现红斑及肿胀，疼痛加重，大小鱼际隆起部位变红并可扩展到整个掌及足跟。苍白及红斑也可见于关节部位，甲周也可见红斑；最后许多苍白部位出现大疱；治愈后数周可有脱屑。

2. 治疗和护理　严重者需停止化疗；应用湿敷，使用中等量的可的松；维生素 B_6 经常被经验性使用预防感觉异常。可用温水轻轻擦洗，嘱咐患者不可用手挠抓或用过热的水洗，以免加重破溃造成感染。

（二）色素沉着

肿瘤化疗所致色素沉着是由皮肤粘膜黑色素沉积增多引起。

1. 主要药物　马利兰、环磷酰胺、5－FU、阿霉素、博莱霉素等。

2. 临床表现　局部或全身皮肤色素沉着，甲床色素沉着，皮肤角化、增厚，指甲变形。

3. 护理　一般无需治疗，做好心理护理，减轻焦虑。皮肤角化可服用维生素 A。避免日光暴晒。

（三）脱发

1. 头发生长期及脱发特点　正常头皮的毛发生长周期包括生长初期（生长期）、生长中期（退化期）、生长终末期（静止期）。头发中一般有 60％～85％处于生长期，1％处于生长中期，其余处于生长末期。头皮毛发基质中快速分裂的生发干细胞在毛发生长初期的倍增时间约 24 小时，因此对于化疗药物所致的生长抑制作用非常敏感，从而导致生长期头发脱落。化疗本身的应激反应也可引起脱发。

生长期脱发可以开始于化疗后 1～2 周，连续给药 1～2 个月后最为明显。静止期头发脱落开始于化疗后 3～6 个月。化疗中继发脱发的程度与药物剂量、治疗方案及给药途径有关：① 同等化疗剂量，低剂量多次给药者，脱发明显少于高剂量少次给药；② 标准化疗药物的新剂量公式可能改善脱发程度；③ 脂质体偶联的阿霉素即米托蒽醌可明显减轻脱发。

2. 主要药物　阿霉素、博莱霉素、柔红霉素、环磷酰胺、甲氨蝶呤、放线菌素-D、米托蒽醌等。

3. 护理　脱发是最为常见的皮肤病变，常造成患者心理上、情绪上的损害，甚至会放弃具有治愈潜力的治疗。但是，目前仍未发现有效的预防措施。首先应该从精神上给予支持，并使患者确信这一副反应只是暂时的；其次，给予患者关于头发护理的有益指导，并通过戴假发获得可令人接受的外表形象，美国有“look good，feel good”形象设计计划来帮助肿瘤患者。

十一、其他

除了上述毒性以外，化疗药还有其他毒性，如生殖系统毒性，免疫系统功能下降，若干年后还可继发第二个肿瘤。

第五节　肿瘤腔内治疗患者的护理

恶性积液为肿瘤患者常见的并发症，以下将讲述恶性胸腔积液、心包积液、腹腔积液，以及脊髓腔内化疗、膀胱腔内化疗患者的护理。

一、恶性胸腔积液

(一) 概述

恶性胸腔积液是癌症患者常见的并发症,而约有46%~64%的积液患者有恶性肿瘤的表现。乳腺癌和肺癌患者中有50%可能在病程中发生胸腔积液,胸腔积液为乳腺癌晚期的主要表现。恶性胸水中肺癌约占35%,乳腺癌约占20%,淋巴瘤和白血病约占20%,其次包括卵巢癌、胃肠道肿瘤以及胸膜间皮瘤等。

(二) 发病机制

胸腔积液是从胸膜毛细血管渗出并通过胸膜里层的单层间皮细胞进入胸膜腔,再穿过间皮细胞被胸膜毛细血管和淋巴管重吸收。胸腔积液的主要流向是从壁层胸膜高压力的体循环向脏层胸膜低压力的肺循环。淋巴循环几乎吸收了所有的蛋白质,而大量液体主要依靠毛细血管进行重吸收。在正常情况下胸膜腔内有少量含蛋白很低的液体,约10~30ml,这些液体的转换率约为35%~75%/小时,因此每天都有大量液体潜在地在胸膜腔内流动,但这些液体的出入是平衡的。临床上与恶性胸腔积液产生直接相关的原因有:

1. 毛细血管通透性增加　胸膜原发或转移性肿瘤以及伴有的炎症,如阻塞性肺炎、肺不张等均可使毛细血管通透性增加。

2. 淋巴管静水压增加　可见于纵隔淋巴结转移或放射性纤维化、乳糜胸等。

3. 胶体渗透压下降　肿瘤恶液质低蛋白血症、肝硬化以及肾病综合征。

在恶性胸水中最常见的平衡破坏是由于毛细血管内皮炎症所致的毛细血管通透性增加,以及继发于转移肿瘤或放疗纤维化病变引起的纵隔淋巴管阻塞导致的淋巴管静水压升高。

(三) 诊断

1. 临床表现　胸腔积液的常见症状为呼吸困难、咳嗽或胸膜炎性疼痛,比较少见的有咯血、发热或吞咽困难。体格检查扣诊呈浊音,呼吸音减弱,膈肌运动减弱,患侧语颤消失。大量积液时可使气管向对侧移位,也可见肋间隙饱满、增宽,严重时可致呼吸循环障碍。

2. 影像学诊断　X线片、B超、CT、核磁等检查均可帮助诊断。

3. 诊断性胸腔穿刺最常用于胸腔积液定性诊断,恶性胸腔积液常表现为渗出液,约50%以上为血性。对胸腔积液进行生化、脱落细胞、肿瘤标记物测定等检查,帮助诊断胸水性质。

(四) 治疗

并非所有恶性胸腔积液都需要胸腔内治疗,应根据患者有无症状、胸腔积液增加速度、原发肿瘤的病理类型以及对全身化疗的有效性,患者的预后及一般情况决定是否治疗和如何治疗。对化疗敏感,通过全身治疗有可能控制胸腔积液的应尽早开始全身治疗。但对于大量胸腔积液产生严重并发症或胸腔积液不断增加者,应先解除压迫症状,同时可以进行胸膜腔内治疗。

胸腔穿刺排液或胸腔闭式引流可以立即缓解压迫症状,也是进行胸膜腔内化疗的基础。单纯胸腔排液仅可短时间控制症状,如果同时进行腔内化疗或注入硬化剂,有可能使胸腔积液得到长期控制。用于硬化治疗的药物有:四环素、博莱霉素、滑石粉等。

抗癌药物已广泛用于恶性胸腔积液的胸膜腔内化疗,除了在脏壁二层胸膜间产生化学性炎症,导致胸膜粘连、胸膜腔闭塞固定达到控制胸腔积液外,还具有抗癌作用。试验研究显示腔内给药,局部药物浓度高,可以渗透到肿瘤1~3毫米深度,能够较好地发挥抗癌效果。常用药物有:顺铂、氮芥、抗瘤芥、塞替派、丝裂霉素、阿霉素、表阿霉素以及阿糖胞苷等,还可交替或同时使用与化疗药物有协同作用的生物制剂，提高疗效。

另外，还可以采用放射治疗、胸膜切除术等治疗方法。

（五）护理

对于恶性胸腔积液患者来说，胸腔积液的控制往往是一个长期的、反复治疗的过程，多次胸腔穿刺在很大程度上增加患者的痛苦，同时也增加胸穿不良反应的发生机会，比如胸膜反应、气胸、血气胸、疼痛等。传统上由外科手术放置胸腔引流管，管径粗，引流装置复杂，患者难以接受。近来临床上使用7～24F的小孔径导管，可以称为胸腔细管闭式引流术，既减轻患者的痛苦，又能够获得与传统引流管相近的疗效。对于胸腔积液的患者护理是多方面的，这里仅介绍胸腔细管闭式引流术治疗的护理。

1. 术前护理

(1) 向患者介绍手术目的，操作方法，讲解如何配合（基本同胸腔穿刺），缓解患者紧张情绪。

(2) 告诉患者，术中如有不适应及时举手示意，待医生停止穿刺动作后再说话或咳嗽，避免形成气胸；胸腔积液引流后呼吸困难可得到缓解，但随着肺组织复张，可能出现刺激性咳嗽、胸痛等表现。因个体差异较大，教会患者根据自身感受调节引流速度，减轻不良反应。

(3) 用物准备：除准备胸腔穿刺用物外，准备胸腔闭式引流导管一套、专用引流袋一个。

2. 术中护理（有条件最好在B超引导下进行或先行B超定位）

(1) 为患者摆好体位，充分暴露穿刺位置。

(2) 注意观察患者有无出汗、痛苦表情，如遇咳嗽，可给予可待因含服，待患者控制咳嗽后再进行穿刺，避免造成气胸。

(3) 如患者突然出现心慌、大汗、血压下降等反应，应考虑胸膜刺激征。立即停止穿刺，将患者置于平卧位，立即开放静脉，监测生命体征，配合医生抢救。

(4) 置管过程中动作要求迅速而准确，避免气胸发生。

(5) 置管完成后，立即连接专用胸腔引流袋，用别针将其固定于衣服上低于胸腔的位置。

(6) 用10cm×12cm的透明敷料覆盖伤口，固定牢固，避免脱出。

3. 术后护理

(1) 对于恶性胸腔积液患者一般要求将胸腔积液引流干净（少于50～100ml/24h），再进行胸腔化疗。胸腔连续引流每日应控制在1000～1500ml以内。对于体弱或不能耐受的患者，应控制在500～800ml以内，避免复张性肺水肿的发生。

(2) 如果引流不通畅，可以顺序尝试以下方法：稍调整管道的位置或变换体位后引流通畅，可能是由于胸腔积液部分引流后，壁层、脏层胸膜重新贴在一起，将管端开口夹闭，从而导致引流不畅；如经上述处理无效，再用5～10ml注射器抽取生理盐水向管腔内注入，可以解决因胸腔积液内的絮状蛋白质沉淀造成的堵管问题。

(3) 胸腔积液中纤维蛋白质等沉积可造成胸膜不光滑：胸腔积液引流后，塌陷的肺组织复张，壁层、脏层胸膜随呼吸运动而相互摩擦，因此患者常常在胸腔积液引流后主诉呼吸困难减轻，但胸部疼痛加重。此时应告知患者不必紧张，调慢引流速度，同时可以口服止疼药物。

(4) 肺复张过程中，患者可出现刺激性咳嗽：轻度咳嗽可以帮助排除肺部积痰，帮助肺组织复张；但严重刺激性咳嗽需要镇咳治疗。

(5) 观察并记录引流液的量和性质，可以作为胸腔化疗疗效判断的指标。

(6) 引流管可以保留1个月左右，每周更换贴膜1～2次。注意观察伤口处有无红肿、脓性分泌物，警惕伤口以及胸腔内感染发生，必要时做胸腔积液培养。

（7）停止引流时，用 20ml 生理盐水注入管腔内，然后用肝素帽封闭，固定于胸壁一侧。

4. 胸腔化疗患者的护理

（1）每次注药前均需先连接引流袋，充分引流后再做腔内化疗。胸腔注药前应确定引流管在胸腔内。

（2）注药前和注药中，应观察比较两侧胸壁厚度变化，若疑有胸壁增厚，应停止注入化疗药物，检查引流管位置，避免将药物注入胸壁而造成损伤。

（3）注药过程中如遇阻力大，应停止注入化疗药，进行检查，确保将化疗药注入胸腔。

（4）为保证化疗药物能到达胸腔各处，应同时注入生理盐水 250～500ml。注药完毕后用生理盐水封管。

（5）化疗药物注入胸腔后，患者应 5～15 分钟变换一次体位，包括平卧位、俯卧位、左侧右侧卧位、膝胸卧位、坐位等，确保化疗药物随液体到达胸腔各处。

（6）根据化疗药物性质，给予止吐、水化、利尿等治疗。观察患者用药后反应，详细记录。

（7）当胸腔积液治疗达完全缓解后，拔除引流管。往往因窦道形成，需在伤口处进行缝合，愈合后拆线。

二、恶性心包积液

（一）概述

恶性心包积液常常是癌症患者终末期表现之一。除淋巴瘤、乳腺癌外，多数预后很差。尸检结果显示癌症患者心脏和心包受侵率为 5%～12%。以肺癌、乳腺癌、白血病和淋巴瘤最常见，其次包括黑色素瘤、胃肠道肿瘤、肉瘤等也可发生心包积液。其发病机制与胸腔积液类似，但症状往往更严重。

（二）诊断

1. 临床表现　许多心包转移的患者无症状。当发生心包积液时，其症状与心包积液产生的速度和量有关系。如果缓慢发生积液量高达 1000ml 也可无症状，而迅速增加达 250ml 时即可有明显症状。主要表现为心包填塞症状：心力衰竭、呼吸困难、端坐呼吸、心悸、头晕、颈静脉怒张，多数同时伴有胸腔积液。查体可有心包摩擦音、心动过速、心音遥远、心律失常、奇脉，心脏浊音区扩大，颈静脉怒张、肝肿大、腹水或下肢浮肿。

2. 心电图检查可见非特异性低电压，ST 段和 T 波改变。

3. 影像学检查　胸部 X 线显示心影扩大；CT 检查更精确；B 超检查快速无创伤，并能估计心包积液量，并可在 B 超引导下进行心包穿刺。

（三）治疗

对于无症状或轻微症状，又无心血管功能障碍者，经全身治疗即可。对于心包填塞患者应立即进行心包穿刺排液，缓解症状，抢救生命。进一步治疗应根据肿瘤类型、继往治疗、患者的一般状况及预后决定。

局部治疗包括心包穿刺排液，心包腔内化疗及心包部分切除术。心包腔内注射化疗药物的应用原则基本同胸腔内化疗，但需注意心包腔内化疗的药物应溶解在少量液体中。对于预期存活时间较长的患者应避免使用硬化剂，因为这些药物可以导致缩窄性心包粘连。

（四）护理

1. 患者症状不明显时，可以轻度体力活动。如果出现轻度呼吸困难、心慌等应该让患者卧床休息，吸氧，做好生活护理。

2. 当出现心包填塞症状时，及时进行心包穿刺。心包穿刺置管引流最好在B超引导下进行，注意鉴别心包积液与血液，确保留置管在心包腔内。心包留置管护理基本同胸腔留置管护理。

3. 当心包引流完成后，进行心包腔内化疗。应将药物溶解在少量液体内，缓慢注入，避免人为造成心包填塞。注药过程中，注意观察患者心率、节律、呼吸、神智、血压等变化情况。如果出现心包填塞的症状，应立即将心包腔内药液抽出，就地进行抢救。

4. 大多数患者经过心包穿刺引流后，症状可以迅速改善。然而有时心包填塞缓解后会出现一过性的心脏收缩功能不良，应引起重视。严密监测患者心率、节律变化，重视患者不适主诉，及时发现并处理不良反应。

三、恶性腹腔积液

（一）概述

恶性腹水也是晚期恶性肿瘤并发症之一。中位生存期常只有几周至几个月，1年生存率小于10%。产生恶性腹水的常见肿瘤有卵巢癌、胰腺癌、胃癌、子宫癌和淋巴瘤。一般来说，乳腺癌和淋巴瘤的腹水预后相对较好。恶性腹水与肝硬化腹水的发病机制不同，其发病是多因素的，可能主要与腹膜血管通透性改变有关。

（二）诊断

恶性腹水患者常有乏力、腹胀、踝或下肢水肿、呼吸短促。查体可见移动性浊音阳性。腹部B超和CT可以帮助诊断。诊断性腹腔穿刺对腹水进行检验是比较特异性的方法。

（三）治疗与护理

恶性腹水治疗包括全身化疗和针对腹水的局部治疗。局部治疗有腹腔穿刺（置管）排液、腹膜腔内注入化疗药物或生物制剂，以及腹腔静脉分流术。腹膜腔内化疗可以获得比全身给药高2.5～8倍的药物浓度，同时又延长了药物与肿瘤直接接触的时间，但不良反应并不增加。常用的化疗药物有：ADM、EPI、DDP、MMC、HN_2、5－FU、CBP等。腹腔化疗的不良反应除与药物本身有关外，还可导致腹腔感染、腹痛、发热、肠粘连以及肠梗阻等。对于腹水患者的护理应注意以下几点：

1. 半卧位　腹水可致膈肌抬高，导致呼吸困难。因此，半卧位有助于缓解呼吸困难，必要时给予吸氧。

2. 休息与营养　腹水患者往往伴有低蛋白血症、水肿，体质虚弱。应该保证充足休息，进食高蛋白、高维生素饮食，可以同时给予肠外营养治疗。

3. 严格记录出入量，观察腹围、体重变化。快速大量利尿剂会引起低血压以及水电解质紊乱，注意监测血压、神智变化，询问患者有无口渴等症状。

4. 放腹水速度不宜过快，每次放液量应根据病情决定，一般不超过3000ml。一次放出腹水过多，可因腹压骤降而致血压下降，还可引起水盐代谢紊乱等反应。

5. 大量腹水者需先引流腹水后，再进行腹腔化疗。根据医嘱将化疗药物溶解在1000～2000ml液体中进行灌注。

四、脊髓腔内化疗

脊髓腔内化疗适应证主要有：① 急性淋巴细胞性白血病以及某些高度恶性非霍奇金淋巴

瘤，为防止中枢神经系统受侵犯所进行的预防措施；② 某些原发恶性脑瘤、转移性脑瘤或癌性脊髓膜炎的治疗。通过脊髓腔内直接给药，提高了局部药物浓度，明显提高了疗效。

脊髓腔内化疗通常通过腰穿，鞘内注射给药。常用药物有：MTX、Ara－C、TSPA，禁用于鞘内给药的有 5－FU、VCR。一般以生理盐水 5ml 或脑脊液将药物稀释，缓慢注入，切忌过浓、过快注入，同时可以给予地塞米松 5～10mg 鞘内注入。鞘内注射一般间隔 5～7 日。

五、膀胱腔内化疗

膀胱肿瘤是常见的恶性肿瘤之一。通过膀胱腔内灌注化疗，可以起到辅助手术治疗，防止术后复发及减少手术过程中肿瘤种植机会的作用，同时对多灶复发的浅表膀胱癌也可起到较好的治疗作用。目前，临床上常用于膀胱灌注化疗的药物有：卡介苗、塞替派、MMC、ADM 等。

膀胱化疗前应排空尿液，将药物溶解在 40～60ml 液体中，经导尿管进行腔内灌注，并保留在膀胱内 2 小时左右之后再排尿。此期间应经常变换体位（约间隔 15 分钟左右），以便药物与膀胱内病变充分接触。手术后，每周 1 次，约 4～6 周后改为每月 1 次，连续 1～2 年。治疗期间，每 3 个月 1 次膀胱镜检查，评估疗效。

膀胱腔内灌注化疗的副作用，源于化疗药物的局部作用及全身吸收。化学性膀胱炎是 ADM、MMC 最主要的副作用，但因其分子大，全身吸收少，因而极少产生全身反应。塞替派则可导致血小板和白细胞减少。

（丁　玥）

第六节　肿瘤生物、免疫治疗患者的护理

一、概述

近年来肿瘤的治疗已取得长足进步，手术、放疗和化疗构成了肿瘤治疗的三大模式。这些治疗方法基本着眼于直接清除和杀伤肿瘤细胞，但同时对正常组织造成损害，特别是对于在机体抗肿瘤防御中起重要作用的免疫系统的损害尤其严重，其中对细胞免疫的影响最大。

在现代分子生物学和基因工程技术飞速发展的推动下，以免疫治疗为基础发展而来的生物治疗日益受到重视，显示出良好的应用前景，成为肿瘤治疗的第四模式。在通常情况下，肿瘤与机体防御之间处于动态平衡，这种动态平衡的失调导致肿瘤的发生、增殖与播散。通过调整宿主防御机制至正常水平，有可能控制肿瘤的生长乃至使其消退。

传统的免疫治疗可分为主动特异性免疫、主动非特异性免疫、被动特异性免疫和被动（过继）非特异性免疫。肿瘤的生物治疗是以免疫治疗为基础发展而来的。肿瘤的生物治疗是指通过免疫活性药物增强机体自然防御机能从而发挥抗肿瘤效应，抑制或消除肿瘤生长的一种肿瘤治疗方法。它与放、化疗的区别在于：它对机体的正常组织、细胞，特别是免疫结构与功能和骨髓造血系统结构与功能，非但没有进行性的损害作用，而且还具有调节、增强作用。

肿瘤生物治疗抗肿瘤的机制包括：① 增强荷瘤宿主的防御机制效应，降低免疫抑制，以提高对癌瘤的免疫应答能力；② 给予天然的或基因重组的生物活性物质，以增强宿主的防御机制；③ 修饰肿瘤细胞诱导强烈的宿主反应；④ 促进肿瘤细胞的分化、成熟，使之正常化；⑤ 减轻放疗、化疗的不良反应，增强宿主的耐受力。

目前肿瘤生物治疗的范畴主要包括细胞因子、过继性细胞免疫治疗、单克隆抗体、肿瘤疫苗和基因治疗等内容。

二、细胞因子治疗

细胞因子(cytokine)是由免疫细胞(淋巴细胞、单核巨噬细胞等)及其相关细胞产生的调节其他免疫细胞或靶细胞功能的可溶性蛋白,主要包括淋巴因子和单核因子,但不包括免疫球蛋白、补体及一般的生理性细胞产物。

细胞因子的抗肿瘤机制主要包括以下方面:① 控制癌细胞的生长和促进分化;② 调节宿主的免疫应答;③ 对肿瘤细胞的直接毒性作用;④ 破坏肿瘤细胞血管和营养供应;⑤ 刺激造血功能,促进骨髓恢复。

与肿瘤生物治疗有关的细胞因子主要分为白介素、干扰素、肿瘤坏死因子、集落刺激因子和转化生长因子五类。目前应用于肿瘤治疗取得较好疗效的细胞因子主要有 IL-2、IFN-α 和 TNF-α 等。

(一) 白介素-2(IL-2)

1. 作用机制　IL-2 又名 T 细胞生长因子,是单核细胞或 T 细胞系在致分裂原或同种抗原刺激下产生的活性介质,IL-2 具有多种生物学功能,在免疫调节中起中心作用:① 刺激活化 T 细胞生长和分化,增强 T 细胞的杀伤活性;② 刺激外周血白细胞的增殖和产生免疫球蛋白,促进 B 细胞表达 IL-2 受体;③ 刺激单核巨噬细胞的细胞毒活性;④ 促进自然杀伤细胞(NK)增殖,增强 NK 细胞的杀伤活性;⑤ 是扩增和激活对肿瘤有杀伤活性的淋巴细胞(LAK)和肿瘤浸润的淋巴细胞(TIL)的必需因子;⑥ 对少突神经胶质细胞也有刺激增生和促进分泌细胞因子的作用。因此,IL-2 通过激活细胞毒性 T 淋巴细胞(CTL)、巨噬细胞、NK 细胞、LAK 细胞和 TIL 的细胞毒作用及诱导效应细胞分泌 TNF 等细胞因子而杀伤肿瘤细胞,也可通过刺激抗体的生成而发挥抗肿瘤作用。

2. 临床应用　临床资料证明,单独应用 IL-2 或与免疫活性细胞过继输注联合应用,对部分肿瘤有较明显疗效。为了提高疗效,目前多主张局部应用 IL-2,不仅疗效较为显著,而且所需剂量降低,不良反应减轻。特别是小剂量瘤内注射,刺激特异性免疫反应,是有希望的治疗手段。

3. 护理　护士应明确 IL-2 的不良反应,注意观察患者是否发生不良反应并采取相应措施。在大剂量使用时毒性反应较大。患者常出现发热、寒战、乏力、恶心、呕吐、腹泻、肝功能损害及血象降低,也可出现一些特殊的不良反应,如肺水肿、血压下降、肾功能损害等血管渗透压增加的一系列症状。

(二) 干扰素

1. 作用机制　干扰素(interferon,IFN)是由细胞对病毒或双链 RNA、抗原、丝裂原的刺激起反应而诱导产生的一组蛋白,主要由 IFN-α、IFN-β、INF-γ 三类分子及其亚型组成,具有广泛的调节作用,其生物活性主要有诱导细胞抗病毒、调节免疫系统和细胞生长分化等作用。

IFN 具有较强的抗肿瘤作用。其作用机制多种多样,对肿瘤细胞的直接作用表现为 ① 减缓细胞增殖速度:抑制鸟氨酸脱羧酶的合成,从而减少多胺的生物合成,并通过调控原癌基因的表达,影响细胞生长调节的途径,抑制细胞的 DNA 合成和分化;② 细胞毒作用:直接杀伤癌细胞;③ 促进细胞分化:诱导肿瘤细胞向正常分化;④ 改变肿瘤细胞表面性质,增加

MHC Ⅰ和Ⅱ抗原在肿瘤细胞的表达等。其对肿瘤的间接作用表现为活化单核巨噬细胞、活化T细胞和NK细胞、调控抗体生成等。

2. 临床应用　IFN是最早用于癌症治疗的细胞因子。临床应用表明,IFN是一种重要的抗病毒、抗肿瘤药物。三种IFN中,以IFN-α使用最多。IFN-α对部分肿瘤具有明确的疗效,尤在肿瘤负荷较小时作用更为明显。目前多主张IFN-α长期低剂量应用,瘤内或区域内给药,并与放疗、化疗联合应用。

3. 护理　护理人员应在用药之前向患者解释可能出现的症状,注意观察患者应用IFN后出现的不良反应,或采取措施预防某些不良反应的发生。IFN常见不良反应有如下几点:

(1) 流感样症状:90%以上的患者用药后会出现寒战、发热、疲乏等症状。随着用药时间延长,症状逐渐减轻并消失。一般注射2～4小时出现发热,常见于第一次注射后,长期治疗后会趋向减轻,应用7天后多数不再发热。应用较大剂量的患者会出现高热,并伴有严重的寒战、血管收缩、恶心、呕吐、强烈的肌痛、头痛和虚脱,目前临床常于患者注射IFN前半小时用解热止痛药物预防该症状发生。一旦患者出现症状,护理人员应向患者做好安慰解释工作,并按发热护理常规采取相应措施。

(2) 消化系统反应:患者常出现厌食、味觉异常、恶心、呕吐、腹痛、腹泻等症状,一般来说,用量越大,胃肠道毒副作用发生率越高。延长治疗时间症状会加重,最终导致体重下降。极少数患者出现一过性肝功能损害,表现ALT和AST升高,一般不需停药。护理人员应在饮食上给予指导,饮食宜清淡,少食多餐,注意症状观察。

(3) 神经系统反应:大剂量使用IFN会出现明显的神经系统异常,患者主要表现为精神抑郁、嗜睡、精神错乱、健忘或记忆丧失、味觉和嗅觉丧失、偏头痛、言语障碍、定向异常、思维和运动迟缓,甚至昏迷。年龄大于60岁的患者发生率为40%。护理人员应明确神经系统症状将会随用药时间延长而减轻,并且此症状是可逆的,通常在停药1～2周后便可完全恢复。

(4) 造血系统毒性:INF对血液系统的影响是常见的,用药后数小时内就会出现白细胞数量减少,特别是粒细胞减少,停药后白细胞和粒细胞计数便会迅速恢复。护理人员在患者血象降低期间做好预防感染方面的护理工作。

(5) 循环系统反应:INF引起的发热反应对心血管系统有影响,包括心动过速、心律不齐、心悸或偶尔的低血压等,因此心功能不全的患者使用INF有发生充血性心力衰竭的危险,应慎重使用。因此护理人员在对有心脏病病史患者用药时应加强生命体征的监测。

(6) 皮肤反应:皮下注射INF的局部可能出现皮肤红肿反应,出现于1天之内,2～3天消失。护理人员应计划性选择注射部位,每天更换注射部位,观察皮肤有无红、肿、硬的改变。接受较高剂量INF的患者最常见的皮肤毒副作用是轻度脱发,也可能产生皮疹,一般都是躯干和四肢的斑丘疹。嘱患者不要搔抓皮肤,以免引起感染。

(7) 其他:患者在长期用药后常出现性功能减退、抑郁及自身免疫异常等表现。

(三) 肿瘤坏死因子

1. 作用机制　肿瘤坏死因子(tumor necrosis factor,TNF)包括TNF-α和TNF-β两种。TNF是一种多功能蛋白,具有抗肿瘤、调节免疫效应细胞、调节机体代谢及诱导细胞分化、刺激细胞生长、诱导细胞抗病毒等多种生物学活性。TNF通过巨噬细胞、NK细胞、LAK细胞的细胞毒作用对肿瘤细胞杀伤或抑制增殖,引起肿瘤坏死、体积缩小甚至消退;也可通过阻断肿瘤血液供应、促进宿主炎症反应、刺激产生肿瘤特异性细胞毒抗体等途径间接作用。

2. 临床应用　临床上常采用不同方案和途径治疗肿瘤,结果表明全身应用TNF(静脉内一次性注射、短期静脉滴注或连日持续滴注)疗效很差,且不良反应严重。而局部注射或瘤体内直接注射则疗效较好(尤其是对皮肤恶性肿瘤、黑色素瘤、Kaposi 肉瘤),且不良反应较轻,患者易于耐受。近年来,TNF 常与其他细胞因子或化疗药物联合应用,可使部分对放疗和化疗产生耐受的晚期肿瘤消退,患者全身状况得到改善。

(四) 集落刺激因子

1. 作用机制　集落刺激因子(colony stimulating factor,CSF)是一类调节血细胞生成的高度特异蛋白质,包括粒细胞集落刺激因子(G-CSF)、巨噬细胞集落刺激因子(M-CSF)、粒细胞-巨噬细胞集落刺激因子(GM-CSF)和多能集落刺激因子(Multi-CSF,即 IL-3),还包括红细胞生成素(erythropoietin,EPO)和血小板生成素(thrombopoietin,TPO)等。CSF 的主要功能是对造血细胞的作用,其对造血细胞具有刺激增殖、诱导分化、增强成熟细胞功能和维持成活等作用,但不同的 CSF 作用的细胞不同。

2. 临床应用　根据 CSF 的功能,CSF 主要用于抗肿瘤治疗中减轻肿瘤放疗和化疗的不良反应。临床应用表明,G-CSF 或 GM-CSF 能迅速提高粒细胞数,帮助骨髓从放疗、化疗引起的抑制状态中得到恢复并增强抗感染能力。

3. 护理　患者可于注射后出现轻度发热、背痛、肌痛、寒战、恶心或头痛。护理人员应注意观察可能出现的不良反应,监测血象变化并做好预防感染、出血等护理工作。

三、肿瘤疫苗

(一) 作用机制

肿瘤疫苗(tumor vaccine)即肿瘤的主动特异性免疫治疗,是利用肿瘤细胞或肿瘤抗原物质诱导机体的特异性细胞免疫和体液免疫反应,增强机体的抗瘤能力,阻止肿瘤的生长、扩散和复发。肿瘤疫苗治疗的理论基础是人类肿瘤细胞存在肿瘤相关抗原,特别是肿瘤特异性抗原具有免疫原性,并能够诱发体液及细胞免疫反应,其中最重要的是能诱发特异性杀伤 T 细胞(CTL)。$CD8^+$ T 细胞可直接溶解肿瘤细胞,它被激活后主要释放穿孔素,使肿瘤细胞膜的钙离子通道失去平衡,导致电解质紊乱、细胞水肿而凋亡,同时释放各种酶以消化肿瘤细胞。而 $CD8^+$ T 细胞可释放多种细胞因子并激活巨噬细胞,进一步释放细胞因子,抑制肿瘤生长。

目前应用的肿瘤疫苗有:肿瘤细胞疫苗、胚胎抗原疫苗、病毒疫苗、癌基因产物、人工合成的多肽疫苗、抗独特型疫苗和树突状细胞疫苗。

(二) 临床应用

肿瘤疫苗在动物实验中已取得肯定的结果,许多疫苗已进入临床研究,特别在免疫原性强的肿瘤中,肿瘤疫苗已显现其临床疗效。以肿瘤疫苗治疗黑色素瘤患者已有系列报道。

四、基因治疗

(一) 作用机制

基因治疗(gene　therapy)是指将外源功能基因导入患者的细胞内,以纠正先天代谢异常、补偿基因缺失或提供新的功能。这一概念基本上包括所有类型的人类疾病,如遗传病、肿瘤、心血管疾病、感染性疾病和自身免疫性疾病,通过人体细胞的基因修饰以预防和清除疾患。

肿瘤的基因治疗即是应用基因转移技术将外源基因导入人体,直接修复和纠正肿瘤相关基因的结构和功能缺陷,或间接通过增强宿主的防御机制和杀伤肿瘤能力,从而达到抑制和杀伤肿瘤细胞的治疗目的。

（二）临床应用

肿瘤基因治疗是生物治疗的一个重要组成部分。目前应用于肿瘤基因治疗的策略依据不同的目的基因可概括如表 5-6-1。

表 5-6-1　肿瘤基因治疗的基本策略

类　　别	主要作用	基本方法
免疫基因治疗	增强宿主抗肿瘤免疫	细胞因子和(或)HLA基因导入肿瘤细胞或免疫活性细胞
自杀基因治疗	优化药物敏感性	"自杀"基因原位导入肿瘤细胞激活自杀机制杀伤肿瘤细胞
肿瘤抑制基因治疗	恢复和增强肿瘤抑制基因功能	野生型肿瘤抑制基因导入肿瘤细胞
反义核苷酸治疗	阻断癌基因的表达	反义核苷酸导入肿瘤细胞
耐药基因治疗	保护机体正常功能	多药耐药基因导入骨髓造血干细胞使其耐受大剂量化疗；CSF基因导入造血干细胞增强造血系统再生能力

五、过继性细胞免疫治疗

（一）作用机制

过继性细胞免疫治疗(adoptive cellular immunotherapy，ACI)是通过输注免疫活性细胞增强肿瘤患者的免疫功能达到抗肿瘤效果的一种免疫治疗方法。以肿瘤细胞为靶细胞，具有直接杀伤肿瘤细胞作用的免疫活性细胞主要包括自然杀伤细胞、杀伤性T淋巴细胞和巨噬细胞三类细胞。过继性细胞免疫治疗不仅使患者被动接受自身或同种特异性或非特异性肿瘤杀伤细胞，补充体内细胞免疫功能，而且直接或间接调动患者本身的特异性和非特异性抗肿瘤机制。

（二）临床应用

过继性免疫治疗是近年肿瘤生物治疗中最活跃的领域之一。目前用于肿瘤过继免疫输注治疗主要是淋巴因子激活的杀伤细胞(LAK)和肿瘤浸润淋巴细胞(TIL)。实验和临床均证实，LAK在IL-2的维持下具有肯定的抗肿瘤作用。目前认为，IL-2/LAK对肾癌、黑色素瘤、结直肠癌、非Hodgkin淋巴瘤等免疫原性强的肿瘤有较显著的疗效。TIL疗法对某些实体瘤治疗也已取得疗效，疗效较好的是免疫原性强的恶性黑色素瘤和肾细胞癌。

（三）护理

一般常采用局部给药途径，经胸腔或腹腔等直接输入，或是通过供血动脉向荷瘤器官(如头颈部、盆腔、肝、脾等部位的肿瘤)有选择性的输注。护理人员在进行操作时应去除输液器的过滤部分，以防有效成分丢失。

六、单克隆抗体

（一）作用机制

单克隆抗体（monoclonal antibodies，单抗，Mab）具有抗肿瘤作用，其机制主要是通过激活补体，构成复合物与细胞膜接触产生补体依赖性细胞毒作用，引起靶细胞的溶解和破坏，以及激活抗体依赖细胞（杀伤细胞、自然杀伤细胞或单核细胞）为效应细胞的抗体依赖性细胞毒作用破坏肿瘤细胞，还有一些抗体通过封闭肿瘤细胞表面的受体，以阻断细胞生长因子与受体结合诱发的促细胞增殖作用。

（二）临床应用

目前临床应用单抗与化疗药物、放射性核素、生物毒素或其他生物制剂构成交联物，利用单抗与肿瘤细胞的特异结合将对肿瘤细胞有更大破坏作用的杀伤性药物导向肿瘤细胞，从而更有效地发挥杀伤效应。与单抗交联的化疗药物常用5-氟尿嘧啶、丝裂霉素、阿霉素、甲氨蝶呤等。利用单抗将化疗药物特异性地导向肿瘤细胞，减少化疗药物对正常增殖细胞的杀伤，降低其不良反应，但在交联过程中抗体易失活。单抗与放射性核素交联可将核素有效地导向肿瘤组织局部，应用方便，标记方法简单易行，不仅可破坏与单抗结合的肿瘤细胞，还可杀伤周围未与单抗结合的肿瘤细胞。因而在临床治疗中应用最多。

（三）护理

使用单抗的患者偶有发生严重过敏反应（过敏性休克），因此，护理人员应加强对患者血压等的监护，并备好抢救药品及物品。

（邢　沫）

第七节　化学治疗的防护

现阶段所使用的化疗药物大多数为细胞毒剂，因此对正常组织及肿瘤组织均有抑制作用。不但使化疗患者出现毒性反应，而且对于经常接触化疗药物的专业人员也会带来一定的危害。临床研究证实这些潜在危险都与其接触剂量有关，大量接触药物会给人体带来毒性反应，并且会引起一些远期的潜在的危险。因此要求专业人员在接触化疗药物过程中必须遵守操作规程，正确采用安全防护措施，以加强专业人员职业保护。

一、化疗药物对专业人员潜在危险性的研究

20世纪70年代，西方发达国家的肿瘤专家针对细胞毒药物的毒性作用提出，专业人员在经常接触化疗药物的过程中，是否会存在潜在的危险并进行了对照研究。澳大利亚卫生部门通过特殊显影试验已经证实，在化疗药物配制过程中，当粉剂安瓿打开时及瓶装药液抽取后拔针时均可出现肉眼观察不到的溢出，形成含有毒性微粒的气溶胶或气雾，通过皮肤或呼吸道进入人体，危害配药人员并导致环境污染。

芬兰及美国等国家多位学者的研究都从接触化疗药物护士的尿液发现具有诱变性的化疗药物。Hirst不但研究了这种致畸变作用，而且还直接从接触化疗药物护士的尿液中检测出一定浓度的化疗药物及其代谢产物，如发现护士在接触顺铂后尿液检测中发现铂的含量明显增高，并证明环磷酰胺、氮芥、甲氨蝶呤等化疗药物可以通过皮肤吸收。以上研究证实专业人员在接触化疗药物过程中，根据其毒性反应具有剂量依赖性的特点，虽然在日常配制药液或给药时沾染的剂量很小，但是由于频繁接触会因其蓄积作用而产生毒性反应，如造血系统、生殖系统、消化道上皮细胞等组织器官不同程度的损伤，常表现为白细胞、血小板减少、口腔溃疡、脱发等，同时还会产生远期毒性反应如致癌、致畸、致突变等。Stuker 研究证明女性医护人员职业性接触化疗药物致胎儿流产率明显高于对照组。

二、化疗药物污染的危险因素及途径

(一) 危险因素

专业人员在接触处理化疗药物过程中，如果操作不慎或因为长期接触均可造成对人体的潜在危险。因此必须了解可能成为导致化疗药物污染的危险因素。

1. 玻璃瓶、安瓿等在运输过程中或使用中容器破裂后药物溢出。

2. 打开安瓿时药物、药液、玻璃碎片向外飞溅。

3. 溶解瓶中药物时未减压，拔针时造成部分药物喷出。

4. 操作注射过程中针头脱落，药液溢出。

5. 护士在注射过程中意外损伤自己。

6. 废弃物如用完玻璃瓶、安瓿、静脉输液管、患者的尿液等都含有少量药物。

(二) 污染途径

1. 直接接触　配制药液或给药过程中药物直接接触皮肤和粘膜。

2. 呼吸道吸入　操作不慎导致药物溢出，或正常配药形成含有细胞毒微粒的气溶胶或气雾散发到空气中经呼吸道吸入。

3. 消化道摄入　接触化疗药物后未能彻底洗手或在被化疗药污染的环境中进食、饮水、吸烟、化妆等而致药物经口摄入。

三、接触化疗药物的安全防护措施

化疗药物的危害性已引起广泛重视，为了减少专业人员备药及处理化疗物品过程中的接触剂量以达到防护目的，需要遵循两个原则：① 医院工作人员尽量减少不必要的与化疗药物的接触；② 尽量减少化疗药物对环境的污染。根据以上原则，国内外学者制定了专业人员职业保护的安全防护规则。

(一) 加强专业人员职业安全教育

加强肿瘤专业人员的培训，提高其对化疗药物潜在危险的认识，制定合理的防护措施，使专业人员全面掌握并规范化疗防护操作程序并增强防护意识。

(二) 在生物安全操作柜内备药

生物安全操作柜是一种特制的垂直层流装置，使用此操作柜配制化疗药物，可以防止含有药物微粒的气溶胶或气雾对操作者的危害，使之达到安全处理化疗药物的防护要求。生物安全操作柜作用原理(见图 5-7-1)：

1. 该设施采用垂直层流装置，使空气在操作台内循环过滤，通过台面下的过滤吸附器充分过滤和吸附药物的微粒及空气中的尘粒，以保持洁净的备药环境。

2. 由于操作台内形成负压状循环气体，从而在操作者与操作台之间形成空气屏障，防止柜内污染空气外溢。

3. 同时在操作台侧面有一排气孔，内装有吸附剂，可吸附溢出的药物微粒，防止污染气体排入大气。

4. 根据上述原理该设备符合二级生物安全要求并可达到以下防护作用：

(1) 保护操作者及环境在备药和处理废物时不受药物微粒气溶胶或气雾的污染。

(2) 保护备药环境无微粒物质(包括生物的),防止药物被污染。

(3) 保护维修人员在常规检查、更换附件或修理污染滤器时的安全。

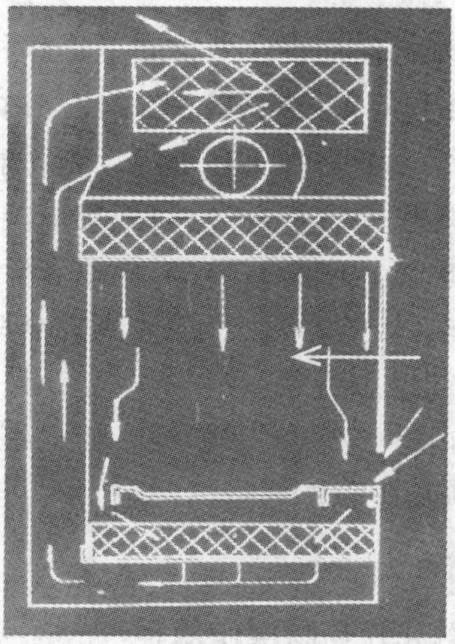

图 5-7-1　生物安全操作柜示意图

(三) 改善医疗器具,完善防护设施

为了避免专业人员在接触化疗药物时由于操作不慎而造成潜在危险,并遵照化疗防护原则,建议临床采取适宜的制剂及包装。

1. 提倡使用无排气管的软包装输液袋,防止有毒气体排至空气中。

2. 建议药厂应根据临床化疗药物应用剂量不同生产多种剂量的制剂,减少专业人员的备药过程。

3. 化疗药物的制剂尽量用瓶装,药品标签要详细注明药物的性质及其警示等。包装一定要可靠,运送时应采用无渗透性密封装置并注明特殊的标志,防止运输药物过程中打破药瓶药物溢出。

(四) 药物处理中心化

国外学者已经提出如果要保证临床在使用化疗药物过程中达到安全防护,必须将化疗药物处理中心化。采用集中式管理,即由经过培训的专业人员在防护设备齐全的化疗备药操作室负责所有化疗药物的配制及供应。这样才能施行比较有效而经济的防护措施,并利于废弃物的集中处置,以使污染缩小到最小范围,有利于职业安全和环境保护。

(五) 从事化疗专业人员在妊娠及哺乳期避免直接接触化疗药物

临床研究发现低浓度化疗药物的接触可以引起流产、胎儿死亡、畸形及染色体基因突变。如果孕妇及母亲不加保护地接触化疗药物,也会给胎儿及孩子带来潜在的危害。因此专业人员在此期间应及时调离化疗科室或安排非化疗性质的护理工作。

(六) 加强化疗废弃物的管理

化疗废弃物的管理是化疗防护的重要环节,妥善的处置有利于医院环境及其人群的保护。临床明确规定化疗药物废弃物必须与其他物品分开放置,并密闭存放在有特殊标记的特制的防渗漏的污物袋中,统一焚烧处理,以达到细胞毒药物的灭活及废弃物处理中心化。

总之,在接触处理化疗药物过程中存在一定的危险性,但只要施行认真规范的防护措施,这种危险可以降到最低,以达到职业防护作用。

四、化疗防护措施

(一) 设立化疗药物备药操作室

为了加强化疗药物使用过程中安全防护措施,有条件的医院应专门设立备药操作室,以便集中管理达到药物处理中心化。此室要求分为操作间及缓冲间,以使药物污染缩小到最小范围。

操作室内除备有一台生物安全操作柜外，还应配备一次性口罩、帽子、一次性防渗透隔离衣、聚氯乙烯手套、乳胶手套、一次性注射器、防护垫、污物专用袋及封闭式污物桶等。

如果在综合医院内没有专门设施，病房则应选择僻静处备药，必须有良好的通风设备，以减少对病室环境的污染，在配制药物期间此房间不能作为它用。如果没有生物安全操作柜，建议应用有机玻璃制作隔离屏幕，操作者除采用一般防护设施，尚应戴防护眼镜及有效的防护口罩，避免操作者被药物污染，以达到安全防护的效果。

（二）专业人员配备

操作室内应配备1～2名经专业训练的中年护士负责备药。并定期进行体检：包括肝、肾功能，白细胞及血小板等指标测定，一旦出现毒副反应征象，立即进行人员调整，使其危险降到最低限度。

五、接触化疗药物操作规程

（一）备药前准备

1. 宜在生物安全操作柜内备药，备药前启动紫外线灯进行柜内操作区空气消毒40分钟，保持洁净的备药环境。

2. 备药前洗手，佩戴一次性口罩、帽子、面罩、工作服外套、一次性防渗透隔离衣。操作过程中从呼吸道吸入化疗药物的危险性较大，因此必须戴有效的一次性防护口罩。

3. 操作时戴手套，有些化疗药物对皮肤有刺激作用并通过接触皮肤直接吸收，因此备药前必须正确选择适宜手套。研究结果表明乳胶手套或聚乙烯手套具有弹性，使用时手套胀大变薄会出现一些小孔，因此其防渗透性差，只有聚氯乙烯手套具有防护作用，但由于其使用时不能紧贴皮肤操作不便，因此要求戴双层手套，即在聚氯乙烯手套外戴一副乳胶手套。在操作中一旦手套破损应立即更换，使之保持有效的防护效果。

4. 操作台面应覆以一次性防渗透性防护垫，以防因操作不慎将药液溢洒台面时便于清理，减少药液污染。一旦污染或备药完毕应即刻更换。

5. 在备药操作室内禁止进餐、饮水、吸烟、化妆，减少药物对人体的损害。

（二）备药操作规程

1. 严格执行无菌技术操作原则，以防药液污染而给患者造成不良后果。

2. 准备药液在割锯安瓿前应轻弹其颈部，使附着之药粉降至瓶底。掰开安瓿时应垫以纱布，可避免药粉、药液、玻璃碎片四处飞溅，并防止划破手套。

3. 掰开粉剂安瓿溶解药物时，溶酶应沿瓶壁缓慢注入瓶底，等药粉浸透后再行搅动，防止粉末溢出。

4. 瓶装药液稀释后立即抽出瓶内气体，以防瓶内压力过高药液从针眼处溢出。从药瓶中吸取药液后在针头撤出时应用无菌棉球或纱布裹盖住药瓶塞穿刺针孔，防止药液外溢。

5. 在瓶装药液稀释及抽取药液时还可以采用双针头抽取药液方法，以排出瓶内压力防止针栓脱出或药液溢出而造成的污染（见图5-7-2）。双针头抽取药液法步骤：

（1）溶药前，先经瓶塞插入一个有滤过装置的排气针头，再将带有溶酶注射器的针头以45°～60°角插入瓶塞，沿瓶壁注入溶液。溶药时排气针头必须保持在液面上。

（2）在摇晃药瓶促使药物充分溶解前，用无菌纱布覆盖排气针头。

（3）抽取药液时，插入带有注射器的针头，然后倒转药瓶，必须使排气针头保持在液面以

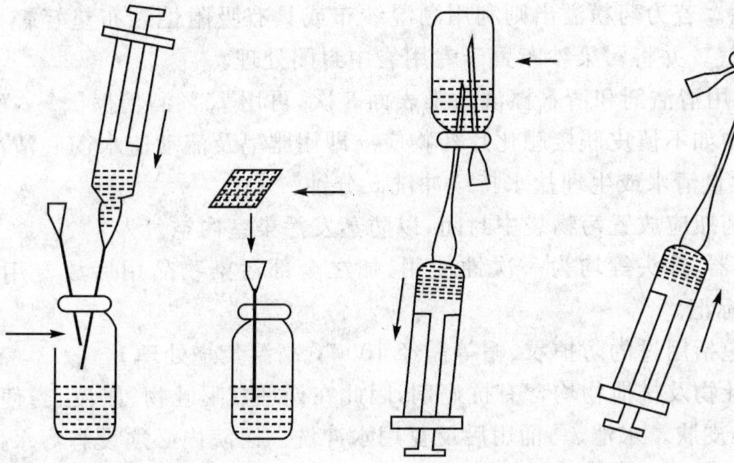

图 5-7-2　双针头抽取药液法

上，再抽药液。

(4) 抽药毕，将注射器内空气排至瓶内再拔针。

6. 抽取药液应采用一次性注射器，并应注意抽出药液以不超过注射器容量的 3/4 为宜，防止针栓脱出。

7. 药物备好在标签上注明药物名称、剂量后应放在采用一次性防渗透无菌巾铺成的无菌盘中备用。

8. 在完成全部药物配制后，需用 75%酒精擦拭操作柜内部和操作台表面。

9. 备药过程中使用过的废弃物统一放于污物专用袋中集中封闭处理。

10. 操作完毕脱去手套后用肥皂及流动水彻底洗手并行沐浴，减轻药物毒性作用。

(三) 静脉给药

1. 化疗药物应由经过专门培训的注册专业护士给药。

2. 核查医嘱保证正确的给药。

3. 静脉给药时护士应戴一次性口罩、帽子，做好个人防护并洗手戴手套。

4. 静脉滴注药液时应采用密闭式静脉输液法，注射溶液以软包装输液袋为宜，避免污染气体从排气针头逸出，也利于液体输入后污染物品的处理。

5. 静脉给药时若需从莫菲滴管加入药物，必须先用无菌棉球围住滴管开口处再行加药。其加药速度不宜过快以防药液从管口溢出。

6. 静脉给药结束，注射器针头应置入保护针帽中并与注射器保持其完整性，放入专用污物袋中，以免拔下针头药液洒漏造成污染。有条件者可将带针头的注射器放入一防穿透、防泄漏的废弃物收集容器中统一处理。

7. 操作完毕脱掉手套后用肥皂及流动水彻底洗手。

六、抗癌药物污染处理防护规则

1. 抗癌药物外溅后处理

(1) 应立即标明污染范围，避免其他人员接触。

(2) 护士必须戴一次性口罩、帽子、手套等，做好个人防护后方可处理污染区。

(3) 如果少量药液溢到桌面或地上，应用纱布吸附药液；但大量溢出(大于 5ml)时应用吸收力强的纱布垫清除。若为药粉溢出则利用潮湿纱布或具有吸附性纱布垫轻轻擦拭，以防药物粉尘飞扬，污染空气。并将污染纱布置于专用袋中封闭处理。

(4) 溢出的区域用清洁剂和清水擦洗污染表面 3 次，再用 75%酒精擦拭。

2. 在操作过程中如不慎皮肤接触化疗药物应立即用肥皂及流动清水彻底清洗；如眼睛内溅入化疗药物应用大量清水或生理盐水持续冲洗 5 分钟。

3. 污染安瓿与药瓶应放置污物袋中封闭，以防蒸发污染室内空气。

4. 注射器、输液器、针头等均为一次性使用，加之全部污染物品用后放专用袋中密封处理，标有明显的警示标记。

5. 所有污染物包括用过的防护衣、帽等需经 1000℃高温焚烧处理。

6. 化疗患者呕吐物及排泄物均含有抗癌剂，因此在处理其呕吐物、尿液、粪便或分泌物时必须戴手套以免沾染皮肤。水池、马桶用后反复用水冲洗。医院内必须设有污水处理装置。

（陈荣秀）

第六章　肿瘤放射治疗患者的护理

第一节　放射治疗概述

放射治疗是利用辐射能对生物组织作用后的临床效应来作为治疗恶性肿瘤的主要手段之一。目的是治病救人，最大限度地保存正常组织的结构与功能，延长患者生存期，提高患者的生活质量。

一、放疗发展概况

自1895年伦琴宣布发现X线，1896年Becque发现放射性同位素以后不久即用于治疗恶性肿瘤，至今已约有90年历史。初期用于治疗乳腺癌、宫颈癌，由于早期放射治疗使用的射线能量低，设备性能不稳定，又没有科学的剂量单位和可靠的测量方法，因而照射反应大、疗效差。经过近30年的不懈努力，逐渐取得了重大进展。真空X线管的发明使最高电压达到180～200KV，为临床提供了稳定实用的放射源。此后，在放射物理方面又制定了标准放射剂量单位，建立了电离测量方法，并产生了分次照射法，迅速在临床推广应用。20世纪50年代初电子感应加速器、^{60}钴治疗机、电子直线加速器相继进入临床使用。这些高能射线具有优良的物理特性，迅速成为放射治疗的标准设备，常规治疗机逐步淘汰，使放射治疗步入了成熟发展时期。

二、放射源的种类和照射方式

放射治疗所用的放射源大致有三类：① 各类放射性同位素放出的α、β和γ射线。如^{60}钴γ射线已广泛应用于肿瘤的远距离治疗，^{226}镭和^{192}铱也已广泛用于肿瘤的近距离治疗。② 常压X线治疗机和各类加速器产生的不同能量的X射线。③ 各类加速器产生的电子束、质子束、中子束和其他一些重粒子束。上述这些放射源以两种基本方式进行治疗：

(一) 体外照射

亦称远距离照射，是指放射源位于体外一定距离的照射。放射线经过皮肤和部分正常组织集中照射体内的某一肿瘤部位，是目前临床使用的主要照射方法。它又可分为三种照射技术，固定源—皮距技术、固定源—轴距和旋转照射技术。远距离照射常用的放射源有高能X线、高能电子线及^{60}钴远距离照射等。体外照射时，肿瘤剂量受到皮肤和正常组织耐受量的限制，为了得到高而均匀的肿瘤照射剂量，需要选择不同能量的射线和采用多野照射技术，同时保护正常组织及减少脏器功能损伤，需将总剂量做适当分割，即将一个疗程定为4～6周，每周照射5次，每日1次称常规分割法。近年来有人采用每日照射多次，2～3周为一疗程，即超分割法。

(二) 体内照射

亦称近距离照射，它与体外照射区别是将密封放射源直接放入被治疗的组织内或放入人体的天然腔内如鼻、咽、食管、气管、宫腔等部位进行照射。内照射技术有五大类，腔内、管内、组织间插入、敷贴治疗和模治疗等。

三、常用放疗设备

（一）X 线治疗机

X 线治疗机主要是利用 400KV 以下 X 线治疗肿瘤的装置。其基本原理是高速运动的电子作用于钨等重金属靶，产生 X 线，主要用于体表肿瘤或浅表淋巴结转移性肿瘤的治疗或预防性照射。

（二）^{60}钴治疗机

^{60}钴治疗机是利用放射性同位素^{60}钴发射出的 γ 射线治疗肿瘤。与 X 线治疗机相比^{60}钴治疗机的特点是：① 射线穿透力强，提高了深部肿瘤疗效；② 皮肤剂量相对少，皮肤反应轻；③ 骨吸收类似于软组织吸收，可用于骨后病变治疗；④ 旁向散射少，放射反应轻；⑤ 经济可靠，维修方便；⑥ 缺点是需换放射源，不治疗时亦有少量放射线，需要加强防护。

（三）医用直线加速器

医用直线加速器是利用微波电场沿直线加速电子，然后发射 X 线或电子线治疗肿瘤的装置。直线加速器能发射不同能量的电子线，便于治疗浅表部位病变，同时有效保护深部组织，如用于乳腺术后胸壁照射不至于损伤肺。同时其设野方便，照射野均匀性好。缺点是维修相对复杂。

（四）模拟定位机

X 线模拟定位机是用来模拟加速器或^{60}钴治疗机机械性能的专用 X 线诊断机，具有操作安全可靠，图像清晰、噪音低的特点，它的主要任务是模拟各类治疗机治疗时照射部位、范围，以达到精确定位的目的。

（五）近距离后装治疗机

近距离后装治疗机是现代近距离放射治疗的设备，其方法是先将施用器置入体腔或组织间，控制放射源^{137}铯或^{192}铱自动进入施用器进行照射，并按设计程序自动退回。此方法属于封闭式放射治疗，放射源退回后医务人员和患者不会被辐射。后装治疗的优点是不仅使患者准确照射，明显提高疗效，对患者周身损伤较小，而且对工作人员的健康有较好防护作用。附后装装置布置示意图（见图 6－1－1）。

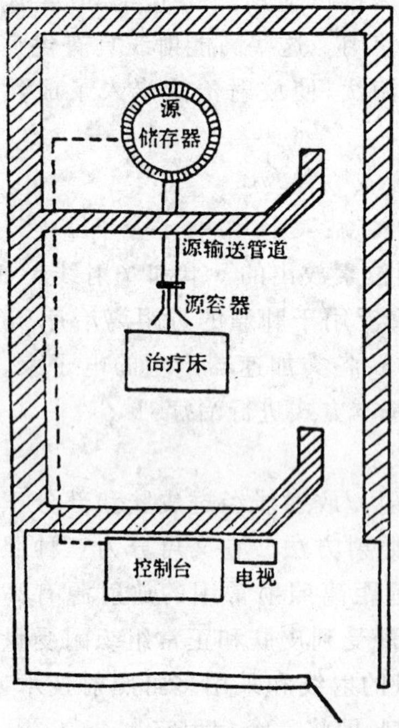

图 6－1－1　后装装置布置示意图

四、常用放射治疗剂量单位及名词概念

1. 戈瑞（Gray，Gy）　指组织吸收剂量，过去组织吸收剂量用拉德（rad）表示，1Gy＝100cGy，1cGy＝1rad

2. 居里（Curie，Ci）　指单位时间内一定量同位素的放射性衰变，其次为豪居里和微居里。

3. 伦琴（Roentgen，R）　指射线照射量。反映射线空间某一点产生电离的能力，X 线和 γ 线在空气中的剂量率（空气量）与照射距离的平方成反比。

4. 雷姆（Roentgen equivalent man，Rem）　剂量当量单位，即剂量受不同射线照射组织的生物效应，用于放射防护测量放射人员的受量。

5. 源皮距(S. S. D)　指放射源至皮肤的距离。

6. 焦皮距(F. S. D)　指照射肿瘤焦点至皮肤的距离。

7. 肿瘤区　指肿瘤的临床灶，为一般诊断手段就能诊断出的可见的具有一定形状和大小的恶性病变范围。转移的淋巴结可认为第二肿瘤区。当肿瘤已作根治术后，则认为没有肿瘤区。见图 6-1-2 所示各区。

8. 靶区(target volume)　包括肿瘤瘤体本身及周围潜在的受侵犯的组织，以及临床估计可能转移的范围。在设计治疗计划时要尽量保证靶区放射剂量在90%以上。

9. 治疗区(treatment volume)　治疗区的剂量应由肿瘤的最低剂量决定，应尽量保证治疗区的放射剂量在80%以上。

10. 照射区(irradiated volume)　大于治疗区，其剂量受正常组织耐受剂量的限制，对一定的照射技术和射野来说，照射区是指50%等剂量曲线所包括的区域，照射区的大小直接反映了治疗方案设计引起的体积积分剂量的大小。

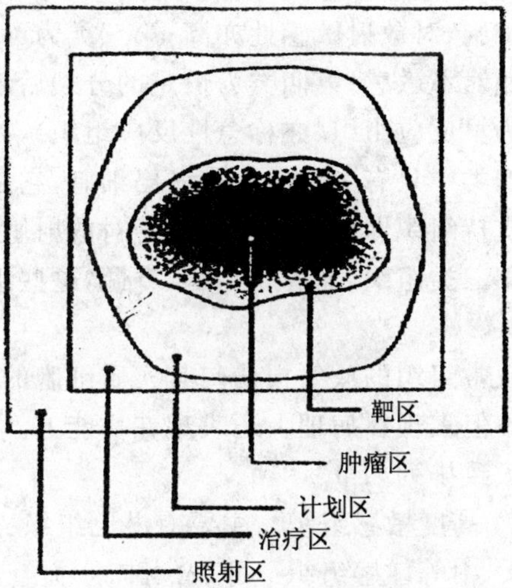

图 6-1-2　各区示意图

11. 照射野(area, A)　表示射线中心轴垂直于模体时射线束通过模体的范围，它与模体表面的截面积即为照射野的面积。

12. 人体体模　当 X(γ)射线以及高能电子束射到人体时，会发生散射和吸收，能量和强度逐渐损失。研究这些变化，不可能在人体内直接进行，往往用一种组织等效材料做成的模型代替人的身体，简称体模。最常用的体模材料是水、聚苯乙烯、有机玻璃、石蜡等。

13. 计划区　指包括靶区本身和由于日常摆位，照射中患者(或器官)运动，靶位和靶体积变化等因素引起的扩大照射的组织范围。计划区决定照射野的大小。

14. 照射量　距离射源某一距离的某一点空气中所产生电离量为照射量。

15. 皮肤量　线束照射野内患者的皮肤表面吸收剂量为皮肤量。

16. 肿瘤量　肿瘤靶区所受照射的吸收剂量，通常亦称为组织量。

17. 源瘤距　(简称 STD)指放射源到肿瘤的距离。一般用于旋转照射。

第二节　放射治疗敏感性及其影响因素

组织对一定量射线的反应程度称为敏感性。不同组织器官及各种肿瘤组织在受到照射后，出现变化的时间和反应程度各不相同。

一、正常组织的放射敏感性

放射治疗的同时不可避免地损伤肿瘤周围正常组织，因此我们必须了解正常组织的放射敏感性以尽可能的减少正常组织的损伤。正常组织的放射敏感性主要是指其实质细胞的内在放射敏感性。增殖旺盛、更新快、分化程度低的细胞对放射敏感性高。反之，增殖迟缓、更新慢、分化程度高的细胞对放射敏感性低。以造血组织为例，造血干细胞对放射线最敏感，定向干细胞到形成功能细胞放射敏感性逐渐降低。

按照细胞对放射敏感性分为四类：第一类为生长分裂中细胞，如成熟红细胞、皮肤基底细胞、精原细胞、小肠隐窝细胞，对放射敏感性最高 ；第二类为初分化分裂中细胞，如髓细胞、次精原细胞，对放射敏感性亦高；第三类为可复性分裂后细胞，如肝、肾、甲状腺、垂体，对放射敏感性相对不敏感；第四类为恒定的分裂后细胞，如神经和肌肉细胞，对放射敏感性最低。第一、二类为早反应组织（亦称急性反应组织），第三、四类组织称为晚反应组织（亦称慢反应组织）。以上四类中只有一个例外是淋巴细胞，它是分裂终止细胞，但对放射敏感性最高。实质细胞之间的支持组织即纤维组织和血管对放射敏感性中等，它影响着组织对放射的敏感性。尤其是上述第三类组织，如肝、肾、脑、脊髓，这些组织的晚期损伤与组织和血管纤维化及血管减少直接相关。

正常组织的放射损伤与其实质细胞的放射敏感性密切相关，亦受间质组织影响。组织的损伤不但表现在病理上还表现在功能上。因此，精确排列组织的相对敏感性的次序是困难的。可以大致排列如下：

1. 高度敏感组织　主要有淋巴组织、造血组织、性腺、胃肠上皮。
2. 中等敏感组织　肝、肾、肺、小血管和淋巴管、皮肤上皮、口咽上皮。
3. 低敏感组织　脑、脊髓、心脏、甲状腺、垂体。
4. 不敏感组织　神经、肌肉、骨和软骨。

二、肿瘤放射敏感性及其影响因素

肿瘤放射敏感性是指肿瘤局部对放射线的敏感程度，临床上表现为治疗后肿瘤体积变化情况，有完全缓解（CR），部分缓解（PR），无变化（NC），进展（PD）等几种，前二者多提示肿瘤放射敏感性较高。影响肿瘤放射敏感性的因素很多，有的较为清楚，有的尚未明确。现在就已知情况介绍如下：

（一）肿瘤的组织起源

它是影响放疗疗效最重要的因素之一。不同肿瘤的放射敏感性与组织来源的关系见表6－2－1。

表6－2－1　不同肿瘤的放射敏感度与组织来源的关系

肿　瘤	放射敏感性	组织来源
淋巴瘤白血病、生殖细胞瘤、无性细胞瘤	高度	淋巴、造血、生殖上皮、滤泡上皮
口腔、鼻咽、声门、膀胱、皮肤、食管、宫颈鳞状上皮	较高	口咽柱状上皮、汗腺上皮、膀胱上皮
血管与结缔组织部分次生神经、血管星形细胞瘤	中度	普通间质、神经系统、结缔组织、小血管、生长期骨及软骨
大多数腺癌：乳腺癌、涎腺癌、肝肿瘤、胃腺癌、胰腺癌、结肠癌、软骨肉瘤、成骨肉瘤	较低	成骨与软骨、涎腺上皮、胃上皮、肝上皮、软骨细胞、骨细胞
横纹肌肉瘤、平滑肌肉瘤、神经纤维瘤	低度	肌肉组织及神经组织

对放射性敏感的肿瘤一般照射 20～40Gy 后，局部肿块消失或明显缩小。中度敏感的肿瘤照射 60Gy 后才能达到局部肿块消失或得到控制。对放射不敏感的肿瘤或敏感性较差的肿瘤，照射量超过其附近组织耐受量。但临床所见，放射敏感性的高低与治疗效果并不成正比，对放射敏感的肿瘤经常容易复发或转移，而得不到治愈。相反，对放射中度敏感的肿瘤却可获得较好的疗效。应当指出：敏感与不敏感是相对的，随着放疗技术的改进其敏感性也是可变的，原来常规放疗不敏感的黑色素瘤经低分割放疗以后显示一定的敏感性，X-刀治疗体积小的脑膜瘤、听神经瘤的疗效已接近手术。

(二) 肿瘤的病理形态

肿瘤的大体形态对放射敏感性有影响。肿瘤成外生型比内生型放疗效果好，菜花型和表浅型放疗敏感，结节型和溃疡型次之，浸润型及龟裂型对放疗极不敏感，其放疗最差。一般来说，放射敏感性与分化程度成反比，同一种肿瘤分化程度越低（病理分级越高）放射敏感性越高。另外，间质含血管成分多的肿瘤亦相对敏感。但也有例外，如淋巴细胞、卵细胞不分裂，也不是未分化细胞，但对放射线敏感。

(三) 肿瘤细胞增殖动力学

无论肿瘤细胞还是非肿瘤细胞多是以相同方式不断进行分裂而增殖，细胞处于细胞周期的不同时相时，其对放射敏感性也不一样。通常处于 S 期早期（G_1后期）和 M 期的细胞对放射线最敏感，而处于 S 期后期和 G_1早期的细胞对放射线敏感性差。

(四) 肿瘤的分期

分期是影响肿瘤放射敏感的重要因素之一，早期肿瘤体积小，氧供应良好，乏氧细胞少，故对射线敏感，同时小肿瘤周围正常组织容易保护，故总体疗效好。晚期肿瘤体积大，血液供应差，乏氧细胞多，对射线抗拒，较难根治。

(五) 肿瘤的生长部位

血液供应丰富部位肿瘤所含乏氧细胞少，周围正常组织的放射损伤容易修复，故疗效好。如生长在头颈部肿瘤由于瘤床血运好，放疗敏感性高，其疗效明显优于躯干和四肢部位肿瘤，但当头颈部肿瘤部位较深或已侵犯软骨或骨时其疗效较差。

(六) 全身及局部情况

患者的健康状况与放射敏感性有密切关系。晚期肿瘤引起的严重恶液质或并发严重慢性疾病如肝炎、肺结核、糖尿病等，均可使病人的机体代谢出现紊乱，造成严重的贫血，使肿瘤的放射敏感性下降。局部炎症水肿和疤痕基础上发生的肿瘤敏感性差。

第三节　放射治疗的基本形式

放射治疗按目的可分为根治性放疗、姑息性放疗和综合性放疗。

一、根治性放疗

根治性放疗又称可治愈性放疗，通常用于对放射线敏感同时有希望获得长期生存的患者。如接受根治性放疗前肿瘤是在局部区域内，排除远处转移的可能。肿瘤病理类型是放射可治愈的。同时，患者的一般状况和营养状况良好。在放疗期间对可能发生的并发症能得到及时合理的内科保驾治疗。

根治性放疗要对肿瘤的全部组织和区域淋巴结给予根治剂量的照射。由于照射野一般比较大，照射剂量高，因此对肿瘤周围的正常组织和器官的保护尤为重要。在治疗前必须制定一个全面而周密的放疗计划，以达到治愈肿瘤、提高生存质量的目的。

在一些肿瘤治疗中根治性放疗已获得了满意的疗效，如恶性淋巴瘤、精原细胞瘤、小细胞支气管肺癌、尤文氏瘤、髓母细胞瘤，以及早期的喉癌、唇癌、舌癌、宫颈癌、皮肤癌、乳腺癌、前列腺癌、阴茎癌等。

二、姑息性放疗

姑息性放射治疗的目的是使肿瘤缩小或阻止肿瘤生长，使患者免除发生严重的合并症或解除已出现的急性症状，改善生活质量，延长生存时间，主要用于下列情况：

1. 已有远处转移的肿瘤，若对放射敏感则原发灶给予姑息性放疗。

2. 因肿瘤引起的出血、神经系统症状、疼痛、梗阻、咳嗽等，可用姑息性放疗消除或预防上述症状的发生。

3. 因肿瘤转移出现的脑、骨或其他部位转移灶的放疗。

姑息治疗的目的不是消灭肿瘤，故常采取在短时间内给数次放射，总剂量一般是肿瘤根治剂量的2/3。骨转移引起的疼痛，姑息性放疗剂量多为1/4～1/3的肿瘤根治量，即10～30Gy。脑转移可致颅压升高、癫痫、痉挛或神经压迫症状。多发脑转移常需全脑照射，后缩至局部。单发转移可行局部放射。

姑息性放疗多采用单次剂量较大，次数较少的分割照射方式。至于具体的照射方案，要依照射部位、照射范围、肿瘤大小及类型、照射目的和患者状态等来决定。在进行姑息性放疗的同时，还需全身支持治疗和其他方法的治疗。

姑息性放射治疗在肿瘤治疗过程中有时也会出现治愈结果的特殊病历。姑息性治疗与根治性放疗有时可能转化。根治性放疗的患者若出现病情发展或一般状况的恶化，则就不能完成放疗。而姑息性放疗由于放疗效果显著，或支持治疗及其他治疗方法的作用使病情好转，进而可转为根治性放疗。如霍奇金病的上腔静脉压迫症状经放疗后缓解，可改为根治性放疗达到治愈的目的。

三、综合性放疗

作为综合治疗的一部分，同时旨在治愈肿瘤的放射治疗，如上颚窦癌的术前放疗，脑瘤、直肠癌的术后放疗等。这类放疗的特点是剂量通常较根治性放疗低，患者获长期生存希望较大，制定治疗计划时亦应全面考虑。

综合治疗即根据患者的机体情况、肿瘤的病理类型、侵犯部位和发展趋势，合理而有计划地综合应用现有治疗手段以期较大幅度地提高生存率和生活质量。现将与放射治疗有关的综合治疗介绍如下：

（一）与手术联合治疗

1. 术前放疗　适当剂量的术前放疗可以做到不耽搁手术时间，不影响手术切口愈合，不损害机体免疫功能。其意义有以下几点：① 缩小肿瘤体积，提高手术切除率；② 缩小手术范围，提高器官功能保存率；③ 消灭显微病灶，减少局部复发率；④ 降低肿瘤细胞活力，降低远处转移率。

目前术前放疗多用于头颈部肿瘤和术前估计切除困难的食管癌、直肠癌、子宫体癌等。但应注意的是，若放疗后间隔时间过长，可造成放射区内纤维化，粘连加重而致手术困难，剂量过大也可使创口愈合时间延迟,甚至难以愈合。因此需掌握放疗与手术的间隔时间,一般以2~4周为宜。放射剂量以根治量的2/3左右为好。

2. 术中放疗　在手术直视下放置限光筒,避开正常组织,单次大剂量准确照射肿瘤瘤床及淋巴引流区以提高疗效。目前主要用于胃癌、胰腺癌、直肠癌等,由于操作复杂,疗效提高幅度不大等原因,国内外开展不多。

3. 术后放疗　对于手术后肿瘤残存或复发危险性大的患者术后放疗可以提高疗效,减少复发。一般宜在术后2~4周进行,避免肿瘤细胞再增殖、肿瘤生长、乏氧细胞增多、纤维疤痕过多等因素降低疗效,由于疗效肯定,临床广泛应用于脑瘤、头颈部肿瘤、食管癌、胸腺癌、软组织肿瘤、直肠癌、乳腺癌、睾丸精原细胞癌等。

(二) 与药物综合

1. 与化疗药物综合,其作用有:

(1) 提高肿瘤的放射敏感性。如顺铂可提高食管癌的放射敏感性。

(2) 与放疗协同消灭肿瘤细胞,以期根治。如小细胞肺癌的"夹心治疗",即化疗+放疗+化疗。

2. 放射增敏剂　如乏氧细胞增敏剂、细胞周期特异性药物(杀伤放疗不敏感的细胞群)等。

3. 中医中药　针灸及活血化瘀,中药还可增加肿瘤放射敏感性,减少放射反应和损伤。

4. 生物反应调节剂,其作用有三点:① 增强抗肿瘤作用及宿主的免疫功能;② 提高肿瘤的分化程度;③ 提高宿主对放化疗副作用的耐受能力。主要药物有重组细胞因子的白细胞介素、干扰素、肿瘤坏死因子等。

(三) 与加热治疗综合

放射治疗与加热治疗综合的生物学基础在于:① 加热可抑制肿瘤细胞的DNA和RNA的合成,降低肿瘤细胞对放射后亚致死性损伤及潜在致死性损伤的修复能力;② 加热可以杀死对放射线不敏感的S期肿瘤细胞;③ 乏氧细胞与有氧细胞一样对加热敏感;④ 肿瘤组织血循环差,加热时瘤内温度高于周围组织。因肿瘤内的血流量仅为周围正常组织的2%~22%而不易散热,故加温时,瘤体内的温度可高于周围组织5~9.5℃,不致造成正常组织的过热损伤。临床应用证明放射与加热综合可以提高软组织肉瘤、浅表淋巴结转移癌、胸腹壁转移癌等病变的疗效。

第四节　肿瘤放射治疗的基本原则及治疗计划设计

一、肿瘤放射治疗的基本原则

评价肿瘤治疗的效果根据治愈情况及治疗后的生存质量。肿瘤放射治疗也依据此要求,努力达到既治愈又避免因放疗引起的严重并发症,具体地说,肿瘤放射治疗应遵循以下四个原则。

(一) 照射范围应包括肿瘤

根治性放疗的照射范围应包括原发肿瘤和邻近的潜在扩展区以及淋巴引流区;姑息性放疗若以缓解症状为目的者只需针对引起症状的部位;术前放疗范围可较小,术后放疗需包括瘤床和可能侵犯的部位或加照淋巴引流区。但若照射野遗漏肿瘤,则治疗可能失败,如5cm直径的肿块，若有 1mm^{3}在照射野外，就约有 1.5×10^5个瘤细胞生存。

（二）要达到基本消灭肿瘤的目的

从理论上认为，放疗不可能做到杀灭每一个肿瘤细胞，放射引起的细胞杀灭呈指数性，总是有一部分细胞存活，但若这一小部分存活瘤细胞可被机体的防御能力消灭，则可认为肿瘤已被消灭（即治愈）。另外，要说明的是，肿瘤的临床消退与否并不是治愈的先决条件，在很多情况下是不平行的，因为肿瘤的消退情况，不仅仅在于放射杀灭的细胞数，而且还与肿瘤增殖动力学、肿瘤结构、细胞死亡形式及死亡细胞的清除率有关，有的肿瘤在放疗结束后数月才消退，有的即使完全治愈也永不消退（如软骨肉瘤）。

（三）保护邻近正常组织和器官

照射区或靶区内的正常组织和器官，在疗程中也接受了较多剂量的照射，有一些可接受的近期或远期放疗反应是难免的。但对某些重要的组织或器官（如脑、脊髓、肾等）则应避免发生严重的不可逆损伤。因此，我们必须熟悉每一种组织及器官的放射耐受量，特别是对晚反应性组织，更要重视每次分割剂量不能太大。

（四）保持全身情况及精神状态良好

患者在恶性肿瘤造成机体损害的情况下，加上放射线对全身及局部器官、组织的损伤以及对肿瘤及放射线双重恐惧的精神压力，可使患者生理及心理状况迅速恶化，致使治疗不能继续进行，免疫功能的下降也可使肿瘤进展。因此，在治疗过程中要加强支持治疗，多做患者的启发引导工作，保证精神状态和体质状况的良好。

二、治疗计划及设计

放疗计划是实施放疗的最重要部分之一，它包括设计照射野和照射角度，选择机器和能量，制定分次计划以及放疗的进程。完善的计划可能取得最佳疗效而伴以最低的风险。否则，它可能削弱治疗的作用。所以在治疗前必须制定完善的计划。毫无疑问，放疗失败的一个原因是对肿瘤的分布和检查上的失误，其中也包括对每天治疗和正常组织遮挡的疏忽。放射线是以一种物理的方式释放能量于肿瘤细胞内产生细胞杀伤，导致细胞再增殖能力的丧失。如果细胞没有受到照射，则没有产生治疗作用，因肿瘤再增长而导致局部治疗失败。因此必须对所有肿瘤负荷组织做出精确的治疗设计，这是很重要的。

放射治疗同其他治疗手段一样，如要经过一系列的临床检查来收集信息，从而决定治疗方案，最后了解治疗效果。但放疗还有其独特的地方，就是从就诊治疗到结束，一般要经过四个环节：即体膜阶段、计划设计、计划确认、计划执行，这四个环节的有机配合是确保放射治疗取得成功的关键。

（一）体膜阶段

此阶段主要确定肿瘤的位置和范围，以及与周围组织、重要器官的相互关系。一般用脱体膜法脱出人体外轮廓。在已脱好的外轮廓体膜图上，医生根据正侧位 X 线片、超声断层、同位素扫描以及对解剖部位的了解，对具体肿瘤的临床生物学特点（如肿瘤可能的侵犯范围、转移的规律等）的认识，绘出靶区的位置和范围，并尽量将靶区周围的组织特别是重要器官的位置和范围标出来。为了得到更准确的受照部位的膜截面图，最好用 X 线横位断层机（CT）或核磁共振（MRI）直接得到照射部分的截面图。

（二）治疗计划设计阶段

根据第一阶段得到的关于肿瘤患者的肿瘤分布情况，结合肿瘤的类型、分期及其所在的部位，放疗医生勾画出靶区和计划区的范围，并预计出靶区的致死剂量和周围正常组织特别是重要器官的最大允许量等，与物理人员一起借助电子计算机根据射野设计原则制定治疗计划。

（三）治疗计划的确认

上述设计好的治疗计划应放到模拟机上进行核对。所谓模拟定位机，除去用诊断X线球管代替^{60}钴或加速器机头中的放射源以外，其他的物理条件和源皮距、源瘤距离、照射野大小等与^{60}钴治疗机、直线加速器完全相同。模拟机已愈来愈广泛地用于放射治疗的定位和治疗计划的核对。

（四）治疗计划的执行

包括治疗机、物理、几何参数的设置、治疗摆位和治疗体位的固定。技术人员是治疗计划的主要执行者。要求其必须严格核对、认真摆位，根据治疗计划及照射剂量，操作治疗机和使用各种治疗附件并认真做好记录。因此提高放疗技术人员的技术素质，对保证提高治疗精度是极为重要的。

上述四个阶段的工作既是科学问题又是组织问题，患者的整个治疗过程，涉及医生、技术员和物理工作者的密切配合。只有这样才能有效地提高医疗质量。

第五节　肿瘤放射治疗患者的护理

一、正常组织的放射反应及处理原则

人体组织对放射线的敏感性与其增殖能力成正比，与其分化程度成反比。同等剂量下，放射反应性与照射面积有关，身体受照射面积越大，反应越大。正常组织分成早反应组织和晚反应组织，一般认为更新快的组织在放疗中是早反应组织，而更新慢的组织属于晚反应组织，肿瘤基本属于早反应组织。

（一）早反应组织受照射后的表现

皮肤、粘膜、骨髓、精原细胞等属于早反应组织，在放疗过程中其存活干细胞的再增殖是主要现象，在照射期间或照射后几天即会发生克隆源细胞的补偿性增殖。再增殖的出现取决于损伤发展的速度及其严重程度，适当延长治疗时间，有利于细胞的补偿性增殖，以减轻放射反应。

1. 皮肤反应和损伤

（1）急性反应：一般分为三度：Ⅰ度：发生红斑、潮红、有烧灼和刺痒的感觉，最后逐渐变成暗红，表皮脱落，称干性皮炎。Ⅱ度：充血、水肿、水泡形成，发生糜烂，有渗出液，称为湿性皮炎。Ⅲ度：放射性溃疡，表现为灰白色坏死组织覆盖，边界清楚，底部较光滑，呈火山口型形成痂下溃疡，有剧痛。

（2）慢性反应：放疗后数日、数年出现的反应。表皮萎缩变薄，浅表毛细血管扩张，有时有色素沉着，脱屑，皮肤瘙痒，易受损破溃。高能射线可致皮下组织纤维化，有时成板样坚硬，纤维化的程度与早期皮肤反应的严重性无关。有皮下组织纤维化的患者常可合并感染，发生放射性蜂窝织炎，有高热，局部红肿热痛，可用抗生素治疗但易复发，晚期慢性放射性皮炎，其溃疡可向深部组织发展，甚至累及骨组织，并发坏死性骨髓炎。

（3）处理：放射治疗时，保持皮肤干燥、清洁，一旦出现湿性皮炎，可外用松花六一散。避免理化刺激，放疗中禁用湿敷、热敷、化妆品及有刺激的药膏，避免烈日暴晒和严寒冷冻，不要

剃须，衣服要柔软。禁忌搔抓、按摩，避免外伤（数年后仍应注意）。

2. 口腔粘膜反应

(1) 临床表现：口腔粘膜反应出现时间较皮肤早，一般在放疗后2～3周最为严重，以后可自行缓解，表现为充血、白点、融合成片和浅表溃疡，可有伪膜形成。

(2) 处理：放疗中嘱患者戒烟酒，避免吃过热、过硬及刺激性食物，保持口腔清洁。反应明显时，可服清热解毒药、消炎止痛类药，也可用口腔溃疡糊、锡类散等局部涂拭及维生素 B_{12} 含服。维生素 B_{12} 含服对口腔粘膜溃疡有较好的疗效，能促进愈合并有镇痛作用。疼痛严重者，进食前可用2%普鲁卡因或1%丁卡因（的卡因）含服，以缓解疼痛。

3. 造血系统　造血系统受照射后，干细胞减少，使其对扩增部分的前体细胞的供应减少，同时前体细胞的本身也受到了照射的损伤，血小板、白细胞和红细胞三种前体细胞的再生长很快，它们的放射敏感性是一样的，只不过前两种细胞的生命期限很短，故常常表现为外周血的白细胞和血小板下降。红细胞寿命较长，故贫血出现较晚。当白细胞数量低于 $3.0\times10^9/L$，血小板低于 $80\times10^9/L$ 时，要考虑暂停放疗。放疗中要注意患者的营养，对已有下降者可用中医药治疗。白细胞过低者可使用细胞生长刺激因子等生物制剂，并谨防感染。

4. 小肠、结肠和直肠　小肠对放射线较敏感，常规放疗40～50Gy可有1%～5%的患者出现小肠放射反应，甚至会发生肠坏死、溃疡、穿孔及梗阻，照射剂量如达65Gy以上，可升到25%～50%，故腹腔照射时剂量不宜过高，特别是有肠粘连者更应注意。另外，全小肠照射30Gy/3～4周时，往往发生吸收不良症候群，水样腹泻等，可按肠炎处理，严重者暂停照射。在照射腹部时应尽量避开小肠，以减轻小肠反应，可用压迫器推开小肠或改变体位（头低足高、侧卧水平照射）照射等方法。

结肠、直肠因盆腔肿瘤接受放疗者，多数患者的直肠会发生组织学变化，大多数患者放疗后症状轻微，但2.5%～15%的患者可有显著的结、直肠炎症表现。这些患者接受放疗数天、数周后，可出现里急后重、粘液血便、腹泻（多系因肠功能障碍所致）、便秘及肛管疼痛等症状，放疗后数月或数年，可因肠壁血管损伤（闭塞或狭窄）引起广泛粘膜溃疡、肠腔狭窄、出血甚至肠穿孔、坏死，直肠、乙状结肠、阴道、膀胱及邻近肠管之间形成瘘道等。

放疗所致结直肠损伤目前尚无特效的治疗，多数学者主张改变时间—剂量关系，即增加治疗的间隔时间，或减少剂量及每次照射量，以减轻放射反应，放疗中应避免吃刺激性、不易消化的食物。放射性结直肠炎的治疗主要是对症治疗，包括使用镇静剂，肛管应用麻痹性膏剂以舒缓肠痉挛。对里急后重严重者，可试用氢化可的松、氢氧化铝直肠乳剂及抗生素等灌肠治疗，对慢性放射性直肠炎的出血可用止血药、局部烧灼、激光等治疗，对失血过多或危及生命的大出血则需输血及手术治疗。

5. 睾丸、卵巢　精原细胞对放射线敏感，睾丸照射1.06Gy就可能发生不育，照射30Gy后几个月才能开始再产生精子。因此放射时应尽量保护睾丸。卵巢照射1.5～2.0Gy，月经即可受抑制，2～3Gy就可能发生不育。30Gy左右可使卵巢功能完全停止。因此，对年轻、需生育的妇女患者应尽可能保护卵巢。

（二）晚反应组织受照射后的表现

无再增殖能力，仅有修复功能的一类组织如脊髓、肾、肺、皮肤、骨、纤维脉管系统等均属晚反应组织。以上组织器官受照射后的损伤往往由邻近组织的功能细胞进入分裂周期代偿，而不是干细胞分裂分化成终末细胞的结果。

1. 肺　肺照射20Gy即可产生永久性损害，因而肺癌放疗时，肺的放射性纤维化是不可避免的，若范围不大则影响轻微，常无明显症状，但治疗胸外肿瘤时应尽量减少肺的照射。重点注意的是预防和及时处理放射性肺炎。放射性肺炎是否发生与照射面积、部位、心肺功能等有关；照射部位位于肺门纵隔附近时易发生，肺尖部较少发生；慢性气管炎、肺气肿患者易发生。放疗前或放疗中并用化疗药如环磷酰胺、阿霉素、丝裂霉素等可降低肺的耐受量。放射性肺炎分为急性和慢性两个阶段。

(1) 急性放射性肺炎：发生在治疗后的3周，4～6周达到高峰，2～3个月消退。常见症状是刺激性干咳，可能有低热、盗汗及呼吸困难。若伴有感染则症状明显加重，有突然高热、胸痛、紫绀及气急等。治疗主要使用大量的皮质激素、抗生素和吸氧等。

(2) 慢性放射性肺炎：主要因肺纤维化而造成的，表现为持续性、刺激性干咳及肺功能减退，通常于治疗后的2～3个月出现，可持续多年。治疗主要是消炎、止咳祛痰及大剂量维生素支持治疗，对重患者则要加用皮质激素、抗生素、吸氧等措施。

2. 脊髓和脑　放射可导致脑脊髓充血、水肿(无菌性坏死)，可加重颅内、椎管内高压。有些人在放疗后数周至3～4个月可出现中枢神经系统症状和体征，表现为嗜睡、头晕、脑脊液中细胞数和蛋白增高，有时有低热。不作处理，2周左右亦能自愈。用皮质激素治疗有效，不要认为肿瘤复发而急于再次手术。

在放疗后数月到数年内可发生放射性脊髓炎、放射性脑坏死。放射性脊髓炎，一般在放疗后数月到1年后发生，其早期症状可出现一侧或双侧肢体的感觉异常，低头时颈有触电样感觉即Lhermitte征，多数可自愈，少数以后发展为典型的脊髓半切综合征，一侧痛、温觉障碍和对侧运动障碍，双侧痛温觉障碍，单侧运动障碍。也可能发展为脊髓横贯性损伤或梗死，表现为截瘫。放射性脑坏死，临床表现为逐渐加重的嗜睡、记忆力及智力减退、颅神经麻痹及头痛、恶心呕吐等颅压增高症状。放射性脑坏死有时很难与肿瘤复发鉴别。

放射性脊髓、脑病，临床治疗主要采用大剂量皮质激素、维生素C和维生素B、能量合剂和脱水剂，高压氧舱仅对感觉异常者有效，对已有运动障碍者无效。

3. 肝脏、肾脏　肝脏的耐受量与受照的肝体积有关。全肝照射大于30Gy，则可能发生放射性肝炎，表现为肝肿大、腹水、黄疸及肝功能衰竭。治疗主要是卧床休息，高热量低脂肪饮食及中西药保肝治疗。轻者肝功能在1月内可恢复正常，严重者可因肝功能衰竭致死。

肾脏的耐受量较低，常规全肾照射20Gy，5年内有1%～5%的患者发生放射性肾炎。急性放射性肾炎，常发生在放疗后6～8周，出现蛋白尿、高血压、贫血和心脏肥大等症状体征。治疗方法同肾小球肾炎，必要时使用人工肾渡过急性期，部分患者可发展为慢性肾炎、肾萎缩及肾功能衰竭。

4. 心血管系统　心脏损伤的临床剂量阈值为45～50Gy。在乳腺癌、食管癌、肺癌等放疗时均可并发心脏损伤。心脏损伤可分为四类：① 急性心包炎；② 迟发性慢性心包炎；③ 心肌炎或全心炎(包括心包、心肌和心内膜纤维变)；④ 冠状动脉硬化和心肌梗死。在并用化疗时(如阿霉素)，低剂量放射也可造成损害。大血管和周围血管也可发生损害，表现为血管狭窄甚至闭塞，类似动脉粥样硬化的外形改变。辐射引起心脏损伤最显著特征是心包积液。急性期表现为发热、胸闷、胸痛、心包摩擦音、心电图异常。慢性期表现为缩窄性心包炎表现，常有呼吸困难、干咳、颈静脉压升高、肝脏肿大或周围性水肿、心电图肢导电压下降。有些患者临床症状虽不明显，但心电图检查可见异常。心包损伤的治疗主要是对症性支持疗法，如皮质激素应用、心包穿刺或心包切除。

5. 骨骼系统　生长期的骨、骺软骨经较低剂量(20Gy)照射即可能发生损害，表现为发育障碍、畸形。成熟完整的骨及软骨即使经高剂量(70～80Gy)照射,也很少发生改变。剂量过高或多次反复照射可发生放射性骨炎或骨坏死(脱钙或骨质增生,病理性骨折),尤其是X线治疗时,因骨吸收量高,故较易发生。过量照射也可引起骨骼肌萎缩、硬化。放射性骨炎、骨坏死多在放疗后2～3年发生,但若伴有创伤或合并感染时可提早发生,且发生率增高,故头颈部肿瘤放疗后应保持口腔清洁,数年内避免拔牙,以防颌骨坏死,偶见放射性骨肉瘤。

(三) 全身性放射反应

1. 消化道反应　主要反应为食欲不振、恶心、呕吐及腹泻等,腹腔肿瘤照射时难免,非腹腔肿瘤治疗时出现消化道反应,可能系对肿瘤破坏时的毒性代谢产物的反应,对症处理,嘱患者多饮水及补充大量维生素,适当用些镇静剂,同时应解除患者顾虑,增强患者与疾病作斗争的信心。

2. 造血系统抑制　常见为白细胞和血小板下降。白细胞低于 $3.0\times10^9/L$,血小板低于 $80\times10^9/L$ 要考虑暂停放疗。放疗中要注意患者的营养,对已有下降者可用药物治疗,必要时给予成分血输入,白细胞过低时应谨防感染。

3. 皮肤过敏反应　有时可发生皮肤瘙痒、丘疹样荨麻疹等,也是对肿瘤破坏的毒性代谢产物过敏所致。

4. 免疫功能抑制　低剂量电离辐射与高剂量电离辐射对免疫功能有完全不同的效应。低剂量照射时有刺激作用,高剂量照射则有抑制作用。单次照射75cGy和500cGy后出现NK细胞活性增高峰,4～18Gy引起NK细胞活性明显抑制。恶性肿瘤患者免疫功能处于不同程度的抑制状态,电离辐射作用于机体后,其免疫功能也可进一步受到抑制。推测除由于辐射诱致癌肿患者的淋巴细胞数减少外,还可能与淋巴细胞质膜成分变化等因素有关。因此放疗患者辅以免疫增强剂可增加机体免疫功能,以提高疗效。

二、放射治疗患者的护理

(一) 放疗前的护理

放疗前的准备工作包括患者的生理及心理准备,护士应首先了解该患者的治疗时间、疗程、射线种类、照射部位、患者的病情及放疗的预期效果等情况,并要掌握患者的心理状态,有的放矢做好准备工作。

1. 心理护理　多数患者对“放疗”缺乏正确的认识,护士应在治疗前简明扼要的向患者及家属介绍有关放疗的知识、放疗可能出现的副作用及需要配合的事项,介绍患者阅读有关放疗的知识手册,内容应通俗易懂,图文并茂。开始放疗前,陪同患者到放疗操作室参观,解释放疗过程,使患者消除紧张恐惧心理,积极配合治疗。

2. 了解并调整患者的身体状况及营养状况　放疗开始前即给予高蛋白、高维生素饮食,以增强体质。一般情况较差者应设法调整,如纠正贫血、脱水以及水、电解质紊乱等,并应做肝、肾功能及血常规等检查。

3. 口腔护理　头颈部病变特别是照射野通过口腔时,应做好口腔卫生,如洁齿、用多贝尔液漱口等,并应先拔除龋齿,对牙周炎或牙龈炎者也应采取相应治疗后再进行放射治疗。

4. 伤口护理　如有切口,应在放射治疗前,将切口妥善处理,尤其是接近软骨及骨组织的切口,必须在其愈合后方可进行放疗,以防出现放射性骨炎或骨坏死。其他部位切口除非特殊急需外,一般也应待切口愈合后再进行放疗为宜,如全身或局部有感染情况,须先控制感染后再行放疗。

（二）放疗期间的护理

1. 照射野皮肤的护理　放疗过程中，根据所用放射源、照射面积及部位会出现不同的皮肤反应。所以照射前应向患者说明保护照射野皮肤对于预防皮肤反应的重要作用。如选用全棉柔软内衣，避免粗糙衣物摩擦；照射野可用温水和柔软毛巾轻轻沾洗，局部禁用肥皂擦洗或热水浸浴；局部皮肤禁用碘酒、酒精等刺激性消毒剂，避免冷热刺激如热敷、冰袋等；照射区禁止剃毛发，如需剃毛发宜用电动剃须刀，防止损伤皮肤造成感染，照射区皮肤禁作注射点；外出时防止日光直射，应予遮挡；局部皮肤不要挠抓，皮肤脱屑切忌用手撕剥；多汗区皮肤如腋窝、腹股沟、外阴等处保持清洁干燥。

2. 营养和饮食护理

放疗在杀伤肿瘤细胞的同时，对正常组织也有不同程度的损害，加强营养对促进组织的修复，提高治疗效果，减轻毒、副反应有重要的作用。因此在食品的调配上，注意色、香、味，少量多餐，饭前应当控制疼痛，并为患者创造一个舒适的进食环境。加强对患者及家属营养知识宣教，鼓励家属送一些可口的食品，为患者提供丰富的营养。对全腹或盆腔放疗引起的腹泻，宜进少渣、低纤维饮食，避免吃产气食品如糖、豆类、鲜牛奶、碳酸类饮料。严重腹泻时，要暂停治疗并给要素膳或完全胃肠外营养。

放疗期间鼓励患者多饮水，每日 3000ml，以增加尿量，使因放疗所致大量肿瘤细胞破裂、死亡而释放的有害物质排出体外以减轻全身放疗反应。

3. 密切观察、定期检查血象变化　放疗期间患者常有白细胞下降、血小板减少，对机体免疫功能造成一定影响，因此应密切观察血象变化并注意患者有无发热现象，一般体温超过 38℃应暂停治疗，并给予相应处理，预防继发性感染发生。常规每周检查血象 1～2 次，如果发现白细胞及血小板有降低情况或出现血象骤降，应及时通知医生，并禁用对血象有影响的药物。

4. 腹腔、盆腔照射前应排空小便，减少膀胱反应。

5. 进放射治疗室不能带入金属物品如手表、钢笔等。

6. 注意观察患者情况，如有全身或局部反应宜及时处理，并报告医师。

（三）放疗后的护理

1. 放疗结束后，应做一次全面体格检查及肝肾功能检查。

2. 照射野皮肤仍需保护至少 1 个月。因照射区皮肤在多年以后仍可发生放射性溃疡，故应一直注意放射区皮肤的保护，避免摩擦和强烈的理化刺激。

3. 随时观察患者局部及全身反应消退情况。脊髓或其他重要脏器受照后的远期反应亦应观察和处理。

4. 向患者讲清照射后，局部或全身仍可能出现后期的放射反应，以免患者届时惊慌。

5. 口腔受照射后 3～4 年内不能拔牙，特别是当出现放射性龋齿所致的牙齿颈部断裂时，牙根也不能拔除，平时可用含氟类牙膏预防，出现炎症时予以止痛消炎。

6. 加强照射区的功能锻炼，如头颈部放疗后练习张口，乳腺癌放疗后练习抬臂锻炼等。

7. 嘱患者按时复查。一般放疗后 1 月应随诊检查一次，以后每 3 月一次，1 年后可半年一次。放疗结束后一般至少休息 2～3 个月。

（李燕琴　张亚茹　曲荣艳）

第七章　癌症疼痛患者的护理

第一节　疼痛概述

据世界卫生组织(WHO)统计，目前全世界癌症患者中有 30%～50%伴有不同程度的疼痛。全世界每天有 300～350 万人遭受着癌痛的折磨。其中早期到中期患者占 30%～35%，晚期占 50%～70%。按疼痛的强度区分，剧烈疼痛占 30%，中度和重度疼痛占 60%。国内调查结果表明：各期癌症患者中伴有不同程度疼痛的占 51%～61.6%。癌症疼痛是一个普遍的世界性问题。我国是世界上最大的发展中国家，由于多种原因很多癌症患者在确诊时已属晚期，疼痛严重地影响患者的生活质量。因此，癌症止痛及姑息治疗在我国具有重要意义。本章重点介绍癌症疼痛的概念、治疗原则以及护理要点。

一、疼痛的定义

目前最为广泛、公认的是国际疼痛研究协会(IASP)给出的疼痛定义，即“疼痛是一种令人不快的感觉和情绪上的感受，伴有实质上的或潜在的组织损伤，疼痛是一种主观的感受”。这一定义强调了疼痛是患者本人的感受，提示疼痛评估应以患者本人的描述为准。

此外，有学者描述疼痛“是躯体和心理共同的体验”，患者的疼痛原因来源于许多不同方面，其中社会、心理、精神方面的痛苦和生理因素的影响同样重要。愤怒、恐惧、抑郁、孤独或不愉快的记忆都可以降低疼痛的阈值而加剧患者的疼痛感受。这一定义提出患者的疼痛是一种多维体验，因此对疼痛的评估应做到全面细致。

二、疼痛的产生机理

疼痛是由疼痛感受器、传导神经和疼痛中枢共同参与完成的一种生理防御机制。物理刺激因素、组织受到损伤及炎症引起的化学性刺激因素，以及前列腺素、缓激肽、5-羟色胺、组胺、钾和氢离子等致炎因子刺激神经末梢(感受器)引起疼痛，冲动沿周围神经传导到脊髓后角，在脊髓后角利用各种神经递质，包括 P 物质和谷氨酸盐，通过脊髓丘脑束的神经突触传至脊髓，再通过脑干达到背侧丘脑，在脊髓丘脑处，冲动被传导到大脑皮层的各个区域，这样产生疼痛的感受及反应。

三、疼痛的原因

癌症患者的疼痛主要由于肿瘤本身或其诊断与治疗造成的，少部分是由其他无关原因造成的。主要有以下几方面：

1. 直接由癌症引起的疼痛，最常见的是肿瘤侵犯，使神经受压或受侵；内脏管道受侵引起的梗阻；肿瘤溃疡感染。

2. 各种治疗手段引起的疼痛，如手术伤口疼痛，放射性皮肤损伤的灼痛，化疗引起的静脉炎等。

3. 诊断检查引起的疼痛，如活体组织检查、骨髓穿刺等。

4. 精神紧张、焦虑引起的疼痛。

5. 存在与癌症无关的疼痛。

四、疼痛的分类

根据疼痛的发生和延续时间分为急性、慢性和突发疼痛；根据疼痛的生理机制可分为躯体、内脏和神经疼痛。

（一）急性、慢性以及突发疼痛

1. 急性疼痛　通常由疾病或损伤引起，起病明确，病期限定且可预测。患者通常表现为心悸、呼吸急促、血压升高、多汗、皮肤苍白，并伴有明显的焦虑。治疗上，应去除引起疼痛的病因或损伤。

2. 慢性疼痛　通常由慢性病理过程造成的，逐渐发生，不很明确，并可能持续加重。患者通常表现为淡漠、迟缓、食欲不振、失眠等。癌症相关的慢性疼痛需要规律使用止痛药物治疗，并需要心理、社会支持治疗以提高患者的生活质量。

3. 突发疼痛　常发生在某些特定情况下，如进食后、某些姿势、活动或长时间站立后，发生突然而且间断发作。

（二）躯体痛、内脏痛和神经痛

1. 躯体痛　疼痛部位明确，如临床上骨转移和手术后痛。可分为急性或慢性，表现为刺痛、酸痛。

2. 内脏痛　胸腹部脏器受癌肿浸润、压迫或牵引引起。定位不明确，表现为挤压痛、胀痛或牵拉痛。

3. 神经痛　癌肿浸润或治疗引起的神经末梢或中枢神经系统受损所致。表现为烧灼样、钳夹样的阵发性疼痛，往往伴有感觉或运动功能丧失。

五、疼痛对生活质量的影响

大量调查资料显示伴有疼痛的癌症患者的生存质量明显低于无痛的癌症患者。癌痛对生活质量的影响通常表现在以下四个方面：

（一）生理方面

功能减退，体力和耐力降低，恶心，食欲差，睡眠不好或失眠。

（二）心理方面

消遣娱乐受限，焦虑恐惧加重，抑郁，不能集中精神，过度考虑身体疼痛，失去控制。

（三）社会方面

社会活动减少，性功能和情感减低，外貌改变，对家人和护理人员的依赖性增加。

（四）精神方面

痛苦加重，改变想法，重新评价宗教信仰。

第二节　癌症疼痛的药物治疗

一、三阶梯癌痛治疗方案

（一）WHO关于癌痛控制的止痛药物三阶梯原则

WHO于1990年设计了一套简单有效、公认的、可合理安排的癌痛治疗方案，即三阶梯癌痛治疗方案，目前已成为在国际上被广为接受癌症疼痛的药物治疗方法。一般轻度疼痛可首选非阿片类药物±辅助用药，即第一阶梯；如疼痛持续或加重可在此基础上加用弱阿片类药物，即第二阶梯；如疼痛仍不能控制或持续加剧，则需应用强阿片类药物，即第三阶梯。对有特殊适应证如神经或精神症状的患者应加入辅助药物。关于WHO癌痛控制的止痛药阶梯原则见图7-2-1。

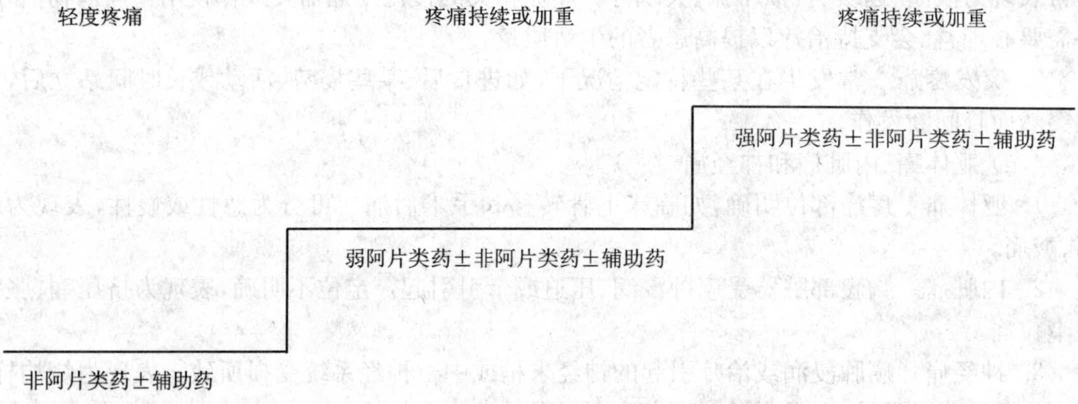

图7-2-1　WHO癌痛控制的止痛药阶梯原则

（二）三阶梯癌痛治疗原则

WHO推荐了止痛药应用的五个要点：按阶梯、口服、按时、个体化、注意细节。

1. 按阶梯给药　按阶梯给药是指止痛药物的选择应根据疼痛程度由弱到强按顺序提高，除非是重度疼痛，一般应首选第一阶梯药物。如果达不到止痛目的，疼痛继续加剧，则应用第二阶梯药物。若疼痛仍未能控制或继续加剧，则应使用强阿片类药物，也可同时加用非阿片类药，后者既能增加阿片类药物的止痛效果，又可减少阿片类药物的用量。

2. 口服给药　此法方便、经济，既可免除创伤性给药的不适，又能增加患者的独立性。阿片类药物有多种剂型，若患者不能口服，再选用直肠或其他无创性给药途径。只有在以上方法不适合或无效时，再考虑肠道外给药途径。阿片类止痛剂口服给药时吸收慢，峰值较低，不易产生药物依赖性。在美国，治疗慢性疼痛用口服给药占各种给药途径的80%左右。

3. 按时给药　即按照规定的间隔时间给药，例如吗啡即释制剂每隔4～6小时给药一次，控释或缓释制剂每12小时给药一次，这样可使止痛药物保持稳定的血药浓度并保证疼痛的连续缓解。

4. 个体化给药　个体对麻醉药品的敏感度差异很大，所以阿片类药物没有标准量。凡能使疼痛得到缓解的剂量就是正确的剂量。可根据患者的具体情况调整用药。

5. 注意具体细节　对用止痛药患者要注意监护，密切观察药物副反应。保证患者疼痛得到最大限度的缓解并且副作用最小。

二、止痛药物的分类、作用机制、常见副作用及处理

(一) 分类

止痛药物的品种繁多，一般分为非阿片类和阿片类。非阿片类止痛药又称非麻醉性止痛药，以阿司匹林、对乙酰氨基酚(扑热息痛)、布洛芬、吲哚美辛(消炎痛)为代表，主要用于轻度疼痛的患者。阿片类止痛药又称麻醉性止痛药，就其作用强度可分弱阿片和强阿片两类。前者以可待因和氨酚待因为代表药物，属中效止痛药。后者以吗啡、芬太尼、哌替啶为代表药物，用于解除或缓解重度疼痛。

(二) 作用机制

非阿片类止痛药包括扑热息痛和非甾体类抗炎药(NSAIDs)。扑热息痛的作用机理主要在中枢神经系统抑制前列腺素合成酶起作用。而非甾体类抗炎药(NSAIDs)主要作用在外周，通过抑制前列腺素合成酶(环氧化酶)，阻止炎症组织产生的花生四烯酸转化为前列腺素而起到抗炎、止痛和解热作用。所有的非阿片类药物用于疼痛治疗时均存在天花板效应，即镇痛作用有极限。

阿片类药物通过与中枢神经系统的阿片受体结合而产生镇痛效应。

(三) 非阿片类止痛药物的副作用

非甾体类抗炎药物是轻度疼痛的首选药物。它的副作用可以出现在任何时候，最常见是药物刺激胃粘膜引起上腹部不适，大剂量服用可引起消化道出血和溃疡形成。其次，非甾体类抗炎药物可影响血小板聚集引起出血。另外，长期用非甾体类抗炎药物可能发生肾功能衰竭、肝功能不全。因此，对服用这类药物的患者，尤其是老年人，应特别留心药物的副作用。并严格掌握禁忌证。扑热息痛与其他非甾体抗炎药相比，一个突出的优点是不影响血小板功能，可降低血小板减少患者用药的危险。

(四) 阿片类止痛药物的副作用及处理

阿片类药物最常见的副作用有便秘、镇静和恶心。其他副作用包括精神恍惚、呼吸抑制、口干、尿潴留、瘙痒、肌肉痉挛、认知功能的改变、烦躁、欣快感、睡眠不适、性功能障碍、生理依赖性、耐药性及抗利尿激素分泌失调。每个患者对阿片类药物副作用的反应个体差异很大，护理中应特别注意。下面以代表药物吗啡为例介绍常见副作用及处理。

1. 镇静　开始使用吗啡治疗时，常伴有镇静作用，一般持续2～5天，比较轻微，少数情况可能发生严重嗜睡和精神错乱，此时应减少药量或考虑换用其他阿片类药物。护理上应准确评估镇静程度并给予相应的解释和指导，鼓励家属多与患者交流并协助适当活动。

2. 恶心和呕吐　开始服药时会感到频繁的恶心，由于吗啡对延髓的化学感受器触发区的直接影响，以及吗啡引起的胃排空延迟和便秘几方面因素造成，几天后就会减轻或消失。对于恶心、呕吐严重的患者应给予止吐药物治疗。

3. 便秘　由于药物抑制胃肠分泌和运动，延迟胃的排空可导致便秘。此外随着疾病进展，晚期患者进食进水减少，长期卧床，也加重了便秘。除了一般饮食多进纤维素外，如无特殊禁忌，应配合通便药物以预防便秘。

4. 呼吸抑制　长期应用阿片类药物的患者一般对呼吸抑制的副作用都能够产生耐受。偶尔在疼痛迅速缓解和疼痛的刺激作用不能抵消药物的镇静作用时，就会产生呼吸抑制。发生呼吸抑制时使用纳洛酮解救。方法：将0.4mg纳洛酮溶于10ml生理盐水中，开始每分钟用0.5ml

即 0.02mg 皮下、肌肉或静脉注射，根据呼吸频率调整剂量，以改善呼吸功能又不拮抗镇痛作用为准。

三、药物治疗的注意事项

1. 癌痛药物治疗的基本原则是采用个体化治疗方案。

2. 止痛药最好的给药途径是口服。这是最方便、最经济实惠的用药方法。如果患者不宜口服，应考虑直肠或经皮给药，这两种用药途径也是相对无创的。应尽量避免肌注给药，注射药物不仅有疼痛，而且不方便，另外吸收也不可靠。

3. 对于持续性癌痛药物的治疗，以定时用药为基础，辅以"必要时"增加剂量。因为规则的剂量方案可使体内药物浓度维持恒定，并预防疼痛的复发。

4. 接受阿片激动剂治疗的患者，不应服用激动拮抗剂混合型的药物，因这样用药会促发戒断综合征，并可能使疼痛加剧。

5. 如果需要长期用阿片类药物治疗，则不要选用哌替啶（度冷丁）。因为哌替啶的止痛作用维持的时间短，一般 2.5～3.5 小时。其次，哌替啶在体内代谢成去甲哌替啶，具有中枢神经毒作用，且半衰期长，因此，大剂量重复使用或连续输注造成去甲哌替啶积聚，促使出现神经中毒症状，如震颤、抽搐、肌阵挛和癫痫发作。故哌替啶只可用于短时的急性疼痛，对需要长期连续应用的慢性疼痛或癌症疼痛应属禁忌。

6. 长期使用阿片类药物治疗可能会产生耐药性及生理依赖性，但不要与成瘾相混淆。

(1) 阿片类药物的生理依赖性一般出现在突然停用药物或者用阿片类药物拮抗剂如纳洛酮时。其典型症状有焦虑、易怒、寒战、关节痛、流泪、出汗、鼻溢、恶心、呕吐、腹部痉挛及腹泻，也称戒断症状。当病因解除后，应用阿片类药物撤药方案可以避免出现戒断综合征。

(2) 阿片类药物的耐药性是指为了维持镇痛效果，需不断增加药物需要量。产生耐药性的最初表现是一定剂量的药物作用时间缩短。合理调整用药剂量，按原有剂量的 25%～50% 逐渐增加，阿片类药物的特点是其镇痛作用没有极限。

(3) 阿片类药物的精神依赖性也称成瘾性，指为了得到精神上的快感而不择手段地获取并使用药物的行为，是滥用药物的行为。国外研究表明阿片类药物用于缓解癌症疼痛，极少发生成瘾。其成瘾率低于 0.4‰。

7. 不要采用安慰剂治疗癌症疼痛。

8. 应给患者书面的止痛治疗方案。在患者转院或出院回家时，应将其疼痛治疗方案通知到患者所在治疗单位。

第三节　癌症疼痛的非药物治疗

癌症疼痛除上述药物治疗方法外，还包括手术、放射治疗、化疗、麻醉和神经外科以及物理、心理疗法等。

一、创伤性非药物疗法

(一) 姑息手术疗法

姑息手术疗法可用于减少肿瘤体积，从而减轻梗阻和压迫症状。强调外科治疗应在症状出现之前进行，才能最大限度地起到姑息止痛的作用。

（二）麻醉方法

通过局部用麻醉药或神经松解剂进行神经阻滞，可以控制难治性疼痛。

（三）外科方法

神经外科缓解疼痛的方法包括神经切除、置入药物注入系统，这些方法仅适于躯体痛，而不是神经痛。

二、抗肿瘤治疗

（一）放射治疗

放射治疗能缓解转移性疼痛，以及因原发癌局部侵犯所致的症状。1/3 以上的放疗属于姑息治疗。放疗可以直接作用于引起疼痛的原因，且能提高治疗效果。特别对骨转移者，局部的放疗可使疼痛明显减轻。

（二）化学治疗

应用化疗方法缓解疼痛主要取决于肿瘤本身对化疗的敏感性。某些对化疗药物敏感的肿瘤在治疗后疼痛往往可以得到明显缓解。

三、物理疗法

物理疗法包括皮肤刺激、锻炼、固定术、经皮电神经刺激（TENS）及针灸疗法。应用这些疗法可以减少患者对止痛药的需求，但不能用以代替癌症疼痛的药物治疗。应尽早向患者介绍这些疗法，用以治疗全身虚弱，机能下降以及与癌症诊断和治疗有关的活动受限造成的疼痛。

（一）皮肤刺激

包括在皮肤表面热敷（温热疗法）和冷敷（冷冻疗法）。其他方法还有：按摩、按压、震动按摩，可以帮助患者松弛，分散疼痛的注意力。皮肤刺激有时在疼痛缓解前有短暂的加重。这些方法为无创性疗法，患者和家庭护理人员易于掌握。目前对癌症患者使用热疗问题有关文献尚看法不一，但也没有明确的禁忌。

（二）按摩

按摩是一种放松肌肉的方法，用于缓解一般的酸痛和疼痛，特别适用于治疗期活动受限有关的疼痛，按摩还可通过增强特定部位皮肤血液循环来减轻疼痛。按摩的常用手法是用有节奏的、环行的、由远端至近端的活动进行抚摩、柔捏、搓擦，可用无酒精乳液来减少摩擦。应鼓励患者选择能使自己感到舒服的运动。应注意的是按摩不能增强衰弱的肌肉，因此，不要用按摩代替患者肌肉锻炼。

（三）锻炼

对治疗亚急性和慢性疼痛非常重要，可以增强无力的肌肉，活动强直的关节，帮助恢复身体的协调与平衡，增加患者的舒适感，改善心血管功能状况。在可能的情况下，应鼓励患者保持活动，并参与自我护理。

当患者不能维持活动功能时，应教给家属一些简单、常规的在一定活动范围内的锻炼和按摩方法，以便在患者功能减退和不能活动期间减轻患者的不适，并保存肌肉和关节的功能。如被动活动增加患者疼痛则应停止。在急性疼痛期，锻炼应限制在患者自己能活动的范围内。当患者因肿瘤侵犯有可能发生病理性骨折时，应避免做任何形式的负重锻炼。

（四）改变体位

改变体位是预防或缓解疼痛的简单方法。指导卧床患者保持正确的体位并经常变换体位，注意皮肤情况，并教会患者和家属做一定活动范围的锻炼。骨转移的患者可采用固定术预防骨折。教会患者和家属如何正确使用矫形装置，及如何预防在变换体位和翻身时发生扭转。应尽量避免延长固定术，以预防关节挛缩，肌肉萎缩，心血管功能下降以及其他不良反应。

（五）抗刺激

抗刺激是直接刺激末梢神经，激活内源性疼痛调节通路，经皮电神经刺激（TENS）采用可控的低压电极，经皮肤刺激大的末梢有髓神经纤维，以达到调节刺激传导，缓解疼痛的目的。

四、社会心理干预

社会心理干预可与止痛药物结合来控制疼痛，但不能取代癌症疼痛的药物治疗。社会心理干预采用认知或行为技术，帮助患者得到疼痛被控制的感觉。主要介绍以下几种方法：

（一）转移或分散注意力

将患者的注意力转移到其他方面，例如随着音乐有节奏的呼吸，唱歌、看电视、读书等。

（二）放松和意想

放松技术包括简单的注视呼吸锻炼、逐步放松肌肉、沉思、音乐松弛法。简单的放松技术用于短暂的疼痛发作，例如用于治疗操作中，或用于患者集中注意力的能力受到重度疼痛、极度焦虑或疲劳的损害时。愉快的精神意想能帮助患者放松，例如鼓励患者设想美好的场景，集中注意力在过去某一愉快的经历或事件中。

（三）心理治疗

主要由精神病学家、临床心理学家等专业人员完成。心理治疗可给予患者感情上的支持和有用的信息，帮助患者更好地适应危机。用于疼痛难以控制或有抑郁症状的患者。

（四）支持组织

可来自家庭、病友及社会各界，帮助患者正确对待疾病，为患者提供精神上的支持，物质上的援助及信息的交流等。

（五）患者教育

把有关疼痛评估、用药、副作用的处理及非药物疗法等知识告诉患者和家属，并强调疼痛是可以得到有效控制的。教育患者的目的是让患者参与疼痛治疗和自我护理。

第四节　癌症疼痛患者的护理

一、癌症疼痛的护理评估

（一）评估原则

疼痛是一种主观感受，因此患者报告的疼痛是最真实可靠的。医护人员应将患者的主诉作为评估疼痛强度的依据并记录。患者的行为和生命体征的改变都不能代替患者的主诉。

（二）评估工具

目前最常用的评估工具是 0～10 数字疼痛强度评估量表（NRS），它是由 0～10 个数字等份标出的线性标尺，0 表示无痛，10 表示最痛（图 7－4－1），请患者指出最能代表他当前感受的疼痛强度的数字。它直观简便，不受文化程度、性别、年龄的限制，容易被医护人员、患者及家属理解和使用，因此广泛应用于临床。另外应用较多的还有视觉模拟评分法（VAS）和疼痛影响面容表情量表（分别见图 7－4－2 和图 7－4－3）。视觉模拟评分法将一条 100mm 的水平或垂直线模拟分成 100 个点，两端代表从无痛到最痛，请患者根据自己的感觉对疼痛强度做出标记。疼痛影响面容表情量表用图画的形式将面部表情由高兴到极其痛苦分成六个等级，简单、直观、形象，适用于对儿童和有认知障碍患者的疼痛评估。

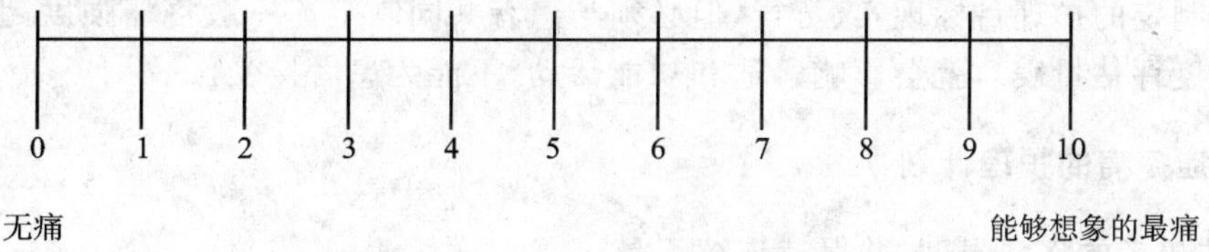

图 7－4－1　0～10 数字疼痛强度量表（NRS）

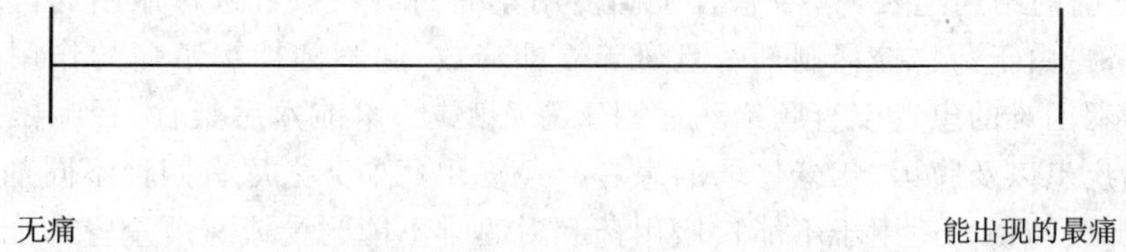

图 7－4－2　视觉模拟量表（VAS）

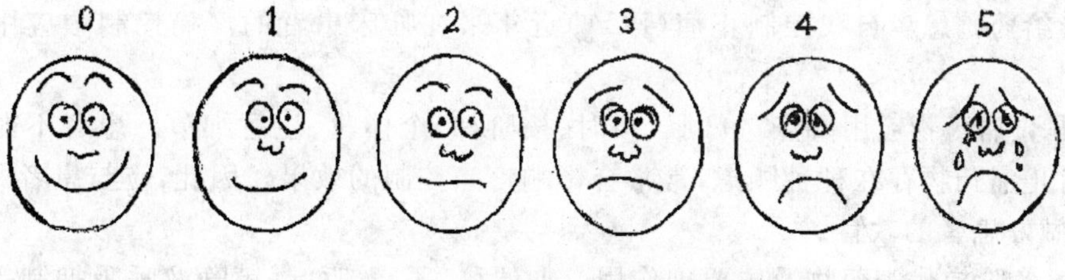

图 7－4－3　疼痛影响面容表情量表

（三）评估内容

1. 评估疼痛的一般情况　评估疼痛开始的时间、部位、持续时间、特征、频率以及疼痛性质、加重或缓解的因素、用过哪些止痛药物、是否有效等。评估疼痛的一般情况目的在于连续评估和记录疼痛变化，为调整治疗和护理措施提供依据。此外应进行必要的体格检查，一方面可以确定疼痛的部位，另一方面有助于发现相关的护理问题，如果发现相关的护理问题，应记录在护理病历中，及时采取相应的护理措施并保持连续评估。

2. 评估疼痛对患者功能活动的影响　评估疼痛对患者自理活动、行走能力、睡眠、休息、娱乐、性生活、家庭角色、社会交往等方面的影响。目的在于制订疼痛控制的护理目标，提供相应的护理措施，预防并发症。

3. 评估疼痛患者的心理社会方面　评估内容主要包括患者的文化背景、疼痛经历，患者对疼痛治疗的了解程度、主观愿望及顾虑，疼痛引起的情绪改变以及家庭、社会支持系统等内容。了解患者的文化背景，对于理解患者的心理和行为有帮助，并使护患沟通变得容易。准确的心理社会评估有助于对患者采取有效的患者教育和心理社会干预措施。

二、癌症疼痛的护理目标

以往书写疼痛护理的目标多用“疼痛缓解”或“患者不感到疼痛”描述，没有体现个体化的原则，而且常常不能完全达到目标。目前提出疼痛护理应以保持患者的功能或舒适为准，例如胸部手术术后患者主诉容易深呼吸、咳嗽、咳痰或翻身，这时的疼痛强度即为护理应该达到的目标。这样制定的护理目标现实、可行，但必须与患者共同制定。一般疼痛强度超过 4(0～10 数字疼痛强度评估量表)，就会影响舒适和功能活动，不能为患者接受。

三、癌症疼痛的护理计划

1. 评估患者的疼痛强度，并保持连续记录。

2. 请患者和家属选择合适的疼痛评估工具，指导正确使用疼痛强度评估标尺。

3. 掌握正确的给药途径，指导患者正确使用止痛药　一般首选口服给药，因为口服较安全、方便和经济。由于药物控释制剂一旦研碎立即释放，起不到持续镇痛的作用，因此口服给药不适用于吞咽困难的患者。直肠给药适用于恶心呕吐、术前术后禁食、吞咽困难者，不适于有肛门或直肠疾患以及腹泻、年老体弱的患者。经皮用药如芬太尼有四种不同剂型的贴剂，可持续 72 小时释放药物。适用于不能口服用药和对吗啡不能耐受或有严重肾功能损伤的患者。鼻腔给药适用于急性发作的头痛，不主张用于癌痛治疗。静脉给药或皮下给药适用于恶心呕吐、吞咽障碍、意识障碍、大剂量用口服药、需要迅速增加镇痛剂量的患者。脊椎内给药是经皮硬膜外置管给药。患者自我控制止痛(PCA)近年来在临床患者的疼痛控制中应用也比较广泛。

4. 掌握止痛药物应用要点　口服、按时、按阶梯、个体化、注意细节。患者不能按时服用止痛药或对止痛药物存在种种顾虑，常常会影响疼痛控制的效果。因此，应与患者保持开放性的沟通，并做好患者的教育。

5. 了解各阶梯代表药物及主要副作用　如便秘、恶心、呕吐、镇静及呼吸抑制等。做好药物副作用的观察、预防和护理。对于老年患者，由于药物吸收、分布和代谢的改变，副作用一般较重，护理中应特别注意观察药物毒副作用。

6. 指导患者和家属正确应用非药物疗法　物理、心理疗法容易操作、副作用小、耗费少。适当应用这些方法，经常可以使疼痛得到明显缓解，但用于癌症疼痛患者不能过分强调其作用。护理中应鼓励患者充分表达疼痛感受，并教会患者及家属缓解疼痛的技巧，如松弛、节律呼吸、分散注意力、指导意想等。

7. 组织患者进行信息交流和集体咨询，鼓励患者积极参与疼痛治疗中。

8. 恰当应用舒适护理技术　例如提供良好的睡眠环境，如柔和的灯光，关好门窗减少噪音，开关门动作轻，减少夜间操作等。

四、护理评价

用药后评价并记录疼痛缓解情况，了解治疗效果为调整治疗方案提供依据；连续评价当前的疼痛以及新发生的疼痛；评价疼痛治疗的副作用程度以及控制情况。

五、做好出院指导

详细的出院指导可以帮助患者从医院到家里的疼痛治疗顺利过渡，同时消除了因害怕疼痛无法控制而不愿意出院的顾虑。交给患者一份书面的疼痛治疗计划，内容包括服用的具体药物、目的、用法、可能发生的副作用及如何预防，如果疼痛控制不满意应如何咨询等。

第五节　患者自控镇痛的使用与护理

一、概念

患者自控镇痛(patient-controlled analgesia，PCA)是让患者自己控制镇痛药物的剂量。PCA 可以通过口服或通过具有给药剂量参数的特殊的输液泵来实现，该泵用于静脉注射、皮下注射或硬膜外给药。患者自控镇痛术实现了镇痛治疗个体化的思路，使患者成为疼痛治疗的知情者和执行者。

二、临床应用范围

PCA 常用于术后急性疼痛的治疗；肿瘤疼痛患者的治疗；内科疼痛患者如心绞痛、镰状细胞危象的治疗；以及分娩期间、分娩后以及剖宫产后的镇痛治疗。

用于肿瘤疼痛患者的治疗，通过 PCA 方法静脉注射或皮下注射镇痛剂可以满足患者控制瞬间发作的疼痛(如换衣服或改变体位)，可以让患者根据自己的需要而增减镇痛药的剂量。PCA 还用于为镇痛而入院的患者，给他们迅速解除疼痛。一旦达到稳定且满意的镇痛水平，PCA 有助于确定转变为口服给药时的药物需要量。PCA 对于在家和住院患者都比较安全。但是禁用于过度镇静及精神恍惚的患者。

三、PCA 输液泵的组成

一台标准 PCA 输液泵一般具有以下基本组成部分：一个贮药器，可以重复给药；一套输注设备，能精确地输注预先设定的药物剂量；一个按钮装置，当患者需要给药时，按钮即可；可以设置满足特殊要求单次剂量的电子程序；可以设置锁定时间，以免患者在按钮给药起效前再次给药；一套管道连接系统。

PCA 输液泵装置有两种，一种是电子泵，另一种是一次性自控泵。两种装置各有特点。各厂家生产的输液泵各有其特点，但原理基本相同。具体操作步骤可见输液泵的使用说明。

四、PCA 输液泵使用注意事项

1. 注意将泵的贮药囊内和管路内的气体排出，泵的种类不同，排气方法也有区别，使用前仔细阅读使用说明。

2. 注药后检查接口和管路是否有渗漏。

3. 连接接口和注药时要注意无菌操作，防止药液污染。

4. 使用微电脑电子泵时，使用前更换电池，使用中保持管路通畅无气泡，及时发现药袋内药液不足，连接好管路接口和控制键插头，尽量减少报警次数。

5. 配制好药液的 PCA 泵在使用前，将所用药物的名称、浓度、剂量和配制的容量标记在泵上。

6. 严格区分控制键和按钮的作用，区别持续注药方式和 PCA 注药方式。

五、护理

1. 掌握 PCA 泵的使用方法，包括保持管路通畅，注药方法以及处理报警系统的反应等。

2. PCA 用于术后镇痛，应在术前向患者讲解术前术后注意事项，并强调患者在疼痛控制中的主动作用。

3. 为患者提供 PCA 使用药物、安全特征及相关知识等信息，减轻患者对 PCA 治疗的顾虑，形成以患者为主的治疗氛围。

4. 教会患者如何使用 PCA，当需要给药时，如何自己控制按钮。

5. 患者的信仰、经济地位、文化、疼痛经历及家庭支持等因素都会影响患者对疼痛的反应，因此全面评估影响疼痛的因素以制定详细的护理计划。

6. PCA 治疗期间评估患者的疼痛强度和镇痛疗效，观察、预防和处理止痛药物的副作用，并记录。

7. 尊重患者自主独立的人格价值是患者自控镇痛术的一个显著特色，耐心地倾听和交流以促进护患之间的理解和尊重，与患者保持连续性沟通，及时了解反馈信息以调整治疗方案。

（陆宇晗）

第八章　肿瘤介入治疗患者的护理

第一节　介入治疗概述

介入放射学作为现代临床治疗学中的第三大诊疗体系，正以其在医学影像导向下，集影像诊断与微创性治疗为一体的鲜明学科特点，得到学术界和广大患者的认同。回首 30 余年介入放射学的发展历史，人们不难发现介入放射学的兴起正赋予传统意义上的内科诊疗与外科诊疗崭新的内涵。

一、学科的发展简史

介入放射学(Interventional Radiology)由美国著名放射学家 Margulis 1967 年首先提出，到 1976 年 Wallace 系统地解释，这已成为学术界的共识。然而，作为促进本学科形成的两大基础性重要研究成果，即经皮血管穿刺技术和经皮同轴导管血管成形技术，却是在 1953 年和 1964 年创立的。1953 年，Seldinger 医生首创了经皮动脉穿刺、导丝引导插管动脉造影法，被称之为 Seldinger 技术，完全替代了以往需手术切开暴露血管的方法，成为现代介入诊疗技术的基石，此后，几乎所有的血管性诊疗技术的实施都源于此。Dotter 和 Judkin 于 1964 年介绍了经皮穿刺利用同轴导管系统使外周血管狭窄得到扩张和再通技术，Dotter 使用该技术成功地为 1 例下肢坏疽的妇女进行血管成形术，为今后球囊成形术和内支架成形术的广泛应用奠定了基础。

20 世纪 70 年代后期以来，随着介入放射学知识的普及，随着经皮穿刺活检技术、引流术、灌注与栓塞术等介入技术的逐步成熟和推广，随着新技术的不断涌现和提高、介入器材的不断改进，随着高科技影像设备和介入器材进入临床，介入放射学有了飞速发展，内容更加丰富，技术日臻完善，逐渐以一个整体学科的面貌根植于临床医学之林。

二、介入学科的概念和范畴

（一）介入放射学概念

介入放射学是以影像诊断学和临床诊断学为基础，在医学影像设备引导下，通过经皮穿刺途径或通过人体原有孔道，将特制的穿刺针、导管等器材插入人体病变器官或组织，取得组织学、生理生化学、细胞学、病理学、细菌学诊断，并通过特制的器材、药物对病变部位进行微创、准确而且高效的治疗。

（二）介入放射学范畴

主要包括介入器材和方法学、介入诊断学和介入治疗学三大部分。

（三）介入技术的特点

1. 具有微创性　往往仅经过皮肤穿刺、插管、生理或手术孔道插管即可完成诊断和治疗。

2. 可重复性强　在一次治疗不彻底或病变复发时可经同样的途径重复多次进行治疗。

3. 定位准确　由于所有操作均在医学影像设备引导下进行，使穿刺和插管准确到位，诊断和治疗具有较少的盲目性。

4. 疗效高、见效快　对于出血病变、血管狭窄和其他管腔狭窄等病变，一旦介入技术成功，疗效立即可见，如出血立即停止，管腔即刻开通，伴随症状马上消失。

5. 并发症发生率低　基于上述特点介入技术造成的并发症发生率低，致命和致残的严重并发症更是极为少见。

6. 多种技术的联合应用简便易行　对于某些病变需多种方法同时或序贯进行才能取得良好疗效。多种介入技术方便而互相干扰少，协同作用强。如血管狭窄的治疗，可由溶栓术、球囊扩张术和内支架置放术相配合。介入治疗可同外科手术相配合。

三、我国介入放射学的发展和现状

我国的介入放射学研究和应用始于20世纪80年代初，起步较晚，但发展较快。上海、贵阳、郑州、武汉率先开展此项工作，并为介入放射学在我国的普及做出了贡献。卫生部1990年4月专门发出了《关于将具备一定条件的放射科改为临床科室的通知》，从管理体制上确立了介入放射学的作用和地位，我国各地不同程度地开展了介入诊疗工作，一些较大的医院成立了介入病房和研究室。1996年11月，国家科委、卫生部、医药管理局联合召开了介入医学发展战略研讨会。1997年1月卫生部和国家医药管理局发出了"介入性诊疗技术及相关器械的应用和研究"专题招标，并列为"九五"国家科技攻关计划。

经过20余年的努力，我国在介入诊断、治疗技术及其基础应用的研究、相关器械的研制开发等方面都取得了很大的进展，从肝癌、肾癌、肺癌、肾动脉狭窄球囊扩张等技术起步，层层深入，今日已涉足国际上所有介入医学技术，深度上也远远超越一般发展中国家水平，而部分领域已达到世界先进水平的前列。可以预见，我国介入医学必将进入一个更普及、更规范、更高水平的领域，介入医学也将与内科、外科等一样，成为临床最主要的学科之一。

四、我国介入治疗护理工作的发展和现状

我国的介入治疗护理工作随着国内介入放射学科的发展而发展，介入手术室护理工作和临床护理工作是其两个组成部分。

介入手术室护理工作是以介入治疗手术为中心而开展的，它包括术前准备、手术室的消毒、术中配合及术后处理等项工作。介入治疗临床护理工作在我国开展介入治疗工作的初期阶段，因接受介入治疗的患者依所患疾病分散住在相应科室，其术前、术后的护理工作则由所在科室的护理人员负责完成。近年来，随着介入治疗范围的拓宽和治疗数量的增加，许多医院成立了介入病房，从而使介入治疗临床护理工作逐渐专业化，规范化。

第二节　肿瘤介入常用诊疗设备和器械

一、主要大型设备

（一）数字减影血管造影机

1. 原理　数字减影血管造影系统(DSA)是利用电子计算机处理数字化的影像信息，消除骨骼和软组织影像的减影技术，是20世纪80年代初发展的与计算机结合的血管造影技术，因为它能选择性地显示血管、支气管、胃肠道、胆道等腔道结构而被广泛用于介入诊断和治疗中。

2. 组成　DSA设备包括球管、影像增强器、监视器、离子辨力摄影管、检查床、电子计算机、磁盘和操作台(见图8-2-1)。

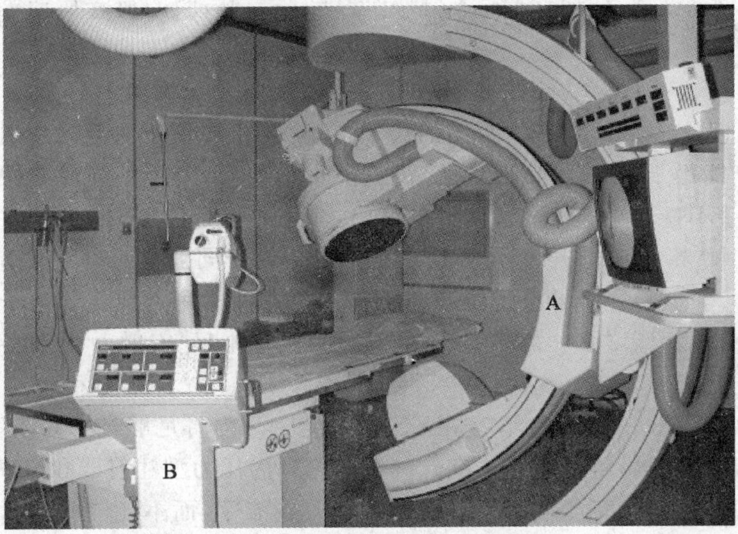

图8-2-1　数字减影血管造影机和高压注射器

A. 数字减影血管造影机　　B. 高压注射器

3. DSA检查技术

(1) 动脉DSA(IADSA):将导管选择性插入动脉,快速注入造影剂,经计算机处理获得减影的动脉图像。

(2) 静脉DSA(IVDSA):将导管或穿刺针选择性插入静脉,注入造影剂,经计算机处理获得减影的静脉图像。

4. DSA特点

(1) 实时成像:DSA具有实时成像能力,每个曝光序列曝光中止后,立即在监视器荧屏上读出诸帧的影像,故可立即核实导管、导丝位置,栓塞或扩张的效果及其他与介入性治疗有关的信息。

(2) 绘制血管径路图:DSA设备可以绘制血管径路图,即介入处理前,先注射适量造影剂得到靶血管的透视影像,并数字化存贮,用作蒙片。介入处理过程中,凡注射造影剂后摄得的透视影像均可数字化与蒙片减影,并在荧屏上实时显示出模拟影像,随时获取有用信息。

(3) 减少造影剂的用量:DSA设备比常规血管造影机的密度分辨力明显提高,介入性处理中导管顶端的位置常常接近靶血管,因此无论动脉还是静脉注射均可使用较低浓度的造影剂,通常为常规血管造影时造影剂浓度的1/3～1/4,甚至更低,因此造影剂的每次介入手术的总用量减少。

造影剂总量减少有三方面的好处:一是减少造影剂的肾毒性,尤对肾功能不良者有利;二是相应降低了检查费用;三是从经济上讲,容许较多地应用非离子型碘造影剂,从而进一步提高了检查的安全性。

(4) 影像后处理:获得减影图像后,可通过电子计算机检索,从磁盘或磁带上将贮存的数字影像调出重现于电视监视器上,并利用DSA系统的各种后处理功能进行后处理,以求提高造影质量,获得较为满意的减影图像。

(5) 突出微小的密度差别：同样借助 DSA 的高密度分辨力，可以区分高度狭窄与完全闭塞，从而利于选择介入性治疗的指征或判断介入性治疗的效果。

(6) DSA 对移动敏感：任何移动包括呼吸、吞咽、肠胃蠕动、心血管搏动等均可造成伪影，降低影像质量，影响判断。

5. 常用造影剂

(1) 离子型造影剂：泛影葡胺为常用的离子造影剂，主要用于血管内注射，也用于部分器官腔内造影，但不能用于脑室及椎管造影。优点是价格便宜，但因其高渗透性、离子电荷及化学毒性可产生一些不良反应。常规行碘过敏试验，应用时应予注意。

(2) 非离子型造影剂：非离子型造影剂造影效果不亚于同剂量的离子型造影剂，但由于其较低的渗透性、非离子性，在降低渗透压和离子有关的毒性作用方面优于离子型造影剂，因而虽然价格较高但应用逐渐增多。如碘海醇(欧乃派克)、优维显、安射力、阿米培克等。

(二) 高压注射器

高压注射器(见图 8-2-1)的作用是保证在一定时间内将足够量的高浓度造影剂快速注入到检查部位，以达到显影所要求的浓度。按性能可分为压力型注射器和流率型注射器两类。这两种类型的高压注射器，只能显示一个指标即压力或流率，而不能同时显示压力和流率，在使用过程中都有不足之处。而新型的高压注射器，采用了微机处理技术，借助计算机处理系统自由编制注射程序，适用于各种型号的导管，可以满足不同造影的要求。

二、主要器械

介入手术中所需主要器械有导管、导丝、导管鞘、穿刺针、连接管等。

(一) 导管

导管是介入诊断、治疗所用的主要器械之一，根据结构和作用特点分为普通导管和特殊导管两类。

导管应具有适宜的硬度、弹性、柔软性和扭力，形状记忆力要好，管壁应光滑，血栓形成性能应控制在最低范围，导管材料无生物活性，无毒、无抗原性。导管应具有良好的不透 X 线性能。

普通导管为一段一定长度的塑料管，其前段部分形态多样，逐渐变细，利于插入不同部位；尾部与针头尾端类似，便于与注射器衔接。特殊导管有球囊导管、引导导管、同轴导管、微导管等等，其功能各不相同。

(二) 导丝

对导管起引导和支持作用。

1. 引导并支持导管通过皮下组织、动脉壁等软组织，经穿刺孔进入血管。
2. 引导导管通过迂曲、硬化的血管，选择性或超选择进入检查的血管分支。
3. 加强导管强度，利于操纵导管。
4. 作交换导管用。
5. 头端柔软可减少导管对血管的损伤。

(三) 导管鞘

导管鞘主要用于导管、球囊导管或其他血管内器具顺利地进入血管，同时用于导管交换，通过导管鞘交换导管可以减少导丝交换的操作。导管鞘由外鞘、扩张器和短导丝组成。

（四）穿刺针

造影穿刺针不同于一般皮下、肌肉注射针，其作用是将导丝引入血管或检查、治疗部位，是现代造影必不可少的器械。

（五）连接管

连接管用于连接加压注射器与导管、导管与手推注射器或导管与压力监测等，连接管两端接头为金属或塑料，管壁为透明、柔软，可观察腔内有无气泡，便于排尽气体。

第三节　肿瘤介入主要诊疗技术

一、Seldinger 技术

Seldinger 技术是 1953 年 Seldinger 医生首先采用的经皮血管穿刺技术，取代了以前切开暴露血管插管造影的方法。该穿刺插管方法操作简便、安全、合并症少，很快得到了广泛应用。

常用穿刺部位：动脉有股动脉、肱动脉、腋动脉、锁骨下动脉、颈动脉等，以股动脉最常见。静脉有股静脉、肘前静脉、锁骨下静脉、颈内、颈外静脉等。具体步骤如下：（见图 8-3-1）

1. 扪及动脉搏动确定动脉或静脉穿刺部位，在局麻下用尖刀刺开皮肤 2～3mm，用血管钳通过皮肤切口对皮下组织做钝性分离。
2. 穿刺针纵轴与皮肤夹角呈 30°～45°斜行进针，刺入血管前壁或前后壁。
3. 拔出针芯可见回血或稍退针鞘见回血，证实已刺中动脉或静脉血管。
4. 向针鞘内插入导丝至血管腔内，插入足够长导丝后，退出针鞘。
5. 压迫血管穿刺点，将带有扩张管的鞘管沿导丝旋转插入血管。
6. 撤出导丝和扩张管，鞘管留置于血管腔内。
7. 经鞘管支臂注入肝素盐水，防止鞘管内血栓形成。

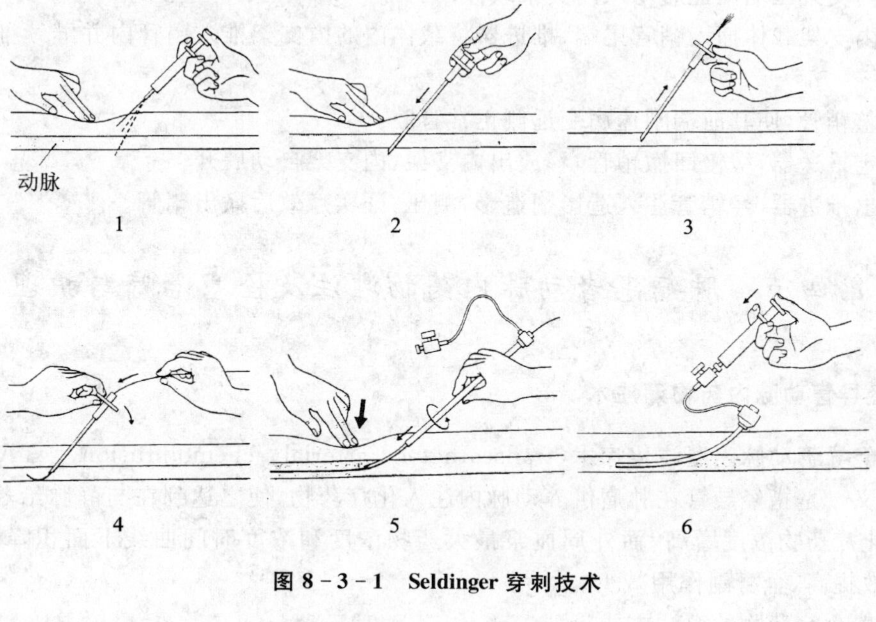

图 8-3-1　Seldinger 穿刺技术

二、选择性和超选择性插管技术

导管经穿刺部位插入血管后，欲将其前端选择性地插入主动脉的分支或超选择性地插入脏器供血动脉的分支，应选择合适的导管和采用不同的插管方法。本技术对于各种病变的造影诊断、动脉内药物灌注、动脉栓塞术、血管成形术等的进行是至关重要的，准确地选择性和超选择性插管可减少并发症并提高疗效。

三、球囊扩张成形术

用于扩张狭窄的血管、气道、食道、胆道、输尿管等。具体操作步骤如下：

1. 血管穿刺或通过腔道送入导管，造影，明确狭窄部位、长度、程度。

2. 经导管送入交换导丝，其前端通过血管或腔道的狭窄段。

3. 利用导丝交换导管，先用细导管，再用粗导管，对狭窄段进行预扩张数次，便于球囊导管的置入。

4. 经交换导丝送入球囊导管，使球囊中心达狭窄段中心。

5. 用低浓度造影剂充盈球囊，每次扩张 10～15 秒，间隔 30～60 秒，可重复扩张，依狭窄程度可重复 3～5 次。

6. 血管造影，判定疗效。

四、内支架置入术

在血管、气道、食道、胆道、输尿管等的狭窄部位留置支架，支架在狭窄部位起到扩张和支撑的作用，从而使狭窄部位得到再通。具体操作步骤以静脉狭窄内支架留置举例如下：

1. 继球囊导管扩张之后，经导管送入交换导丝，撤出球囊导管。

2. 沿导丝送入长鞘管，其前端通过狭窄部位，撤出导丝。

3. 将内支架压缩聚拢后塞入内支架载体内。

4. 将内支架载体插入鞘管尾端，推进器将载体内的内支架推入鞘管内并继续推至鞘管的前端。

5. 调整鞘管，使其前端刚达病变远侧正常管腔。

6. 固定推送器，缓慢回撤鞘管，释放出内支架，内支架自动展开。

7. 撤出推进器，经鞘管注入造影剂造影，测压，证实疗效后撤出鞘管。

第四节　肿瘤患者动脉内药物灌注及栓塞治疗与护理

一、经导管动脉内药物灌注术

（一）经导管动脉内灌注化疗术（transcatheter arterial chemoinfusion, TACI）

1. 定义　是指经导管在肿瘤供养动脉内注入化疗药物，使之达到在与静脉给药者相比时肿瘤局部化疗药物浓度增高，而外周血浆最大药物浓度和浓度时间曲线下面积降低的目的。从而使疗效提高，全身副作用减少。

2. 一般化疗药物的灌注方式

（1）一次冲击性动脉内化疗灌注：是指采用动脉插管技术，一次性化疗药物注入靶动脉，然后将导管拔出的方法。一般选择股动脉穿刺。本方法常用于肺癌、头颈部癌、脑恶性肿瘤等。也可与栓塞疗法并用于肾癌、胃癌、肝癌和盆腔恶性肿瘤等。一般注药时间为30分钟或数小时。药物选择以细胞周期非特异药物及联合用药为佳。应采用注射泵将药物匀速注入，手推注射则难以达到匀速注射和保证要求的注射时间，除非为肿瘤手术前治疗。此治疗需间隔一定时间(20～30天)，重复进行数次，否则疗效不稳定。

(2) 长期间断性动脉内化疗灌注

是指将导管留置于靶动脉内，按计划行长期间断性化疗药物注射的方法。一般选择锁骨下动脉、腋动脉或肱动脉穿刺，此穿刺技术难度稍大，但不影响患者行走等活动，便于保留。本方法适用于难以手术切除的大多数恶性实体瘤，特别全身用药效果不佳者。主要方法为一次性插管后将导管保留3～5天或行导管药盒系统植入术。可选用细胞周期特异性药物、非特异性药物或联合用药。药物注射时间则应根据药物的特点选择，细胞周期非特异性药物如阿霉素、丝裂霉素、铂类等宜较大剂量脉冲治疗，细胞周期特异性药物如5-氟尿嘧啶、甲氨蝶呤等，宜动脉泵持续滴注。

由于本方法的用药方法、注射时间等的计划性和可控性较一次冲击性灌注强，且更符合肿瘤化疗原则，因此疗效和化疗副作用均可以改善。

3. TACI适应证

(1) 因生理或其他脏器功能异常不能耐受手术者。

(2) 因肿瘤比邻重要结构而手术危险者。

(3) 肿瘤较大，为获得2期手术者，或减少手术出血。

(4) 手术后巩固疗效。

(5) 手术后复发。

(6) 因心理因素不接受手术者。

4. TACI禁忌证

(1) 严重出血倾向者。

(2) 通过适当的治疗仍难以逆转的肝、肾功能障碍者。

(3) 严重恶液质者。

(4) 碘过敏者。

5. TACI治疗的范围

(1) 脑原发性和转移性恶性肿瘤。

(2) 颌面部原发恶性肿瘤，如鼻咽癌、舌癌、上颌窦癌、牙龈癌、甲状腺癌等。

(3) 胸部恶性肿瘤，如肺癌、食管癌、乳腺癌和局部复发的乳腺癌。

(4) 腹部恶性肿瘤，如肝癌、胃肠道癌、胆道系统癌、胰腺癌、肾癌、多发性腹部转移瘤。

(5) 盆腔恶性肿瘤，如膀胱癌、直肠癌、卵巢癌、子宫癌和盆腔转移瘤。

(6) 骨骼和软组织恶性肿瘤，如骨肉瘤、尤文氏瘤等骨恶性肿瘤、骨转移瘤和各种软组织恶性肿瘤。

6. TACI治疗步骤

(1) 经皮动脉穿刺，插入导管；

(2) 动脉造影，了解血管解剖，明确供血动脉，病变的范围、大小，了解病变血供是否丰富、侧支血供等情况；

(3) 超选择插管；

(4) 行肿瘤供血动脉内灌注化疗。

7. TACI 并发症

(1) 血管狭窄及闭塞:常发生在长期化疗灌注的靶动脉,由于留置管等的长期刺激和化疗药物损害使动脉内膜增生。预防措施为留置导管尽量不要置于管径过细的靶动脉,尽量少用对血管内膜刺激性较大的药物,如 MMC,或减少其用量和将其稀释至较低浓度再灌注。

(2) 神经损伤:可发生在脊髓动脉、支气管动脉及脑动脉化疗灌注时,可能与化疗药物和造影剂直接损伤神经组织或刺激血管造成痉挛有关。预防措施:尽量超选择性插管,避开眼动脉或脊髓动脉使药物仅进入靶动脉;插管时手法轻柔,以免刺激血管造成痉挛;使用毒性小及渗透压较低的非离子型造影剂;化疗药物应充分稀释并匀速缓慢注入;灌注前可注入 5～10mg 地塞米松,可提高神经组织对化疗药物的耐受性。

(3) 消化道反应:反复大量的化疗药物直接进入胃肠道动脉可能造成胃肠道反应。主要为消化道粘膜苍白、水肿或点状糜烂,造成胃肠道出血,腹泻和呕吐等。预防措施是术前、术后给予消化道粘膜保护药物如氢氧化铝凝胶和奥美拉唑(洛赛克)等抑制胃酸的分泌,必要时应用 5 - HT_3 受体抑制剂等抑制恶心及呕吐。肝动脉灌注易形成药物性肝炎,表现为黄疸、食欲下降、腹胀和转氨酶升高。应采用适当的保肝措施。

(二) 动脉内其他药物灌注术

针对血栓性疾病、血管痉挛、缺血、出血和顽固性慢性炎症,在靶动脉内灌注相应的药物,如血栓性疾病用溶栓剂,血管痉挛、缺血用血管扩张剂,出血用血管收缩剂,顽固性慢性炎症用抗生素等,可取得较好的疗效,并减少药物的副作用。

二、经导管血管栓塞术(transcatheter embolization, TE)

(一) 概念

经导管血管栓塞术是将一些人工栓塞材料有控制地注入到病变的供血动脉内,使之发生闭塞,中断血供,以达到控制出血、闭塞血管性病变、治疗肿瘤以及清除病变器官功能的目的。

经 TE 治疗后常出现栓塞后综合征,与肿瘤和组织坏死有关,可发生在大多数 TE 术后的病例。主要表现为发热、局部疼痛及伴随恶心、呕吐、腹胀、食欲下降等。处理原则以对症处理为主。对于术后发热,只要患者能耐受,可不给予降温处理,以利于坏死物的吸收,增加疗效。以肝动脉栓塞治疗为例(见图 8 - 4 - 1)。

(二) TE 适应证

1. 可用于各种实体性富血供肿瘤的术前和姑息性治疗。
2. 配合 TACI 的血流重分布而栓塞胃十二指肠上动脉或一侧髂内动脉。
3. 内科性内脏切除,如脾大和脾功能亢进的栓塞治疗。
4. 各种动静脉畸形、外伤性动静脉瘘等。
5. 经内科治疗难以控制的出血。

(三) TE 禁忌证

1. 不能超选择性插入靶动脉者或靶动脉有重要器官附属支者。
2. 栓塞后可能造成某器官功能衰竭者。
3. 体质弱预计难以承受术后反应者。

(四) TE 栓塞剂

目前用于临床的栓塞剂种类很多,临床上主要根据病变的血流动力学变化,导管到位情

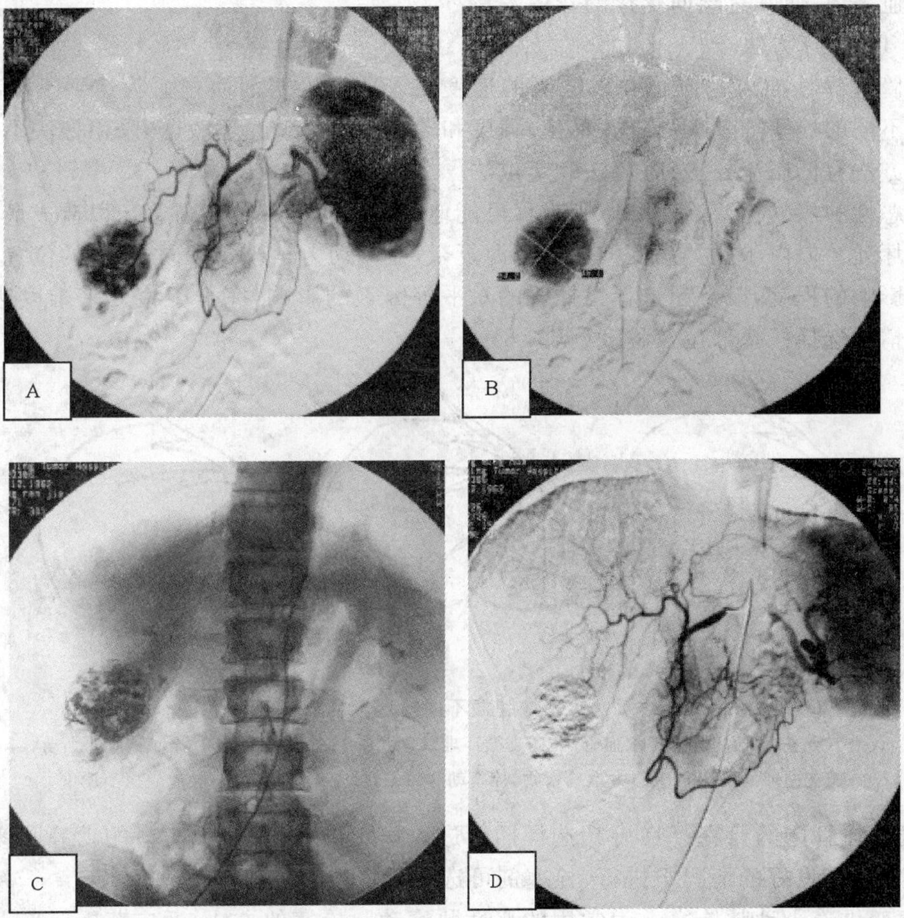

图 8-4-1 肝动脉栓塞

A:肝固有动脉造影见右肝供血肿瘤染色 B:动脉晚期见肿瘤染色 C:超选择插管向肿瘤供血动脉内注入碘油—抗癌药物 D:造影显示栓塞后碘油沉积情况

况,是否需要重复治疗和与化疗药物的亲合性等选择。

1. 自体血块 是目前惟一的短期栓塞物,具有易得、易经导管注入、无菌和无抗原性等优点。主要用于胃肠道小动脉的出血。栓塞的血块由于纤溶作用,多在 3～24 小时后开始溶解,闭塞血管的时间一般为 24～48 小时,由于不能预计闭塞血管的时间,目前已较少应用。

2. 明胶海绵 属蛋白基质海绵,能被组织吸收。闭塞血管时间为几周至数月,为中期栓塞剂。优点是无抗原性、易得、价廉、能消毒,可按需要制成不同的大小和形状,摩擦系数低,闭塞血管安全有效,故是应用最广泛的栓塞材料。

3. 不锈钢圈、弹簧圈和可脱离球囊 为大型栓塞剂,主要用于栓塞各种动脉瘘和动脉瘤。为永久性栓塞剂。

4. 医用胶类栓塞剂 为永久性栓塞剂,主要用于动静脉畸形。

5. 血管硬化剂 如无水乙醇、鱼肝油酸钠,注入靶动脉后引起血管内膜的广泛破坏,因而继发靶血管及其末梢血管广泛血栓形成,可造成永久性血管栓塞和靶器官严重坏死。主要用于肝癌、肾癌和动、静脉畸形的栓塞治疗。

6. 碘化油 注入动脉后可引起暂时性的轻微血管栓塞,可携带化疗药物选择性停滞于恶性肿瘤的血窦内，使其有导向化疗的作用。

（五）TE治疗方法

将导管选择性插入靶血管并以适当的速度注入适量栓塞剂使靶血管达到不同程度的栓塞。根据不同的栓塞剂、栓塞目的、部位、程度和器官的血流动力学改变，采用方法不同。栓塞剂的释放方法有低压流控法、阻控法和定位法。

一般恶性肿瘤的栓塞治疗的原则为尽可能地完全彻底栓塞肿瘤血管床以造成最大限度的肿瘤缺血坏死。但由于此类病变的血供来源复杂，血流动力学改变不同，所在的位置和临近器官可能受影响的程度，以及超选择性插管的水平等因素的影响，完全阻塞几乎难以达到，还应根据不同情况选择栓塞部位及程度（见图8-4-2）。

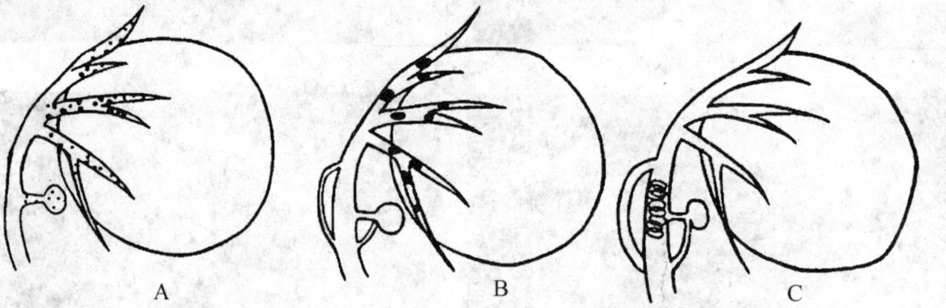

图8-4-2　实体性肿瘤不同栓塞剂栓塞部位示意图

A：微小栓塞剂，栓塞肿瘤毛细血管床，侧支循环难以建立　B：小颗粒栓塞剂，栓塞相应的小动脉，侧支循环仍可建立　C：大型栓塞物，栓塞动脉主干，侧支循环易建立，肿瘤缺血不严重

1. 病理血管床的栓塞　在可超选择插管进入病变供养动脉，无明显的动静脉瘘，病变所在器官功能状态良好的情况下进行，栓塞剂可选择无水乙醇等。

2. 病变供养小动脉栓塞　为常用的恶性肿瘤动脉栓塞的方法，适应范围较广，可用于增强碘油化疗栓塞的疗效；阻断小动静脉瘘，防止化疗药物的流失；肿瘤的术前治疗；肿瘤的出血治疗等。常用明胶海绵进行栓塞。但因未堵塞肿瘤血管床，肿瘤坏死不彻底，侧支循环易形成，治疗应多次重复进行。

3. 动脉主干栓塞　可用于出现明显的肿瘤动静脉瘘的情况。由于栓塞后肿瘤侧支循环极易建立，肿瘤坏死常不明显，且闭塞了再次插管治疗的入路，一般不采用。

三、动脉灌注化疗与动脉栓塞术治疗的配合

1. 一次性冲击动脉灌注化疗后，经导管注入栓塞剂。

2. 化疗性栓塞术　将含化疗药物的碘化油注入肿瘤血管，达到局部化疗和肿瘤缺血坏死的二重作用。

3. 血流重分布TACI及栓塞法　当导管不能超选择插入肿瘤供血动脉时，先将非靶血管暂时性栓塞或经导管注入血管紧张素使正常血管收缩，防止药物灌入非靶器官，达到提高靶血管药物灌注量和治疗效果，以及减少并发症（异位栓塞）发生的目的。

四、术后不良反应及并发症

术后不良反应及并发症包括穿刺部位出血、血肿、发热、疼痛、尿潴留、胃肠道反应、肝功能不全、骨髓抑制等。

五、护理

(一) 术前常规准备

1. 了解病史，掌握病人的病情变化，了解重要器官的功能状态，如心、肝、肾功能等。

2. 营养支持，病情允许的情况下，给予高热量、高蛋白、富含维生素、易消化的饮食，必要时给予静脉输液，以纠正病人的一般状况，使其能耐受手术及手术后的不良反应。

3. 按医嘱完成术前的化验检查如血常规、凝血试验、肝肾功能、心电图、CT、B超等。

4. 碘过敏试验。

5. 备皮，以股动脉插管为例，范围包括双侧髂前上嵴至大腿上 1/3，包括会阴部。

6. 练习床上排尿排便。

7. 呼吸训练如吸气后憋住气等训练。

8. 如病人感冒、备皮处皮肤破损、女病人月经期应暂停治疗。

9. 术前禁食水 6～8 小时。

10. 术前一天晚保证充足的睡眠。

11. 心理护理，减轻病人的焦虑，使病人术前能保持良好心境。

(二) 术前宣教

1. 根据病人的情况，制订合理的宣教计划。

2. 介绍介入治疗的方法、特点和目的。

3. 讲解手术前后的相关知识及其必要性，如术前常规准备及常见的不良反应等。

(三) 术中护理

1. 护士态度和蔼、亲切，以消除病人的紧张情绪。

2. 协助患者采取正确卧位，暴露手术野并配合医生消毒。

3. 持续监测生命体征及神志等病情变化，经常询问患者有无不适，发现异常情况及时向医生反映，尤其在注射化疗药物及栓塞时，患者易出现疼痛、恶心、呕吐等不良反应，或患者有心脏病、高血压等病史，更应密切注意病情变化。

4. 按医嘱完成输液、吸氧、止痛等治疗。

5. 术后检查患肢动脉搏动及绷带包扎情况。

6. 协助患者返回病房，向责任护士交代术中情况。

(四) 术后护理

1. 责任护士协助患者上床，平卧，注意保暖，询问有无不适。测量生命体征并记录。

2. 患者绝对卧床 6 小时，必要时穿刺部位压沙袋，该侧肢体平伸 6 小时，观察穿刺部位有无渗血、出血，观察该肢体远端血液循环情况。术后 24 小时可下床轻微活动。

3. 遵医嘱按时给予抗炎、水化、保肝、止吐、支持输液等治疗。

4. 指导患者减轻术后卧床带来的不适 。

5. 术后卧床、水化治疗期间做好生活护理 。

6. 饮食指导，高蛋白、高热量、易消化的流食、半流食，多食水果、蔬菜。

7. 如发生尿潴留 ，可以采取以下办法：① 平静呼吸，稍用力排尿；② 用热毛巾敷于下腹部；③ 按摩下腹部；④ 听流水声；⑤ 用温水冲洗会阴部；⑥ 必要时导尿。

8. 疼痛的护理

(1) 如患者出现疼痛，向患者讲解术后疼痛原因，为栓塞后肿瘤等坏死组织被吸收时出现的现象，数天后即可消失，以消除顾虑。较严重的疼痛，应及时处理。

(2) 教会患者应用0～10级数字强度量表，评估疼痛强度。

(3) 合理应用止痛药物。

(4) 采取其他辅助措施以缓解疼痛。

9. 发热的护理　发热是由于栓塞综合征或继发感染所致。栓塞综合征所致的发热通常不超过38.5℃，1周内可降至正常，一般不予特殊处理，也可适量应用退热剂；对继发性感染应及时应用抗生素并给予高热护理。

10. 胃肠道反应、肝、肾功能不全、骨髓抑制等遵照化疗药物的不良反应及护理章节。

(五) 出院指导

1. 指导患者出院带药的作用、用法。

2. 指导患者复查时间。定期查血常规、肝肾功能、CT、B超。

3. 对于仍存在的护理问题，告知患者注意事项。

(1) 定期复查，并按时服药。

(2) 肝肾功能未恢复者要按时服用保肝药。

(3) 术后避免感染。

(4) 出院后合理的饮食、休息、活动，保持良好的心情。

第五节　管腔内成形治疗与护理

管腔内成形治疗是指在影像学引导下通过球囊扩张、内支架置入等一系列技术，治疗由肿瘤和其他原因引起的管腔狭窄，以重建管道，维持其功能。目前管腔内成形术已应用于血管内，包括动脉和静脉系统，食道，胆道，气管和支气管，输尿管，直肠，鼻泪管等。

一、支架类型

(一) 金属支架

用不锈钢丝加工成Z型、网型、双螺旋型等，本身具有弹性，可以压缩成很小的直径，可装在释放器内，在管腔内释放后，依靠自身的弹性张开，支撑在管腔内。

特殊金属支架包括：

1. 带倒刺Z支架　为了防止支架移位，在支架上带倒刺。

2. 被覆支架　用尼龙、塑料、硅胶、涤纶、聚氨酯等包裹支架，防止肿瘤从Z型支架的网格中长入，也用于治疗食道气道瘘、动静脉瘘。

3. 可回收支架　在支架近端有一尼龙线圈，如一根可抽拉的线带，回收时用细钩钩住尼龙线，抽拉后使支架圈缩小，收入套鞘内，即可回收。

4. 防反流支架　支架远端有二尖瓣式塑料膜，斜形对合，食物可由上向下通过，而不能反流，可以防止反流性食管炎。

5. 喇叭口支架　支架的近端呈喇叭口状以代替倒喇叭，喇叭口的宽度较其他部位宽，即可防止向下移位，又可不使食物嵌入支架与食管壁之间。

(二) 镍钛记忆合金支架

支架释放后在体温或近似体温条件下，合金丝恢复成原先设计的螺旋管形，在管腔内起支撑作用。支架具有形状记忆功能，低温下变小。

二、经皮腔内血管成形治疗(percutaneous intraluminal angioplasty, PTA)

（一）目的

经皮腔内血管成形治疗是指经皮穿刺置入球囊导管后置入内支架，对狭窄段或闭塞段血管进行扩张成形，重建血管通道，并纠正血流动力学异常。

血管狭窄可由多种病因引起，如放疗、化疗或手术后、动脉粥样硬化、多发性动脉炎等。一旦血管狭窄发生，其后果在动脉系统为器官缺血、萎缩、功能障碍，并引起系统性改变，如肾性高血压。在静脉系统则造成血液回流障碍，并继发一系列改变。

（二）适应证

1. 影响器官功能的血管狭窄或闭塞。

2. 建立血液分流通道，如经颈静脉门体静脉分流术(TIPSS)治疗。

（三）禁忌证

严重出血倾向；缺血器官功能已丧失；大动脉炎症活动期；导丝和导管未能通过血管狭窄或闭塞端。

（四）并发症

1. 支架移位多与释放方法不当有关。

2. 支架逸走常与支架小于血管直径有关。

（五）护理

1. 术前护理

(1) 向患者介绍成形术的目的、方法，讲解术前准备、术中配合、术后注意事项，消除患者焦虑、恐惧心理，并取得患者的配合。

(2) 手术野周围的皮肤备皮。

(3) 碘过敏试验。

(4) 按需要术前 3 天开始服用抗凝剂如阿司匹林或噻氯匹啶。

(5) 术前 4 小时禁食。

(6) 术前半小时酌情应用镇静剂。

2. 术中护理

(1) 协助患者采取正确的卧位。

(2) 护士态度和蔼亲切，减轻患者紧张、恐惧心理。

(3) 持续心电监护，注意患者血压、脉搏的变化。

(4) 静脉输液，完成术中的治疗。

(5) 球囊扩张时，嘱患者及时说出自身感觉，主要是球囊在血管内膨胀所产生的不适，从而判别成形术的效果。

(6) 与医生密切配合，确保手术的成功。

3. 术后护理

(1) 患者绝对卧床 6 小时，穿刺部位压沙袋，该侧肢体平伸 6 小时，观察穿刺部位有无渗血、出血，观察该肢体远端血液循环情况。术后 24 小时可下床轻微活动。

(2) 按需要应用抗凝剂，如初期静脉滴注低分子右旋糖酐，后期口服阿司匹林或噻氯匹啶。

(3) 由于患者术中全身肝素化，术后抗凝治疗，因此术后需严密监测血压、脉搏，观察有无出血现象。

(4) 按医嘱应用抗生素,预防感染。

4. 出院指导　坚持服用抗凝药物,低脂饮食,积极防治高血压、冠心病。

三、经皮肝穿刺胆道成形术

(一) 目的

经皮肝穿刺胆道成形术是采用经皮肝穿刺法,将导管送至狭窄的胆管内,球囊扩张并置入支架,使胆管再通。穿刺部位一般选择右侧腋中线7～9肋间。

(二) 适应证

1. 由胆道及其周围组织良、恶性肿瘤引起的胆管狭窄或闭塞并阻塞性黄疸,如胆管癌等。

2. 由结石、炎症和手术引起的胆道狭窄并阻塞性黄疸。

(三) 禁忌证

1. 凝血机制障碍,有明显出血倾向。

2. 恶液质或体质极度衰弱不能耐受手术。

3. 胆道完全梗阻,导丝、导管不能通过。

(四) 步骤(见图 8-5-1)

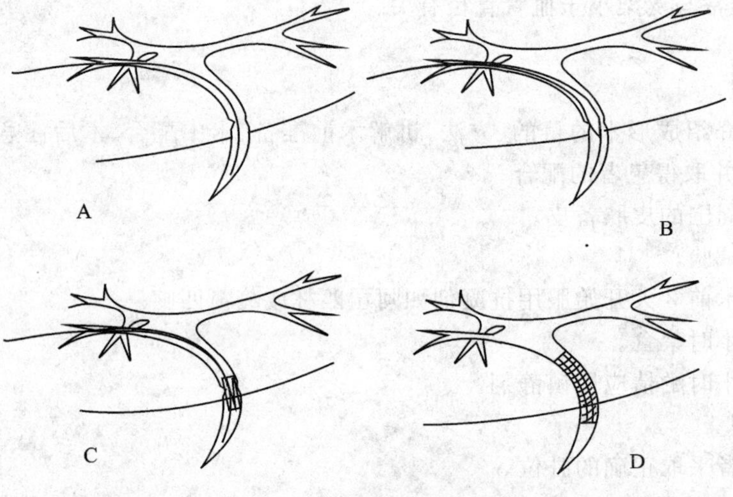

图 8-5-1　胆道成形术

A:同 PTCD 术,导丝通过狭窄段　B:引入扩张导管球囊置入狭窄段并扩张

C:退出扩张导管后,引入支架释放装置,支架位于扩张通道上并缓慢释放

D:释放支架后,狭窄段增宽,通畅

1. 先行 PTCD(经皮肝穿胆道内外引流术),了解胆道梗阻部位、程度和范围。

2. 透视下选一胆管分支用 PTCD 套管针经皮穿刺,成功后放入引流管,行胆道引流,数天后,再行支架置入术。

3. 用一根导丝通过狭窄段,一般先用球囊反复扩张。然后送入支架释放系统置入支架。

4. 留置引流管,保留48小时以上,造影复查证实引流通畅后可拔除。

(五) 并发症

1. 支架移位　由于正常胆管有一定的收缩蠕动能力,置入物可能发生游移,通常向下进入十二指肠内。一旦发生置入物移位,可另置入一个支架。游离入肠道的置入物常可经肛门排出。

2. 通道再狭窄及闭塞　肿瘤不断生长可进入重建的管道内造成胆道再狭窄或闭塞。可再行支架置入术。网状支架置入后半年再狭窄的发生率可达30%左右。术后进行有效的抗肿瘤治疗,如肝动脉内化疗药物灌注和栓塞术及内照射治疗等,可防止或延缓通道再狭窄的发生。

3. 胰腺炎　当置入的支架阻塞胰腺开口时可发生胰腺炎。采用网状裸支架其发生率极低。所以狭窄部位于胰腺管开口附近时,尽量不采用覆膜支架。

(六) 护理

1. 术前护理

(1) 向患者介绍经皮肝穿刺胆道成形术的目的、方法和注意事项,消除疑虑心理。

(2) 术前支持治疗,如高热量、高蛋白、易消化的饮食,静脉补液治疗等。

(3) 术前完成必要的检查,如血常规、凝血时间、凝血酶原时间、肝肾功能等。

(4) 术前2~3天应用抗生素及维生素K,预防术后感染和出血。

(5) 右侧胸腰部备皮。

(6) 术前12小时禁食水。

(7) 术前半小时注射镇静剂和解痉剂。

2. 术中护理

(1) 协助患者仰卧于手术床上,右侧手抱头。

(2) 护士态度和蔼、亲切,减轻患者的恐惧心理。

(3) 静脉输液,必要时遵医嘱给予止痛治疗。

(4) 当医生行经皮穿刺时,嘱患者屏气;造影、扩张及置入内支架时,嘱患者缓慢、均匀呼吸。

(5) 协助固定引流管。

3. 术后护理

(1) 严密观察病情变化,术后48小时监测生命体征,注意是否有出血、腹痛现象发生。如发现异常,及时通知医生。

(2) 术后应用抗生素及止血药物治疗。

(3) 观察并记录黄疸消退的情况,如观察皮肤、巩膜、大便的颜色,每日胆汁引流的量及颜色等。

(4) 引流管的护理,保持胆汁引流通畅,为防止胆汁逆流,引流袋应低于穿刺部位。穿刺部位周围皮肤定期消毒,及时更换污染的敷料。

(5) 引流管行夹闭试验,观察内支架胆汁引流情况并做记录。若引流情况差,及时通知医生查明原因,必要时经引流管送入导丝、换入导管进行治疗。

(6) 经皮肝穿刺胆道成形术与PTCD相比较的优点为永久性引流,免除携带引流袋之不方便和胆汁流失造成的消化不良和水电解质紊乱,但对于恶性肿瘤,只是作为一种姑息性疗法,其作用主要是让患者无黄疸生存,从而提高其生存质量,一定程度地延长生命,而对其恶性肿瘤本身并无治疗作用。因此,在进行此治疗后,还需尽可能继续进行动脉导管化疗、放疗或全身化疗治疗。

四、食道成形术

(一) 目的

食道成形术是指经口、咽部送入扩张管，对狭窄的食道进行扩张并置入内支架，使食道恢复通畅，达到改善患者进食状况，保证正常营养摄入，提高患者的生活质量的目的。

(二) 适应证

1. 良、恶性肿瘤引起的食道狭窄或食道气道瘘，已不可能手术或拒绝手术者。

2. 化学性或放射性损伤引起的食道狭窄或食道气道瘘。

3. 手术后引起食道胃吻合口狭窄。

4. 纵隔肿瘤压迫食道引起的食道狭窄。

(三) 禁忌证

1. 严重出血倾向。

2. 导丝和导管不能通过狭窄部。

3. 食管灼伤后的炎症期，由于食管壁坏死，肉芽组织形成，导管插入时，容易造成穿孔或更为严重的狭窄。

(四) 步骤(见图 8-5-2)

1. 患者取仰卧位，有义齿者取下义齿，放上牙托。

2. 用1%丁卡因液行咽喉部喷雾麻醉数次。

3. 透视下经口咽部插入导丝与导管，使之通过狭窄处，造影确定进入胃内，并确定病变上下界、瘘口位置及狭窄程度，在体表相应位置做标记。

4. 退出导管，引入球囊导管，根据病因、年龄、狭窄程度等进行适度扩张，退出球囊导管。

5. 选择合适支架进行留置。

6. 退出导管，撤去牙托。

7. 患者吞咽造影剂行食道造影，确认内支架位置及膨胀情况。

(五) 并发症

1. 支架移位　患者术后切忌急于进食，特别是固体食物，术后 24 小时仅可进食流食，如饮料和牛奶等，以后逐步进食半流食，直至进食普通食物，但仍需细嚼慢咽。术后使用解痉药物可预防恶心、呕吐造成的支架移位。

2. 支架再狭窄　在肿瘤未控制的情况下支架再狭窄发生率较高，因此最佳的预防措施为针对肿瘤的治疗，包括放疗、局部化疗灌注和系统性化疗等措施。支架再狭窄发生，可再置入支架。

3. 出血　由于球囊扩张和支架置入时食管粘膜损伤造成水肿、出血甚至浅表溃疡形成，渗出液增多，表现为呕出血性粘液或排出黑便，严重者应予治疗，若出血持续加重，应及时查明原因并及时处理。

4. 反流　当支架位于食道胃连接处或食道空肠连接处，易发生反流引起烧灼痛，甚至引起反流性食管炎；预防措施是放置防反流支架，食道下端狭窄者内支架下端位于贲门以上，以免使贲门失去收缩功能。患者勿饱食，餐后勿立即卧床。

(六) 护理

1. 术前护理

(1) 向患者介绍食道成形术的目的、方法及注意事项，消除疑虑心理。

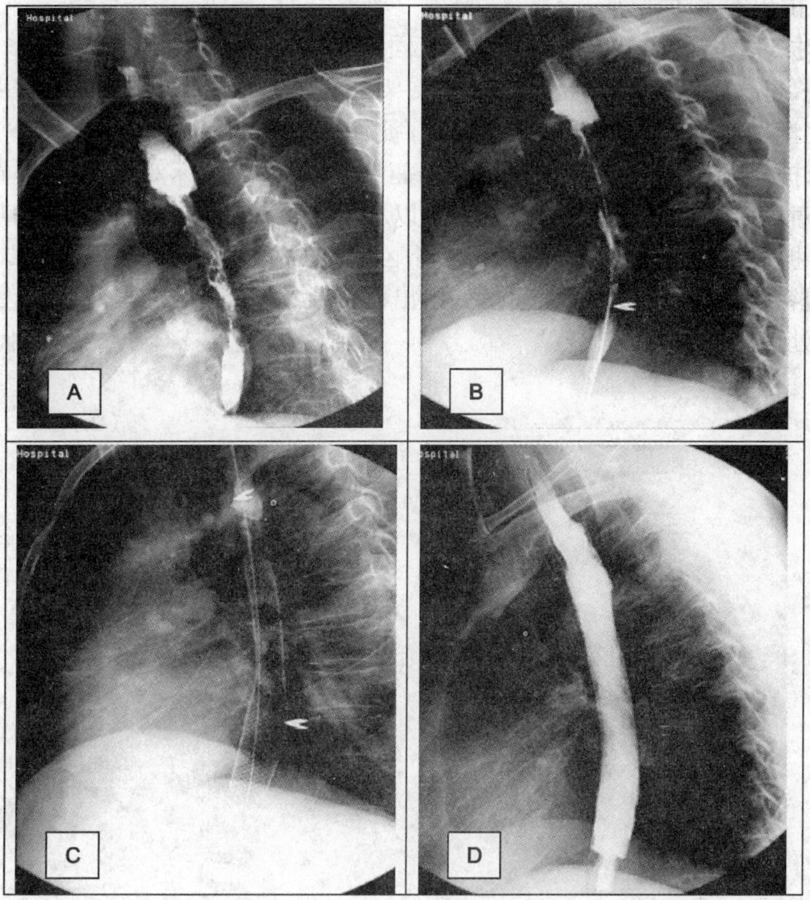

图 8-5-2　食道支架成形术

A:食道造影显示狭窄情况　B:经口送入导丝并通过狭窄段食道

C:支架留置　D:造影显示支架扩张良好,造影剂通过顺畅

(2) 静脉营养支持,输入白蛋白或新鲜血液,插胃管鼻饲饮食。增强机体抵抗力和对手术的耐受性。如食道内有存留食物,待自行排空或插管冲洗。

(3) 口腔护理,鼓励患者刷牙,饭后漱口。患者保持口腔清洁是减少术后感染的有力措施。

(4) 碘过敏试验。

2. 术中护理

(1) 协助患者取仰卧位或侧卧位。

(2) 心理护理,使患者放松,增强承受手术的耐力。

(3) 球囊扩张前向患者解释会出现较明显的疼痛,使其有心理准备。对不能耐受疼痛的患者,给予必要的止痛治疗。

(4) 患者术中咳嗽咳痰较多,尤其食道气道瘘的患者,需及时清理呼吸道分泌物,必要时给予吸痰,保持呼吸道通畅。

3. 术后护理

(1) 术后 24 小时严密观察患者病情变化,监测生命体征。

（2）给予抗生素预防感染。

（3）饮食护理，少量多餐，早期禁食冷食、固体食物，防止支架收缩变形、移位甚至脱落。避免进食粗硬、富含粗纤维和粘性食物，防止支架堵塞。患者饮水顺利后，可适当进食少量流食、半流食，逐渐增加食量并过渡到软食、普食，餐后勿立即卧床。

（4）疼痛护理，术后患者有不同程度的疼痛，一般不需要特殊处理，给予患者精神上的安慰，使其增加对疼痛的承受力。对疼痛剧烈难以忍受的患者，给予必要的止痛治疗。

（5）出血护理：因食道粘膜损伤造成，患者呕出血性粘液或排黑便，一般可以自愈，可不予特殊处理。应密切观察患者的病情变化，如果出血持续、量逐渐增多，颜色鲜红，要及时查明原因，给予必要处理。

（王凤玲　杨仁杰）

第九章　头颈部肿瘤患者的护理

头颈部肿瘤约占全身恶性肿瘤的5%，可以发生于包括口腔、喉、鼻咽、鼻窦、涎腺等部位。头颈癌多数为鳞状细胞癌，总的治愈率低于50%。吸烟、饮酒一直被认为是患头颈癌的高危因素。重度饮酒者的患病率可增加2～6倍，而重度吸烟者更可以使患癌危险增加2～25倍。营养状况和维生素的摄入在头颈癌的发展过程中也起一定作用。如维生素A及其衍生物能够调控上皮的分化，从而抑制肿瘤发生。口腔卫生状况差或者合并牙周炎、病毒感染也可增加致癌的危险。另外，职业性暴露于木屑、纺织品纤维、镍、镭等都可能对鼻窦腺癌的发生产生作用。因此，对于减少导致头颈癌的危险因素，有许多的工作要做，护理人员应该充分发挥宣传员的作用，预防头颈癌的发生。

第一节　鼻咽癌患者的护理

鼻咽癌在我国属于常见恶性肿瘤之一，其发病率占头颈部肿瘤首位。好发于我国南方各省，如广东、广西、湖南、福建、江西和浙江六省。鼻咽癌多见于中青年，高峰发病年龄为50～59岁，男女性之比2.5～4∶1。

一、病因

鼻咽癌的病因目前尚未得出明确结论，但已知与EB病毒、个体遗传易感性、化学致癌等方面有关。

（一）EB病毒

Old等1964年首先在鼻咽癌患者的血清中检测出EB病毒抗体。继之，De－The等于1969年又在鼻咽癌活检组织培养的类淋巴母细胞中分离到EB病毒。随后又观察到鼻咽癌与Burkitt淋巴瘤细胞中均有EB病毒DNA和EBNA这两种EB病毒的标志，使EB病毒在鼻咽癌的病因研究中受到广泛注意。目前发现：

1. 从EB病毒中同向重复顺序W片段作为分子杂交探针，与人鼻咽癌组织DNA进行分子杂交时，可见EB病毒基因确实存在于癌组织内。

2. EB病毒基因有明显的地理分布。

（二）遗传易感性

鼻咽癌虽然不属于遗传性肿瘤，但它在某一人群的易感现象比较突出，而且约10%的患者有家族史。

（三）化学因素

1. 芳香烃类　20世纪60年代曾用二甲基蒽和苯芘诱发出小鼠异位及原位的鼻咽癌。

2. 亚硝胺类　20世纪80年代经调查发现咸鱼内含有二甲亚硝胺，喂养大鼠后，不仅尿中可检出有致突变作用的挥发性亚硝胺，且可诱发鼻腔肿物。

3. 微量元素　20世纪70年代以来，据调查鼻咽癌高发区大米中含镍高，鼻咽癌患者头发中镍的含量也较正常人高，镍含量与鼻咽癌的死亡率呈正相关。

（四）基因研究

用癌基因 Ras 家族作探针进行核酸杂交，证明鼻咽癌的转化基因与 Ha－Ras 有同源序列，并呈长度多态现象。

二、临床分型

（一）根据肿瘤生长形态分为：

1. 浸润型　特点为粘膜下浸润，鼻咽粘膜完整，活检不易得到阳性结果，多由颈部转移灶病理得到确诊。

2. 菜花型　菜花状肿物易出血，容易得到早期诊断和治疗。

3. 结节型　肿瘤呈结节或息肉状，常在咽鼓管周围浸润并向颅底侵犯，多为低分化鳞状细胞癌或未分化癌。

4. 溃疡型　肿瘤呈溃疡坏死，好发于鼻咽后壁及咽隐窝，易产生颅底破坏及颅神经症状，多为高分化鳞状细胞癌。

（二）根据肿瘤生长特点分为：

1. 上行型　以颅底破坏及颅神经侵犯为特点，但无颈淋巴结转移。

2. 下行型　以颈淋巴结转移为特点，颅底骨质破坏和颅神经侵犯。

3. 混合型　兼有以上两型的特点。

三、扩散和转移

1. 颅外扩展　肿瘤可以向鼻腔内突出，也可以在粘膜下层生长。扩展到粘膜间隙，翼腭窝，进一步侵入眼眶。

2. 颅底和颅内扩展　鼻咽癌直接向上扩展，可侵犯颅底骨质和颅神经。原位癌也可经破裂孔、颈内静脉骨管、蝶窦或后筛窦直接蔓延至颅底和颅内。

3. 颈淋巴结转移　颈淋巴结转移的发生率颇高，达 79.73%。颈部肿块一般位于上颈部自乳突下至锁骨上区，常以胸锁乳突肌为中心分布。

4. 血行转移　鼻咽癌患者有 40%～60%死于远处转移，转移多发生在放射治疗后 1～2 年内。鼻咽癌虽然可以转移至全身各个部位，但以骨、肺、肝转移居多，且常为多个器官同时发生。

四、鼻咽癌的临床分期(见表 9－1－1)

表 9－1－1　鼻咽癌的 TNM 标准分期

分期	T	N	M
Ⅰ	T_1局限鼻咽腔	N_0	M_0
Ⅱ	T_2局限浸润	N_0	M_0
	$T_{0\sim2}$	N_1上颈淋巴结＜4cm 活动	
Ⅲ	T_3一组颅 N 损害	$N_{0\sim2}$颈淋巴结＜7cm 活动受限	M_0
	$T_{0\sim4}$前后颅 N 损害并侵犯 1、2 颈椎	N_3或颈淋巴结＞7cm 或固定	M_0
Ⅳa	T_4	$N_{0\sim3}$	M_0
	$T_{0\sim4}$	N_3	M_0
Ⅳb	任何 T	任何 N	M_1有远处转移

五、临床表现

鼻咽癌发生部位隐蔽，又与眼、耳、鼻、咽喉、颅底骨和脑神经等重要器官相邻，具有易于在粘膜下向邻近器官直接浸润或淋巴结转移的生物学行为。因此，症状多变或不明显，常被患者以及医务人员所疏忽。鼻咽癌早期预后好，Ⅰ期5年生存率达90%。

（一）原发癌症状

1. 涕血或鼻衄　由于鼻咽腔内肿瘤血管比较脆，肿瘤外表常无粘膜覆盖，故易有涕血症状，属于鼻咽癌早期症状之一，重者可发生大量鼻衄。涕血常发生于早晨起床后，从口中排出带血的鼻涕，带血量不多，常被患者疏忽或被当作咯血而到呼吸科诊治。癌灶表面呈溃疡或菜花型者这一症状更为常见。

2. 鼻塞　肿瘤侵入后鼻孔、鼻腔，可有明显鼻塞症状。

3. 耳鸣，听力减退　肿瘤浸润、压迫咽鼓管，使鼓室形成负压所致。单侧性耳鸣或听力减退，耳内闭塞感是早期鼻咽癌症状之一。

4. 头痛　是最常见的初发症状，多表现为单侧持续性疼痛，部位多在颞、顶部。

（二）眼部症状

鼻咽癌侵犯眼眶或与眼球有关的神经时，可以出现视力障碍、突眼、复视、眼球活动受限等。

（三）颈部肿块

鼻咽癌患者以颈部淋巴结肿大为首发症状约占36.5%。

六、诊断

（一）病史和体检

对有头痛、耳鼻症状和颈淋巴结肿大等三大症状或其中之一者，需行鼻咽镜、纤维鼻咽镜检查，必要时行鼻咽组织活检。

（二）细胞学检查

1. 鼻咽部脱落细胞学检查可找到肿瘤细胞。

2. 细针针吸细胞学检查，可做鼻咽部原发病灶或颈部肿块穿刺检查找到癌细胞。

（三）EB病毒血清学诊断

在EB病毒感染的细胞中可出现五种特异性抗原。

1. EBNA（核抗原）　与核内DNA结合。

2. EA（早期抗原）　其局限性抗原(R)在胞浆内；弥散性抗原(D)在胞浆和胞核内。

3. MA（膜抗原）。

4. VCA（壳抗原）　胞核与胞浆均有之。

5. LYDMA（淋巴细胞发现性膜抗原）　见于细胞膜。

（四）影像学诊断

1. X线检查　鼻咽侧位片、颅底颏顶位片。

2. CT检查　与X线检查相比较，CT扫描具有较高的密度分辨率。

七、治疗

（一）放射治疗

鼻咽癌治疗以放疗为主。

1. 常规放疗　放疗要兼顾鼻咽、颅底和颈部，以加速器疗效最好，^{60}钴次之，也可用深部X线。鼻咽常用根治量为60～70Gy/6～7周，一般每周5次，每次2Gy。

2. 连续分次和分段放疗　适用于年老或体弱的病例。

3. 鼻咽腔内放射治疗　适用于鼻咽部小块癌灶外照射后的残余病灶及治疗后局部复发的病灶。

（二）化学治疗

作为放射治疗的补充疗法。

1. 全身化疗　以联合用药及大剂量化疗效果比较好。

2. 半身化疗　曾用于下行型鼻咽癌，特别是颈部巨大转移肿瘤者。

3. 动脉插管灌注　常选用颞浅动脉插管，可用平阳霉素、顺铂、5-氟尿嘧啶等。

（三）手术治疗

鼻咽原发癌切除术和颈淋巴结清扫术。适用于对放射线不敏感的病例及放疗后的残余病灶或复发病灶。

八、鼻咽癌患者的护理

（一）鼻咽癌放射治疗患者的护理

放疗开始以后，随着放疗总剂量逐渐增加，一些局部或全身的放疗反应亦会逐步出现。这些反应一般较轻，多数患者都能耐受，少数因照射范围大或同时化疗，或年老体弱等原因，可能出现较重放疗反应，出现并发症。

1. 放疗反应和放疗并发症

(1) 腮腺急性反应：在刚接受第1、2次放疗后2～6小时即可发生，患者自觉腮区肿胀、疼痛，张口受限，局部压痛，这是由于放疗后受照腮腺局部急性充血、水肿，阻塞腮腺导管，涎液淤积所致，给予清淡饮食，漱口，保持口腔清洁，待放疗3～4次后可能消失。

(2) 口腔、口咽粘膜急性放疗反应：腮腺反应后即有口干，放疗至总量2000～3000cGy可有咽干痛、下咽痛，随放疗量递增而加重，检查可见鼻咽、口腔、口咽粘膜尤其软腭、腭弓、咽后壁一带充血，糜烂出血，白膜形成。

(3) 放射野皮肤反应：^{60}钴或高能X线低量照射表皮，只出现色素沉着、毛囊扩张、脱发等放射性干性皮肤反应。常规X线或β线照射反应较显著，剂量在3000～4000cGy左右出现湿性皮肤反应（表皮浮起、水泡、溃破），轻者7～10天，重者2～3周完全愈合。

(4) 外耳道湿性反应或中耳炎：面颈联合野或颞侧耳前野都照射到耳道，总量达5000cGy左右可能出现耳道粘膜湿性反应，或中耳积液。

(5) 鼻腔粘膜反应：在总量4000cGy左右可出现与口咽粘膜相似的鼻腔粘膜反应。患者有鼻塞、鼻分泌物增多而稠，轻者卧位时交替性鼻塞，重者立位时也发生，甚至张口呼吸，影响休息与睡眠。

(6) 全身反应：纳差，恶心，血象下降，体重减轻等。

2. 鼻咽癌患者放射治疗的后遗症　在放疗后获得长期存活的患者中，由于晚期反应，组织的放射损伤逐渐显现，会产生一系列放疗后遗症。鼻咽癌放疗后遗症主要有：① 放射性中耳炎；② 放射性龋齿（预防方法为放疗前洁齿；放疗中保持口腔卫生，用双氟牙膏刷牙；放疗后3年内禁拔牙。）；③ 放射性面颌部、颈部皮下水肿；④ 头面部、颈部急性蜂窝织炎；⑤ 放射性皮肤损伤；⑥ 头颈部软组织纤维化；⑦ 张口困难（多因颞颌关节及咬肌纤维化引起）；⑧ 放射性颌骨骨髓炎、骨坏死；⑨ 放射性颅神经损伤；⑩ 放射性脑脊髓病（是鼻咽癌放疗后最严重的后遗症之一）。

3. 鼻咽癌放疗患者的护理

（1）放疗前护理：① 心理护理：了解患者的精神状态，解除顾虑，增强患者对治疗的信心。简明扼要的向患者及家属介绍有关放疗的知识，治疗中可能出现的副作用及需要配合的注意事项，介绍鼻咽冲洗的方法。陪同患者到放疗科参观，并说明在放疗治疗时工作人员可在操作台监测患者情况，使患者消除恐惧心理，积极配合治疗。② 了解患者一般情况：每周查血常规，定期测血生化。③ 饮食：宜食高蛋白、高维生素、低脂肪饮食，多吃水果、蔬菜，多饮水，戒烟戒酒，避免吃过热、过硬、过酸或过甜的食物。④ 放疗前洁齿，拔除龋齿，避免放疗引起放射性骨髓炎；放疗后3年之内禁止拔牙。嘱患者使用氟制牙膏。

（2）放疗中护理：① 注意口腔卫生，每次饭后用软毛牙刷刷牙，用多贝尔溶液或生理盐水漱口。② 保持鼻腔清洁，每天用生理盐水冲洗鼻咽1～2次。③ 保持放射野皮肤干燥洁净。干反应：用无刺激性软膏涂擦。湿反应：注意放射区域皮肤清洁干燥，避免衣物摩擦。④ 耳部勿进脏水脏物，防止外来感染，以免继发化脓性中耳炎，适当给予抗生素滴耳剂局部滴用。⑤ 若鼻腔干燥可滴以无菌石蜡油湿润，鼻塞可滴用麻黄素。⑥ 嘱患者坚持使用木制螺旋张口器练习张口，以免放疗后由于咀嚼肌和下颌关节纤维变导致的张口困难。⑦ 放疗中因味觉的改变，口腔无味或有异味感需吃软食或流食，鼓励进食。

（3）放疗后护理：放疗后继续注意皮肤反应；嘱患者继续练习张口活动；防止头颈部蜂窝织炎等。

（二）手术治疗患者的护理

1. 手术前护理

（1）向患者及家属说明手术的重要性，并多给予鼓励，增强其战胜疾病的信心。

（2）给予患者高热量、高蛋白、高维生素的饮食。食物宜为温凉的软食，避免过酸过辣等刺激，以防损伤粘膜。可告之患者使用吸管，以利于吞咽。

（3）手术前用多贝尔溶液或甲硝唑注射液漱口，每日4次，注意口腔卫生。

（4）每日为患者冲洗鼻腔1～2次，保持鼻腔清洁。

2. 手术后护理

（1）患者全麻术后应由专人看护，密切观察患者的面色、呼吸、血压、脉搏和体温，及时发现病情变化，预防出血。

（2）患者涕中有少量鲜血，局部可用麻黄素、肾上腺素以减少出血。

（3）从术后第一日起，用1.5%双氧水擦拭口腔，生理盐水冲洗，及时用负压吸引抽吸冲洗液，每日4次，防止口腔感染。

3. 鼻咽部大出血护理

（1）安慰患者，保持镇静。

（2）告诉患者不要将血咽下，立即通知医生。

（3）患者平卧，头偏向一侧，保持呼吸道通畅。

(4) 给予氧气吸入，开放静脉通路。

(5) 将冰袋用无菌巾包裹置于患者鼻上方，冷敷止血。

(6) 准备纱布行后鼻孔填充止血法压迫止血。

(7) 密切观察血压、呼吸和脉搏变化。

(三) 化学治疗患者的护理参见其他章节

附：鼻咽冲洗法、前鼻孔填充止血法、后鼻孔填充止血法。

附 1：鼻咽冲洗法

[目的]

冲洗出鼻咽、鼻腔分泌物或脓痂，使患者舒适，防止感染，常用于鼻咽癌等。

[用物]

灌洗器、橡皮管、水止、洗鼻用冲洗头（或橄榄头）、助洗架、圆碗（或接水器）、温盐水（水温36～38℃）

[操作方法]

1. 患者坐在耳鼻喉检查专用椅上，头部后倾，靠于椅背上。

2. 将盛有冲洗液的灌洗器与橡皮导管、冲洗头连接好并悬挂在助洗架上，灌洗器底与患者头顶等高，以免压力太大致水流入咽鼓管内。

3. 嘱患者张口呼吸，将冲洗头放入一侧鼻前庭，使水缓慢流入鼻腔而由对侧鼻孔或口中流出，同法冲洗另一侧。

[注意事项]

1. 鼻咽冲洗前，向患者讲明鼻咽冲洗重要性，以便患者能密切配合。

2. 冲洗鼻咽时患者头部向后倾角度可根据患者情况调整，鼻咽冲洗时不允许说话，如液体从口中流出，冲洗时切忌咽下。

3. 护士做鼻咽冲洗时动作要轻柔，要严密观察患者肢体语言，及时调整鼻咽冲洗速度。

4. 如分泌物多或稠，且为脓性，可用 0.5%～1% 双氧水或小苏打水冲洗，α-糜蛋白酶或抗生素溶液滴入。

5. 急性鼻炎、肥大性鼻炎者禁用。

附 2：前鼻孔填充止血法

[目的]

用于鼻出血部位靠前，出血较多，一般方法不能止血者。

[操作方法]

1. 堵塞前用 0.1% 的肾上腺素棉片加数滴 1%～2% 的卡因收缩鼻粘膜，以便找到出血点。

2. 将凡士林纱条一段双折 8～10cm，放入鼻腔后上方塞紧，然后将折叠部上下分开，形成一个敞口的“布袋”，从一端开始以折叠的形式将其填入“布袋”中。

3. 填妥后剪去剩余纱条，用干棉球将其断端填入鼻孔内，用胶布固定。

[注意事项]

1. 动作轻柔防止损伤粘膜。

2. 填塞时间一般不超过 3～5 天。

附 3：后鼻孔填充止血法

[目的]

用于鼻出血部位靠后，出血较剧，经鼻前填充法未能止血者。

[操作方法]

1. 堵塞前用 0.1%的肾上腺素棉片加数滴 1%～2%的卡因收缩鼻粘膜,并用同等浓度的的卡因喷在咽部及鼻咽部。

2. 将纱布做成与患者后鼻孔大小相等的锥形纱球;其尖端系粗丝线二根,底部系一根。

3. 把 10 号导管从出血侧前鼻孔插入至鼻咽,用血管钳将其前端拉出口外,此时将纱球尖端丝线系于导管前端,向外抽导管尾端,则纱球借中指助力送入,在悬雍垂处将纱球先下压再上托,另一手牵引导管丝线,使纱球固定于鼻后孔。

4. 将纱球的丝线用胶布固定于面颊部,底部丝线固定在口角边。

5. 再做前鼻孔填塞。

[注意事项]

1. 严格无菌操作。

2. 如 2～3 天后无出血,可先取出前鼻孔填塞,观察 1～2 天再牵引口角边的丝线,即可将纱球取出。

第二节　口腔癌患者的护理

口腔恶性肿瘤包括牙龈、颊、唇、舌、腭及口底癌,在头颈部恶性肿瘤居第二位。根据 WHO 的资料,在世界上,印度及斯里兰卡的口腔癌患病率是最高的。我国的口腔癌患病率相对较低,在全身各部位癌瘤的排位上远在第 10 位以后,其发病年龄以 40～60 岁为高峰,男女之比约为 2∶1。

一、病因

口腔癌的病因目前尚未得出明确结论,与口腔癌发病有关的主要因素简介如下:

(一) 烟酒嗜好

嗜烟的人不仅易患口腔癌,而且在癌肿被治愈以后继续吸烟,其发生第二原发癌的机会仍然很高,应当指出,咀嚼烟叶时加入槟榔等刺激性调味剂等,更容易发生口腔癌。饮酒同样可以增加发生口腔癌的危险性,且饮酒量越大危险性就越高,酒精有促癌作用。

(二) 紫外线与电离辐射

在户外长期暴露于日光下的工作者,特别是农民、渔民或牧民多发生唇癌。

(三) 慢性刺激与损伤

在锐利的牙嵴,残根以及不良修复义齿的相应部位,在被长期慢性刺激后可发生癌变。口腔卫生不良,易于细菌生长繁殖,利于亚硝胺及其前体生成。

(四) 营养因素

维生素及微量元素与肿瘤的发生、发展均有一定关系。试验证明,缺乏维生素 A 及维生素 B_2 的动物易被化学致癌物诱发肿瘤,口腔癌患者的红细胞硒与血浆硒水平明显低于健康人。

二、口腔癌的 TNM 分期(见表 9－2－1)

表 9－2－1　口腔癌的 TNM 标准分期

分期	T	N	M
Ⅰ期	T_1 直径≤2cm	N_0	M_0
Ⅱ期	T_2 直径＞2cm，＜4cm	N_0	M_0
Ⅲ期	T_3 直径≥4cm	$N_{0\sim1}$ 无或有区域淋巴结转移 直径≤3cm	M_0
Ⅳ期	T_4 侵犯邻近组织	$N_{0\sim3}$ 无或有区域淋巴结转移 直径＞3cm	$M_{0\sim1}$ 无或有 远处转移

三、口腔癌各论

根据口腔癌解剖部位，其临床表现、诊断及预后各有不同，分别介绍如下：

(一) 唇癌

唇癌在西方国家很常见，男性较女性多见，男女之比约为 4：1，发病年龄为 60 岁左右，多发生在下唇。唇癌应仅限于自然闭口状态下外显的唇红粘膜组织发生的癌。几乎 100％为鳞状细胞癌。唇癌预后较好，5 年生存率为 80％～90％。

1. 临床表现

(1) 唇癌开始多在下唇的唇红缘部粘膜增厚，上皮角化或粘膜糜烂，经久不愈，形成肿块。

(2) 肿块可表现为外生型、溃疡型、浸润型。

(3) 晚期肿瘤可侵及全唇，甚至侵犯颌骨。

(4) 可发生颏下、颌下、颈深上淋巴结转移，同侧或双侧，转移率为 10％。

2. 诊断

临床诊断比较容易，凡 50 岁以上男性，唇红粘膜角化、增厚或粘膜糜烂长期不愈合，应行活检以明确诊断。

3. 治疗

(1) 手术治疗应做矩形切除而不是“V”形切除，这样可确保周围正常组织距肿瘤的距离大致相等。唇癌病灶超过全唇 2/3 者，切除后应立即行整形手术修复。怀疑有区域淋巴结转移，应做舌骨上、肩胛舌骨上淋巴结清扫术。

(2) 光动力疗法或 Nd－YAG 激光治疗，治愈率在 90％以上。

(3) 化疗：临床上主要使用培洛霉素，有效率在 90％以上。

(二) 舌癌

舌癌在口腔癌中最常见，占全部口腔癌的 25％～30％，男性多见，平均发病年龄 60 岁左右。据近期资料统计，女性患者发病率有明显上升的趋势，且患病年龄也趋向年轻化。舌体部癌 98％以上为高分化的鳞状细胞癌。舌癌 5 年生存率约为 63％，Ⅰ期病例可达 90％以上。

1. 临床表现

(1) 肿瘤早期舌侧缘粘膜组织增厚、白斑或小硬结，逐渐形成溃疡或肿瘤。

(2) 舌癌以舌中 1/3 侧缘部为最好发部位，舌背、舌腹部也可见到。

(3) 可表现为溃疡、外生与浸润 3 种类型。

(4) 溃疡继发感染后可产生剧痛、流涎、口臭、舌运动受限、咀嚼、语言、吞咽等功能障碍。

(5) 晚期向口底、牙龈、下颌骨扩散。

(6) 舌癌早期就可发生颌下、颈上深淋巴结转移，转移率高达 50%。

2. 诊断

舌癌位置表浅，诊断并不困难，但对早期舌癌特别是浸润型要提高警惕，触诊对舌癌的诊断尤为重要。对不明原因的舌糜烂、溃疡、硬结或肿块，经治不愈，应行活组织检查确诊。

3. 治疗

(1) 手术治疗：病变在 2cm 以下者可做舌部分切除术加舌骨上淋巴清扫术。T_3、T_4病例需作颌、舌、颈联合切除，若原发灶尚未累及颌舌沟，可行舌、颈联合切除手术，颌骨体可以保留。

(2) 放射治疗：舌癌应首选间质内放疗（又称组织内放疗）。适用于舌背、舌侧缘或舌腹下较小病变。

(3) 化学治疗：对晚期病例可行术前诱导化疗，化疗对舌癌的疗效较好。

(4) 冷冻治疗：对 T_1、T_2的舌癌以及年老体弱或有其他全身性疾病不能手术者，可以考虑采用冷冻治疗。

（三）口底癌

口底在解剖上指下齿槽与舌之间呈“V”字形区域。口底癌指发生在口底粘膜的癌，应与舌下腺起源的涎腺癌相区别，后者应称为舌下腺癌。

在西方国家，口底癌仅次于舌癌，口底癌的发病年龄为 40～60 岁。口底癌绝大部分为鳞状细胞癌，分化程度较好。早期口底癌的预后较好，晚期则预后较差。据报道，5 年生存率差异较大，平均在 50%左右。

1. 临床表现

(1) 口底癌以发生在舌系带二侧的前口底最为常见，初起为小结节，进一步发展成深裂隙状溃疡。

(2) 肿瘤极易侵犯舌系带而至对侧。

(3) 肿瘤向口底深处及舌下扩展迅速，累及肌层，引起舌运动障碍、流涎及进食困难。

(4) 源于后口底的口底癌更易早期侵犯下颌骨内侧面、牙龈、舌腹。晚期合并感染可引起顽固性疼痛。

(5) 前口底癌容易发生双侧淋巴结转移。主要在颌下、颏下及颈上深淋巴结，转移率为 30%～70%。

2. 口底癌的诊断　主要根据病史及临床表现。累及颌骨内侧面应作 X 线检查。有颈淋巴结肿大者，应行活组织检查。

3. 治疗　除 T_1口底癌可考虑采用放射治疗外，其他以手术治疗为主。

(1) 早期病变应手术切除，缺损区应直接缝合。缺损较大者用鼻唇沟瓣等组织修复口底。

(2) 中、晚期口底癌应行颌、口底、颈联合切除＋预防性气管切开术，缺损区用胸大肌皮瓣等组织修复。

(3) 双侧颈淋巴结转移应行双侧颈淋巴结清扫术。

（四）牙龈癌

牙龈癌在口腔癌中仅次于舌癌而居第二位。男性多于女性，好发年龄约为 40～60 岁。下牙龈癌较上牙龈癌多发。牙龈癌的5年生存率为60%以上。牙龈癌多为高分化的鳞状细胞癌。

1. 临床表现

(1) 好发于双尖牙区及磨牙区，前牙区少见。

(2) 临床上可分溃疡型和外生型，其中以溃疡型多见。溃疡型呈表浅、淡红，随后可出现增生。

(3) 较易早期侵犯牙槽突骨膜及骨质，进而出现牙齿松动，并可发生脱落。

(4) 牙龈癌常发生继发感染，体积过大时可出现面部肿胀，浸润皮肤。

(5) 下牙龈癌主要转移颌下、颈上深淋巴结，淋巴结转移率为30%。上颌牙龈癌在中、晚期出现淋巴结转移。

2. 诊断

(1) 生长在牙龈、牙龈缘组织的白斑、溃疡、增生物都应尽早取活组织进行检查以明确诊断。

(2) 牙龈癌侵犯骨质后，X线可出现恶性肿瘤的破坏特征——虫蚀状不规则吸收。

(3) 凡原因不明的牙齿松动、年龄在50岁以上的患者都应拍X线检查，以排除牙龈癌。

3. 治疗　牙龈癌的治疗方法应以手术为主的综合治疗。

(1) 早期的牙龈癌原则上应行牙槽突切除术，较晚期的应行下颌骨方块或上颌骨次全切除术。

(2) 有淋巴结转移即应行治疗性颈淋巴结清扫术。

(五) 硬腭癌

硬腭癌比较少见，多见于男性，男女之比约为3∶2，其疾病好发年龄在50岁左右。许多资料表明，硬腭部最易发生腺性上皮癌。鳞癌在硬腭部恶性肿瘤中约占1/4左右。硬腭癌5年生存率为60%。

1. 临床表现

(1) 硬腭癌常先起自一侧，并迅速向牙龈侧及对侧蔓延。

(2) 肿瘤可分为外生型和溃疡型。外生型多见，边缘外翻，表面有渗血和血痂，触之易出血。

(3) 硬腭癌晚期可穿通鼻腔，在鼻腔底出现肿块，引起鼻阻塞、鼻衄。

(4) 硬腭癌容易发生颌下淋巴结和颈深上淋巴结转移，晚期多发生双侧颈淋巴结转移。

2. 诊断

根据病史，临床表现可以明确诊断，必要时取活检。X线、CT可帮助了解病变范围。

3. 治疗

(1) 手术治疗：应行连同腭骨在内的病灶切除术，对较大的病损应行上颌骨次全切除术。累及上颌窦应行全上颌骨切除术。有颈淋巴结转移，应同时行颈淋巴结清扫术。

(2) 冷冻治疗：早期硬腭癌用冷冻治疗可控制原发灶，但对转移灶无能为力。

(六) 颊粘膜癌

颊粘膜癌是一种常见的口腔癌，发病率居口腔癌第三位，男女之比2∶1，好发于50岁左右。颊是口腔前庭的侧壁，以颊肌为主体，结构由浅(口外侧)而深(口内侧)共分6层，即皮肤、皮下组织、颊咽筋膜、颊肌、粘膜下层及粘膜层(见图9-2-1)。

颊粘膜癌以鳞状细胞癌为主，占90%以上，其次为腺源性上皮癌，占5%～10%。颊粘膜

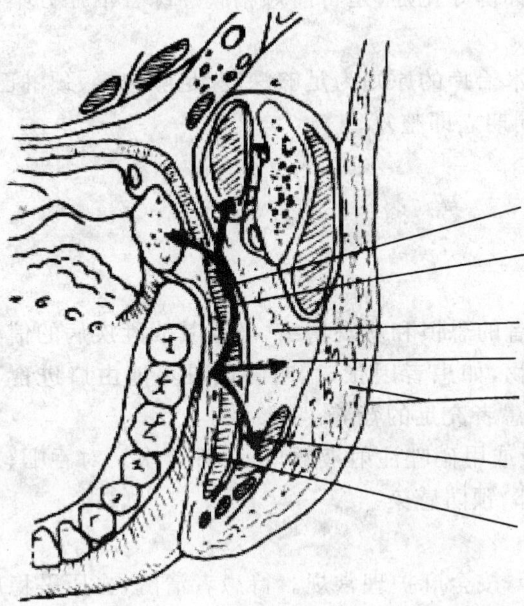

图 9-2-1　颊的结构及其与临近间隙的通道

亦为口腔疣状癌的好发部位。颊癌早期局限在粘膜层，逐步发展，侵犯粘膜下组织而累及颊部各层组织，直至穿透皮肤，同时向唇、龈、牙槽、颌骨以及软腭、咽侧和翼颌间隙扩展。颊粘膜可分前、中、后三部分(见图 9-2-2)。据统计 50%～70%的颊癌是原发或累及颊后份，而发生在颊后份者其淋巴结转移率高于颊前及颊中份者。

1. 临床表现

(1) 粘膜癌好发于咬合线，后颊粘膜部好发。

(2) 粘膜鳞癌通常有溃疡形成，伴深部浸润，少数表现为疣状或乳突状的外突型。

(3) 腺源性颊膜癌则主要表现为外突状或浸润硬结型肿块，溃疡者较少出现。

(4) 癌肿侵犯肌肉等深层组织，或合并感染时出现明显疼痛，伴不同程度的张口困难。

(5) 颊粘膜癌易转移至颌下、颈上深淋巴结，转移率 30%～50%。

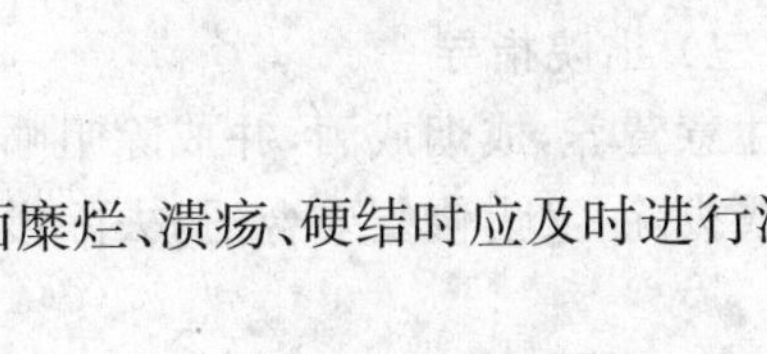

图 9-2-2　颊粘膜的分区

1、2、3 代表的区域分别是前、中、后三部分

2. 诊断

(1) 对颊粘膜白斑、扁平苔藓及乳头状瘤等出现表面糜烂、溃疡、硬结时应及时进行活检，明确诊断。

(2) 对波及龈颊沟或张口受限者，应做 X 线摄片检查。

(3) CT 检查可以了解骨质受累情况及深部病变范围。

3. 治疗　治疗以手术和放射治疗为主。对于局限性范围小，浸润表浅的颊粘膜癌可采用单纯的冷冻及放射治疗。对中晚期患者多采取以手术为主的综合治疗。

(1) 术前放射治疗：一般采用在 4 周内照射 40～50Gy。通常需休息 4～6 周，若无特殊情况可进行癌瘤的手术切除。

(2) 术前化疗：术前化疗又称诱导化疗，是目前颊粘膜癌综合治疗方案中最常用而效果肯定的重要措施。

(3) 手术治疗：颊粘膜癌手术治疗的原则为足够深度、足够边界、颈淋巴结清扫术，原发癌瘤切除后遗留的缺损原则上应同期立即整复。

四、口腔癌患者的护理

(一) 手术患者的护理

1. 手术前护理

(1) 做好思想工作，消除患者的恐惧和悲观情绪，增强其战胜疾病的信心。

(2) 供给高热量、高蛋白食物，如患者因张口、咀嚼困难不能由口进食，应给予鼻饲饮食。同时注意维生素的摄取，以保证患者充足的营养。

(3) 术前 3 日用多贝尔溶液或甲硝唑注射液漱口，每日 4 次。对吞咽、口腔自洁有困难的患者应用注洗器冲净口腔及咽部，预防感染。

2. 手术后护理

(1) 行颈联合根治切除术者，按全麻护理常规。待患者清醒，血压平稳后，可取半卧位。

(2) 及时吸出口、鼻腔及咽部分泌物，保持呼吸道通畅。患者术后失语，不能主诉不适，需仔细观察患者有无烦躁不安、鼻翼扇动等呼吸道堵塞的症状并及时报告医生。准备好气管切开用物。

(3) 观察皮瓣颜色、温度和弹性。如果皮瓣温度降低、呈青紫色并逐渐加重，应立即报告医生。

(4) 术后引流接负压吸引，注意观察引流液的性质、颜色及量，防止出血。行左侧舌癌根治、颈淋巴结清扫术后，如引流液呈乳糜状，应立即通知医生。

(5) 从术后第一日起，不能张口或张口困难，可用 1.5% 双氧水擦拭，生理盐水冲洗，及时用负压吸引抽吸冲洗液，每日 4 次，防止感染。

(6) 面部伤口用酒精棉球经常擦拭，保证局部清洁，促进伤口愈合。

(7) 术后给予流质饮食，约 1 周后改为半流质。做唇、颊、舌部手术后需鼻饲。

(二) 放射治疗护理

1. 每日给予患者口腔护理，保持口腔清洁。

2. 指导患者每日晨起，饭前、后以及睡前漱口。

3. 给予高蛋白、高热量、易消化、软、无刺激性食物，少量多餐并鼓励患者多饮水。

(三) 出院指导

注意营养，戒烟戒酒，并戒除咀嚼槟榔等不良习惯，保持良好的口腔卫生。牙齿残根及时修补或拔除，义齿修复要合适，去除慢性刺激。避免紫外线或日光辐射。定期门诊复查。

第三节　上颌窦癌患者的护理

上颌窦癌在我国北方较多见，在耳鼻咽喉科恶性肿瘤中占第三位，其发病年龄多为 51～60 岁，男女比例为 2∶1。

一、病因

病因尚不明确，但上颌窦癌患者绝大多数都有长期上颌窦炎，故可能与慢性炎症长期刺激有关。年龄40岁以上，长期患鼻息肉，近期息肉生长迅速，应考虑鼻息肉恶变。长期接触镍粉，患上颌窦癌危险性增加。另外与严重的空气污染等也有关。

二、病理表现

上颌窦癌以中度分化的鳞状细胞癌为绝大多数。此外尚可发生恶性涎腺型肿瘤、纤维肉瘤、骨肉瘤及恶性淋巴瘤等，均较少见。

三、扩散和转移

1. 扩散　肿瘤初期局限在上颌窦内粘膜生长，继而破坏骨壁扩展至窦外，肿瘤可经牙龈或穿破硬腭而侵犯口腔，也可经其他途径累及鼻腔、颅底。

2. 淋巴途径转移　本病较少发生转移，转移部位以颌下淋巴结最多。

3. 远处转移　多发生在晚期，可转移至肺、肝、肾、脑、骨。

四、上颌窦癌的临床分期(见表9-3-1)

表9-3-1　上颌窦癌的TNM标准分期

分期	T	N	M
0期	T_{is}	N_0	M_0
Ⅰ期	T_1限于窦粘膜	N_0	M_0
Ⅱ期	T_2侵及腭和中鼻道	N_0	M_0
Ⅲ期	T_3侵及颊、上颌、眼等	N_0	M_0
	T_1	N_1同侧≤3cm	M_0
	T_2	N_1	M_0
	T_3	N_1	M_0
Ⅳ期	T_4侵及鼻咽、软腭、颅底等	N_0 N_1	M_0
	任何T	N_2≤6cm	M_0
		N_3＞6cm	M_0
	任何T	任何N	M_1远处转移

五、临床表现

一般多在发生症状后4～5个月时就诊。早期因肿瘤限于窦腔内，外观症状不明显。当外观有明显表现时，肿瘤多已破坏骨壁而侵出窦外。

(一) 症状

1. 患侧鼻涕中带血　出现于初期由于肿瘤破溃或合并上颌炎症所致，少数伴有恶臭。

2. 鼻塞　多数因为鼻侧壁受压所致，少数因为肿瘤侵入鼻腔引起堵塞。

3. 疼痛　多为肿瘤压迫上齿槽神经所致，可表现为牙痛、偏头痛及面颊部疼痛。

4. 面部肿胀　一般出现较晚，患者多因此就诊，为肿瘤累及面前软组织的表现。肿胀以上颌正前方为最多，可造成面部变形；如病变在内侧则表现为鼻旁肿胀。

5. 眼球移位　肿瘤累及眼眶时，表现为眼球移位、突出或有复视。

6. 张口困难　为肿瘤穿破后壁向上颌窦后方扩展累及翼肌的表现。

7. 牙齿松动或脱落　多为上第1、2磨牙。

（二）相关检查

1. 肿瘤侵犯上颌窦内侧壁和后壁者占85%，多数病例有鼻腔外侧壁内移，鼻腔内有肿物，表面不光滑，触之易出血。

2. 眼球向上移位或突出，但大多数眼球运动不受限。

3. 齿槽或硬腭肿胀，牙齿松动或脱落，有时可见肿瘤突出。

4. 可有同侧颈深上淋巴结肿大。

六、诊断

（一）病史和体检

对40岁以上有一侧面颊或上唇发麻、疼痛、鼻塞、鼻涕中带血、牙痛，以及鼻腔外侧壁内移或中鼻道有小肿物者，应提高警惕及时检查。

（二）X线检查

照鼻窦平片或断层或CT扫描，能看到上颌窦腔扩大，周围骨质破坏及肿瘤的范围。

（三）病理学检查

1. 鼻腔脱落细胞检查。

2. 上颌窦穿刺，冲洗液查肿瘤细胞。

3. 鼻腔、齿槽突出肿物检查。

4. 上颌窦纤维内窥镜检查。

5. 上颌窦探查术取活检。

七、治疗

在单纯手术或放疗难获满意疗效的情况下，综合治疗渐被广泛采用。经多年临床经验证明术前放疗与手术综合的治疗方法，有利于手术彻底根除，并避免扩大手术范围，常可保留眶内容物。

（一）术前放射治疗

采用^{60}钴或直线加速器治疗，照射原则应超过边缘1cm，但注意尽量减少眼球和脊髓受量，一般采用前野和侧野。前野上界为眼眶下缘稍上（0.5cm），内界为正中线，下界为包括硬腭，外界在面部正、侧游离缘，侧野上、下界相同水平；前界与前野外侧界共缘。照射前一般先经口腔龈颊沟做上颌窦开窗，以照射后引流坏死组织。一般采用连续分次照射，2Gy/次，5次/周，总照射量60～70Gy/6～7周。

（二）手术治疗

上颌窦癌手术原则：

1. 一般在放射治疗结束后4～6周手术。

2. 按肿瘤外科原则行全上颌窦切除术，尽量保证彻底清除癌灶，减少术后复发。

3. 眼球为人体极其重要的器官，在不影响手术彻底切除的前提下，能否予以保留，应当慎重考虑。

八、上颌窦癌患者的护理

(一) 手术护理

1. 手术前护理

(1) 安慰及解释工作,减轻手术给患者造成的恐惧感。并向患者介绍手术的重要性,同时给予鼓励,增强其战胜疾病的信心。

(2) 保证病人摄取足够的营养,给予高蛋白、高热量、富含维生素的饮食。如无因肿瘤侵犯引起进食困难,尽量由口进食。

(3) 手术前3天每日用多贝尔溶液或甲硝唑注射液含漱,每日4次,预防口腔感染。

(4) 必要时术前需做牙托,以便术后填塞,早日恢复咀嚼功能。

2. 手术后护理

(1) 患者全麻术后应由专人看护,密切观察病人的面色、呼吸、血压、脉搏和体温,及时发现病情变化,预防出血。

(2) 随时吸出患者口腔中的分泌物,保持呼吸道通畅。经常观察病人吞咽动作,以便及时发现出血的可能。当伤口发生出血时应迅速用纱布压迫止血。

(3) 注意伤口内填塞的纱布有无脱落。如掉入口腔,可用压舌板压低舌部,剪断取出。

(4) 从术后第一日起,用1.5%双氧水擦拭,生理盐水冲洗,及时用负压吸引抽吸冲洗液,每日4次,彻底清除舌面和上腭部血痂和食物残渣以防止感染,减轻口臭。

(5) 需用牙托者,应在拆线后除去堵塞敷料,用生理盐水冲洗后再按上。

(6) 保持口唇及面部伤口的清洁干燥,经常用75%酒精棉球轻轻擦拭,预防伤口感染,促进愈合。

(7) 观察皮瓣颜色、温度和弹性。如果皮瓣温度降低,呈青紫色并逐渐加重,应立即报告医生及早处理。

(8) 术后前3天,取平卧位,头部严禁扭动,以利于皮瓣的血液循环,促进其成活。

(9) 手术后1～2周给予患者鼻饲混合奶。每日4～5次,每次200ml。每次灌奶前后应用温开水冲洗鼻饲管,防止鼻饲管堵塞,同时也要注意补充维生素,注入果汁、菜汁。由于吞咽会引起疼痛,因此在病人开始进食时应耐心鼓励。

(10) 根治术后,可能出现复视,要用眼罩保护眼睛。

(二) 放射治疗患者的护理

1. 照射前洁齿并治疗牙疾,松动牙齿须拔除,预防骨髓炎发生。

2. 为提高放射治疗敏感性,需行上颌窦切开引流,每日用生理盐水1000ml冲洗1次,并用生理盐水纱条填塞,注意勿遗留纱条于窦腔内。

3. 加强口腔卫生,每日早、晚及餐前、后刷牙,并用多贝尔溶液漱口,注意口腔粘膜反应的护理。

4. 肿瘤侵犯眼眶时,眼球活动受限、外突或移位及视力障碍,应予保护。行眼冲洗,氯霉素滴眼,戴眼罩,放疗中如眼干燥可用眼膏湿润。

5. 鼻塞者可滴麻黄素或滴鼻净。

6. 骨质侵犯合并感染时常引起剧痛,应按医嘱给予镇痛剂及抗炎治疗。

(三) 出院指导

1. 饮食宜为高蛋白、高热量、富含维生素的半流食。

2. 避免重体力劳动,每日进行适量的活动。

3. 保持口腔清洁、卫生,每日早晚及餐后应漱口。

4. 消除不良嗜好,戒烟戒酒。

5. 注意保暖,预防感冒。

6. 定期到门诊复查。

第四节　喉癌患者的护理

喉癌居耳鼻喉科恶性肿瘤的首位,绝大多数为鳞状细胞癌。世界各地以法、意、巴西及西班牙等国的一些地区发病率最高。我国辽宁省属于高发地区,多发生于男性,男女之比约为8∶1,发病年龄以40～60岁为多。喉腔分区见图9-4-1。

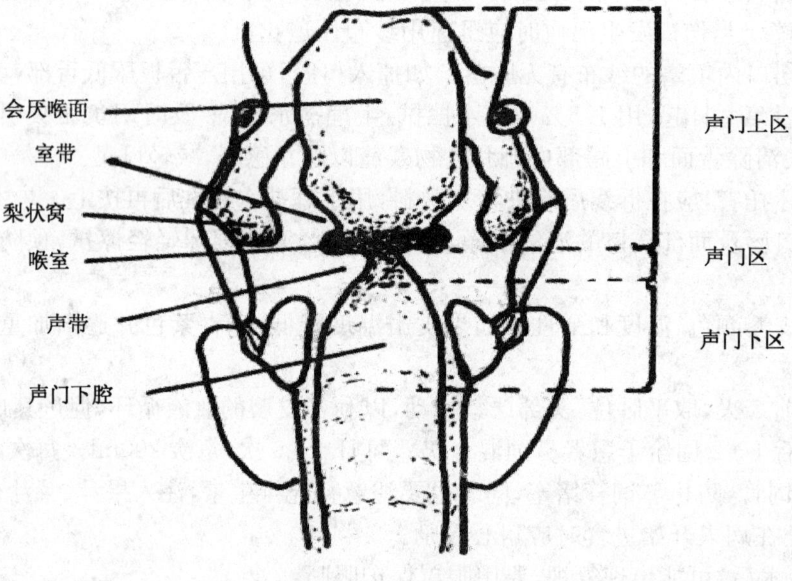

图9-4-1　喉腔分区

一、病因

喉癌的病因尚不明确,但与吸烟、空气污染及遗传因素有一定关系。

1. 吸烟与喉癌关系密切,绝大多数喉癌患者都吸烟;严重吸烟者死于喉癌是非吸烟者的20倍。

2. 烟酒的协同作用。据报道,重度吸烟并饮酒者其患喉癌的危险性是单纯吸烟和单纯饮酒者之和的1.5倍。

3. 慢性咽喉炎、用声过度的患者,其病变部位与声门癌相同,均在声带前中1/3处。

4. 空气污染　城市工业废气所致大气污染，使城市喉癌发病率高，而且城市大气污染越严重，其喉癌发病率上升越显著。

5. 职业因素　有关报道指出，喉癌和接触石棉，芥子气有关。石棉暴露者患喉癌的相对危险性是非暴露者的9倍。

6. 癌前病变　如喉白斑，喉角化症，成人喉乳头状瘤均可有癌变。

二、病理表现

（一）癌前病变

1. 喉角化症　本病包括白斑症和喉厚皮病，前者较多见，部分可发展成癌。多发生于声带，可见粘膜表面呈白色斑块状隆起或角状突起。

2. 喉乳头状瘤　可分幼儿型和成人型，后者较易癌变。好发于声带前端，呈菜花状细小颗粒突起，色淡红，基底较广。

3. 慢性增生性喉炎　多为上皮的不规则增生，表现为喉粘膜出现局部隆起，粗糙或潜在溃疡等。

（二）鳞状细胞癌

1. 原位癌　原位癌可发生于喉的任何部位，以声带前端最为多见，外观上无特征表现。

2. 浸润性癌　多见于声门区和声门上区，声门下区仅占喉癌的0～8%。

3. 疣状癌　最常发生的部位是声带，其外观多呈白色，伴有乳头状突起。其特点是侵袭性小，很少淋巴结或远处转移。

（三）其他病理类型

1. 类癌　形态为息肉样，也可有蒂，罕见。早期即发生转移，主要为颈淋巴结转移。类癌对放射线不敏感，惟一有效的方法是手术治疗。

2. 纤维肉瘤　最常发生于声带前段或前联合。外观呈结节状或息肉样，灰白色，坚硬，边缘较整齐，可有血行转移。较为罕见。

三、扩散与转移

（一）扩散

1. 声门上型　早期不易发现，向上扩展侵入声门旁间隙，穿破甲状软骨而累及梨状窝。

2. 声门型　发生于声带，出现声带活动受限或固定。前联合韧带附着于甲状软骨，穿破甲状软骨前缘而至颈部皮下。

3. 声门下型　开始于声门，向前侵犯环甲膜、颈前软组织及甲状腺，向后侵犯食管前壁。

（二）淋巴道转移

喉癌的淋巴结转移，与肿瘤大小、分化程度和发生部位有关。声门上区淋巴组织丰富，多转移至上颈深淋巴结。

（三）远处转移

多见于肺转移，其次是纵隔淋巴结、肝及髂骨等。

四、临床分期(见表 9－4－1)

表 9－4－1　喉癌的 TNM 标准分期

分期	T	N	M
0 期	T_{is}	N_0	M_0
Ⅰ期	T_1声带活动正常	N_0	M_0
Ⅱ期	T_2声带活动受限	N_0	M_0
Ⅲ期	T_3声带固定	N_0	M_0
	$T_{1\sim3}$	N_1单侧≤3cm	M_0
Ⅳ期	T_4喉外侵犯	N_0	M_0
	T_4	N_1	M_0
	$T_{1\sim4}$	$N_{2\sim3}$＜6cm	M_0
	$T_{1\sim4}$	$N_{0\sim3}$	M_1远处转移

五、临床表现

（一）声门上癌

1. 早期有咽喉不适或异物感，但常被忽略，延误诊断。

2. 咽喉疼痛刺激性干咳，痰中带血。

3. 声音嘶哑。

4. 晚期出现呼吸困难，表现为吸气性呼吸困难，进行性加重。

5. 颈淋巴结转移率高，可出现颈上部包块。其生长较快，无痛，质硬，晚期活动度降低，甚至固定。

（二）声门癌及跨声门癌

1. 早期出现声音嘶哑。

2. 病情发展缓慢，可有刺激性干咳，痰中带血。

3. 晚期出现咽喉疼痛及呼吸困难，为吸气性呼吸困难，进行性加重。

4. 颈淋巴结很少有转移。

5. 跨声门癌在一侧喉腔粘膜下生长，声带活动受限或固定，声门变窄。

（三）声门下癌

1. 早期可无症状，间接喉镜不易发现。

2. 可有刺激性干咳，痰中带血。

3. 向上下发展时可产生声音嘶哑及呼吸困难，为吸气性呼吸困难，进行性加重。

4. 声门下肿物。

六、诊断

（一）病史及体检

对有声音嘶哑，咽喉异物感，喉痛，呼吸困难，干咳，痰中带血及发现喉部有肿块或肿胀者应进一步检查。

（二）X线检查

包括喉部侧位平片，喉部正位断层摄片，吞钡造影和CT检查。

（三）喉镜及间接喉镜检查

镜下取活组织送病理检查确诊。纤维喉镜检查可能加重呼吸困难，故有呼吸困难的患者应慎用。必要时在气管切开后再行检查。

七、治疗

喉癌主要采用放射治疗或手术治疗，或两者综合治疗，选择治疗方法的原则首先是保存和延长生命，其次是尽量保留喉的功能。声门型喉癌疗效最好，无淋巴结转移的患者5年生存率为55%。

（一）手术治疗

1. 部分喉切除　切除喉的一部分组织，以期在彻底切除肿瘤的基础上，尽可能多地保存喉的功能，包括声带切除术、垂直半喉切除术、声门上水平半喉切除术及水平垂直部分喉切除术。

2. 喉全切除术　切除喉的全部软骨及其软组织，包括舌根、部分下咽、颈段气管环及部分食管。

3. 颈部出现淋巴结转移时，需施行治疗性颈淋巴结清扫手术。

4. 全喉切除手术后发音重建，其原理是在气管和食管或下咽之间形成一通道，使呼出的气流通过此通道进入食管或下咽腔，振动下咽腔粘膜发出声音，再经过舌、腭、齿等构音器官的协同动作构成语音，恢复说话能力。

（二）放射治疗

喉癌根治性放射治疗以早期（T_1、T_2）病变为主，方法有外照射加腔内照射，每周剂量10～12Gy，总量60～80Gy/6～8周。早期声门癌放疗效果与手术相同。

1. 根治性放疗　以早期病变（T_1、T_2）为主要的治疗对象，采用^{60}钴或直线加速器。每日剂量10～12Gy，总量60～80Gy/6～8周。

2. 手术前放疗　适于T_3或T_4病变，为减少术后复发以提高治愈率，有计划进行术前放疗，然后手术。一般为40～50Gy/4～5周，放疗结束2～4周后手术。

3. 术后放疗　对难以彻底切除的病变，进行有计划的术后放疗，术后尽早开始，一般不宜超过2周。

八、喉癌患者的护理

（一）手术护理

1. 手术前护理

(1) 全喉切除术应做好患者和家属的思想工作，解释手术治疗的必要性，说明手术后可以练习发音或使用人工喉，消除患者对手术的顾虑。如果患者行喉成形术，为了促进其伤口愈合，应嘱术后1周内不可做吞咽动作，尽量不要说话。

(2) 术前为患者准备好纸和笔或卡片，也可通过手势来表达患者术后的需求。

(3) 术前3日开始用多贝尔溶液或甲硝唑注射液漱口，4次/日，同时需要治疗口腔及牙齿疾患。

(4) 指导患者进行深呼吸和有效咳嗽，有吸烟史的患者劝其戒烟。

(5) 术前备皮部位及范围要准确，并注意不要损伤皮肤。

2. 手术后护理

(1) 患者全麻术后应由专人护理,密切观察患者的面色、体温、脉搏、血压、呼吸的变化。全麻清醒,血压平稳后给予半卧位。行喉成形术者须平卧,头部前倾,以减少吻合口张力。

(2) 保持呼吸道通畅,随时吸出气管内分泌物。严格掌握无菌技术,防止气管切开吻合口感染。吸痰管插入深度视呼吸道阻塞的情况而定,不宜太深,以免刺激气管粘膜,引起剧烈咳嗽,吸痰时,应边回抽边旋转吸痰管,吸净分泌物。

(3) 雾化吸入3次/日,当痰液粘稠时可向套管内滴入糜蛋白酶液,防止痰液结痂。

(4) 保持口腔清洁,术后第一天开始用多贝尔溶液或1.5%双氧水、甲硝唑注射液含漱,以促进咽部伤口愈合。注意观察伤口有无渗液,预防咽瘘。

(5) 颈淋巴结清扫术后,引流接负压吸引,勿使引流管打折、扭曲,保持引流通畅,注意观察引流液的颜色、量及性质。

(6) 室温应保持在20℃左右,相对湿度70%。保持人工鼻湿润或在套管口盖1~2层浸湿的纱布。

(7) 术后应每日清洁套管的内管1~2次,防止形成痰痂阻塞呼吸道。套管下伤口敷料每日更换1次。如分泌物多,需及时更换。套管的系带应打死结,防止套管脱落。若患者面色青紫烦躁不安,提示有脱管的可能,及时报告医生。如发生脱管,立即用事先准备在床旁的持物镊或止血钳插入气管造瘘口,保持呼吸通畅,然后配合医生行气管套管置换术。

(8) 术后严禁由口进食、进水,应鼻饲混合奶7~10天,每日4~5次,每次200ml,灌注后再注入温开水200~300ml,以维持充足水分。同时也要注意补充维生素,注入菜汁、果汁。

(9) 气管切开的患者不能屏气,保持大便通畅,预防便秘。避免重体力劳动,并预防感冒。

(10) 术后2周,可协助患者进行发音训练,让患者咽下一定量的空气存于食管内,然后缓慢逸出声音,本着先易后难的原则,从单字音开始练起。

(11) 半喉切除术后拔管前应先半堵管逐渐至全堵管,观察1~2日,无呼吸困难,能平卧即可拔管。

(12) 教会患者处理套管的方法。全喉切除的患者须佩带套管约一年,防止瘘口狭窄。

(二) 放射治疗患者的护理

1. 治疗前应洁牙,治疗牙疾,并禁忌烟酒,以减少对喉部的刺激。

2. 注意口腔粘膜反应,常用多贝尔溶液或1.5%双氧水含漱。咽喉粘膜充血疼痛可用氯酮喷喉。

3. 因喉反射功能减低应嘱尽量将痰及脱落坏死组织吐出,预防吸入性肺炎。

4. 单纯放疗患者可因肿瘤压迫或喉水肿而引起呼吸不畅,甚至窒息,应随时备好气管切开包、吸痰器及氧气等应急使用。密切观察患者呼吸情况,如有变化,及时与医生联系。

(三) 出院指导

1. 宜进粘稠膳食,防止误吸。多吃含纤维量高的菜汁、果汁,防止便秘。

2. 禁止游泳,防止窒息。避免重体力劳动。

3. 教会患者气管套管的更换及清洗、消毒的方法。

4. 嘱患者注意保暖,预防感冒。

5. 定期到门诊复查。

(钱力　尹跃华)

第五节　甲状腺癌患者的护理

甲状腺癌是头颈部比较常见的恶性肿瘤，占全身恶性肿瘤的1%～2%，女性高于男性，比例约为2～4∶1。儿童甲状腺结节中，甲状腺癌的比例高达50%～70%。大多数甲状腺癌的预后较好，不少已发生转移的甲状腺癌患者，可带癌生存10年以上。

一、病因

甲状腺癌的病因至今尚未完全明了，大多认为与地理、遗传、化学物质、癌基因、电离辐射、内分泌（女性激素）等多种因素有关。良性甲状腺疾患如甲状腺肿，淋巴性甲状腺炎等都有癌变可能。地方性甲状腺肿的癌变，以滤泡状腺癌为主，而非地方性甲状腺肿流行地区，却以乳头状癌多见。提示缺碘因素和其他致甲状腺癌可能有不同作用机制。

二、病理表现

（一）甲状腺乳头状癌

乳头状癌是甲状腺恶性肿瘤中最常见的、恶性度最低的一种，一般占甲状腺肿瘤的60%～70%。乳头状癌的外形可随肿瘤大小而异，是一种起源于甲状腺实质的分化性恶性肿瘤。

小的肿瘤又称隐匿硬化型癌，病变局限，肉眼观察与通常瘢痕组织一样，只有镜检下才可发现。大的乳头状癌多有浸润，边界不清，有时伴有癌块部分囊性变，囊液褐色、稀薄、水样，中心可有纤维化、钙化、骨化。

实质性肿瘤切面粗糙似砂粒样，色灰白，组织脆而易碎，多无明显包膜。镜下可见由上皮细胞围绕少许间质，形成细长分支的乳头。癌细胞呈立方形，较正常滤泡上皮细胞大。间质常由纤维结缔组织构成，血管较多。约40%左右病例含有分层钙化小球，称为沙粒小体。一般认为，有乳头状结构者均为乳头状癌，但亦有上皮细胞分化良好的甲状腺乳头状腺瘤。

（二）甲状腺滤泡状癌

甲状腺滤泡状癌在甲状腺癌中占第二位，约10%。瘤体呈圆形或多结节形，除较小的瘤体外，一般无完整的包膜，常侵犯到周围甲状腺组织。纤维组织常将癌组织分隔成大小不等的小块，中心区常呈纤维化或钙化。有时尚可见出血、梗死等退行性变。

镜下可见癌组织中由多数大小不等的滤泡构成，滤泡腔内含有不等量的胶状物，部分癌组织呈条索状。癌细胞一般较大，呈立方形或高柱状。分化良好的滤泡状腺癌，组织结构与正常甲状腺相似，可呈小滤泡性或正常滤泡性，可见滤泡共壁现象，包膜、血管、淋巴管受侵犯。分化差的滤泡状腺癌，结构不规则或很少形成滤泡，可见成团或条索状密集细胞，伴明显的异形性。同时，在滤泡性癌中可见嗜酸粒细胞。

（三）甲状腺髓样癌

甲状腺髓样癌占甲状腺癌的3%～9%，是起源于甲状腺滤泡旁细胞的肿瘤，恶性度中等，可分泌降钙素及其他多种生物活性物质。瘤体为圆形或椭圆形的单发结节，多无包膜，界限清楚，质地坚硬，触之有砂粒感。切面呈灰白或淡红色。

（四）甲状腺未分化癌

甲状腺未分化癌为甲状腺癌中恶性度最高的一种，通常占甲状腺癌的10%。瘤体呈不规则形，质坚硬、边界不清，无包膜，常侵犯周围甲状腺组织和甲状腺周围组织。切面呈灰白色或灰红色、鱼肉样，似肉瘤。常有广泛出血和坏死。

三、临床表现

（一）甲状腺乳头状癌

乳头状癌多见于20～40岁的青壮年，尤以女性为多见，约为男性的3倍。儿童甲状腺癌绝大部分为乳头状癌。

甲状腺乳头状癌多为单发，亦有多发或双侧病例，质硬、不规则，表面不光滑，边界欠清，活动度较差。由于肿瘤生长缓慢，早期常可无症状，尤其是隐匿型和腺内型，无结节或仅触及坚硬的米粒样小块，应引起临床医生高度重视。另有部分患者甲状腺并无结节可及，而颈部确有因癌肿转移而肿大的淋巴结。若癌组织侵犯周围软组织或软骨，则可出现声音嘶哑、呼吸困难、吞咽不适等症状。

甲状腺乳头状癌转移较早，主要是淋巴转移。约有1/2患者初诊时即可见颈部淋巴结肿大，尤其儿童。即使体格检查时无明显淋巴结肿大，但颈淋巴结转移率可高达50%～70%，双侧淋巴结受累者可达10%左右。另有5%的患者可经血行转移到肺、骨等。

（二）甲状腺滤泡状癌

常发生于中老年患者，女性多于男性，但男性发生的比例较乳头状癌高。病程一般较长，肿块多为单发，表面不平，质地坚实，边界尚清，患者很少有主观不适。部分滤泡状癌有吸碘功能，分泌一定的甲状腺激素，可同时伴有不同程度的甲状腺功能亢进症状，故同位素扫描时可见热结节。其他甲状腺功能检查无异常。

滤泡状癌主要经血行转移至肺、骨，也可至肝脑等脏器，约40%～50%患者就诊时即见转移灶。

（三）甲状腺髓样癌

本病多见于30～40岁的中年人，男女发病率相似。甲状腺髓样癌中约10%左右有家族史，为染色体显性遗传，家族人员中可有50%发病。

由于患者前列腺素和5-羟色胺分泌增高，临床上可见面颊潮红和腹泻。腹泻出现早，每日10余次，水样泻，泻前常伴腹部绞痛，饭后和夜间加重，大便无脓血。虽然腹泻严重且持久，但患者营养障碍不明显，仅有水电解质的丢失。病变一般进展较慢，病程可达数年至数十年。可侵犯周围组织而发生相应的压迫症状。癌细胞主要经淋巴道转移，初诊者约50%已有颈淋巴结转移，部分为双侧性。也可通过血行转移至肺、肝和骨。

甲状腺功能检查基本正常。血清降钙素、前列腺素、5-羟色胺、组胺酶浓度均增高。甲状腺扫描为“冷结节”，颈部X线摄片可见密度极深的不规则钙化阴影，与炎症所致钙化影相似，若甲状腺髓样癌转移至颈部淋巴结或肝脏时，同样可见相似的钙化阴影。

（四）甲状腺未分化癌

本病多见于老年人，男性多发，高度恶性。甲状腺未分化癌常由甲状腺肿、甲状腺结节或其他甲状腺病变转化而来。故而患者均有较长时间的甲状腺病变史。肿块可突然迅速增大。数月内可形成双侧甲状腺弥漫性肿块，出现疼痛、呼吸困难、吞咽困难、声音嘶哑等症状。肿块坚硬、不平、固定、边界欠清，压痛明显。颈淋巴结可广泛转移，亦可经血行转移至肺。

四、诊断

(一) 甲状腺癌的诊断要点

原有甲状腺结节性肿大史者,如有下列情况,应考虑甲状腺癌的可能。

1. 肿块突然迅速增大、变硬;

2. 颈部因其他疾病而行放射性治疗者,尤其是青少年;

3. 甲状腺结节硬、不平、固定、边界不清、活动差;

4. 有颈部淋巴结肿大或其他组织转移;

5. 有声音嘶哑、呼吸困难、吞咽困难;

6. 长期水样腹泻、面颊潮红,伴其他内分泌肿瘤;

7. X线片有钙化,阴影淡、边界模糊不清;

8. 同位素扫描提示为"冷结节",蛋氨酸扫描呈正相显影;

9. 穿刺细胞学或组织学检查证实。

经过多种方法检查,仍无法确定其良恶性者,需定期随访观察,反复检查,绝不可放任不管,必要时可行手术探查,术中行快速冰冻病理学检查。

(二) 临床分期

甲状腺癌的临床分期以往较杂,现统一采用国际抗癌学会关于甲状腺癌的 TNM 临床分类法,标准如下:

1. T ——原发癌肿的情况

T_0 甲状腺内无肿块触及

T_1 甲状腺内有单个结节,腺体本身不变形,结节活动不受限制。同位素扫描甲状腺内有缺损

T_2 甲状腺内有多个结节,腺体本身变形,腺体活动不受限制

T_3 甲状腺内肿块穿透甲状腺包膜,固定或侵及周围组织

2. N——区域淋巴结情况

N_0 区域淋巴结未触及

N_1 同侧颈淋巴结肿大,能活动

N_{1a} 临床上认为肿大淋巴结不是转移　　N_{1b} 临床上认为肿大淋巴结是转移

N_2 双侧或对侧淋巴结肿大,能活动

N_{2a} 临床上认为肿大淋巴结不是转移　　N_{2b} 临床上认为肿大淋巴结是转移

N_3 淋巴结肿大已固定不动

3. M ——远处转移情况

M_0 远处无转移

M_1 远处有转移

根据原发癌肿、淋巴结转移和远处转移情况,临床上常把甲状腺癌分为四期:

Ⅰ期　$T_{0\sim2}N_0M_0$(甲状腺内仅一个孤立结节)

Ⅱ期　$T_{0\sim2}N_{0\sim2}M_0$(甲状腺内有肿块,颈淋巴结已肿大)

Ⅲ期　$T_3N_3M_0$(甲状腺或颈淋巴结已经固定)

Ⅳ期　$T_xN_xM_1$(甲状腺癌合并远处转移)

五、治疗

（一）手术治疗

1. 甲状腺乳头状腺癌　乳头状腺癌是一种分化良好的甲状腺癌之一，生长缓慢，预后较好。其手术原则是：

（1）肿瘤局限于一侧腺叶，无颈淋巴结转移，可行患侧腺叶加峡部切除术。

（2）患侧颈淋巴结转移，行患侧腺叶和峡部切除，患侧颈淋巴结清扫术。

（3）双侧甲状腺癌，行全甲状腺切除术或患侧甲状腺腺叶和峡部切除，对侧甲状腺次全切除术。

（4）癌肿侵出甲状腺包膜，胸锁乳突肌受侵犯，颈淋巴结转移，可行患侧甲状腺全叶和峡部切除，患侧根治性颈淋巴结清扫术。

（5）癌肿侵犯双侧甲状腺和双侧颈淋巴结转移，行甲状腺全切除术，分期双侧颈部改良清扫或根治性清扫术，但需保留一侧颈内静脉。

（6）癌肿侵犯气管，常需根据侵犯的程度实行不同的手术方式，如果有外膜侵犯，则将外膜剥离后切除，并用电刀将其断面烧灼。

（7）癌肿侵犯食道，常伴癌肿和食道纵行肌相粘连或浸润，则一并切除纵行肌层即可。若侵犯食道粘膜，则可切除食道，端端吻合。

（8）癌肿侵犯血管，一侧颈内静脉受侵犯，可切除该静脉。两侧受侵犯时，若确实无法保留，则一侧颈内静脉切除后需做颈静脉移植。

（9）癌肿侵犯喉返神经。癌肿单纯侵犯神经，应尽量将神经剥离开，再行肿瘤切除。尽量不要切断神经，因为术后在喉返神经部位复发者极少。若肿瘤包裹神经，不得不切断时，则切除后应立即行喉返神经端端吻合术，以预防声带完全麻痹，减轻声音嘶哑程度。

（10）癌肿侵犯甲状旁腺，对甲状旁腺切除应持极为谨慎态度。如果所有旁腺均受侵犯时，在手术中应逐个加以辨认，有困难时，可切 1/3 个旁腺做冰冻检查，若证实四个旁腺均为癌时，应将第四个余下的旁腺切成碎片，埋入胸锁乳突肌内或大腿肌肉的筋膜下，以保存旁腺的功能。因甲状旁腺残留而再度复发者极少。

（11）癌肿远处转移，可切除全部甲状腺，有利于术后^{131}I和甲状腺激素治疗。

2. 甲状腺滤泡状癌　治疗原则与甲状腺乳头状癌相似。因其主要是血行转移，若有远处转移灶存在，为了术后对转移灶的^{131}I治疗，可考虑行全甲状腺切除术。

3. 甲状腺髓样癌　因其常为多发性，故应作甲状腺全切除或患侧腺叶切除、峡部切除、对侧次全切除术。术中应探查四个甲状旁腺，若四个旁腺均增大，冷冻切片证实主细胞增生，则应切除三个旁腺。若增大极为明显，则第四个亦应行部分切除术。

4. 甲状腺未分化癌　恶性度高，存活期短。一般患者就诊时肿块已固定，淋巴结已有转移，故无手术切除指征。但对少数肿块不大，尚可活动者，仍可行甲状腺全切除术，必要时行颈部淋巴结清扫术。对那些晚期肿瘤压迫气管者，尚可做峡部切除术，以改善呼吸。

（二）放射治疗

对手术后有残余癌者，如肿瘤已累及气管壁、喉、动脉壁或静脉内有瘤栓等，手术无法切净者，术后可辅助放射治疗，根据中国医科院肿瘤医院一组资料分析，残余癌患者未加放疗的 5 年生存率为 38%，加放疗者为 77%。

（三）内分泌治疗

手术后患者服用甲状腺素以抑制促甲状腺激素分泌，有助于减少或防止术后复发。一般以甲状腺素片 80～120mg/日，长期服用。

（四）化学治疗

近年来实体瘤化学治疗的疗效有显著提高。但至今尚缺少治疗甲状腺癌的有效药物，化疗效果尚不够理想。目前临床上主要用化疗治疗复发者和病情迅速进展的病例。对分化差或未分化的甲状腺癌，尚可选作术后的辅助治疗。

曾用于甲状腺癌的单药有阿霉素、放线菌素 D（更生霉素）、甲氨蝶呤等。单药治疗的效果较差，故而现常采用联合治疗，以求提高疗效。

治疗甲状腺癌的联合化疗方案大多包含有阿霉素，如阿霉素＋长春新碱，阿霉素＋长春新碱＋博莱霉素，阿霉素＋顺铂等。对于年老体弱者，化疗可选用苯丁酸氮芥（瘤可宁）和泼尼松。

未分化癌和恶性淋巴瘤对抗肿瘤药物治疗较为敏感，常用阿霉素、长春新碱、瘤可宁、环磷酰胺、更生霉素和氟尿嘧啶等。对已播散的恶性淋巴瘤，应先行化疗，然后再行放疗。化疗常采用联合方案，如阿霉素＋环磷酰胺＋甲氨蝶呤＋更生霉素＋泼尼松等方案，甲状腺恶性淋巴瘤的疗效较甲状腺癌为好。

六、甲状腺癌患者的护理

1. 手术护理

（1）手术前准备：参照外科护理学。

（2）心理准备：甲状腺癌患者多为女性，他们一方面对诊断为甲状腺癌紧张，又对手术治疗有顾虑，应耐心解释，以消除其顾虑，使之配合治疗。

（3）手术后护理：按全麻术后护理常规。① 生命体征监测：密切观察患者的面色、呼吸、血压、脉搏和体温，及时发现病情变化。② 卧位：患者麻醉清醒后如生命体征平稳可取半卧位，以利呼吸和切口渗液引流。③ 引流护理：甲状腺术后切口引流连接负压吸引，以排除颈内积液和积气，使术后残腔迅速消失，利于伤口愈合。应保持引流管通畅，注意引流液的颜色、性质及量，并准确记录。④ 止痛护理：由于颈部血管和神经较丰富，术后患者疼痛较重，应按医嘱定时给予止痛剂，注意在使用止痛剂前一定要分清是切口创伤引起的疼痛，还是因血管结扎滑脱，导致出血肿胀引起疼痛，不可盲目止痛，延误诊断。⑤ 早期活动：全麻清醒后给予半卧位，鼓励患者早期下床活动。⑥ 术后饮食：麻醉清醒后，6 小时如无恶心呕吐，可进流食，逐渐恢复正常饮食。禁止进甜食（如牛奶加糖），因甜食可增加呼吸道分泌物。

（4）手术后并发症的观察和护理：① 出血：主要为血管结扎线松脱。术后咳嗽、呕吐、过频活动或谈话等常为引发因素。经常发生于术后 12～48 小时，表现为颈部肿胀。手术后如果渗血较多，可以导致呼吸困难，甚至窒息。当切口渗出新鲜血，自颈侧流出至颈后，不易被观察到，应该加以警惕。如果发现异常，立即通知医生检查伤口。必要时应拆开手术切口缝线，清除血肿，彻底止血并冲洗切口后，重新放置引流管。如情况紧急，为争取时间，也可将 12 号粗针头刺入气管，保证患者气道通畅，防止窒息，然后再进行其他处理。② 喉上和喉返神经损伤：术后患者出现呛咳或声音嘶哑，告诫患者不要紧张。一般采用抬头进餐低头吞咽的姿势即可缓解呛咳现象，并口服一些营养神经的药物保护声带，少讲话多休息，一段时间后即可恢复。③ 手足抽搐：因术中误将甲状旁腺切除、挫伤或将供应甲状旁腺的血管结扎，引起甲状旁腺功能低下所致，多在术后1～4天出现，一般数周可恢复。轻者手足麻木和僵硬感，重者手足抽搐。应遵医嘱酌情补充钙剂，提高血钙浓度，缓解全身症状。适当控制饮食中含磷较高的食物如牛奶、瘦肉、蛋黄以及鱼类等。④ 甲状腺危象：术前准备良好者，术后发生危象罕见。原因尚不清楚，以往认为是手术操作，使大量甲状腺素短期进入血液内有关。近期发现，甲状腺大部分切除后血液中蛋白结合碘含量减少，因此认为手术后血液内甲状腺素含量减少，失去平衡，是发生危象的原因。甲状腺危象多发生于术后12～36小时，表现为高热（可达40～42℃），脉细数（大于120次/分），烦躁、大汗、谵妄、甚至昏迷，常伴有呕吐、水样便等，需要及时抢救。因此，在护理过程中应密切观察，发现任何危象表现均应及时给予处理。治疗原则给予镇静剂，大量静脉输注10%葡萄糖液、吸氧、物理降温、口服复方碘化钾溶液3～5ml，紧急时可用灭菌10%碘化钠溶液5～10ml加入10%葡萄糖液500ml内静脉滴注；氢化可的松每日200～400mg；心得安5mg加入5%葡萄糖液100ml内静脉滴注。⑤ 甲状腺机能减退：由于手术中切除甲状腺过多引起。宜服用甲状腺素片治疗。⑥ 声门水肿：多发生在反复进行气管插管或插管时间过长者，尤其术中损伤喉返神经者，常发生在术后24～48小时，表现为呼吸困难并有喉鸣，处理不及时可产生致命性后果。可静脉滴入地塞米松10～20mg，必要时行气管切开术，保证患者呼吸道通畅。⑦ 乳糜瘘：主要发生在左颈术中，损伤胸导管后，未经结扎或不完全阻断时乳糜液外溢。大多于术后第2～3天出现。外漏的液体量逐渐增加，外观为白色、均匀、无臭、无絮状块。护士发现后应立即停止负压吸引，停止进食改为输液，局部用敷料加压。同时向患者做好解释，消除患者紧张情绪。观察1～2日，若流量不断减少，应继续加压。一般1周后可自行愈合，否则需打开切口缝合闭锁。

2. 放射治疗护理

放射治疗适用于甲状腺癌手术无法切净者的术后辅助治疗，但它具有重要协同作用，可延长生命并改善生活质量。

放射治疗前患者需要做一些准备，包括全面的评估和体检，应向患者讲清放疗意义和放疗过程出现的反应及注意事项，消除患者对放疗的恐惧。嘱患者照射前1小时不要进食，照射后安静休息半小时可以减轻放射反应。宜进清淡、易消化的软食，鼓励多饮水。注意保护照射野皮肤，忌肥皂浴液等，要穿柔软棉制的内衣，注意衣领勿摩擦放射野。

3. 化疗护理参见内科治疗护理一章。

4. 行颈淋巴结清扫术患者术后功能锻炼

由于颈部连同淋巴结整块肌肉被切除，患者不仅颈部肌肉缺损，且因神经被切断造成斜方肌不同程度的麻痹而致肩下垂，肩胛扭转。斜方肌完全麻痹时，上臂外展受限，一般不超过40°，手臂仅能抬高过头顶，影响患者生活自理和劳动能力。因此切口愈合后应立即开始肩关节及颈活动范围的锻炼。

方法如下：站立时将患侧肢体用三角巾悬吊或用健侧手臂托扶；坐位时用枕垫高约20cm，或放在椅子的扶手上，防止斜方肌被牵拉。随时注意使患肢高于健侧，以矫正肩下垂的趋势。

七、甲状腺癌的预防

积极参加普查，早期发现、早期诊断、早期治疗。对良性甲状腺腺瘤、结节性甲状腺肿等应及时手术治疗。缺碘地区，食用碘盐。

第六节　颈动脉体副神经节瘤患者的护理

副神经节瘤也称化学感受器瘤，大多数发生于颈动脉体，比较少见。其中女性发病较多，31～40岁为多发年龄。

一、临床表现

（一）症状

肿块位于颈前三角区，甲状腺软骨上缘，舌骨水平，相当于颈总动脉分叉处，肿块质中，呈海绵状或分叶状，多为无痛性。因动脉体瘤附于颈动脉鞘，故可向侧方移动，垂直方向活动受限。

1. 颅神经受损　肿块增大可累及第Ⅸ、Ⅹ、Ⅺ、Ⅻ对颅神经，引起吞咽困难，声音嘶哑，伸舌时舌尖向同侧移位、Horner综合征等。

2. 颈动脉窦综合征　少数患者可伴有，如局部肿块胀痛、晕厥、耳鸣、视力模糊、上腹部不适、阵发性心动过缓、血压下降等。

3. 如肿瘤向咽部生长，咽部检查时可发现咽侧壁饱满，膨隆。

（二）体征

肿物大多数位于下颌角前下方，多为单侧。多呈圆形，表面光滑，边界尚清。肿物表面可触及颈动脉搏动，听诊可闻连续性吹风样杂音。舌下神经受压可出现患侧舌肌萎缩和运动障碍。

二、病理表现

肿物一般2～6cm，表面光滑，呈结节或分叶状，质软呈海绵状，切面呈紫色。肿瘤常与颈动脉紧密粘连，难以分离。镜下瘤细胞呈多边形或梭形，胞浆嗜酸，有颗粒，排列多变异，可成团，颈动脉体内有嗜银细胞，内含肾上腺素，去甲肾上腺素及血清素，当血液二氧化碳结合力、二氧化碳分压、酸碱度值变化时，可刺激颈动脉化学感受器，通过迷走神经反射引起呼吸增快、血压升高、周围血管阻力增加等变化。可以分为两种类型：

1. 局限型　肿瘤位于颈总动脉分叉外鞘内。

2. 包裹型　肿瘤在动脉分叉处包绕颈总、颈内、颈外动脉，但不累及血管壁中层和内层。随着肿瘤生长，颈内、外动脉受压推移，夹角增大，严重时可累及颈内静脉，第Ⅸ～Ⅻ对颅神经，少数患者可侵及颅底。

三、颈动脉体瘤的诊断

（一）颈动脉体瘤具有以下独特的征象

1. 颈前三角区长期缓慢生长的肿物，部位恒定于下颌角下方。

2. 颈动脉向浅侧移位，肿瘤表面可触及搏动的动脉。

3. 颈内与颈外动脉分离，颈动脉体瘤可跨过分歧部向其浅侧扩展，致使颈外动脉（向内）及颈内动脉（向外）推向两侧。

4. 如合并颈动脉窦综合征，并触及肿物搏动，又听到杂音，更可加强诊断依据。

（二）特殊检查

1. B超、CT检查　可确定肿块位置以及与颈动脉的关系。

2. 颈动脉造影　该检查诊断价值高。特征性表现：颈总动脉分叉处杯状增宽，颈内动脉移位，并可了解颈内动脉狭窄，受压及闭塞情况。

3. 微机脑血流图　测定脑部搏动性血流供应情况。

4. 血液流变学检查　测定血脂、血液粘稠度是否在正常范围之内。

四、治疗

主要采取外科治疗，一般主张发生病变后，应及时进行手术切除，病期越久与动脉粘连越紧，不仅增加了手术切除困难，而且增加了阻断颈动脉的机会。此病变紧紧包绕动脉，具有极其丰富的血运，且与邻近静脉、动脉及神经等紧密粘连，为手术切除造成极大困难。因此，术前一定要充分做好准备，慎重从事。对年老体弱患者，宜采用保守治疗。

1. 动脉外膜下肿物切除术　因术中随时有损伤颈动脉的可能，故术前必须充分估计，一旦结扎或切除一侧颈总或颈内动脉后，对侧动脉是否有充分侧支循环来供应患侧脑组织。常用的检测方法有：气压式眼球体积描记法、颈动脉残端压力测定法、脑血流测定法等。

2. 肿瘤合并颈动脉切除术　颈动脉不可轻易触动，因为误伤或切除颈总动脉，将会产生脑血管并发症，甚至死亡，由于此种手术安全性低，目前较少开展。

五、护理

（一）术前护理

1. 心理护理　减轻患者术前紧张、焦虑心情。以适当的方式告知手术的方法、目的、意义及治疗效果，增强患者战胜疾病的信心。

2. 一般护理　手术前1周进行卧床进食及排便训练，手术前1日为患者行颈部备皮并剃头（因术中要监测脑血流图需放置六个电极—双乳突、枕骨结节、前额共3对），备血，术前留置导尿管等。

3. 颈动脉压迫训练

（1）目的：颈动脉压迫训练可促进颅内侧支循环的建立，为术中可能结扎颈内动脉或颈总动脉创造条件，减少偏瘫发生的几率。患者应采取卧位、坐位，不宜站立进行。

（2）步骤：第一步：先进行颈动脉分歧部按摩，如出现明显的颈动脉窦综合征（晕厥、出汗、恶心、血压下降）则不宜进行压迫。经数次进行试验仍无适应性改变时，应放弃此法。第二步：经上述方法按摩无不良反应者，试行颈动脉压迫，以阻断颈总动脉血流，改善颅底动脉环的侧支循环。可由不完全阻断逐步到完全阻断，并增加压迫时间，每日锻炼2～4次，由每次数分钟直到每次压迫可耐受半小时以上，定为合格。一般从开始锻炼到合格期为20～80天，平均为40天。

（3）用物：木棰一个（长22～24cm，粗4～5cm，头为略凹面，其外以泡沫海绵或纱布包紧，软硬适中）、颈动脉压迫器一台（见图9-6-1）、智能化血流分析仪一台（图9-6-2）。

（4）操作方法：① 向患者解释锻炼的目的、方法，以取得合作。② 在患侧肿瘤近心端下1～2cm处，首先用手轻触颈总动脉，若患者无头晕、恶心、咳嗽、头痛、眼花、复视等症状可试压1～2分钟，同时操作者用另一只手触及患侧颞浅动脉，由有搏动到消失为压迫准确。③ 患者取坐位，应用传感式颈动脉压迫器。操作者打开可调式螺旋1和2，将压迫器固定于患者头部

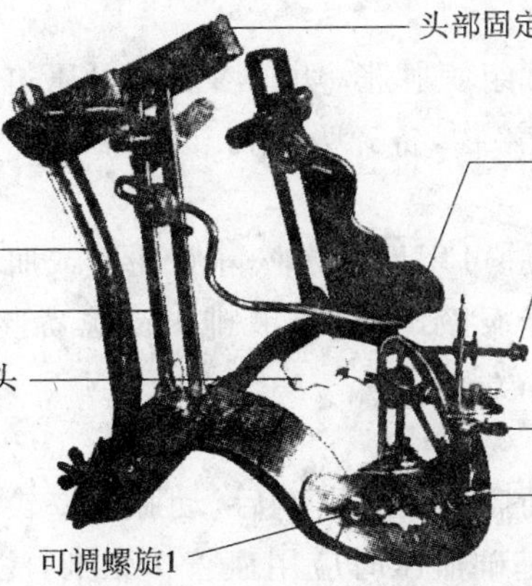

图 9－6－1　传感式颈动脉压迫器

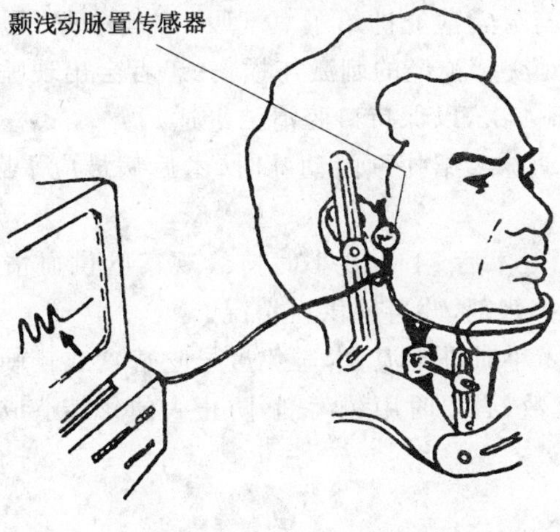

图 9－6－2　利用脑血流分析仪监测颞浅动脉情况

和肩部，同时将其下颌放在下颌托上，再固定左、右侧柱，根据肿物位置的不同选择左、右侧可调节式压迫器。将传感器固定于侧柱上，利用脑血流分析仪监测颞浅动脉的血流情况。

（5）注意事项：① 压迫颈动脉有可能造成突然休克乃至死亡或血栓脱落所致的偏瘫，应事先向家属交待清楚，征得同意后方可进行。② 初学者必须由人带教。③ 压迫部位一定要准确，护士不可离开患者。④ 操作者动作要稳，不可中途间断。⑤ 压迫锻炼中患者有不适感则立即停止。⑥ 压迫的时间应根据患者反应决定。⑦ 随时可用微机脑血流图监测，双侧波幅差<30％合格，考虑手术治疗。⑧ 彩色多普勒、B 超或血管造影：在阻断患侧颈总动脉后，了解健侧脑血供情况，如血供良好，即可手术。

（二）术后护理

1. 生命体征监测　严密观察血压、脉搏、呼吸、尿量等变化，专人护理至患者完全清醒。

2. 卧位

（1）患者清醒前应去枕头偏向一侧平卧，以偏向健侧为宜，切勿搬动，以防术后出血。

（2）患者清醒后，为了保证脑部充足的血液供应，一般应平卧 24 小时。血压、脉搏、呼吸及脑血流图正常 3 日后可根据患者需要抬高床头 30°～40°。患者无头晕、恶心，肢体活动自如，1 周后可以半卧位。

3. 保持呼吸道通畅

(1) 全麻插管致喉头水肿、颈部组织肿胀、切口渗血均可压迫呼吸道，引起呼吸不畅，危及生命。及时清除口腔及呼吸道内分泌物，备齐吸引器、开口器、氧气、舌钳、口咽通气管，必要时备气管切开包。

(2) 为预防切口肿胀及喉头水肿可用地塞米松静脉注射或肌注，可常规用雾化吸入，每日2次，应加入糜蛋白酶及抗生素稀释痰液，利于痰液排出。患者咳嗽时应按压切口，减少动脉壁与结扎处的张力。

4. 记录24小时出入量。

5. 应避免血管压力过高　因肿瘤与动脉剥离后，动脉管壁较薄，不能承受过高的压力，易引起大出血。因此，当收缩压高于基础血压时应用血管扩张剂，注意监测血压变化。

6. 切口护理　护士应随时注意观察切口渗液情况，当有血污时应及时通知医生。

7. 脑缺血的观察　因动脉结扎及侧支循环建立尚不完善易导致脑缺血，因此应密切观察血压及肢体活动等情况，如有异常应立即给予氧气吸入并通知医生立即处理。

8. 口腔护理　因术中对交感神经的刺激与损伤，患者会出现唾液增多。应及时协助患者清理，并用漱口液漱口，每日4次，以保持口腔清洁舒适。

9. 如术中切断了颈总动脉或结扎颈内动脉时，术后病员应平卧7～10天，以增加脑部血流量。

10. 脑血流图监测　一般术后24～48小时持续观察脑供血情况。如出现波幅差＞30％应及时通知医生，应用血管扩张剂，改善脑供血情况。

11. 术后饮食　术后24小时进半流食，避免过早吃普食或较硬的食物。

12. 排泄　观察大便次数，必要时用缓泻剂，防止大便秘结造成过度用力引起脑缺血或脑血管意外。

（周秀耕）

第十章　胸部肿瘤患者的护理

本章将主要介绍肺癌、气管肿瘤、胸膜肿瘤、纵隔肿瘤、食管肿瘤等的相关知识以及护理要点。

第一节　肺癌患者的护理

肺部肿瘤包括原发性和转移性肿瘤。原发性肿瘤可以是恶性，也可以是良性。在肺原发性肿瘤中，肺癌最为常见；其他恶性肿瘤如肺肉瘤、淋巴肉瘤等以及良性肿瘤都比较少见。肺转移性肿瘤通常是其他器官组织的恶性肿瘤经血行扩散到肺部。

肺癌大多数源于支气管粘膜上皮，也称为支气管肺癌。近 50 年来，肺癌的发病率和死亡率明显增高，据上海市对恶性肿瘤患者的统计，在男性患者中，肺癌发病率已居首位。肺癌患者大多是男性，男女之比约为 4～8：1，年龄大多在 40 岁以上。

一、病因

肺癌的病因至今还不完全明确。其发生与吸烟和环境因素有密切关系。

（一）吸烟

有资料表明，长期大量吸烟是肺癌的一个重要致病因素，男性肺癌 70%～80% 由吸烟引起。烟草的成分及燃烧的烟雾含有 3,4-苯并芘、砷、亚硝胺类等致癌和促癌物质。吸烟时间越长、吸烟支数越多及开始吸烟的年龄越小，患肺癌的机会越大。此外，妇女被动吸烟者，肺癌的发病率较配偶不吸烟者高两倍以上。戒烟后可使患肺癌的危险性下降。

（二）职业因素

某些工业部门和矿区职工，肺癌的发病率较高，这可能与长期接触石棉、铬、镍、铜、锡、砷、放射性元素等致癌物质有关。

（三）大气污染

城市居民肺癌的发病率比农村高，这可能与城市里工业废气造成的大气污染有关。煤和汽油燃烧所产生的多环芳香烃释放入空气，使城市的空气中致癌物含量高。

（四）其他因素

人体内在因素如免疫状态、代谢活动、遗传因素、肺部慢性感染等，也可能对肺癌的发病有一定的影响。

二、病理表现

肺癌起源于支气管粘膜上皮，癌肿可向支气管腔内或(和)邻近的肺组织生长，并可通过淋巴、血行或经支气管转移扩散。癌肿的生长速度和转移扩散的情况与其组织学类型、分化程度等生物学特性有关。肺癌的分布右肺多于左肺，上叶多于下叶。

（一）按解剖部位分型

临床上按肺癌发生部位分为中心型和周围型，中心型肺癌发生于主支气管、叶支气管和段支气管，位置靠近肺门；周围型肺癌发生于段或段以下支气管，位置在肺的周围。两者的比例约为 2∶1。

（二）组织学类型

1. 鳞状细胞癌（鳞癌） 在肺癌中最为常见，约占 50%。患者年龄大多在 50 岁以上，男性占多数。大多起源于较大的支气管，常为中心型肺癌。分为高分化、中分化和低分化鳞癌，生长速度较缓慢，病程较长，对放射和化学疗法较敏感。通常先经淋巴转移，血行转移发生较晚。

2. 小细胞癌（未分化小细胞癌） 发病率比鳞癌低，发病年龄较轻，多见于男性。大多为中心型肺癌，细胞形态与小淋巴细胞相似，形如燕麦穗粒，又称为燕麦细胞癌。小细胞癌恶性程度高，生长快，较早出现淋巴和血行广泛转移。对放射和化学疗法虽较敏感，但在各型肺癌中预后最差。

3. 腺癌 发病年龄较小，女性多见。多数起源于较小的支气管上皮，多为周围型肺癌。早期一般没有明显临床症状，经常在胸部 X 线检查时发现，表现为圆形或椭圆形分叶状肿块。一般生长较慢，但有时在早期即发生血行转移。

4. 混合型癌 为一种具有鳞癌和腺癌两种成分的肺癌，其生物学行为与腺癌相似。

5. 大细胞癌 比较少见，是一种恶性上皮性肿瘤，属低分化鳞癌。细胞大，胞浆丰富，胞核形态多样，排列不规则。早期有播散趋向，预后差。

6. 类癌 是一种内分泌系统肿瘤，常发生在较大支气管壁，呈乳头状或息肉状向腔内突出，多为中心型。肿瘤可为多发，低度恶性，瘤体小，较少向外转移。

7. 支气管腺体肿瘤 来自支气管腺体，均发生于气管或较大支气管。

三、扩散和转移

肺癌的扩散和转移，有以下几种主要途径：

（一）直接扩散

肺癌形成后，可沿支气管壁向腔内生长，造成支气管部分或完全阻塞。癌肿还可直接扩散侵入邻近肺组织，并穿越肺叶间隙侵入相邻的其他肺叶。此外，中心型肺癌常可浸润支气管周围淋巴结，以及心包、心脏、大血管、食管、膈肌、喉返神经等。周围型肺癌常沿支气管或肺泡增殖，容易侵犯胸膜、胸壁、肋骨以及膈肌。

（二）淋巴结转移

淋巴转移是常见的扩散途径。癌细胞经支气管和肺血管周围淋巴管道，先侵入邻近的肺段或肺叶支气管周围的淋巴结，然后根据肺癌所在部位到达肺门或气管隆突下淋巴结，或侵入纵隔和气管旁淋巴结，最后累及锁骨上前斜角肌淋巴结和颈部淋巴结。纵隔和气管旁淋巴结转移一般发生在肺癌同侧，有时也在对侧。

（三）血行转移

血行转移是肺癌的晚期表现。小细胞癌和腺癌的血行转移较鳞癌更为常见。通常癌细胞直接侵入肺静脉，然后经左心随着体循环血流而转移到全身各处器官和组织，常见的有肝、骨骼、脑、肾上腺等。

四、分期和预后

（一）肺癌的 TNM 分期（见表 10-1-1）

表 10-1-1　肺癌的 TNM 分期

分期	T	N	M
0 期	T_{is}	N_0	M_0
Ⅰ期	T_1≤3cm	N_0	M_0
	T_2＞3cm 侵犯主支气管	N_0	M_0
Ⅱ期	T_1	N_1 支气管肺门	M_0
	T_2	N_1	M_0
Ⅲ$_a$ 期	T_1	N_2 同侧纵隔	M_0
	T_2	N_2	M_0
	T_3 累及邻近器官，但未及隆突	$N_0N_1N_2$	M_0
Ⅲ$_b$ 期	任何 T	N_3 对侧纵隔肺门	M_0
	T_4 侵犯隆突、椎体、食管或伴胸腔积液	$N_0N_1N_2$	M_0
Ⅳ期	任何 T	任何 N	M_1 远处转移

（二）预后

到目前为止，肺癌的治疗效果仍不能令人满意，由于多数患者就诊时已属晚期，其远期生存率很低，预后较差，影响预后的因素有：

1. 细胞类型　高分化鳞癌预后好，低分化小细胞癌预后差。

2. 病期　Ⅰ期 5 年生存率 40％～60％，Ⅱ期 5 年生存率 12％，其他 5 年生存率＜10％。

3. 其他因素　年龄、性别、营养状况和免疫状态等，均可影响预后。

五、临床表现

肺癌症状的有无和轻重，取决于肺癌发生的部位和发展程度。周围型肺癌常无症状，仅在胸部 X 线检查时偶然发现。如果癌肿位于大支气管内，堵塞管腔时，可出现刺激性咳嗽等症状。

（一）咳嗽

常为肺癌的首发症状，多为刺激性干咳，阵发性，不易用药物控制。中心型肺癌更为突出，早期为干咳，当癌肿继续长大影响支气管引流，继发肺部感染时，可有脓性痰液，痰量较前增多。

（二）咯血和血痰

这是肺癌的另一常见症状。通常为痰中带血点、血丝或断断续续的少量咯血，大量咯血则少见。

（三）发热

支气管阻塞或管腔受压后可引起炎性发热。肺鳞癌易坏死形成空洞也是发热的原因之一。

（四）胸痛

常表现为间歇性隐痛或闷痛。癌肿侵及胸膜时疼痛加剧，已属晚期。周围型肺癌可有胸痛、肩背痛、上肢痛、肋间神经痛等。

（五）气促

肿瘤压迫较大支气管可出现胸闷气促，甚至窒息。

（六）晚期症状

随着病程发展，肿瘤直接浸润至胸膜、纵隔、心包、血管、气管以及转移至骨、脑、肝等，会出现一系列症状和体征如胸腔积液、声带麻痹、心包积液、肝肿大、黄疸、情绪改变、呕吐以及昏迷(肝、脑转移)等。上腔静脉综合征即肿瘤压迫上腔静脉，引起面部、颈部、上肢和上胸部静脉怒张，皮下组织水肿，上肢静脉压升高。晚期可有恶液质，消瘦、衰弱、精神不振等。

（七）肺外症状

少数肺癌病例，由于癌肿产生内分泌物质，临床上呈现非转移性的全身症状，如骨关节病综合征(杵状指、骨关节痛、骨膜增生等)、Cushing's 综合征、皮肌炎、重症肌无力、男性乳腺增大、多发性肌肉神经痛等。这些症状在切除肺癌后可能消失。

六、诊断

肺癌的早期发现率很低，80%～85%的患者在第一次就诊时已属晚期，失去外科手术机会。所以早期诊断具有重要意义，只有在病变早期得到诊断、早期治疗，才能获得较好的疗效。肺癌的诊断主要依据病史、症状和体征、X线表现和痰细胞学检查。中年以上，尤其男性，出现久咳不愈或痰中带血或X线检查发现肺部块影者，应提高警惕，做进一步检查。诊断肺癌的主要方法有：

（一）X线检查

这是诊断肺癌的一个重要手段。

1. 中心型肺癌的X线表现，在早期可以无异常表现。当癌肿阻塞支气管，远端肺组织发生感染，受累的肺段或肺叶发生炎症征象。当支气管腔被完全阻塞后，可以有相应的肺叶或一侧肺不张。周围型肺癌最常见X线表现为，肺野周围孤立性圆形或椭圆形块影，直径从1～2cm到5～6cm或更大。块影轮廓不规则，常呈现小的分叶或切迹，边缘模糊或毛糙，常显示细短的毛刺影。

2. 电子计算机体层扫描(CT)可显示横断面结构图像，避免病变与正常组织重叠，可发现隐藏区(如肺尖、膈上、脊柱旁、心后、纵隔等处)的肺癌早期病变。CT扫描还可明确有无纵隔淋巴结转移，对确定治疗方案和判断预后有帮助。

（二）痰细胞学检查

肺癌表面脱落的癌细胞可随痰液咯出。痰细胞学检查，找到癌细胞，可以明确诊断，多数病例还可判别肺癌的病理类型，阳性率可达80%以上。具体方法是清晨起床后先用清水漱口，深呼吸咳出肺深部的痰液三四口，吐到预先准备好的容器内，及时送检，需连续留3天。

（三）支气管镜检查

可观察局部粘膜改变，并可取小块组织做病理切片，还可经支气管刷取肿瘤表面组织或吸取分泌物进行细胞学检查。

（四）经胸壁穿刺活组织检查

这个方法对周围型肺癌诊断阳性率较高，但可能产生气胸、胸膜腔出血或感染，以及癌细胞沿针道播散等并发症。

（五）磁共振成像(MRI)

可作为肺癌诊断和分期的方法之一。

（六）其他方法

有转移病灶活组织检查、胸腔穿刺胸腔积液检查、B超检查、纵隔镜、胸腔镜、开胸探查等。

七、治疗原则

肺癌的治疗方法有外科手术疗法、放射疗法和化学疗法，以及这3种方法的综合应用。近年来还开展了中医中药治疗和免疫治疗等作为辅助治疗。

（一）手术治疗

为肺癌的主要治疗手段。一般来讲，非小细胞肺癌病灶较小，局限在支气管和肺内，尚未发现远处转移，患者的全身状况较好，心肺功能可以耐受者，均应采用手术治疗。手术疗法的目的是彻底切除肺部原发癌肿病灶和局部及纵隔淋巴结，并尽可能保留健康肺组织。肺切除术的范围，决定于病变的部位和大小。一般常用的手术方式如下：

1. 肺叶切除术　对于周围型肺癌，一般施行肺叶切除术。切除肺的一叶，为首选手术方法。

2. 局部切除　肺段或楔形切除，肺段以下切除，适于早期病例。

3. 袖状切除　肺叶连同相邻支气管切除、支气管成形术，适于癌肿侵及叶支气管。

4. 全肺切除　切除一侧肺，肺功能损害大，并发症多。

5. 姑息性切除　单个肺转移癌，应予以切除，以减少再转移；未分化小细胞癌化疗后有切除可能者，应予以切除。

（二）放射治疗

放射治疗是局部消灭肺癌病灶的一种手段，临床上常与手术疗法和化学疗法综合应用。小细胞癌对放疗最敏感，鳞癌次之。作为综合疗法之一，一般在术后1个月左右，患者全身情况稳定后开始。晚期肺癌病例可进行姑息放疗，以减轻症状。

（三）化学治疗

有些分化程度低的肺癌，尤其是小细胞癌，对化疗药物较敏感，疗效较好。化学疗法可单独应用于晚期肺癌病例，以缓解症状，还可与手术、放射疗法等综合应用，以防止癌肿复发，提高治愈率。

常用于治疗肺癌的化学药物有：环磷酰胺（CTX）、阿霉素（ADM）、表阿霉素（EADM）、氟尿嘧啶（5－FU）、顺铂（DDP）、丝裂霉素（MMC）、甲氨蝶呤（MTX）、长春新碱（VCR）、卡铂（CBP）、紫杉醇（PTX）、丙卡巴肼（甲基苄肼）、洛莫司汀（环己亚硝脲）。

临床上应根据肺癌的类型和患者的全身情况合理选用药物，并根据单纯化疗还是辅助化疗选择给药方法，决定疗程的长短以及哪几种药物联合应用，间歇给药等，以提高化疗的效果。需要注意的是，化疗药物的作用遍及全身，副作用较多，临床应用时，要掌握药物的性能和剂量，并密切观察副作用。化学治疗的应用以及副作用的观察及护理详见第五章。

（四）中医中药治疗

按患者临床症状、脉象、舌苔等表现，应用辨证施治法则治疗肺癌。一部分患者的症状可得到改善，生命延长。有关中医治疗肺癌的方法和药物很多，目前在临床上主要与其他方法（手术治疗、放射治疗、化学治疗等）配合进行综合治疗，以提高治疗效果，减轻放射、化学治疗后的一些不良反应，并增强人体免疫功能等。

（五）免疫治疗

实验研究和临床观察发现，人体的免疫功能状态与癌肿的生长发展有一定关系，从而使免疫治疗得以在临床中应用。免疫治疗的具体方法有：

1. 特异性免疫疗法　用经过处理的自体肿瘤细胞或加用佐剂后，做皮下接种进行治疗。此外，还可应用各种白介素、肿瘤坏死因子、肿瘤核糖核酸等生物制品。

2. 非特异性免疫疗法　用卡介苗、短小棒状杆菌、转移因子、干扰素、胸腺肽等生物制品或左旋咪唑等药物以激发和增强人体免疫功能。

八、肺癌手术患者的护理

(一) 手术前护理

1. 护理评估

(1) 目前主要不适，包括临床症状及主诉，如咳嗽，其性质、次数、是否影响日常生活；咳痰的量、性状；有无咯血，量、次数；有无呼吸困难，紫绀，杵状指(趾)；有无疼痛，其部位、性质、程度；有无吸烟史，时间、数量，是否已戒烟；有无放射性物质、矿区接触史。

(2) 评估患者对疾病的认识与接受程度，对手术有何顾虑；家庭对患者的关心程度，支持力度；家庭对手术的经济承受能力。

(3) 了解重要器官功能，有无伴随性疾病，如糖尿病、冠心病、高血压、慢性支气管炎等。

2. 常见护理问题　气体交换受损——与肺部原发疾病有关。低效性呼吸形态——肿瘤或痰液阻塞支气管、肺膨胀不全。清理呼吸道无效——痰液粘稠，肿瘤侵犯、压迫阻塞呼吸道，体弱乏力。知识缺乏——有关疾病知识，围手术期配合；焦虑、恐惧。营养障碍——肺部感染或肿瘤消耗、咯血。体温过高——肺部感染，呼吸道引流不畅。

3. 护理措施

(1) 呼吸道准备：

1) 肺癌患者多有长期吸烟史，加上癌肿的阻塞，常合并呼吸道感染，术前需做痰细菌培养和药物敏感试验，按医嘱给予祛痰剂和抗生素治疗，以使呼吸道通畅并控制感染。

一般患者术前 2～3 日开始应用抗生素，并使用糜蛋白酶、地塞米松、抗生素行超声雾化吸入，2～3 次/日，以达到稀释痰液、消炎、解痉、抗感染的目的，预防术后肺部并发症的发生。

2) 术前鼓励并指导患者做腹式呼吸和有效咳嗽。向患者讲解术后活动肢体、翻身及早期下床活动的方法及意义。反复强调深呼吸、有效咳嗽、活动是预防术后肺不张、肺炎的重要措施。

3) 口腔卫生。口腔是细菌进入下呼吸道的门户，故应加强口腔卫生，及时治疗口腔龋齿和溃疡，指导患者每日早晚及餐后刷牙漱口。

4) 指导戒烟。术前戒烟至少 1 周。长期吸烟可导致支气管慢性炎症，造成手术后呼吸道分泌物增多，阻塞支气管，引起肺不张、肺炎等并发症，所以要劝说患者戒烟。

(2) 改善营养，提高机体抵抗力：由于感染、发热及肿瘤组织异常增生，导致患者机体消耗过大，全身情况较差，常出现贫血、低蛋白血症，影响伤口愈合。术前需指导患者进食高蛋白、高热量，含丰富维生素，清淡易消化的食物，必要时需静脉补充营养。贫血严重的患者适当输血，以提高机体抵抗力。

(3) 心理支持：肺癌患者多为老年人，他们得知病情后，容易产生恐惧、悲观等不良心理反应；同时他们又对手术缺乏信心，害怕死亡等。亲属的紧张情绪也可对患者的心理产生负性影响。护士应充分了解患者及家属的心理反应，关心同情患者，强调手术效果和治愈希望，增强患者战胜疾病的信心。护士要耐心做好解释工作，讲解手术方式、治疗护理的意义、方法、过程，配合与注意事项。鼓励患者及家属与病友交流，已做过手术的患者的亲身体会最有说服力，能稳定患者的情绪，使其充满信心，接受治疗。

（二）手术后护理

1. 护理评估

（1）手术方式，麻醉情况，出血量，输液、输血情况等。

（2）生命体征是否平稳，麻醉是否清醒；有无气管插管及其位置；呼吸状况是否良好，动脉血氧饱和度是否满意，呼吸音是否清晰；输液是否通畅，输液速度是否合适；胸腔闭式引流是否通畅，引流液的量、性状；伤口有无渗血，局部有无皮下气肿。

（3）主动咳痰的能力、效果如何；有无胸闷、气促，呼吸浅快，肺部湿啰音等。

（4）有无紧张、焦虑、恐惧心理，能否配合治疗、护理。

（5）有无舒适的改变；疲乏、疼痛，是否影响睡眠。

（6）睡眠、食欲情况。

（7）早期活动及康复训练是否配合，对出院后的治疗和复查是否清楚。

2. 护理问题

清理呼吸道无效——痰液粘稠、疼痛、体弱乏力。低效性呼吸形态——肺膨胀不全，呼吸道分泌物潴留，肺切除后有效肺组织减少；疼痛。知识缺乏——术后配合、康复锻炼；自理缺陷；焦虑、紧张。潜在并发症：出血、感染、肺不张、心律失常、哮喘发作、支气管胸膜瘘、肺水肿、成人呼吸窘迫综合征。

3. 护理措施（按全麻术后常规护理）

（1）生命体征监测：密切观察患者的神志、面色、呼吸、血压、脉搏和体温，及时发现病情变化。

1）术后 2～3 小时内，每 15～30 分钟测量生命体征一次，病情平稳后 24 小时内，每 1～2 小时测量一次。

2）注意血压变化，疼痛、缺氧、烦躁或输液、输血过快过多可引起血压升高；血容量不足，心功能不全，心律失常等，可导致血压下降。注意观察肢端温度、甲床、口唇及皮肤色泽，周围静脉充盈情况及末梢循环情况。

3）注意观察呼吸的频率及幅度，术后发热、缺氧、疼痛或呼吸道引流不畅，可出现呼吸浅而快；酸中毒可出现呼吸深而慢。

4）术后还要注意观察体温变化，需每日测量体温 4～6 次。由于感染、坏死组织吸收、手术创伤、机体应激反应等均可导致体温升高，如果低于 38℃，可暂不处理。如果体温超过 38℃，可增加耗氧量，加重心肺负担，应予物理降温处理；术后 7～10 日出现高热、恶寒，应疑为胸内或胸壁有继发感染，需报告医生及时处理，按高热患者常规护理。

（2）呼吸道管理：术后协助患者排痰，保证呼吸道的通畅，是胸部手术后护理的关键措施。具体措施如下：

1）全麻清醒后立即鼓励患者咳嗽和深呼吸，以形成呼吸道冲击力，使分泌物排出。

2）术后 1～3 日内可协助患者定时翻身、活动肢体，并扶患者坐起，叩背，借助重力和震荡力，使粘附在呼吸道的分泌物松动脱落，以利于引流。

3）术后常规吸氧，4～6L/分，以维持有效的呼吸功能。

4）术后常规超声雾化吸入，每日 3～4 次，并加入糜蛋白酶和抗生素，稀释痰液和预防感染。

5）若以上方法不能奏效，可采取鼻导管吸痰，刺激患者咳嗽，并吸出潴留的痰液；已有肺不张的患者，采用支气管镜吸痰，吸出痰液，促使肺复张。

（3）胸腔闭式引流的护理：肺癌术后需行胸腔闭式引流，以排除胸内积液和积气，使余肺扩张。一般在肺的下部置一引流管；肺上叶切除术在肺的上部和下部各置一引流管，上管以排气为主，下管以排液为主。全肺切除术胸管需夹闭，使患侧胸腔内有一定量的渗液，以减轻或纠正明显的纵隔移位。胸腔闭式引流管的护理参考本章第六节。

（4）疼痛的护理：肺脏手术切口较大，切断的肌肉多，胸腔引流管穿过肋间使肋间神经受压，故患者的疼痛感觉较明显。患者常因为疼痛不愿主动咳嗽、作深的呼吸运动或翻身坐起，使分泌物在气管、支气管内潴留，导致肺不张及肺炎。因此手术后应根据患者的主诉及表现，遵医嘱使用止痛剂。在给药后20～30分钟内镇痛效果最佳，咳嗽排痰、深呼吸运动及进行治疗护理操作应安排在此阶段进行，使患者感觉舒适并取得良好配合。另外，患者咳嗽时，护士可用两手掌按压术侧胸壁，以减轻疼痛，提高咳痰效果。

（5）补液和进食：肺叶切除后，肺泡—毛细血管床明显减少，应严格掌握输液的量和速度，防止前负荷过重，导致肺水肿。全肺切除术后患者应控制钠盐输入，24小时补液量控制在2000ml以内，速度以20～30滴/分为宜。

患者麻醉清醒后，如无恶心呕吐，可先饮水，术后第1日进清淡流食、半流食，逐渐过渡到普食。鼓励患者多饮水，进食高蛋白，富含维生素，易消化的食物，以维持水电解质平衡，改善负氮平衡，提高机体抵抗力，促进伤口愈合。同时多饮水还可使气道分泌物稀薄，易于咳出；嘱患者避免进甜食和易胀气的食物（如牛奶），因甜食可使呼吸道分泌物增加。

（6）体位：肺切除术后患者麻醉未清醒时采取平卧位，头偏向一侧。当麻醉清醒且生命体征平稳后可改半卧位，半卧位使膈肌下降在正常位置，增加胸腔容量，减少肺血流量，有利于肺通气。同时便于咳嗽排痰，有利于胸腔积液的排出。肺叶切除术后可取健侧卧位，但病情较重，呼吸功能差者，应避免健侧卧位，以避免压迫健侧肺，限制其通气。全肺切除后常规取平卧位或半卧位，如果完全侧卧于患侧或搬运患者时剧烈震动，均可使纵隔过度移位，心血管扭曲引起休克；如果完全侧卧于健侧，可能压迫剩余的肺，导致代偿功能下降，严重缺氧。

（7）活动与功能锻炼：

1）活动：鼓励患者早期离床活动，其目的是预防肺不张，改善循环呼吸功能，增进食欲，振奋精神，预防下肢静脉血栓。术后第1日，生命体征平稳，患者可在床上坐起，进行有效咳嗽；第2日，可坐在床边，双腿下垂，或坐在椅中或床旁站立移步；第3日，可扶持患者围绕病床在室内行走3～5分钟。带引流管的患者要妥善保护，并严密观察病情变化，出现心动过速、头晕、气短、心悸或出汗等症状，应立即停止活动。

2）功能锻炼：术后功能锻炼可预防肺不张、术侧胸壁肌肉粘连、肩关节强直及废用性萎缩。患者麻醉清醒后，即可在护士帮助下行臂部、躯干和四肢的轻度活动，每4小时一次；手术后第1日开始肩臂的主动运动，如术侧手臂上举，爬墙及肩关节向前、向后旋转活动，拉绳运动，使肩关节活动范围恢复至术前水平，并预防肩下垂。运动量以不引起疲倦和疼痛为度，逐步适应肺切除后余肺的呼吸容量。

（8）心理护理：因手术创伤，切口疼痛，各种引流管的存在，身体虚弱及生命体征不平稳等原因，致使患者活动与自理受限。加之对手术效果及疾病预后担忧，常使患者感到焦虑、抑郁。护士应主动为患者做好生活护理，做好止痛工作，加强与患者的沟通，鼓励其讲出焦虑等不良心理反应的原因，及时给予心理安慰，增强战胜疾病的信心，并告知患者良好的心境利于康复。

（三）肺癌术后常见并发症及护理

1. 出血　肺手术切口较大，分离粘连广泛，大量毛细血管充血及胸腔内负压等因素，均使术后胸腔内渗血较多。护士需严密监测生命体征，定期检查切口敷料及引流管旁有无出血或渗血。严密观察胸腔引流液的颜色、性质、量并记录。术后3小时内血性引流液>100ml/小时，呈鲜红色，有血凝块，同时伴有血压下降，脉搏增快，尿量减少等低血容量表现，应疑为活动性出血。需在监测中心静脉压下加快静脉输血、输液速度。遵医嘱使用止血药，同时保持胸腔引流管通畅，定时挤压管道，使胸内积血得以完全排出，必要时做好剖胸探查的准备。

2. 肺不张、肺炎　开胸手术使患者1～2根肋骨和肌肉损伤，切口深而大，术后伤口疼痛剧烈；全麻使患者膈肌受抑制，术后软弱无力或胸部包扎过紧等，均限制呼吸运动，使患者咳痰无力。术中肺受到牵拉，加之麻醉药对支气管粘膜的刺激，引起支气管分泌物增多，影响患者排痰，以上原因均可引起肺不张、肺炎。

患者若出现烦躁不安，不能平卧，心动过速，体温升高，哮喘，紫绀，呼吸困难等症状，且血气分析证实为低氧，高碳酸血症，胸部X片显示肺不张或炎性表现，即可诊断。应立即通知医生行鼻导管深部吸痰或行支气管镜吸痰，病情严重可行气管切开以确保呼吸道通畅。

3. 心律失常　缺氧、出血、水电解质失衡、酸碱失衡等，是患者术后心律失常的常见原因。患者术前有心血管疾病、糖尿病等，术后更易发生心律失常。术后应持续心电监护，及时发现各种心律失常，报告医生并配合处理。使用抗心律失常药物时，需严密观察心率、心律、血压、意识变化，严格掌握药物剂量、浓度、速度，详细记录给药总量、给药途径，观察药物的疗效及副作用。

4. 肺水肿　患者原有心脏疾患或由于患侧肺叶切除，余肺膨胀不全，使肺泡毛细血管床容积明显减少，是引起术后急性肺水肿的潜在因素，尤以全肺切除患者更为明显。若输液量过多，速度过快，可引起肺水肿。肺水肿表现为呼吸困难、紫绀、心动过速，咳粉红色泡沫痰，双肺湿啰音。需立即采取减慢输液速度，控制液体入量，吸氧等措施。氧气以50%的酒精湿化，注意保持呼吸道通畅。遵医嘱给予心电监护，强心、利尿、镇静及激素治疗。

5. 支气管胸膜瘘　支气管胸膜瘘是肺切除术后的严重并发症之一，多发生在术后一周。其发生的原因有：支气管缝合不严密；支气管残端血运供应不良；支气管缝合处感染、破裂；余肺的表面肺泡或小支气管撕裂；术前放射治疗等。术后3～14日仍持续从胸腔引流管排出大量气体，患者有发热、刺激性咳嗽，痰中带血或咯血痰，呼吸音减低，呼吸困难时，应疑为支气管胸膜瘘。

并发支气管胸膜瘘时，空气经瘘管进入胸膜腔，可造成张力性气胸，皮下气肿；支气管分泌物流入胸腔，继发感染可引起脓胸；如胸腔已有大量积液，可经瘘孔吸入支气管内，引起窒息。一旦发现上述症状，应立即报告医生，并将患者置于患侧卧位，以防瘘液流向健侧。同时保持胸腔引流通畅，已拔除胸管者，应立即重新行胸腔闭式引流术，遵医嘱行抗感染、胸腔冲洗等治疗。

6. 肺栓塞　是肺手术后严重的潜在并发症。通常表现为呼吸困难、大汗、胸骨后挤压性疼痛、发热、咯血、右心衰竭、低氧血症引起的代谢性酸中毒。颈静脉吸气时怒张明显，呼吸浅而快，常伴循环衰竭，面色苍白，心动过速，低血压以至死亡。护士应及早发现并协助医生作急诊手术准备。

九、肺癌患者放射治疗的护理

肺癌首选治疗是手术,放疗主要用于个别早期不适于手术的患者,晚期不能手术而又无远处播散的患者,即使有远处转移,在一些情况下也可以行姑息性放疗。

(一)放疗方法

1. 单纯放射治疗　分根治性放疗和姑息性放疗,非小细胞未分化癌根治剂量 6000～7000cGy/6～7 周,照射范围包括原发病灶及同侧肺门以及双侧纵隔。

2. 近距离治疗　为腔内后装治疗,通过支气管镜,用^{192}铱(Ir)进行照射。

3. 手术与放射综合治疗包括术前、术中、术后放射治疗。

4. 上腔静脉综合征放射治疗。

(二)肺癌放射治疗的合并症

1. 食管炎　急性放射性食管炎在 3000cGy/15 次/3 周即可发生,主要表现为下咽痛。

2. 放射性肺损伤　肺照射 2000cGy 后即会产生永久损伤,照射 3000～4000cGy/3～4 周后肺呈现急性渗出性炎症,此时若有感染,即产生症状。急性放射性肺炎、肺纤维化发生于照射 6 个月左右,逐渐加重,到一年达到最严重程度。

(三)护理

1. 放疗前护理

(1)详细询问病史,仔细地进行体格检查,向患者讲清各种检查必要性。

(2)全身情况欠佳患者,应予积极支持治疗,感染患者应予抗感染治疗。

2. 放疗期间护理

(1)按时开窗通风,保持室内空气新鲜。

(2)嘱患者注意保暖,避免门、窗同时开启使空气对流,而诱发放射性肺炎。

(3)对刺激性咳嗽患者给予镇咳剂。

(4)患者如有咯血,应将头偏向一侧,清除口腔内积血,保持气道通畅,按医嘱给止血药物。

(5)密切观察患者有无急性胸痛、胸闷、气急、紫绀等表现,发现问题及时处理。

十、出院指导

1. 向患者讲述吸烟的危害,并鼓励其坚持戒烟。

2. 宣讲空气污染对肺部健康的危害,嘱患者尽量远离一切呼吸道刺激物(烟、雾、烟尘等),以免影响肺功能。

3. 继续坚持深呼吸及肩臂运动,活动和锻炼时应避免疲乏,如出现呼吸急促或胸痛等症状,应停止活动和锻炼。

4. 肺癌患者术后应尽一切可能配合完成化学治疗、放射治疗、免疫治疗等治疗方案的各个疗程,以提高疗效。

5. 遵医嘱按时服药,定期复查。

第二节　气管肿瘤患者的护理

原发性气管肿瘤是胸部最罕见的肿瘤之一。男女的发病率几乎相等。高发年龄在30～50岁之间。最常受累的部位是有丰富粘液腺的气管膜部。

一、病理表现

原发性气管肿瘤多来自粘膜上皮和腺体，大多数为恶性肿瘤，以腺样囊性癌和鳞癌为多见。其他有类癌、粘液表皮样癌、肉瘤等。原发良性肿瘤有纤维瘤、脂肪瘤、平滑肌瘤、息肉等。癌肿多呈菜花样生长，易阻塞管腔，发展较快，可较早出现淋巴结转移。

二、临床表现

最有特异性的症状是呼吸急促和喘息，常表现为吸气性呼吸困难。气管肿瘤患者早期的主诉是随体位变化而咳嗽加重，咳嗽可以是持续的、难以忍受的干咳或多痰，近半数患者出现咯血。

三、诊断

（一）X线检查

可以明确肿瘤的部位、大小和侵犯范围，以及气管旁淋巴结情况。CT检查显示气管肿瘤与周围组织关系。

（二）支气管镜检查

可以观察气管粘膜改变，进行活体组织检查，以提供细胞学分型。

（三）痰脱落细胞学检查

有助于呼吸道肿瘤的诊断，可判断良、恶性，但无助于确定肿瘤部位、大小和侵犯度。气管肿瘤的痰细胞阳性率很高。

四、治疗

气管肿瘤无论是良性或恶性，皆以手术切除为好。对于放射治疗有一定敏感性者，如鳞癌、腺样囊性癌、粘液表皮样癌、类癌都可补加放疗，有时因肿瘤不宜手术治疗，也可单纯放疗。

五、护理要点

（一）控制呼吸道感染，预防术后并发症

因气管不同程度的阻塞，患者长期呼吸功能低下，呼吸道分泌物排出受阻。故术前应抗感染治疗，全身应用抗生素，并给予雾化吸入2次/日。

（二）改善缺氧，纠正酸中毒

由于肿瘤阻塞气道，致使肺泡通气不足，通气/血流比例减低，肺毛细血管内血液不能充分氧合，也不能充分排出二氧化碳，因而造成PaO_2减低，$PaCO_2$增高。根据患者血气分析情况，给予氧治疗，一般是低流量（24%～28%）持续吸氧。

（三）呼吸道管理（参考肺癌术后护理）

（四）体位护理

术后72小时内取半卧位，持颈前屈位，头颈不可左右移动，尤其是行气管隆突重建术后，采用缝线将下颌固定于前胸壁7～10天，以减轻吻合口张力，防止吻合口瘘发生。

（五）抗感染及支持疗法

感染是手术失败的重要原因，术后常规应用抗生素，预防肺部及切口感染。静脉给予氨基酸、脂肪乳、适当输血等以促进伤口愈合。并指导患者进食高热量、高蛋白、易消化、富含维生素的流食，提高机体抵抗力，促进伤口愈合。

第三节　胸膜肿瘤患者的护理

胸膜肿瘤绝大多数为转移性恶性肿瘤，原发性胸膜肿瘤较罕见，主要是胸膜间皮瘤，近年来发病率有上升趋势，各层年龄均可发生，中青年以上多见，男女之间无明显差异。

胸膜间皮瘤的病因，一般认为与长期接触石棉纤维有关，但良性间皮瘤与石棉无密切关系。临床上将胸膜间皮瘤分为：局限型和弥漫型。

一、局限型间皮瘤

多见于女性，生长缓慢，多数在脏层胸膜，少数在壁层。常为分叶状、圆形、椭圆形的肿块，包膜完整，有时巨大。一般局限型间皮瘤为良性，但也可能为恶性，有时为多发型。

（一）临床表现

可长期无症状，常在体检做X线检查时才发现。根据瘤体的大小及部位，可因压迫气管、支气管而出现咳嗽、胸闷不适，或有呼吸困难、心肺受压症状、交感神经症状、肋间神经痛等。

（二）诊断

主要依据X线检查。CT和核磁共振也可帮助诊断，能更清楚地显示肿瘤的部位、大小、密度及其与周围组织的关系，从而也为外科治疗术式提供依据。确诊常需依靠胸穿或胸膜活检来判定。

（三）治疗

局限型间皮瘤即使是巨大者，也应争取手术切除。恶性间皮瘤不能完全切除者，术后可以补加放射治疗。

二、弥漫型间皮瘤

多见于男性。恶性程度高，质地坚韧，沿胸膜表面及叶间呈浸润生长，多侵犯胸膜的大部分，有时将肺整个包埋住，甚至通过纵隔到达对侧胸膜腔。胸膜腔内开始为浆液性或纤维性渗出，最终为大量血性胸腔积液，预后不佳。

（一）病理表现

1. 上皮型　以上皮成分为主，细胞排列成巢状、条索状或形成乳头状腺样结构。此型早期可产生胸腔积液。

2. “肉瘤”样型　瘤细胞束状排列，呈纤维肉瘤样表现。此型可产生较广泛胸膜增厚，胸水量少或无，预后差。

3. 混合型　有上皮细胞和肉瘤样型两种瘤细胞成分。

（二）临床表现

初期症状不明显，一定时期后即出现胸痛、呼吸困难、体重下降、衰弱、时有血痰，胸痛可相当剧烈而难以忍受。浸润波及邻近脏器时，即可出现各种症状：如上腔静脉综合征，下腔静脉受压而发生肝肿大、腹水，喉返神经麻痹而声音嘶哑，脊椎肋骨痛，胸腔内血性渗液等。

1. 诊断（参考局限性间皮瘤）

2. 治疗　弥漫型胸膜间皮瘤一般不做手术治疗。如果病变范围仅限于一侧胸腔内，且无远处转移，患者心肺功能尚好时，亦可考虑做胸膜全肺切除术。术后加放疗、化疗及其他综合治疗。

三、胸膜肿瘤患者的护理要点

胸膜肺切除范围大、出血多、手术时间长，术后并发症多，死亡率高。

（一）保持有效呼吸功能

1. 吸氧　开胸术后1～3天内，由于麻醉药物抑制，手术创伤疼痛，可引起呼吸频率及幅度受限，肺容量减少，常有缺氧表现。因此术后需低流量吸氧，以维持有效呼吸功能。

2. 保持呼吸道通畅　术后协助患者咳嗽排痰，保持呼吸道通畅，预防肺炎、肺不张。具体措施参考肺癌术后护理。

（二）维持有效引流

此手术切口大，切断胸壁肌肉多，分离粘连广泛，术后常有大量创面渗血，可形成血胸，甚至休克。术后应密切观察胸腔引流情况，注意生命体征监测，如可疑有活动性出血，应快速输血补液，同时做好开胸手术止血准备。

（三）充分止痛

护士应注意观察患者的症状及主诉，遵医嘱积极给予止痛处理，可采用自控止痛泵，以有效缓解疼痛，保证患者很好地配合深呼吸及有效咳嗽，预防呼吸道并发症。

第四节　原发性纵隔肿瘤患者的护理

纵隔实际上是一个间隙，前为胸骨，后为胸椎（包括两侧脊柱旁肋脊区），两侧为纵隔胸膜，上连颈部，下止于膈肌。纵隔内有心脏、大血管、气管、食管、神经、胸腺、胸导管、丰富的淋巴组织和结缔脂肪组织。为了标明病变所在部位，可将纵隔分为上下两部分，以胸骨角与第4胸椎下缘的水平连线为界（见图10-4-1　纵隔分区）。纵隔内组织和器官较多，因此纵隔内肿瘤种类繁多，有原发的，有转移的。原发性肿瘤中以良性多见，但也有一部分为恶性。本节只介绍两种常见的纵隔肿瘤，畸胎瘤和胸腺肿瘤（见图10-4-2　纵隔肿瘤好发部位）。

一、纵隔畸胎瘤

畸胎瘤是纵隔内最常见肿瘤之一。绝大多数位于前纵隔，少数发生在后纵隔。发生于各年龄组，80%患者就诊年龄在20～40岁之间。两性发病率相似，女性稍多。恶性者男性远多于女性。

（一）病理表现

此种肿瘤可分为成熟型和不成熟型两种。前者为良性，后者多为恶性。

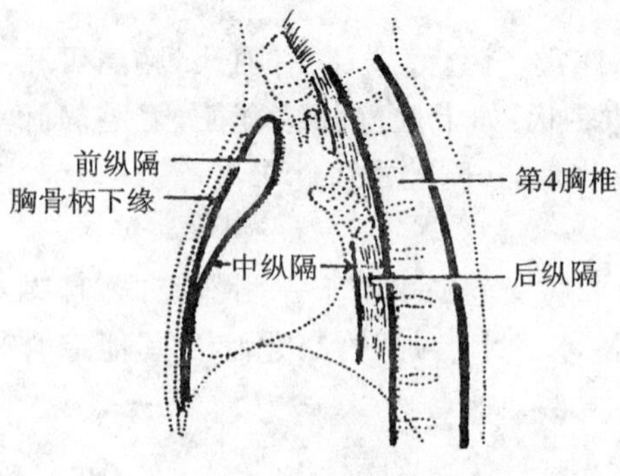

图 10-4-1 纵隔临床解剖分区

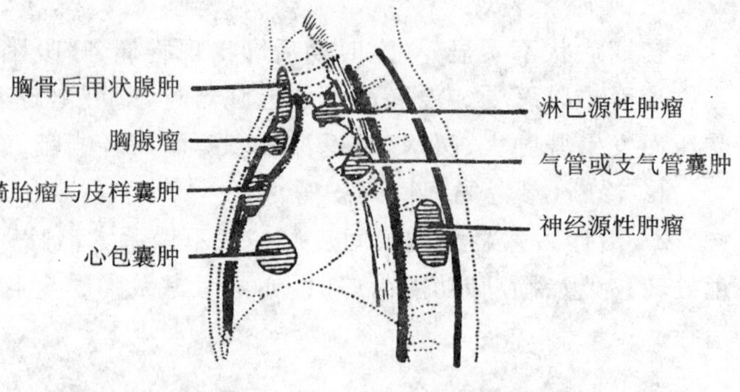

图 10-4-2 纵隔肿瘤好发部位

1. 良性　有完整纤维性包膜，囊壁常有钙化影，囊腔常呈多房性，内有黄褐色皮脂并有毛发和腺体。

2. 恶性　以实体瘤为多见，占10%左右。病理组织结构多为腺癌，也有鳞癌。

（二）临床表现

一般可表现为轻咳、咳痰、胸闷等，偶见轻微胸痛。若肿瘤增大，可产生器官压迫症状：若压迫气管、支气管，可出现干咳，亦可有痰，可有血丝痰；若伴有肺部感染或大气管受压，气短更常见，时呈哮喘症；支气管受压可有肺不张、感染、支气管扩张等；压迫喉返神经出现声音嘶哑；压迫上腔静脉出现上腔静脉综合征。

（三）诊断与治疗

诊断以胸部X线检查为主要手段。一经确诊，应及早手术切除。恶性畸胎瘤术后应加放射治疗。未切除者给予放疗或化疗，症状可缓解，但预后大都不佳。

（四）护理要点

1. 畸胎瘤如压迫呼吸道，导致通气不畅，可出现气短、呼吸困难及发绀。应协助患者取半卧位，给予吸氧、药物雾化吸入，必要时行气管切开，确保气道通畅，给予辅助呼吸，防止并发症。

2. 有继发感染的畸胎瘤术后，常可污染胸腔或皮肤切口，易形成脓胸，或引起切口化脓，需控制感染。

3. 其他护理措施按胸部手术常规护理。

二、胸腺肿瘤

胸腺瘤可以发生在腺体的任何部位，其发病率占纵隔肿瘤10%～20%，居纵隔肿瘤第三、四位。多位于前纵隔，它可以发生在任何年龄，男女性发病率基本相同。

（一）分型

1. 组织分型

（1）上皮细胞型：以上皮细胞为主，淋巴细胞不多。此型胸腺瘤较多见。

（2）淋巴细胞型：以淋巴细胞为主形成弥漫结节增生，上皮样细胞不多。此型少见。

（3）混合型：两种细胞成分均匀地增生。

2. 大体分型

（1）非浸润型：60%胸腺瘤具有完整包膜，与周围组织界线清楚。

（2）浸润型：40%包膜不完整或无包膜，与周围组织粘连或呈浸润性生长至周围脂肪组织或器官，如胸膜、心包、肺或大血管等，此型以恶性为主。

（二）转移

淋巴结转移少见，血行转移更少见。转移多发生于浸润型。肝、肺、骨是最常见的转移部位。

（三）影响预后的因素

1. 肿瘤的浸润性是最重要的预后因素　非浸润型100%可以完全切除，5年生存率85%～100%；浸润型58%可以完整切除，5年生存率33%～55%。

2. 肌无力　伴有肌无力的胸腺瘤其恶性程度比不伴肌无力的胸腺瘤低，它们的完全切除率高，术后复发率低。

3. 病理类型　淋巴细胞型胸腺瘤较上皮细胞型侵犯少，预后好。

（四）临床表现

部分胸腺瘤患者无症状，多因拍胸片而被发现。有症状者多因胸腺瘤压迫，出现咳嗽、气短、胸痛、上腔静脉压迫症状、声哑、胸闷、吞咽困难、低热、无力、体重下降、浮肿、贫血等。其特异症状为重症肌无力，单纯性红细胞再生障碍性贫血，Cushing's 综合征，低丙种球蛋白血症等。

（五）诊断

主要依据X线检查，包括胸部正侧位像，肿块侧位体层和气管分叉体层像。胸部CT或核磁共振检查更有帮助。

（六）临床分期

Ⅰ期　完整包膜、无浸润，可以完整切除。

Ⅱ期　局部浸润即包膜受侵或已侵及纵隔脂肪。

Ⅲ期　肿瘤已侵犯邻近器官或胸内外转移。

（七）治疗

首选手术切除。浸润型胸腺瘤术后应进行放射治疗；非浸润型胸腺瘤不主张给予术后放射治疗；对晚期胸腺瘤包括已有胸内外转移的患者，只要患者情况允许，应给予积极的局部放疗或/和化疗，仍有获得长期生存的可能性。

（八）护理要点

1. 手术前护理

（1）按胸部外科手术前护理。

（2）营养支持：一般胸腺瘤不影响饮食，如肿瘤压迫食管产生吞咽困难导致营养不良或重度贫血时，应及时补充蛋白质、碳水化合物和维生素。

（3）胸腺瘤伴有重症肌无力者，应严格记录胆碱能药物的剂量和用法；严密观察有无呼吸和吞咽功能衰竭等危象症状；观察有无胆碱能药物过量症状，如腹部痉挛性疼痛、腹泻、多汗及瞳孔缩小等。

（4）术前准备好胆碱能药物、抗胆碱能药物及抢救药物。

2. 手术后护理

（1）与一般胸外科手术后护理相同。

（2）胸腺瘤伴肌无力术后护理：

1）术后患者安置在单人房间，备齐抢救物品及药物。

2）加强呼吸道管理：当咽肌无力时，可出现吞咽困难，咽喉部分泌物增多，必须及时吸出咽部分泌物，以免堵塞呼吸道引起窒息。当呼吸肌无力时，会出现咳嗽无力，呼吸急促，甚至呼吸困难，此时需保持呼吸道通畅，必要时呼吸机辅助呼吸。

3）注意危象的观察：重症肌无力胸腺瘤摘除后，可因麻醉、手术、药物等因素诱发肌无力危象。此时患者瞳孔可无变化或略增大，分泌物不多，痰少且舌喉干燥，肌束颤动阴性，无腹痛，有时出现呼吸困难，烦躁不安，发绀等，严重者可引起呼吸衰竭。一旦发生，须保持呼吸道通畅，配合医生抢救。

（九）护理计划

1．护理诊断　主要有焦虑、恐惧、疼痛、清理呼吸道无效，潜在合并症：如窒息等，重点介绍有关窒息的症状评估及护理措施。

2．危险因素

（1）胸腺瘤伴咽肌无力。

（2）胸腺瘤伴呼吸肌无力。

3．评估

（1）症状：胸闷、气急、呼吸困难的程度。

（2）体征：肢端、末梢温度及颜色，有无紫绀。

4．护理措施

（1）保持呼吸道通畅。

（2）应用呼吸机辅助呼吸。

（3）及时清理呼吸道分泌物。

第五节　食管肿瘤患者的护理

食管肿瘤分为良性肿瘤和食管癌两类。食管良性肿瘤少见，按其组织发生来源可分为腔内型、粘膜下型及壁间型。腔内型包括息肉及乳头状瘤。粘膜下型有血管瘤及颗粒细胞成肌细胞瘤。壁内型肿瘤发生于食管肌层，最常见的是食管平滑肌瘤，约占食管良性肿瘤的3/4，治疗方法是外科手术。

食管癌是常见的一种消化道癌肿，全世界每年约有30万人死于食管癌。其发病率和死亡率各国差异很大。国外食管癌以亚、非、拉某些地区的黑人、印度人和日本人以及巴西、智利等地的居民发病率较高，而欧洲、北美和大洋洲地区发病率很低。我国是世界上食管癌高发地区之一，每年平均病死约15万人，男多于女，发病年龄多在40岁以上。我国食管癌发病率男性约为31.66/10万，女性约为15.93/10万，占各部位癌死亡的第二位，仅次于胃癌。我国发病率以河南省最高，其全部恶性肿瘤死亡病例中食管癌占第一位（23.03%），河南林县是目前世界上已报道的食管癌高发区之一。本节重点讲述食管癌患者的护理。

一、病因

食管癌的人群分布与年龄、性别、种族、职业、地理、生活环境、饮食生活习惯、遗传易感性等有一定关系。调查资料显示，食管癌可能是多种因素所致的疾病。已知的病因如下：

（一）化学因素

亚硝胺类化合物。这类化合物及其前体分布很广，可在体内、外形成，致癌性强。在高发区的膳食、饮水、酸菜、甚至患者的唾液中，测得亚硝酸盐含量均远较低发区为高。

（二）生物性因素

真菌。在某些高发区的粮食中、食管癌患者的上消化道中或切除的食管癌标本上，均能分离出多种真菌。其中某些真菌有致癌作用，有些真菌能促使亚硝胺及其前体的形成，更促进癌肿的发生。

（三）某些微量元素缺乏

在食管癌高发地区的粮食、蔬菜、饮水中测得钼、铁、锌、氟、硒等含量偏低。

（四）维生素缺乏

缺乏维生素 A、B_2、C 以及动物蛋白、新鲜蔬菜、水果摄入不足，是食管癌高发区的一个共同特点。

（五）烟、酒、热食热饮、口腔不洁等因素

大部分吸烟者的食管上皮增厚，细胞呈不典型增生，且随吸烟量和时间的增加而加重。长期饮烈性酒、嗜好吸烟、食物过硬、过热、进食过快，引起食管慢性刺激、炎症、创伤；口腔不洁、龋齿等均可能与食管癌的发生有关。

（六）遗传因素

经调查发现在食管癌高发区存在较为明显的家族性聚集现象，说明遗传因素在食管癌发病中的作用。

二、病理表现

临床上将食管分为三段（见图 10－5－1），以中段食管癌较为多见，下段次之，上段较少，多系鳞癌。贲门部腺癌也可向上延伸累及食管下段。

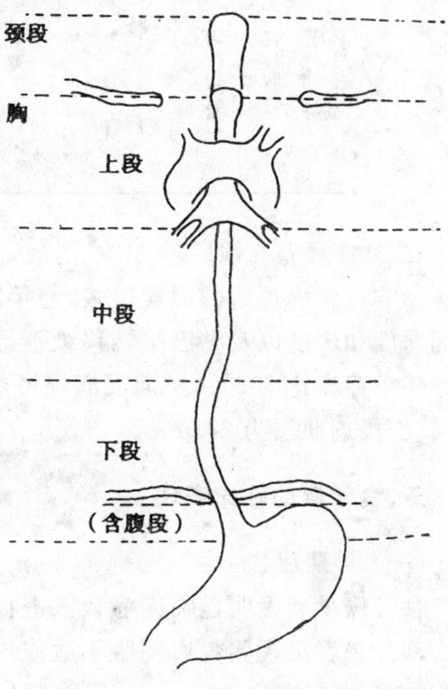

图 10－5－1　食管的分段

按病理形态，临床上将食管癌可分为五型：

1. 髓质型　约占 70％，食管呈管状肥厚，癌肿浸润食管壁各层及四周，恶性程度高。

2. 缩窄型　又称硬化型，约占 4.4％，癌肿环形生长，造成管腔狭窄，常较早出现阻塞。

3. 蕈伞型　约占 10％，癌肿向腔内生长，边缘明显，突出如蘑菇。

4. 溃疡型　约占 6.2％，癌肿形成凹陷的溃疡，深入肌层，阻塞程度较低。

5. 腔内型　约占 2.8％，癌肿呈息肉状向腔内突出，表面有糜烂溃疡，侵及肌层。

三、扩散及转移

（一）局部蔓延

癌肿在粘膜下向食管全周及上、下扩散，同时也向肌层浸润，并侵入邻近组织。

（二）淋巴道转移

为食管癌转移的主要途径，食管上段癌可转移至锁骨上窝及颈部淋巴结；中断及下段癌常转移至食管旁淋巴结、气管分叉处及腹主动脉旁淋巴结；也可上行转移至锁骨上淋巴结。

（三）血行转移

通过血液循环转移至其他器官，发生较晚。

四、分期和预后

（一）食管癌 TNM 分期（见表 10－5－1）

表 10－5－1　食管癌 TNM 分期

分期	T	N	M
0 期	T_{is}	N_0	M_0
Ⅰ期	T_1侵及固有层及粘膜下层	N_0	M_0
Ⅱ$_a$期	T_2侵及肌层	N_0	M_0
	T_3侵及纤维层	N_0	M_0
Ⅱ$_b$期	$T_{1\sim2}$	N_1 区域淋巴结	M_0
Ⅲ期	T_3	N_1	M_0
	T_4邻近器官	N_1	M_0
Ⅳ期	任何 T	任何 N	M_1远处转移

（二）食管癌的预后

影响食管癌预后的因素很多，与年龄、性别、症状等关系不大，而与病理关系密切。癌肿的浸润深度和广度以及淋巴结转移级别是决定预后的主要依据。细胞学普查发现的上皮内癌术后 5 年生存率达 100％，早期浸润癌可达 95％以上。中晚期浸润癌，未侵透肌层 5 年生存率为 40.4％，侵透肌层为 24.4％。

五、食管癌的临床表现

（一）早期症状

食管癌早期无明显临床症状。进食时偶有梗阻感或呃逆、咽部干燥紧束感或食管内异物感。部分患者出现胸骨后闷胀不适或灼热痛，进食后心窝部饱满。症状间歇出现，常被忽视。

（二）中期症状

临床上食管癌的典型症状为进行性吞咽困难，先是硬食咽下缓慢，继而只能进半流食、流食，严重者滴水不进并频繁呕吐粘液，患者明显脱水。另外还可出现前胸及后背持续性隐痛，体重下降，脱水及营养不良。

（三）晚期症状

随着病程进展，吞咽困难和其他症状加重，出现消瘦、脱水、衰弱、无力等。到了晚期，呈恶液质并常出现远处转移或一些严重并发症。癌肿侵犯喉返神经，可发生声音嘶哑；侵入主动脉，可引起大呕血；侵入气管，可形成气管食管瘘；高度阻塞可致食物返流入呼吸道，引起进食时呛咳及肺部感染。

六、食管癌的诊断

1. 凡年龄在 40 岁以上，出现上述症状，应疑为食管癌。

2. 食管吞钡 X 线检查　早期食管癌的 X 线表现有：① 局限性粘膜皱襞紊乱和中断；② 局限性管壁僵硬；③ 局限性小的充盈缺损；④ 小龛影。晚期食管癌的 X 线表现一般为充盈缺损、管腔狭窄或梗阻。

3. 食管拉网细胞学检查　适用于有症状而食管造影无所发现者。可用双腔带网气囊，通过食管采集脱落细胞进行检查，以确定其病理形态。早期病例阳性率可达90%，简便易行。

4. 食管内镜检查　可直接观察病变部位、范围、形态，并可采取活体组织作病理学检查。

5. CT检查　可以了解全食管与周围脏器的关系，肿瘤外侵程度，远处器官是否转移，对于制定手术及放疗计划都有意义。

七、食管癌的治疗原则

目前对食管癌的治疗大致分为外科治疗、放射治疗、化学治疗和免疫治疗。食管癌早期或较早期以手术治疗为主，中、晚期食管癌须行手术与放疗、化疗和免疫等综合治疗，以进一步提高疗效，减少肿瘤的复发和转移。

1. 手术治疗　为治疗食管癌首选方法。

(1) 根治性手术：Ⅱ期以内病例，除彻底切除肿瘤外，应常规清除纵隔淋巴结及上腹部淋巴结，连同食管周围的淋巴脂肪组织一并切除。以胃、结肠或空肠作食管重建术。

(2) 姑息性切除：病变局部虽然可以切除，但癌肿浸润范围和深度已属Ⅲ期者，或已有广泛淋巴结转移者(Ⅳ期)，可达到切除肿瘤、清除淋巴结、解除梗阻、改善营养、延长生存期的目的。

(3) 减状手术：晚期不能彻底切除肿瘤的病例，可采用食管腔内置管术、胃造瘘术、食管胃转流术或食管结肠转流吻合术等，主要为了减轻吞咽困难，改善生活质量和延长生命。

2. 放射治疗　食管癌放射治疗适应证较宽，除了食管穿孔形成食管瘘、远处转移、明显恶病质及严重心、肺、肝等疾病外，均可行放射治疗。术前放疗可提高手术切除率，术后放疗可以消灭残留的癌组织和提高远期生存率。

3. 化学治疗　可用于术前化疗，术后化疗。临床采用多种药物联合应用，其中常用药物为顺铂、5-氟尿嘧啶、异长春碱、紫杉醇等。几乎所有联合用药都是以顺铂为基础。

八、食管癌患者围手术期的护理

(一) 手术前护理

1. 护理评估

(1) 症状体征：进行性吞咽困难，吞咽疼痛，胸骨后疼痛，闷胀，呕吐，消瘦，贫血。

(2) 饮食习惯：是否喜食粗糙、腌制食品、热食，快速进食，是否进食过霉变食品；现进饮食种类、喜好。

(3) 高危因素：有吸烟、饮酒史。

(4) 营养状况：身高、体重、皮肤、皮下脂肪、血液检查。

(5) 各项检查有无阳性指标，有无其他系统疾病，尤其心、肺、肝、肾等器官疾病。

(6) 其他：心理状态，手术经历，对疾病的认识，一般状况。

2. 护理问题　知识缺乏：焦虑、恐惧；营养失调：低于机体需要量。

3. 护理措施

(1) 心理护理：食管癌患者多系吞咽困难为主诉入院，往往对进行性加重的进食困难、体重下降焦虑不安；求生欲望强烈，迫切希望早日手术切除病灶，恢复进食。但当邻近手术日时，则表现出紧张、焦虑、恐惧等反应；他们担心手术成功与否，麻醉和手术意外，害怕术后伤口疼痛和各种并发症，担心预后和生活质量等。患者表现出情绪低落、失眠和食欲下降。

护士应加强与患者和家属的沟通，了解患者及家属对疾病和手术的认识程度，了解患者心理状况。根据患者的具体情况实施耐心的心理疏导，讲解手术和各种治疗护理的意义、方法、大致过程、配合与注意事项，强调治愈的希望，使其积极配合治疗与护理，保持良好心境接受手术。同时做好家属的工作，争取家属在心理上、经济上给予支持与鼓励，解除患者的后顾之忧。为患者创造安静、舒适的环境，以促进睡眠，必要时使用镇静、镇痛药物。

(2) 营养支持：大多数患者因吞咽困难而营养不良、水电解质失衡。术前应评估营养状况、水电解质失衡的程度，指导患者进食高热量、高蛋白、含丰富维生素的流食或半流食饮食。饮食应清淡，不吃刺激性食物，不吃过硬过大的食物，以减少对食管粘膜的刺激。若仅能进流食而营养状况差的患者，可行静脉营养治疗；若长期不能进食且一般情况差者，可鼻饲或空肠造瘘，给予肠内营养。

(3) 口腔卫生：口腔是食管的门户，口腔的细菌可随食物或唾液进入食管，在梗阻或狭窄部位停留、繁殖，造成局部感染，影响术后吻合口愈合。因此，术前应积极治疗口腔慢性疾患，保持口腔的清洁卫生。早晚刷牙，餐后漱口；呕吐后漱口，消除口腔异味，增进食欲。

(4) 呼吸道准备：食管癌患者多系老年男性患者，常有长期吸烟史，往往伴有慢性支气管炎、肺气肿，肺功能较差。术前应劝其严格戒烟，加强排痰，使用抗生素控制感染。

术后患者常因伤口疼痛、虚弱无力而不愿深呼吸或咳嗽排痰，易导致呼吸道分泌物潴留和呼吸功能不全。术前应训练患者有效咳痰和腹式深呼吸，以利于术后减轻伤口疼痛，主动排痰。达到增加肺通气量、改善缺氧，预防术后肺炎、肺不张的目的。

(5) 胃肠道准备：

1) 食管癌可导致不同程度梗阻和炎症，口服抗生素可起到局部消炎抗感染作用，术前1周常规应用庆大霉素、灭滴灵分次口服。

2) 术前3日改流食，术前1日禁食。

3) 对进食后滞留或反流者，术前1日晚用灭滴灵100 mg、庆大霉素16万U加生理盐水100ml经鼻胃管冲洗食管及胃，可减轻局部充血水肿、减少术中污染、防止吻合口瘘。

4) 结肠代食管手术患者，术前3～5日口服肠道抗生素，如灭滴灵、庆大霉素或新霉素等；术前2日进食无渣流食，术前晚行清洁灌肠或全肠道灌洗后禁食禁水。

5) 术日晨常规置胃管时，通过梗阻部位不能强行进入，以免戳穿食管。可置于梗阻部位上端，待手术中直视下再置于胃中。

(二) 手术后护理

1. 护理评估

(1) 了解手术方式、术中发现、病变组织是否切除，术中出血情况、输血、补液情况。

(2) 生命体征是否平稳、麻醉是否清醒、气管插管位置有无改变，呼吸状况是否良好，血氧饱和度是否满意、呼吸音是否清晰、各管道是否通畅、伤口有无渗血、胸腔闭式引流及胃肠减压引流量和性状。

(3) 患者有无焦虑、紧张、恐惧等不良心理反应，能否配合各种治疗护理操作，能否安静入睡。

(4) 对术后禁食和饮食护理要求是否理解，有何不适。

(5) 对康复训练是否配合，对出院后的继续治疗是否清楚，是否掌握饮食调理原则。

2. 护理问题

(1) 低效性呼吸形态：与呼吸功能不足、肺膨胀不全、伤口疼痛有关。

(2) 营养失调：低于机体需要量。

(3) 知识缺乏：缺乏围手术期配合，康复治疗相关知识。

(4) 潜在并发症：出血、肺不张、肺炎、吻合口瘘、乳糜胸等。

3. 护理措施

(1) 生命体征监测：早期观察生命体征，每30分钟1次，平稳后可1～2小时1次。

(2) 呼吸道护理：食管癌术后易发生呼吸困难、缺氧，并发肺不张、肺炎，甚至呼吸衰竭。主要与以下因素有关：

1）患者常有慢性支气管炎、肺气肿病史，肺功能低下；

2）开胸手术破坏了胸廓的完整性。肋间肌和膈肌的切开，使患者肺的通气泵严重损害；

3）手术中对肺较长时间的挤压、牵拉，造成对肺的挫伤；

4）术后迷走神经功能亢进，引起气管、支气管粘膜腺体分泌增多；

5）食管、胃胸部吻合术后，胃拉入胸腔，使肺受压，肺扩张受限；

6）术后切口疼痛、虚弱使咳痰无力，尤其是颈、胸、腹三切口患者更为明显。

鉴于以上原因，应密切观察呼吸状态、频率和节律，听诊双肺呼吸音是否清晰，有无缺氧征兆。术后第1日每1～2小时鼓励患者深呼吸、吹气球、吸深呼吸训练器，促使肺膨胀。对于痰多、咳痰无力的患者，出现呼吸浅快、紫绀、呼吸音减弱或湿啰音等痰阻现象时，应察看胃肠引流是否通畅。因胃部膨胀可压迫肺脏，加重呼吸困难表现。

(3) 胸腔闭式引流的护理：

1）维持胸腔闭式引流通畅，观察引流液量、性状，并认真记录。

2）若术后3小时内胸腔闭式引流量在每小时100ml，呈鲜红色并有较多血凝块，患者出现烦躁不安、血压下降、脉搏增快、尿少等血容量不足的表现，应考虑有活动性出血。

3）若引流液中有食物残渣，提示有食管吻合口瘘。

4）若引流液量增多，由清亮渐转浑浊，则提示有乳糜胸，应采取相应措施，明确诊断，及时处理。

5）若术后2～3日胸腔闭式引流出的暗红色血性液逐渐变淡，量减少，24小时量＜50ml，可拔除引流管。

(4) 饮食护理：

1）术后3～4日患者吻合口处于充血水肿期，胃肠蠕动尚未恢复正常，需禁食水。

2）禁食期间持续胃肠减压，注意静脉补充营养，给予口腔护理，每日2～4次。术后3～4日待肛门排气，胃肠减压引流量减少以后，拔除胃管。

3）停止胃肠减压24小时后，若无呼吸困难、胸内剧痛、患侧呼吸音减弱及高热等吻合口瘘症状，可开始进食。有关进食情况可参考表10-5-2。

4）术后3周患者无特殊不适，可进普食，要注意少食多餐，防止进食过多、过快，避免进食生、冷、硬食物(包括质硬的药片、带骨刺的肉类、花生、豆类等)以免导致晚期吻合口瘘。

5）进食量过多、过快或因吻合口水肿可导致进食时出现呕吐，严重者应禁食，给予静脉营养，3～4日待水肿消退后再继续进食。

6）术后3～4周再次出现吞咽困难，应考虑吻合口狭窄，可行食管扩张术。

表 10-5-2　食管癌患者术后饮食表

术后日数	静脉输液	肠内营养液	饮食
1	3000ml		禁食
2	3000ml		禁食
3	2500ml		禁食
4	2000～1000ml	10%500ml	禁食
5	1000ml	10%1000～2000ml	禁食
6	1000ml	20%2000ml	禁食
7	1000ml	20%2000ml	清淡流食 50ml、水 50ml
8～9		20%2000ml	流食 100ml、水 100ml，每 2 小时 1 次，交替
10～11		20%2000ml	流食 200ml～400ml，每 2 小时 1 次，交替
12			半流食

(5)食管胃吻合术后的患者，可能有胸闷、进食后呼吸困难，应告知患者是由于胃已拉入胸腔，肺受压暂不能适应所致。建议患者少食多餐，经 1～2 个月后，此症状多可缓解。

(6) 食管癌、贲门癌切除术后，可发生胃液反流至食管，患者可有反酸、呕吐等症状，平卧时加重。因此嘱患者饭后 2 小时内不要平卧，睡眠时把枕头垫高。

(7) 胃肠减压的护理：

1) 持续胃肠减压，保持胃管通畅，妥善固定胃管，防止脱出。

2) 胃管脱出后应严密观察病情，不应盲目再插入，以免戳穿吻合口，造成吻合口瘘。

3) 严密观察引流量、性状、颜色并准确记录。

4) 术后 6～12 小时内可从胃管内吸出少量血性液或咖啡色液，以后引流液颜色将变淡。

5) 若引流出大量鲜血或血性液，患者出现烦躁、血压下降、脉搏增快、尿量减少等，应考虑有吻合口出血，应立即通知医生并配合处理。

(8) 结肠代食管(食管重建)术后护理：

1) 保持置入结肠袢内的减压管的通畅。

2) 如从减压管内吸出大量血性液或呕吐大量咖啡色液，伴全身中毒症状，应考虑吻合口的结肠袢坏死，应立即通知医生并配合抢救。

3) 注意观察腹部体征，如有异常及时通知医生。

4) 结肠代食管的患者，因结肠液逆流进入口腔，患者常嗅到粪便的气味，需向患者解释原因，并指导加强口腔卫生，一般此种情况于半年后能逐步缓解。

(三) 食管癌手术并发症的观察与护理

1. 吻合口瘘

(1) 原因：吻合口瘘是食管癌手术后最严重的并发症，死亡率高达 50%。发生吻合口瘘的原因是多方面的，食管有其本身的解剖特点，如无浆膜覆盖、肌纤维呈纵形走向、比较脆弱，易发生撕裂；食管血液供应呈节段性，游离太长易造成吻合口缺血；手术缝合时吻合口张力太大，以及感染、营养不良、贫血、低蛋白血症等均易并发吻合口瘘。

(2) 临床表现：呼吸困难、胸腔积液，及全身中毒症状，包括高热、休克、白细胞计数升高，甚至菌血症。吻合口瘘多发生在术后 5～10 日左右，应密切观察有无上述症状，如出现上述症状，应立即通知医生并配合处理。

(3) 预防：

1) 护士应向患者讲明术后禁食水的重要性，并在允许进食后指导患者正确进食。

2) 保持持续有效的胃肠减压，充分引流胃内液体，预防吻合口水肿及吻合口瘘。有颈部吻合口的患者避免过早取半卧位，并限制颈部活动，防止颈部吻合口过度牵拉而影响愈合。

3) 保持胸腔闭式引流通畅，彻底排除胸腔积液，防止胸腔感染。

4) 术后遵医嘱应用抗生素预防感染。

(4) 处理：

1) 若已出现吻合口瘘，嘱患者立即禁食，行胸腔闭式引流术(按胸腔闭式引流护理常规护理)。

2) 加强抗感染治疗及静脉营养支持；严密观察生命体征，若出现休克症状，积极抗休克治疗。

3) 在吻合口瘘愈合之前坚持禁食，需再次手术者，应积极配合医生完善术前准备。

2. 乳糜胸　乳糜胸是食管贲门癌术后比较严重的并发症，由于乳糜液95%以上是水，并含大量脂肪、蛋白质、胆固醇、酶、抗体和电解质，如未及时治疗，可在短期内造成全身消耗、衰竭死亡。

(1) 原因：多因伤及胸导管所致。

(2) 临床表现：

1) 乳糜胸多发生在术后2～10日，少数病例可在2～3周后出现。

2) 术后早期由于禁食，乳糜液含脂肪甚少，胸腔闭式引流可为淡血性或淡黄色液，但量较多。

3) 恢复进食后，乳糜液漏出增多，大量积聚在胸腔内，可压迫肺及纵隔并向健侧移位。

4) 患者表现为胸闷、气急、心悸，甚至血压下降。

(3) 护理：

1) 密切观察有无上述症状，若出现乳糜胸，应行胸腔闭式引流术，及时排除胸腔内的乳糜液，使肺膨胀。

2) 保持胸腔引流通畅，防止胸腔感染；遵医嘱补充足够的营养，同时应用抗生素预防感染。

3) 注意患者生命体征的变化，必要时重新开胸行胸导管结扎术。

九、食管癌患者放射治疗的护理

食管癌放疗反应少，危险性小，有肯定的疗效，所以适用范围宽，放射治疗在食管癌治疗中占有重要地位。

(一) 根治性放射治疗

一般情况中等，无锁骨上淋巴结转移，无声带麻痹，无远处转移，病变<7cm，狭窄不显著，无穿孔前X线征象，无显著胸背痛的患者，可以选择根治性放疗。

(二) 姑息放疗

其目的为减轻痛苦、延长寿命，应注意的是，有些病例姑息疗效显著就应及时考虑改为根治治疗。

（三）照射方法

1. 体外照射　多选择4～8MeV X线及^{60}钴，实际照射野应比病变两端各长3cm，照射野宽度为4～7cm。通常照射肿瘤量为6000～7000cGy/6～7周。

(1) 体外照射中的反应：照射肿瘤量达1000～2000cGy/1～2周时，由于食管粘膜水肿，可能加重下咽困难。照射3000～4000cGy/3～4周后，可能因食管炎产生下咽痛及胸骨后痛。照射3～4周后，由于气管炎性反应，会产生咳嗽，多为干咳，痰少。

(2) 合并症：放射性脊髓炎，放疗时必须保证脊髓受量不能超过其耐受剂量。

2. 腔内照射　腔内照射的优点是周围组织及器官受量小，缺点是肿瘤深部剂量不足，因而，腔内治疗主要用于辅助治疗及姑息治疗。

（四）食管癌患者放射治疗的护理

1. 放疗前护理　放疗前应帮助患者对疾病以及放疗有正确的认识。

(1) 心理护理：讲解治疗中可能出现的副作用及注意事项，使患者及家属与医务人员配合，完成治疗方案。

(2) 改善患者的一般情况，及治疗各种合并症，如糖尿病、结核、冠心病等。

2. 放疗期间护理

(1) 注意保持口腔清洁，防止继发感染。

(2) 给予细、碎、软食物，避免进刺激性食物及烟酒，每次进食后可饮温开水冲洗食管，以减轻炎症与水肿。

(3) 放疗3～4周后，可采用半卧位，以防止胃液反流，减轻胸骨后疼痛。

(4) 对严重咽下困难、食后呕吐者，应及时补液，并注意补液的速度。

(5) 观察患者疼痛的性质，有无咳嗽（呛咳）、体温、脉搏、血压等变化，以便及时发现食管穿孔、出血的症状。

十、出院指导

1. 劝导患者坚持戒烟、戒酒。
2. 注意营养和饮食的调整，避免进过热、过硬的食物，少吃腌制、霉变的食物；少量多餐，忌暴饮暴食；进食后半小时内取半卧位，避免平卧位。
3. 加强口腔卫生，每次饭后饮水冲洗食管。
4. 进行适当的活动和锻炼。
5. 遵医嘱定期复查，按时服药，继续治疗。

第六节　胸腔闭式引流患者的护理

一、胸腔闭式引流的临床意义

外伤性或自发性气胸、血胸、脓胸以及心胸手术后，均需行胸腔闭式引流术，其目的是排出胸腔内的液体和气体，恢复和保持胸腔内的负压，促使患侧肺迅速膨胀，防止感染。

二、胸腔闭式引流术及其装置

安装闭式引流管通常在手术室进行，但在某些紧急情况下，也可在急诊室或病床旁进行。

患者取半卧位或侧卧位。切口选择:根据体征、X线胸片或超声波检查确定并在胸部做标记。积气切口选择患侧第2肋间隙锁骨中线;积液切口在腋中线或腋后线第6~8肋间隙;液气胸多选择腋前线与腋中线之间第6肋间;脓胸选脓胸的最低位。胸腔闭式引流装置有单瓶、双瓶或三瓶等3种(见图10-6-1)。

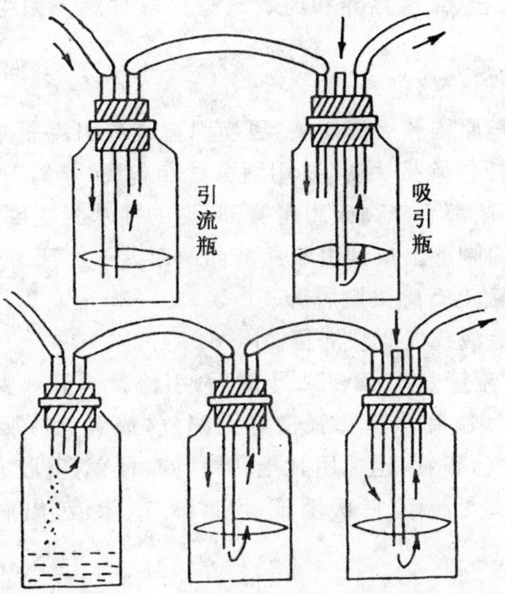

图10-6-1 胸腔闭式引流装置示意图

三、胸腔闭式引流患者的护理

1. 保持引流系统的密闭性

(1) 使用前检查水封瓶有无缝隙,各衔接处是否漏气。

(2) 水封瓶的长管应置于液面下2~3cm并保持直立位,以避免空气进入胸膜腔。

(3) 胸壁伤口引流管周围,要用油纱布包盖严密;注意观察有无皮下气肿的发生。

(4) 水封瓶被打破,应立即夹住引流管,更换另一水封瓶;如胸管接头处滑脱,应立即接上;更换水封瓶时,必须夹闭引流管;搬动患者时,要夹闭胸腔引流管。

2. 保持胸腔闭式引流通畅

检查引流管是否通畅的方法:观察是否继续排出气体和/或液体,长管中的水柱是否随呼吸波动,正常的水柱上下波动约4~6cm。水柱无波动时,有两种情况:一是引流管被血块堵塞,失去引流作用;二是残肺膨胀良好,已无残腔。为确保引流通畅,应做到以下几点:

(1) 引流管的护理:引流管的管径和长度要适当,一般口径为1~2cm,长度以水封瓶置于患者胸部水平下60~100cm处为宜。避免引流管受压扭曲或打折;应用胸带时勿使胸管打折或抬高,不要束在引流管上。

(2) 体位:患者应保持半卧位,鼓励其进行深呼吸、咳嗽,利于积液和积气的排出。

(3) 挤压方法:术后初期每30~60分钟向水封瓶方向挤压引流管一次,促进引流,防止堵塞。

3. 妥善固定　插入引流管后用缝线固定于皮肤上,患者活动时适当放松引流管以免过度牵拉；卧床时用别针固定于床上；下床活动时，引流瓶位置应低于膝关节，并保持其密闭。

4. 观察记录　注意观察记录引流液的量、颜色和性状。一般情况下，术后当日的胸液量约 500ml 左右，颜色淡红、质稀薄。如术后持续排出大量血液，每小时 200ml 持续 6 小时以上者，引流液颜色鲜红、质粘稠时，说明胸腔内有活动性出血，一般需再次开胸止血。如引流液为脓性，应取分泌物做常规检查、细菌培养和药敏试验。每日用无菌生理盐水冲洗引流瓶，并做好标记，便于观察引流量。

5. 预防胸腔引流管的上行感染

(1) 严格执行无菌操作原则和灭菌措施：更换引流袋或引流瓶时，应无菌操作。水封瓶内盛无菌生理盐水。更换胸瓶拔除接头时，要用消毒纱布包裹，暴露时间不能过长。

(2) 任何情况下，引流瓶都不能高于患者胸部，切勿使水封瓶倒置，以免液体逆流入胸腔。

(3) 保持胸腔引流管的胸壁出口到引流瓶液面的落差不小于 60cm，同时管内液柱不能过高，以免管腔内被污染，细菌上行感染胸膜腔。

(4) 引流管内不要有渗液或血凝块滞留。

6. 拔管指征　胸腔引流管安置 48～72 小时后，引流量明显减少且颜色变淡，24 小时引流液＜50ml，脓液＜10ml，X 线胸片示肺膨胀良好无漏气，患者无呼吸困难即可拔管。拔管时，嘱患者先深吸一口气后屏气，拔管，迅速用凡士林厚纱布覆盖，宽胶布密封，胸带包扎 1 天。

拔管后注意观察患者有无胸闷、呼吸困难、切口漏气、渗液、出血、皮下气肿。观察引流口有无渗液，及时更换敷料。

（于新颖）

第十一章　乳腺癌患者的护理

第一节　乳腺癌概述

乳腺癌是女性常见的恶性肿瘤之一，其发病率为23/10万，在我国居全身各种恶性肿瘤第三位(占7%～10%)，居女性恶性肿瘤第二位，在我国北京、上海、天津等大城市已经占第一位。我国乳腺癌主要发生在女性，男性较少见。

一、病因

通常认为乳腺癌发病的高危因素包括乳腺癌家族史，月经初潮早于12岁，绝经晚于52岁，第一胎足月产晚于35岁，另一侧乳房曾患乳癌，上皮增生活跃的乳腺囊性增生病等。另外，高脂饮食也是发病的重要因素之一。

(一) 激素因素

乳腺癌发病年龄以40～60岁居多数，约占全部乳腺癌患者的75%，其中又以45～49岁(更年期)和60～64岁为最多，这提示本病的发生与性激素的变化有很大关系。

(二) 生育及哺乳

独身妇女患乳腺癌较已婚妇女为多，婚后从未生育者、虽生育过但从未哺育者和哺育期过短者乳腺癌的发病率较高。

(三) 遗传和家族因素

乳腺癌的发生似有家族聚集性，研究表明，家属及亲属中有乳腺癌者，其发生乳腺癌的危险性较正常人高2～3倍。

(四) 饮食与肥胖

脂肪摄入量与乳腺癌发病率有较大关系，中老年妇女体重增加使乳腺癌发病率上升。

(五) 环境因素

放射、电离辐射与乳腺癌发病有关，其危险性随照射剂量增加而增大。

二、病理类型

(一) 大体分类

1. 粉刺样型管内癌　可挤出黄色粥样物。

2. 髓样癌　常呈巨块或结节状，边界较清楚。

3. 乳头状癌　肿块大，常有囊，乳头突出囊腔，质较软。

4. 乳头湿疹样癌　乳头和乳晕皮肤发红、糜烂或呈鲜红色颗粒状。

(二) 组织学分型

1. 非浸润性癌　即原位癌，指癌细胞局限于导管内或小叶末梢导管基底膜内的浸润前期癌。包括导管内乳腺癌(癌细胞未突破基底膜)及小叶原位癌(癌细胞未突破末梢乳管或腺泡基底膜)，此型均属早期，预后较好。

2. 早期浸润癌　指原位癌突破导管和末梢导管基底膜，开始向间质浸润。包括早期浸润性导管癌（乳腺癌细胞突破基底膜，开始向间质浸润），早期浸润性原位癌（癌细胞突破末梢乳管或腺泡基底膜，开始向小叶内间质浸润，但未超越小叶范围），此型仍属早期。

3. 浸润性癌　癌组织向间质广泛浸润，可分为浸润性特殊型癌及浸润性非特殊型癌。

（1）浸润性特殊型癌：包括乳头状乳腺癌、伴随大量淋巴细胞浸润的骨髓样乳腺癌、小管乳腺癌（高分化腺癌）、腺样囊性癌、乳头湿疹样乳腺癌（paget 病）、粘液腺癌、鳞状细胞癌等。此型一般分化高而预后好。

（2）浸润性非特殊型癌：包括浸润性小叶癌，浸润性导管癌，硬癌，单纯癌，髓样癌（无大量淋巴浸润），腺癌等。此型多分化低而预后差，占乳腺癌 70%～80%。

三、转移与扩散

1. 直接浸润　直接侵入皮肤，亦可向深部浸润胸筋膜、胸肌等周围组织。

2. 淋巴转移　可循乳房淋巴液的四个输出途径扩散，其中主要途径有：

（1）沿胸大肌外侧缘淋巴管侵入同侧腋窝淋巴结，进一步侵入锁骨下淋巴结以及锁骨上淋巴结，占 75%。

（2）向内侧侵入胸骨旁淋巴结，继而达到锁骨上淋巴结，占 20%～25%。乳腺癌的原发部位与转移途径有一定的关系，一般说来，有腋窝淋巴结转移者，原发灶大多数在乳头、乳晕区及乳房外侧部分；有胸骨旁淋巴结转移者，原发灶大多数在乳房内侧部分。

3. 血液转移　癌细胞主要通过两条途径进入血液循环：一是通过淋巴管经淋巴总干进入无名静脉；二是直接侵入小静脉后入体循环。最常见的远处转移依次为肺、骨、肝，在骨骼依次为椎体、骨盆、股骨。

四、病期与预后

（一）TNM 分期

国际抗癌协会建议以 T（原发癌瘤）、N（局部淋巴结）、M（远处转移）法对乳腺癌进行分期（见表 11-1-1）。

T_{is}　原位癌（非肿块的乳头湿疹样癌及非浸润性癌）

T_1　癌瘤直径不超过 2cm

T_2　癌瘤直径 2～5cm

T_3　癌瘤直径 5cm 以上

T_4　无论肿瘤大小，只要直接浸润皮肤或胸壁

N_0　同侧腋窝无肿大淋巴结

N_1　同侧腋窝有肿大淋巴结，尚可推动

N_2　同侧腋窝肿大的淋巴结彼此融合，或与周围组织粘连

N_3　同侧锁骨上、下淋巴结肿大，活动或固定，或有上肢疼痛或水肿

M_0　无远处转移

M_1　有锁骨上淋巴结转移和远处转移

表 11-1-1　乳腺癌的 TNM 分期

分期	T	N	M
0 期	T_{is}	N_0	M_0
Ⅰ期	T_1	N_0	M_0
Ⅱ$_a$ 期	T_0	N_1	M_0
	T_1	N_1	M_0
	T_2	N_0	M_0
Ⅱ$_b$ 期	T_2	N_1	M_0
	T_3	N_0	M_0
			M_0
Ⅲ$_a$ 期	T_1	N_2	M_0
	T_2	N_2	M_0
	T_3	$N_{1\sim2}$	M_0
Ⅲ$_b$ 期	T_4	任何 N	M_0
	任何 T	N_3	M_0
Ⅳ期	任何 T	任何 N	M_1

（二）预后

乳腺癌的预后与组织类型、病期等多种因素有关。非浸润性癌预后好，浸润性癌预后差。TNM 分期在很大程度上反映了乳腺癌的发展进程，是临床上判断患者预后的重要依据，病期早则预后相对好。乳腺癌对全身性治疗的反应敏感者预后优于疗效差者。乳腺癌的预后还与病灶的位置、发病年龄，及与月经有密切关系。

五、乳腺癌的临床表现

1. 无痛性肿块　为最常见的首发症状，多为单发，质硬，外形不规则，表面不光滑，与周围组织分界不很清楚，活动度小而不易推动，常无自觉症状，患者常是在无意中（洗澡、更衣）发现。肿块好发于乳房外上象限（45％～50％），其次是乳头及乳晕（15％～20％）和内上象限（12％～15％）。

2. 疼痛　大多数患者无疼痛，仅 1/3 患者伴有不同程度隐痛或刺痛。

3. 乳房皮肤改变　因病期早晚而出现不同皮肤改变。

(1) 癌瘤早期或位于深部位时，表面皮肤正常。

(2) 早期癌组织侵及连接腺体的 Cooper 韧带时，使此韧带收缩而失去弹性，可导致癌块表面皮肤凹陷。

(3) 当皮内和皮下淋巴管被癌细胞侵入堵塞，淋巴回流受阻，可导致真皮水肿，皮肤呈“橘皮样”改变，称橘皮症。

(4) 淋巴管内癌细胞继续生长，可发展为分散的皮肤结节，即“卫星结节”。

(5) 乳腺癌晚期时，癌细胞侵入背部、对侧胸壁，则可紧缩胸壁，限制呼吸，称铠甲胸。

(6) 有时皮肤可破溃而形成溃疡。

4. 乳头溢液　乳头溢液性质可为血性、浆血性或浆液性。

5. 乳头和乳晕的异常　当病变侵犯乳头或乳晕下区时，乳腺纤维组织和乳管可因肿瘤侵犯而缩小，牵拉乳头，使其回缩、凹陷，两乳头不对称。如乳头出现脱屑或糜烂，此为乳头湿疹样癌所特有的症状。

6. 其他症状　常由乳腺癌转移引起，淋巴结肿大多见于腋窝，先为散在，数目少，质硬，无痛，可推动，以后数目增多，粘连成团，甚至与皮肤粘连。发生血转移患者可出现相应转移灶症状；肺转移时，可出现胸痛、气急等；椎骨转移可出现胸部剧痛；肝转移者可出现肝肿大、黄疸。

六、乳腺癌的诊断

（一）病史

无痛性肿块常是乳腺癌患者首发症状，须问明出现的时间、部位、大小、生长速度快慢以及近期有无改变，是否疼痛及疼痛的性质，乳头糜烂、溢液的时间，溢液的性质等。腋窝有无肿块，是否妊娠及哺乳，月经史及家族史等。

（二）查体

首先由全面检查开始，注意胸、腹、盆腔、骨骼的转移；后检查乳房，乳腺的检查应先查健侧，后查患侧。

1. 视诊　注意双侧乳房是否对称，外形有无异常，皮肤有无炎症样改变及橘皮样水肿等。

2. 触诊

(1) 乳房触诊：用手指平摸，乳房检查时，应循序检查乳房外上、外下、内下、内上、中央（乳头、乳晕）各区。上臂伸过头部查乳腺内半，上臂垂下查乳腺外半，记录部位，同时对肿块的性质及活动度详加描述，并压迫乳头，有否溢液排出，有液体排出时，应记录液体的性质。

(2) 淋巴结触诊：腋窝淋巴结检查时应用手将患者上臂举起，用另一手按在腋窝处，再将上臂放下，用手托着患者肘部，再检查腋窝淋巴结。检查锁骨上淋巴结时，应注意胸锁乳突肌起点深处之前哨站淋巴结。锁骨下淋巴结检查，因有胸肌覆盖，难查出，多个淋巴结转移时，触之饱满。

（三）X线检查

乳腺照相是乳腺癌诊断的常用方法，准确率可达96%以上，分钼靶照相与干板照相两种。干板照相对微小钙化点分辨率高，而钼靶照相适用软组织及乳腺照相。

常见的乳腺疾病在X线片上表现一般可分为肿块或结节病变，钙化影及皮肤增厚症候群，导管影改变等。肿块的密度较高，边缘有毛刺征象时对诊断有帮助。毛刺较长超过病灶直径时称为星形病变。X线片中显示肿块常比临床触诊为小，此亦为恶性征象之一。

（四）超声显像检查

超声显像检查对乳腺癌诊断的正确率为80%～85%。无损伤性，可以反复应用，可检出>1cm肿块。对乳腺组织较致密者应用超声显像检查较有价值，但其主要用途是鉴别肿块系囊性还是实性，癌肿向周围组织浸润而形成的强回声带，正常乳房结构破坏以及肿块上方局部皮肤增厚或凹陷等图像，均为诊断乳腺癌的重要参考指标。

（五）细胞学及组织学诊断

1. 脱落细胞学检查　将乳头溢液做涂片进行细胞学检查，早期管内癌阳性率为50%，乳头糜烂者可做刮片细胞学检查。

2. 用针吸取细胞学检查　该方法简便、快速、安全、准确率高。常在B超引导下穿刺肿块吸取活组织进行细胞学检查，阳性率较高在80%～90%之间。

3. 组织活检　适用于小肿瘤，可在术中快速冰冻约需 20～30 分钟，需做好根治术准备。

（六）其他诊断方法

1. 液晶热图像检查　应用图像显示体表温度分布，由于癌细胞增殖快血运丰富则相应体表温度较周围组织高，用此差异可做出诊断。

2. 近红外线扫描　乳腺癌常有局部血运增加，附近血管变粗，红外线对此有较好的图像显示，有助于诊断。

3. CT 检查　可作为乳腺照相的补充检查，而不能作为常规检查。

4. MRI 检查　浸润性导管癌表现为边界不清。

5. 肿瘤标志物检查　癌胚抗原（CEA）为非特异性抗原，在许多肿瘤及非肿瘤疾病中都有升高，无鉴别诊断价值，乳腺癌术前检查约 20%～30%血中 CEA 含量升高，而晚期及转移性癌中则有 50%～70%出现 CEA 高值。CA153 常用于诊断和疗效评价。

第二节　乳腺癌患者的治疗与护理

在过去的 20 年里，在探索乳腺癌的早期诊断方法、建立相对保守、并发症较少的初治手段，探索乳腺癌手术改良、初治时应用放疗使更多女性可以保留乳房，以及在辅助化疗方面的长足进步挽救了大量生命，近期又在乳腺癌的基因研究方面取得了进展。而护理与医疗的发展是密切相关的，对于乳腺癌患者的护理也日趋成熟和全方位化，应用护理技术和护理专业知识可提高患者的生活质量，延长生存期。

一、乳腺癌的治疗原则

对于病灶局限于局部或区域淋巴结内的乳腺癌，首选手术方法进行治疗。

（一）外科手术治疗

1. 乳腺癌根治术（radical mastectomy）　主要用于浸润性乳腺癌，手术切除范围包括整个乳腺、覆盖肿瘤的表面至少 5cm 皮肤、胸大肌、胸小肌、腋窝和锁骨下脂肪及淋巴组织。

2. 乳腺癌扩大根治术（extended radical mastectomy）　主要用于临床Ⅱ、Ⅲ期患者，尤其是病灶在中央及内侧者。一般采用胸膜外扩大根治术，在根治性切除术基础上，同时切除第 2、3、4 肋软骨及清除 1～4 肋间淋巴结。扩大根治术目前已较少应用。

3. 仿根治术（改良根治术）　主要用于非浸润性癌或Ⅰ、Ⅱ期浸润性癌，尤其是肿瘤位于乳腺外侧而无淋巴结转移的患者。此手术保留胸肌，将全乳及腋淋巴组织整块切除。由于保存了胸肌，较少影响外形，并保存了功能。

4. 乳房单纯切除术　只切除乳腺、乳头和部分皮肤，不清除腋窝淋巴结。主要适用于原位癌及微小癌、年老体衰者或某些只能行姑息切除的晚期病例，可作为一种姑息性的手术方式。

5. 全乳切除合并淋巴结清扫　适用于Ⅲ期及淋巴结转移者，术后进行放疗及化疗。此术式将患侧乳房进行单纯切除，并同时进行腋窝淋巴结清扫。

（二）放射治疗

1. 术前放疗　可杀灭肿瘤周围的癌细胞，提高手术切除率，预防术后复发或转移，适用于原发灶较大、肿瘤生长迅速者，如炎性乳癌术前放疗，效果较好。

2. 术后放疗　可防止局部复发，主要用于有淋巴结转移的患者，一般术后2～3周，在锁骨上、胸骨旁以及腋窝等区域进行放射。

（三）激素治疗

正常乳腺受机体内分泌的控制，乳腺癌的生长也与内分泌有关。对乳腺癌进行内分泌治疗，其不良反应较少，有效病例的缓解期长，生存质量亦较高。下面简要介绍几种常用的内分泌治疗方法。

1. 卵巢去势疗法　临床将闭经5年作为绝经的标志。绝经前患者可采用卵巢切除或X-射线照射卵巢，从而降低或阻断雌激素对肿瘤的作用，达到抑制乳腺癌及其转移灶生长的目的。

2. 内分泌药物治疗　常用雌激素、雄激素、黄体酮类、雌激素受体抑制剂、雌激素合成抑制剂、促生殖腺激素释放激素类似物等。以下介绍常用的几种药物治疗。

（1）雌激素受体抑制剂：近年发现约60%～70%患者的癌细胞中有与雌激素结合的雌激素受体(ER)。受体检测阳性的乳腺癌患者，应用雌激素拮抗剂，可有较好的抑癌作用，有效率约60%左右，受体检测阴性者有效率仅10%左右。常用雌激素拮抗剂为三苯氧胺(TAM)、法乐通(托瑞米芬)等。

三苯氧胺用法：绝经前一般每天口服20mg，绝经后分二次服用，至少服用3年，一般服用5年。该药安全有效，副作用有潮热、恶心、呕吐、静脉血栓形成、阴道干燥或分泌物多。长期应用后少数病例可能发生子宫内膜癌，但发病率较低，预后良好。故认为术后辅助应用三苯氧胺是利多弊少。

（2）黄体酮类药物：应用黄体酮类药物治疗乳腺癌的作用机制尚不完全清楚。大剂量的黄体酮有拮抗雌激素的作用。常用药物有甲羟孕酮、甲地孕酮等，其副作用有体重增加、高血压、阴道流血、皮疹等，减量或停药后可自行消失。

（3）雌激素合成抑制剂：绝经后妇女体内雌激素的主要来源可能是由肾上腺分泌的雄烯二酮，经芳香化酶转化为雌酮。而芳香化酶抑制剂可以阻断此过程，从而发挥抗肿瘤的作用。常用药物有氨鲁米特(氨基导眠能)、福美坦(兰他隆)、来曲唑等。

（四）化学治疗

对开始于1985年之前的随机临床试验进行了回顾性的联合分析，表明联合化疗可以改善患者的生存率。对于乳腺癌化疗分为辅助化疗和新辅助化疗。辅助化疗用于术后或放疗后，主要针对可能存在的微转移癌灶，为防止复发转移而进行的化疗。新辅助化疗指对临床表现为局限性肿瘤，可用局部治疗手段者，在手术或放疗前先使用化疗。局部晚期乳腺癌患者新辅助化疗一般是要达到最佳的反应性，不必固定化疗应使用的周期数，这样就可以在采用局部治疗方法之前，使对化疗有反应的瘤灶达到最大限度的缩小。

对于可以控制局部病灶而仅存在微小转移病灶的患者，自体骨髓移植可能是合理的选择。因此，对于乳腺癌患者化疗的护理也是非常重要的环节，护士需要了解化疗药物的副作用及其临床表现，有针对性地进行预防和护理。

化学抗癌治疗是乳腺癌重要的辅助治疗，尤其是对腋窝淋巴结有转移的患者。据统计，联合化疗比单一药物治疗为好，一般可降低术后复发率40%，卫生部“乳腺癌诊疗规范”推荐的有CMF方案(环磷酰胺，甲氨蝶呤，氟尿嘧啶)，CAF方案(环磷酰胺，阿霉素，氟尿嘧啶)，AC-MF方案(阿霉素，环磷酰胺，甲氨蝶呤，氟尿嘧啶)，要求连续应用多个疗程，以提高化疗效果。

乳腺癌术后化疗注意事项：① 化疗宜尽早开始，一般于术后2周，不宜超过4周；② 剂量要足够，以期尽可能杀灭残存肿瘤细胞；③ 化疗期限以6～12个月为宜，延长用药期不能改善生存率；④ 联合化疗优于单药化疗。

二、乳腺癌手术患者的护理

（一）术前护理

1. 心理准备　乳腺切除术后，由于形体改变，患者有较大的精神负担，应耐心解释手术对根治的必要性，减轻其思想顾虑。

2. 全身状况准备　为正确评估患者对手术耐受力，术前应做好全身重要器官功能检查，包括心、肺、肝、肾功能检查，如肺部X线检查，心电图检查，凝血试验，谷丙转氨酶等。正确评估患者营养状态，指导其进食高蛋白饮食。

3. 皮肤准备　备皮范围：上至锁骨上部，下至脐水平，两侧至腋后线，并包括同侧上臂上1/3和腋窝部。需植皮患者，准备好供皮区皮肤；对乳头及皮肤破溃的患者应于术前三天每天2次进行换药，并用酒精仔细擦净和消毒溃疡周围的皮肤。

4. 消化道准备　按全麻术前消化道准备。术前12小时禁食，术前6小时禁水，以防因麻醉或手术过程中的呕吐而引起窒息或吸入性肺炎。

5. 功能锻炼　讲解术后功能锻炼对促进患侧淋巴回流，加速创面愈合及预防患侧手臂功能障碍的意义，可于术前让患者熟练术后各项功能锻炼方案，以便术后有效遵循。

6. 可能出现的护理问题：焦虑，知识缺乏，皮肤完整性受损等。

（二）术后护理

1. 生命体征监测　按全麻术后常规护理。去枕平卧6～8小时，头偏向一侧，密切观察血压，患者面色、呼吸、脉搏及体温，及时发现病情变化。患者清醒后生命体征平稳，可改半卧位，使呼吸通畅，并有助于引流。

2. 加压包扎的护理

(1) 因术后需要加压包扎，患者常有喘憋、呼吸窘迫感，应做好解释工作。可给予吸氧气，讲解加压包扎的重要性，嘱患者不能随意拉开胸带，并注意包扎处敷料有无渗血等。

(2) 注意患侧肢体远端的血液供应情况。如包扎太紧，脉搏不清，皮肤成绛紫色，伴皮温低，提示腋部血管受压，应提醒医生调整松紧度。

(3) 如包扎带松脱、滑动，应重新给予加压包扎，使皮瓣或所植皮与胸壁紧贴以利愈合。

3. 伤口引流的护理　乳腺癌术后常需皮下放置引流管，并接负压吸引，以减少创伤面积液积血，使皮瓣紧贴胸壁，促进创面愈合。应注意以下几点：

(1) 妥善固定引流管，防止滑脱，引流管长短应适中，太长易扭曲，打折，妨碍引流；太短影响患者床上活动，且易被拉出，长度以患者在床上能自由翻身活动不易拉出为标准。密切观察引流管的状态，有无受压、脱出、扭曲等情况，并及时处理。

(2) 保持负压，应保持在4～6kPa之间，负压过大易导致引流管瘪塌引流不畅，甚至导致出血危险；过小则达不到有效吸引，易因创面积血积液而导致皮瓣或所植皮片的坏死。

(3) 经常挤压引流管，如有血块或纤维堵塞，应及时排除，保持引流通畅。

(4) 密切注意引流液量及性质。术后第一天为鲜红色血性物，引流量应小于200ml，以后逐日减少。一般术后3天即可拔除引流管。如在手术当日短时间内有大量血性液体流出，超过300ml，提示有出血倾向，应立即通知医生，予加压重新包扎并予止血药等。

4. 术侧手臂的护理

(1) 观察患侧手臂的颜色,活动能力,有无淋巴回流受阻性肿胀。如术后 1～2 日因胸带加压包扎,血液回流受阻而不畅,致使患侧手肿胀,应用枕垫起患侧肢体或使用四肢循环仪促进血液、淋巴回流,减轻肿胀。

(2) 功能锻炼

功能锻炼是提高手术效果,促进机体器官功能恢复和预防畸形的重要手段。功能锻炼原则:患侧上臂活动应循序渐进,10 天内不能做肩关节外展运动,上肢持重不能超过 5kg。乳癌根治术后功能锻炼计划如下:

1) 术后 1～3 天(卧位):可进行患侧肢体的伸缩,握拳,屈腕活动。

2) 术后 3～4 天:除上述之运动以外,还可练习患肢屈肘活动。

3) 术后 5～7 天:患者可练习患侧手摸对侧肩及同侧耳。

4) 术后 7～10 天:患者可练习患侧上肢伸直、抬高和内收。初始可用健侧手托患肢肘部,逐渐抬高患肢肘部,与肩同水平,或采用拉绳锻炼。(见图 11-2-1)

5) 术后 10～14 天:可练习肩关节。双手放置颈后,由低度头位练至抬头挺胸位,进而练习手越过头顶摸到对侧耳,练习手指爬墙及用患肢理发,并每日记录爬墙高度,加强患侧肢体抬高功能。(见图 11-2-2)

6) 出院后,继续练习爬墙运动,并逐渐以肩关节为中心,做向前、向后旋转运动及适当的后伸和负重锻炼。

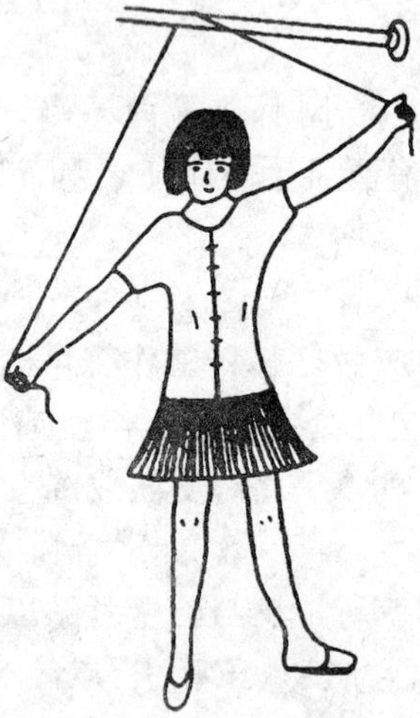

图 11-2-1 拉绳运动

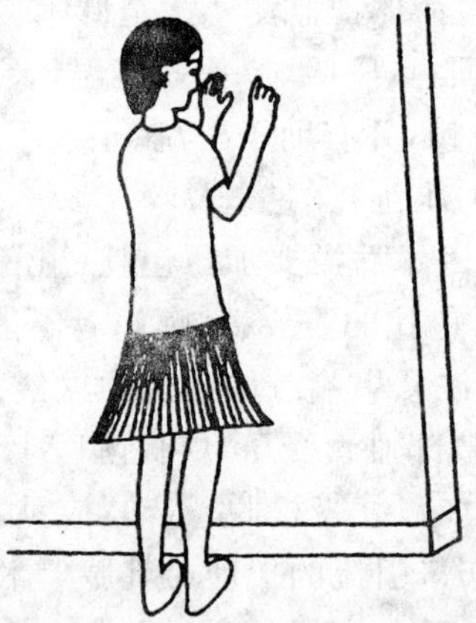

图 11-2-2 手指爬墙运动

5. 饮食　术后禁食 6 小时,如无恶心呕吐者,可先行给予流食饮食,再逐渐过渡到半流食饮食或普食。

6. 术后并发症的观察及护理

(1) 皮下积液:多因皮瓣活动遗留空腔、皮下渗液引流不畅所致。观察重点是伤口敷料渗液情况。可采用创面持续负压引流及妥善固定皮瓣来防止。如出现皮下积液,可皮下抽液后胸带加压包扎。

(2) 皮瓣坏死:是最常见的一种术后并发症。轻者皮瓣边缘坏死,因范围有限,一般不影响创口愈合。坏死范围较大者，需及时将坏死部分剪除，清创换药，作好植皮前的创面准备，以便早期植皮。护理中应注意观察皮瓣的颜色，一旦出现血运不良的表现，及时通知医生处理。(皮瓣护理详见软组织肿瘤患者护理一节)

(3) 患侧上肢淋巴水肿：为根治术后最常见的并发症。引起上肢肿胀的原因很多，如腋窝积液、头静脉结扎、切口延至上臂、腋下广泛转移、术后上臂活动迟延等。为防止上肢水肿，应垫高患肢，并早期进行功能锻炼。如果已出现水肿时，宜抬高患肢，使用弹力绷带包扎，避免过劳及预防感染等。

(4) 伤口感染：伤口感染也是引起上肢肿胀的重要原因，常可见皮瓣边缘坏死、感染。引起感染的原因多为腋窝积液持续时间过长，或反复引流不畅。此时，局部应积极合理换药，清除不利于伤口愈合的因素，同时也应给予足量的抗生素，控制感染。

7. 可能出现的护理问题　疼痛、自我形象紊乱及体温过高等，潜在合并症(PC)：出血、淋巴水肿。

三、放射治疗的护理

放射治疗是预防乳腺癌术后局部复发的最有效手段，50 多年的大量临床实践证明，术后辅助放疗能起到降低局部或区域淋巴结复发的作用，能提高生存率。一般采用^{60}钴或以 4～6MeV X 线作切线照射，使乳腺和胸壁剂量分布均匀。

放疗前应做好充分准备，包括全面评估、体检及生化指标检查，详细制定放疗计划，并加强对放疗过程中不良反应的观察及处理。放射治疗患者的护理主要有：

1. 放射治疗前，嘱患者穿柔软衣服，并做好皮肤护理。
2. 放射治疗期间密切观察放射野皮肤反应，记录放射野皮肤情况。
3. 密切注意患者血象情况以及有无放射性肺炎症状，根据情况给予对症处理。

四、化学治疗的护理

化疗在乳腺癌综合治疗中占较重要的地位，需向患者讲解所用化疗药的作用机制及毒性反应，并指导患者有关化疗的注意事项，如化疗间隙定期查血象等。

五、健康教育

1. 注意保护创面，免受外伤，并强调保护患侧手臂的重要性及方法。
2. 指导患者坚持患侧肢体功能锻炼，最大限度恢复功能。
3. 根治术后，为矫正胸部形体改变，可指导患者佩带义乳或行乳房再造术。
4. 出院后不宜用患侧上肢测量血压、注射及抽血等。
5. 避免用患侧上肢搬动、提拉过重物体，物体重量应低于 5kg。
6. 指导患者对健侧乳腺每月的自查，发现异常及时就诊。
7. 遵医嘱坚持治疗(化疗或放疗)，并定期到医院复查。
8. 术后 5 年内需避孕，因妊娠常促使乳癌复发。

六、乳腺癌的预防

普及防癌知识，消除各种致癌因素。避免高脂肪饮食，更年期妇女慎用激素，教会乳腺自检方法。对有高危因素家族史、一侧患乳腺癌的患者、乳腺良性疾患、未婚或已婚未育和 40 岁以上的妇女每年做乳腺检查,以早期发现、早期诊断并治疗。

第三节　乳房自我检查法

乳房的自我检查是预防乳腺癌的重要措施,也是简便易行的检查方法。早期发现,及时治疗治愈率明显提高。因此妇女(尤其是30岁以上的女性)需要学习如何进行乳房的自我检查,养成乳房自检的良好习惯。

乳房检查的最佳时机:乳房检查最好每月一次,有规律的进行,通常是在月经后约7～10天,因为这时是乳腺生理上的最平静时期,其特点是乳腺质地柔软,腺体较满,经前乳腺组织内的轻度水肿、生理性肥厚或“肿块”都已消失,如果此阶段乳房出现压痛或肿胀,通过自我检查易发现其病理性改变。

美国癌症协会推荐了3种乳房自检方法:

1. 对镜自检法　乳房正常外观特征是:双侧乳房对称,乳头突出并指向外下方,并且乳晕颜色相同;乳房皮肤平滑,乳房轮廓呈圆润曲线。检查步骤:

(1) 面对镜子,两手叉腰,大体观察乳房的外形。

(2) 双臂高举过头,仔细观察两侧乳房的形状、轮廓有无变化;乳房皮肤有无异常(注意有无红肿、皮疹、浅静脉怒张、皮肤皱褶、橘皮样改变等);观察乳头是否在同一水平线上,是否有抬高、回缩、凹陷,有无异常分泌物自乳头溢出,乳晕颜色是否有改变。

(3) 放下两臂,双手插腰,两肘努力向后,使胸部肌肉绷紧,观察两侧乳房是否等高、对称,乳头、乳晕和皮肤有无异常。

2. 平卧触摸法

(1) 取平卧位,右臂高举过头,并在右肩下垫一小枕头,使右侧乳房变平。

(2) 将左手四指并拢用指端掌面检查乳房各部位是否有肿块或其他变化。检查方法有:

A　顺时针环线检查法,即用四指从乳头部位开始环形地从内向外检查。

B　垂直带状检查法,即用四手指指端自上而下检查整个乳房。

C　楔形检查法,即用四手指指端从乳头向外呈放射状检查。

(3) 用同样的方法检查左侧乳房,并比较左右乳房有何不同。

(4) 用拇指和食指轻轻挤捏乳头,如有分泌物且为透明的或血性的应及时报告医生。

(5) 检查腋窝,触摸腋下感觉有无硬结或肿块。

3. 淋浴检查法　淋浴时,因皮肤湿润更容易发现乳房问题。方法为:用一手指指端掌面慢慢滑动,仔细检查乳房的各个部位及腋窝是否有肿块。(附图11-3-1)

(朱敏玲)

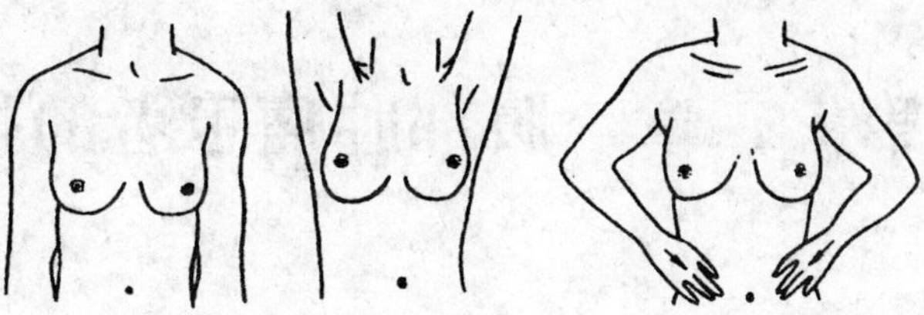

① 对镜自检法

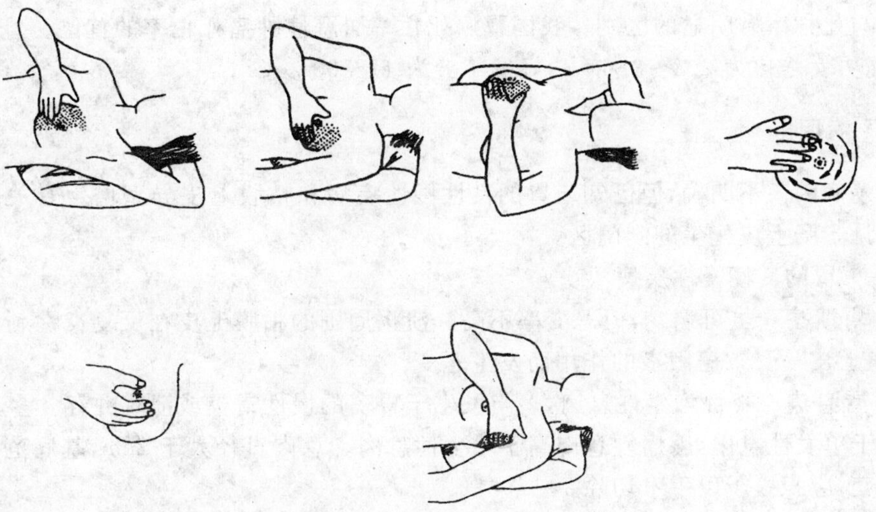

② 平卧触摸法

图 11-3-1　乳房自我检查法示意图

第十二章　腹部肿瘤患者的护理

第一节　胃癌患者的护理

胃癌是人类最常见的肿瘤，居全部消化道肿瘤的首位。不同人种、不同国家和地区胃癌的发病率与死亡率有明显的区别。我国胃癌死亡率居恶性肿瘤死亡率的首位。胃癌发病男性多于女性，男女之比为2.2～3.6：1，好发年龄为41～60岁。

一、病因

胃癌病因尚不明确，但已知与胃的良性慢性疾病和粘膜上皮异型增生有关。胃癌的发生部位多见于肠上皮化生的幽门区。

（一）胃的良性慢性疾病

1. 胃溃疡　虽可癌变，但恶变率不高。溃疡周围的粘膜上皮在反复炎性刺激和修复过程中，再生上皮易受致癌因素的作用而发生恶变。

2. 胃息肉　炎性增生性息肉，多与发生于胃窦的慢性胃炎或溃疡并存。多发性息肉的癌变率高于单发性息肉，腺瘤性息肉高于增生性息肉。息肉直径大于2cm，基底范围大，无蒂者，易于癌变，应积极予以手术切除。

3. 萎缩性胃炎　与胃癌发生有密切关系。由于壁细胞萎缩而导致泌酸量减少，患者常有胃酸低下或缺乏，促进胃内亚硝胺类化合物的合成，增加了胃内致癌物质的浓度。

4. 胃切除术后残胃　常见于胃大部切除胃空肠吻合术后，残胃粘膜慢性炎性病变，术后5～10年有残胃癌发生的可能，但以术后20～25年发生者最多。

（二）胃粘膜上皮异型性增生

大部分良性、慢性胃病患者的胃粘膜上皮，可以产生异型性增生，是主要的癌前病变，分轻、中、重三级，重度异型性增生易与分化较高的早期癌混淆。有重度异型性增生者75%～80%的患者有可能发展成胃癌。

（三）胃幽门螺杆菌(helicobacter pylori，HP)

流行病学调查表明，胃癌发病率与当地HP感染率呈正相关。HP感染者发生胃癌的危险性较非感染者高6倍以上。研究提示感染HP可使胃粘膜产生急性、慢性炎症，粘膜上皮损伤，细胞增殖增加；HP使胃液中氨浓度增高，中和胃酸，便于细菌生长，并促使硝酸盐降解为亚硝酸盐及亚硝胺而致癌。这提示HP感染可能协同致胃癌。

（四）环境、饮食因素

高发区常聚集在火山岩地带，饮用水中镍、硒、钴含量高。胃远端腺癌与饮食有关，烟熏、盐腌食品在胃内转化为亚硝酸盐与胃癌发生有关。真菌污染食品的危害也不容忽视。

二、病理表现

（一）大体类型

胃癌的大体形态，随病期不同而异，这里将早期胃癌与进展期胃癌分别叙述。

1. 早期胃癌　病变仅侵及粘膜或粘膜下层，不论病灶大小，有无淋巴结转移，均为早期胃癌。直径5mm以下称为微小胃癌，6～10mm称小胃癌。早期胃癌的肉眼形态分为三型：

(1) Ⅰ型隆起型：癌块从胃粘膜表面隆起约5mm以上。

(2) Ⅱ型浅表型：癌块微隆或低陷在5mm以内。

(3) Ⅲ型凹陷型：深度超过5mm。

2. 进展期胃癌　病变超过粘膜下层，又称中晚期胃癌。按Borrmann分型法（国际上广泛采用）分为四型：

(1) Borrmann Ⅰ型（结节型）：为突入胃腔的菜花状肿块，边界清楚。

(2) Borrmann Ⅱ型（溃疡限局型）：为边界清楚并隆起的溃疡。

(3) Borrmann Ⅲ型（溃疡浸润型）：为边缘不清楚的溃疡，癌组织向周围浸润。

(4) Borrmann Ⅳ型（弥漫浸润型）：癌组织沿胃壁各层弥漫性浸润生长，累及全胃时，整个胃僵硬而呈皮革状，称皮革胃，恶性程度最高，发生淋巴转移早。

（二）组织学类型

1. 乳头状腺癌　为一种由尖或钝的具有纤维轴心的指状上皮细胞突起所构成的腺癌。

2. 管状腺癌　主要由分支的腺管所组成的癌。

3. 低分化腺癌　系形成不规则腺管或腺泡的低分化腺癌。

4. 粘液腺癌　有大量粘液积聚的腺癌，肉眼即可看到粘液。

5. 粘液（印戒）细胞癌　一种含大量粘液的散在癌细胞为主要成分的腺癌。

6. 腺鳞癌　在一个肿瘤内有腺癌和鳞癌两种成分。

7. 鳞癌　类似鳞状上皮组成的恶性上皮性肿瘤。

8. 未分化癌　没有腺管结构或其他明确分化特征的恶性上皮肿瘤。

9. 类癌　罕见于胃，其生物学行为常表现为恶性，胃窦部比胃体部多见。

三、扩散和转移

1. 胃癌的浸润　胃癌可浸润粘膜或粘膜下层、浅肌层、深肌层、浆膜层或浆膜下层及浆膜外层，即已侵出浆膜，或侵入周围结缔组织或其他器官等。

2. 淋巴道转移　一般按淋巴引流顺序，即由近及远，由浅及深地发生淋巴结转移。

3. 血行转移　发生在晚期，转移至肝、肺最多。

4. 腹膜种植性转移　胃癌侵及浆膜后癌细胞可脱落至腹腔引起种植，亦可形成癌性腹膜炎，并伴有大量血性腹水。

四、病期和预后

（一）胃癌的TNM分期（见表12-1-1）

表 12-1-1　胃癌的 TNM 分期

分期	T	N	M
0 期	T_{is}原位癌	N_0	M_0
Ⅰa 期	T_1浸润粘膜或粘膜下	N_0	M_0
Ⅰb 期	T_1	N_1 距下边缘 3cm 以内	M_0
	T_2浸润肌层或浆膜下	N_0	M_0
Ⅱ期	T_1	N_2 距下边缘 3cm 以外	M_0
	T_2	N_1	M_0
	T_3穿透浆膜层	N_0	M_0
Ⅲa 期	T_2	N_2	M_0
	T_3	N_1	M_0
	T_4侵及邻近组织	N_0	M_0
Ⅲb 期	T_3	N_2	M_0
	T_2	N_1	M_0
Ⅳ期	T_4	N_2	M_0
	$T_{1\sim4}$	$N_{0\sim2}$	M_1远处转移

（二）预后

1. 年龄　高龄胃癌的发展较慢，预后较好。

2. 部位　幽门窦部肿瘤及小弯侧肿瘤预后较好，而胃体和大弯侧肿瘤预后较差。

3. 病理类型　溃疡癌预后较好。

4. 肿瘤浸润深度　病变局限于粘膜及粘膜下层，其 5 年生存率可达 90%以上。

5. 机体免疫状态　淋巴细胞浸润增生明显者，存活时间长，相反则短。

五、临床表现

胃癌早期无明显症状，随着肿瘤的生长而影响胃功能时，症状才出现。

（一）胃脘痛

是胃癌的最常见症状，常易被忽视。多数患者发病初期都有胃部疼痛，开始仅感胃部不适，膨胀压迫感，有时剑突下部隐隐作痛，易误诊为胃炎、胃溃疡。

（二）食欲减退、消瘦、乏力

颇为常见，仅次于胃脘痛。多数患者首先出现食后饱胀嗳气，患者常自动限制饮食，出现消瘦和乏力。

（三）恶心、呕吐

随肿瘤生长患者可出现呕吐。胃窦部癌增长到一定程度可出现幽门梗阻，呕吐出隔夜的食物，气味恶臭。

（四）出血和黑便

此症状可在胃癌早期出现。少数大便潜血阳性，出血量多时可呕血、黑便。

（五）晚期症状

腹部可触及肿块，质地坚硬，呈结节状。还可出现转移灶，锁骨上淋巴结转移最常见。病情严重者常见贫血、下肢浮肿、发热、恶液质等，腹水多为血性。当肿瘤侵犯胰腺或腹壁腹膜神经丛时，可有上腹部持续剧痛，并放射至腰背部。

六、诊断

1. 病史　胃癌早期诊断困难，因此仅占胃癌住院患者的15%左右。

2. 原因不明的食欲不振，上腹不适，消瘦。

3. 原因不明的呕吐，黑便或大便潜血阳性。

4. 有长期胃病史，近期症状加重。或既往无胃病史，短期出现胃部症状。

5. 胃溃疡、息肉、萎缩性胃炎者，应有计划地随访。多年胃良性疾患作胃大部切除，近期出现消化道症状。

6. X线钡餐检查　该项检查无痛苦，易为患者接受。X线钡餐双重对比造影检查不仅能对胃癌作出定性诊断（是否为胃癌），还能作定量诊断（胃癌病灶的大小、柔软程度、粘膜皱襞改变），是胃癌早期诊断的主要手段之一，其确诊率达86.2%。

7. 纤维胃镜检查　是诊断早期胃癌的有效方法，与细胞学检查、病理检查联合应用，可大大提高诊断阳性率。还可对良恶性溃疡进行鉴别，确定胃癌类型、病灶浸润范围。

8. 超声诊断

(1) 腹部B超：对胃外肿块可在其表面见到增厚的胃壁，对粘膜下肿块则在其表面见到1～3层胃壁结构；可鉴别胃平滑肌瘤或肉瘤，可判断胃癌对胃壁浸润深度和广度，判断胃癌的胃外侵犯及肝、淋巴结的转移情况。

(2) 超声胃镜检查：在观察胃内原像的同时，又能观察到胃粘膜以下各层和胃周围邻近脏器的超声图像。有助于在术前判断胃癌的分期及恶性度。

9. CT检查　可显示胃癌累及胃壁向腔内、外生长的范围，邻近的解剖关系以及有无转移灶。

七、胃癌的治疗原则

手术是目前惟一有可能治愈胃癌的方法，应按照胃癌的分期及个体化原则制订治疗方案，争取及早手术；对于中晚期胃癌，因有较高的复发率及转移率，必须积极地辅以术前、术后的化疗、放疗及免疫治疗等综合治疗以提高疗效。

（一）外科手术方法

1. 根治性切除　彻底清除原发灶、转移淋巴结和受累邻近器官，依据肿瘤的部位及大小采取根治性全胃切除术和根治性胃远端大部切除术（胃下区及部分病灶较小的胃体小弯侧癌）、胃近端大部切除术（胃底贲门部癌）。胃大部切除术后，残胃与十二指肠残端吻合为毕I式（Billroth）；残胃与上段空肠吻合，将十二指肠残端缝合为毕II式。

2. 姑息切除　胃癌常因局部浸润、腹膜播散、远处淋巴结转移或血行转移而失去根治性手术机会，而原发肿瘤尚可切除，只能做姑息性手术（行包括原发肿瘤在内的胃部分切除术）以减少出血、穿孔、梗阻等严重并发症，有利于提高术后化疗、免疫治疗等综合治疗的疗效。

3. 减状手术　原发肿瘤已无法切除，并造成幽门梗阻，可作胃空肠吻合术，起到解除梗阻，缓解症状，提高生活质量的作用。

（二）其他治疗

包括全身疗法，有辅助化疗、生物疗法（生物反应调节剂、免疫治疗、基因治疗）、中医药治疗等。局部治疗方法有放射治疗、腹腔灌注疗法、动脉介入治疗等。其中化疗较常用，可在术前、术中、术后进行。常用化疗药物有5-氟尿嘧啶（5-FU）、丝裂霉素（MMC）、呋喃氟尿嘧啶

(FT-207)、阿霉素(ADM)等,临床一般联合用药。

八、胃癌患者围手术期护理

(一) 手术前护理

1. 护理评估

(1) 病情及主要症状:有无上腹疼痛、反酸、嗳气、食欲减退等,是否影响日常生活;有无营养不良的表现如体重下降、消瘦、贫血、低蛋白血症等;有无大便潜血阳性,有无呕血等;有无肝肿大、淋巴结肿大、腹水、恶病质等晚期症状。

(2) 既往有无胃溃疡、慢性胃炎、胃息肉等病史;既往是否做过手术及手术名称和麻醉情况;患者家族中有无消化性溃疡、胃癌史;是否长期使用非类固醇类抗炎药物和皮质类固醇等。

(3) 患者是否喝酒、吸烟、饮食习惯、饮食嗜好、生活习惯等;患者的性格特征、职业、工作情况。

(4) 患者对手术的耐受力,如营养状态、重要脏器功能,有无伴发疾病及纠正情况。

(5) 患者及家属对疾病、手术的心理反应,有何要求、最关心的问题。

2. 护理问题　焦虑,恐惧;营养失调,低于机体需要量;知识缺乏。

3. 护理措施

(1) 消除患者恐惧心理,讲解肿瘤知识及治疗方法,增强对疾病的信心,与医护密切配合。

(2) 改善营养状况,给予高蛋白、高热量、高维生素、少渣软食、半流食或流食。纠正电解质紊乱。对重度营养不良、低蛋白血症及贫血者,术前静脉补充白蛋白、输血,必要时给予静脉营养支持治疗。

(3) 有幽门梗阻者,术前3日每晚用温生理盐水洗胃,清除胃内容物,减轻胃粘膜水肿。严重幽门梗阻者术前1~3日进行持续胃肠减压及用生理盐水洗胃,使胃体积缩小。

(二) 手术后护理

1. 护理评估

(1) 手术方式、麻醉方式、术中输液输血情况。

(2) 生命体征是否平稳,麻醉是否清醒;输液是否通畅,输液速度是否合适;腹腔引流是否通畅,引流液的量、性状;胃肠减压是否通畅,胃液量、性状;伤口有无渗血。

(3) 有无伤口疼痛及程度,止痛方法。

(4) 有无紧张、恐惧心理,能否配合治疗护理操作,能否安静入睡。

(5) 患者允许进食后是否按要求进食。

(6) 康复训练和早期活动是否配合,对出院后的治疗是否清楚。

2. 护理问题　焦虑,恐惧;营养失调,低于机体需要量;疼痛;有体液不足的危险;有组织完整性受损的危险;活动无耐力;潜在合并症:出血、感染。

3. 护理措施

(1) 严密观察生命体征变化:尤其要注意脉搏及血压变化,以预防早期出血,血容量不足可引起脉数及血压下降。

(2) 术后体位:全麻清醒后生命体征平稳应采用半卧位,以保持腹肌松弛,减轻疼痛,也利于呼吸、循环及腹腔引流。

(3) 预防肺部并发症:鼓励深呼吸,协助正确排痰,定时翻身拍背和鼓励早期下床活动。

(4) 保持腹腔引流通畅:① 腹腔引流管接无菌引流瓶,引流瓶应隔日更换一次,以防逆行感染。② 引流管不宜过长，妥善固定，注意观察有无扭曲、受压、脱落等现象。③ 观察引流液的颜色、性质及量，并认真记录。一般 24 小时引流液量在 200ml 左右，为血浆样浅红色渗出液。如手术当日在短时间内有鲜红血样液体流出，量在 300～500ml 左右，且脉速、血压下降、面色苍白，应考虑有出血倾向，需及时报告医生。

(5) 禁食，持续胃肠减压：保持胃管通畅，减少胃内容物对吻合口的刺激，减轻胃内张力，预防吻合口水肿及吻合口瘘。① 每 2 小时用生理盐水冲洗胃管，每次不得超过 20ml，并相应抽出。② 冲洗时避免压力过大、冲洗液过多，以免引起吻合口出血。③ 注意胃液颜色、性质、量，详细记录，如有鲜红色血性液体流出，及时报告医生。④ 胃管要固定好，注意有无脱落或侧孔吸住胃壁，及时纠正以免影响减压效果。嘱患者不要擅自拔除胃管，尤其是睡眠状态下，意识不清楚时。⑤ 禁食期间注意口腔护理。

(6) 输液护理：① 禁食期间应静脉补充液体，正确记录 24 小时出入量，为合理输液提供依据，避免水电解质失衡。② 必要时给予血浆、全血，以改善患者营养状况，有利于切口及吻合口的愈合。③ 近年来，术后患者多采用静脉营养和肠内营养支持治疗，可以有效改善营养状况，促进患者更好地恢复。

(7) 术后饮食：术后 3 日内禁食，静脉补液 3000ml 左右，包括静脉营养的量。停止胃肠减压后，可饮少量水，术后饮食常规见表 12－1－2。

表 12－1－2　胃癌术后饮食常规

术后天数	胃次全切除	全胃切除
术后第 4 天	清流 200ml/2 小时，两餐间给水 200ml 共 7 次	禁食
术后第 5 天	清流全量	禁食
术后第 6 天	流食全量	清流 50ml/小时
术后第 7 天	流食全量	清流 100ml/小时
术后第 8 天	流食全量	清流 200ml/2 小时
术后第 9 天	半流食	清流全量
术后第 10 天	半流食	清流全量
术后第 11 天	半流食	流食全量
术后第 12 天	普食	流食全量
术后第 13 天	普食	半流食
术后第 14 天	普食	半流食
术后第 15 天	出院	半流食
术后第 16 天		普食
术后第 17 天		普食
术后第 18 天		普食
术后第 19 天		出院

(8) 鼓励患者早期活动，除年老体弱或病情较重者，术后第 1 天坐起轻微活动，第 2 天协助患者下床，进行床边活动，第 3 天可在病室内活动。患者活动量应根据个体差异而定，早期活动可增强肠蠕动，预防术后肠粘连，减少并发症。

(三) 胃大部切除术后并发症的观察和护理

1. 术后胃出血　手术后 24 小时内因术中残留或缝合创面少量渗血，可从胃管内流出少量暗红或咖啡色胃液，一般手术后 24 小时内可自行停止，属正常现象。胃内大出血是指胃肠减压中吸出大量鲜血，甚至呕血或黑便，持续不止，脉快、血压下降，趋向休克情况。如果仅胃肠减压有鲜血，可采取保守治疗，禁食、给予止血药物，输新鲜血等。若仍不见效，血压逐渐下降，应及时再次行手术止血。呕血时患者应平卧，头偏向一侧防止窒息。

2. 十二指肠残端破裂　多发生在术后24～48小时，表现胃右上腹突发剧痛和局部明显压痛，腹肌紧张等急性弥漫性腹膜炎症状，同时伴有发热、白细胞升高。应立即禁食，胃肠减压，作好急诊手术准备。术后持续胃肠减压，纠正水电解质失衡，给予静脉营养或空肠造瘘置管补充营养，给予抗生素抗感染。

3. 胃肠吻合口破裂或瘘　少见，多发生在术后5～7日。组织愈合不良如缝合不够紧密，吻合处张力过大或因低蛋白血症、组织水肿等均可引起。发生较早的吻合口破裂有明显腹膜炎的症状；如发生较晚，多产生局部脓肿或形成外瘘。诊断确定时，须立即手术进行修补。局部脓肿或外瘘患者，除引流外，还应胃肠减压和积极支持疗法，促使吻合口瘘自愈；若经久不闭合，须再次行胃切除术。

4. 术后梗阻　分为输入段梗阻、吻合口梗阻和输出段梗阻三类。共同症状是大量呕吐，禁食。

(1) 输入段梗阻：

1) 急性完全性输入段梗阻：这类梗阻属急性闭袢性梗阻，容易发展至绞窄、肠段坏死和穿孔，病情极为严重。典型症状是：上腹部突发性剧烈疼痛，频繁呕吐，不含胆汁，量也少。上腹偏右有压痛，甚至扪及包块，血清淀粉酶升高，有时出现黄疸，可有休克症状。应紧急手术治疗。

2) 慢性不完全性输入段梗阻：表现为食后15～30分钟左右，上腹突感胀痛或绞窄，一阵恶心后，大量喷射状呕吐胆汁，而不含食物，呕吐后症状消失。具备上述典型症状者，亦称“输入段综合征”。不全梗阻者，如在数周或数月内不能缓解，亦需手术治疗。

(2) 吻合口梗阻：分为机械性梗阻和胃排空障碍两种。

1) 机械性梗阻表现为食后上腹饱胀，呕吐，呕吐物为食物，不含胆汁，X线吞钡检查可见钡剂完全停留在胃内，须再次手术解除梗阻。

2) 胃吻合口排空障碍，多因自主神经功能紊乱而使残胃处于无张力状态。临床较多见，约在术后7～10天后，已服流食情况良好的患者，在改进半流食或不消化食物后突然发生呕吐，经禁食后，轻者3～4日自愈，严重者呕吐频繁，可持续20～30天，处理包括禁食、胃肠减压、输液、输血和应用皮质激素治疗，有时可肌内注射新斯的明，每次0.5～1.0mg，每日1～2次，有助于胃蠕动恢复。5%高渗盐水洗胃，有助于吻合口水肿的消退。

(3) 输出段梗阻：表现为上腹饱胀，呕吐食物和胆汁。X线钡餐检查可确认梗阻部位。如不能自行缓解，应立即手术加以解除。

5. 倾倒综合征与低血糖综合征

(1) 倾倒综合征：表现为进甜流食饮食后10～20分钟，出现剑突下不适、心悸、乏力、出汗、头晕、恶心、呕吐甚至虚脱，常伴有肠鸣及腹泻，餐后平卧十几分钟，症状多可缓解。倾倒综合征产生原因一般认为是由于胃大部切除后丧失了幽门括约肌，食物过快地大量排入上段空肠，又未经胃肠液混合稀释而呈高渗性，将大量的细胞外液吸入肠腔，以致循环血容量骤然减低。也和肠腔突然膨胀，释放5-羟色胺，肠蠕动剧增，刺激腹腔神经丛有关。预防应告诫患者术后早期应少量多餐，避免进甜的过热流食，进餐后平卧10～20分钟。多数患者在半年到1年内能逐渐自愈。

(2) 低血糖综合征：多发生在进食后 2～4 小时，表现为心慌、无力、眩晕、出汗、手颤、嗜睡，也可导致虚脱。原因为食物过快进入空肠，葡萄糖过快地吸收，血糖呈一时性增高，刺激胰腺分泌过多的胰岛素，而发生反应性低血糖所致。出现症状时稍进饮食，尤其是糖类即可缓解。少食多餐可防止其发生。

(四) 出院指导

1. 普及宣传定时、定量、细嚼慢咽的饮食卫生习惯，少吃过冷、过烫、过辣及油煎炸食物，切勿酗酒、吸烟。注意劳逸结合，行为规律的健康生活方式。加强自我情绪调整，保持乐观进取的心境。

2. 胃大部切除术后 1 年内胃容量受限，宜少量多次进食高营养饮食，以后可逐步过渡至正常人饮食。

3. 胃癌手术后化疗患者应注意饮食，定期门诊随访检查血象、肝功能等，并注意预防感染。

4. 坚持治疗，定期复查，按时服药。

（于新颖）

第二节　大肠癌患者的护理

一、大肠的解剖和生理

(一) 大肠的解剖

大肠自回盲瓣至肛管，又可分为结肠、直肠和肛管，其中又可根据走行和分布将结肠进一步分为盲肠、升结肠、肝曲、横结肠、脾曲、降结肠和乙状结肠。各部结肠间分界并无明显的标志。直肠是大肠的末端，结肠的延续，上接乙状结肠，下连肛管。肛管是消化道的末端。

(二) 大肠的生理

1. 结肠的生理　主要功能是吸收水分、储存和转运粪便，也能吸收葡萄糖、电解质和部分胆汁酸，吸收功能主要发生在右半结肠；此外，结肠能分泌碱性的粘液以润滑粘膜，也分泌数种胃肠系激素，主要有胰多肽。

2. 直肠肛管的生理　主要功能是排便。直肠可吸收少量水、盐、葡萄糖和一部分药物，也能分泌粘液以利排便。直肠下端是排便反射的主要发生部位，是排便功能中的重要环节。如直肠全部切除后，即使保留括约肌，因失去排便反射部位，仍可出现大便失禁，只有保留至少 5cm 与肛管相连的直肠，才能保持正常的排便功能。

二、大肠癌概述

大肠癌包括结肠癌和直肠癌。大肠癌发病部位依次为直肠、乙状结肠、盲肠、升结肠、降结肠、横结肠。大肠癌是消化道肿瘤中常见的恶性肿瘤，占消化道恶性肿瘤死因的第三位。大肠癌随年龄增长发病率有所增加，由于我国老龄病人的增多，大肠癌的发病率和死亡率有逐年上升趋势。大肠癌好发于 40～60 岁，男女之比为 1.5～2∶1。

三、大肠癌的病因

大肠癌的病因目前尚不清楚，已知与环境因素关系密切，主要是受生活方式的影响。

（一）生活方式的影响

根据调查资料发现，高发病率国家及地区的饮食具有高脂肪、高动物蛋白、少纤维素及精制碳水化合物的特点。其中高脂肪饮食影响最为明显。高脂肪饮食可明显增加大肠内中性胆固醇及胆酸浓度，这两种物质具有与致癌的多环芳香烃相似的结构，其代谢产物也可致癌或辅助致癌。

（二）遗传因素

约有6%～10%的大肠癌与遗传有关，许多文献都曾报道同一家族中有多个大肠癌患者。文献报道对有大肠癌家族史的人群做纤维结肠镜检查，腺瘤的检出率为21%～40%，高于无症状的一般人群。目前已有两种遗传性易患大肠癌的综合征被确定。一种为家族性腺瘤性息肉病，大肠癌中约1%系发生于本病患者中；另一种为遗传性非息肉病性大肠癌，大肠癌中约有5%～6%发生于本病患者中。

（三）大肠慢性炎症

以溃疡性结肠炎与大肠癌关系最为密切，其发生大肠癌的危险性比同年龄组高5～11倍，癌变随年龄而增加。

（四）大肠腺瘤

大肠腺瘤属癌前病变，多数的研究认为80%以上的大肠癌系由大肠腺瘤演变而来。其中家族性大肠腺瘤病是常染色体显性遗传性疾病，如不治疗，以后均将癌变而成大肠癌。

（五）其他因素

长期患有Crohn's病且起病年龄不满30岁的患者；血吸虫病流行病区亦为大肠癌高发区，大肠癌的死亡率及分布与血吸虫病的死亡率及分布显著相关；盆腔受过放射治疗者患大肠癌的危险性比一般人高4倍。

四、病理表现

绝大多数结肠癌、直肠癌是腺癌。

（一）大体形态分型

1. 肿块型　也称菜花型，肿瘤向肠腔内生长，呈菜花状，瘤体较大，表面易溃烂、出血、继发感染和坏死，此型癌肿向周围浸润性小，生长较慢，转移较晚，恶性程度低。

2. 溃疡型　其特点是向肠壁深层生长并向周围浸润，早期可有溃疡，边缘隆起，易出血、感染和穿透肠壁，恶性程度高。

3. 浸润型　肿瘤沿肠壁环状浸润，肠壁易狭窄，易引起肠梗阻，转移较早。

（二）组织学分型

1. 乳头状腺癌　癌细胞呈粗细不等的乳头状结构，乳头细长，乳头中心间质很少。乳头状腺癌预后较好。

2. 管状腺癌　癌组织呈线管状结构，根据其分化程度分为高分化腺癌、中分化腺癌和低分化腺癌。

3. 粘液腺癌　以癌组织内出现大量粘液为特点。

4. 印戒细胞癌　癌细胞内多呈中小圆形细胞，胞质内充满粘液，核偏于一侧，呈圆形或卵圆形，整个细胞呈印戒形。此型恶性程度高，预后差。

5. 未分化癌　癌细胞弥散成片或呈团块状，不形成腺管状或其他结构。

6. 腺鳞癌　腺癌和鳞癌见于同一肿瘤内，两种成分充分混合，腺癌部分一般分化较好，而鳞癌部分一般分化较差。

7. 鳞状细胞癌　癌组织呈典型的鳞癌结构，多为中度到低度分化，为一种罕见的结肠肿瘤。

五、大肠癌转移途径与分期

（一）转移途径

1. 直接蔓延　结肠、直肠癌可直接侵入邻近器官。如：乙状结肠癌侵犯膀胱、子宫、输尿管，横结肠癌侵犯胃壁，直肠癌侵犯前列腺、膀胱、阴道、子宫等。一般癌肿环绕肠管一周需要1.5～2年。

2. 淋巴转移　是结肠、直肠癌的主要扩散途径。结肠癌转移至直肠系膜血管周围和系膜根部淋巴结；直肠癌向上转移至直肠上动脉、肠系膜下动脉及腹主动脉周围淋巴结，向下、向两侧转移至髂内淋巴结和腹股沟淋巴结。

3. 种植播散　脱落的癌细胞可种植在腹膜和腹腔其他器官，以盆腔底部、直肠前陷窝部最常见。癌浸润使肠腔狭窄，并有感染、溃疡、出血，表现为肠梗阻、排便紊乱、便血等症状为主。

4. 血行转移　癌细胞经肠系膜下静脉、门静脉至肝脏，也可由髂静脉转移至肺及其他器官。

（二）大肠癌的 TNM 分期（见表 12－2－1）

表 12－2－1　大肠癌的 TNM 分期

分期	原发肿瘤	区域淋巴结	远处转移	Dukes'分期
0 期	T_{is}　原位	N_0	M_0	A
Ⅰ期	T_1　侵及粘膜下层 T_2　侵及固有肌层	N_0 N_0	M_0 M_0	A
Ⅱ期	T_3　侵及浆膜下或肠组织 T_4　穿破浆膜或直接侵犯附近器官	N_0 N_0	M_0 M_0	B
Ⅲ期	T_0～T_4 T_0～T_4	N_1　肠系膜淋巴结转移数 1～3 N_2、N_3　N_2：肠系膜淋巴结转移数≥4 N_3：大血管旁淋巴结转移	M_0 M_0	C
Ⅳ期	T_0～T_4	N_0～N_3	M_1 远处转移	D

六、临床表现

大肠癌生长相对缓慢，早期无明显症状，常被患者忽视。临床表现与肿瘤部位、肿瘤大小及继发变化有关。

（一）结肠癌的临床表现

1. 排便习惯的改变与便血　多数表现为排便次数增多，粪便不成形或稀便，排便前可有轻度腹痛。粪便带血是常见的症状，血色可红或暗红。常误诊为内痔、痢疾或肠炎而延误诊断。

2. 腹痛　常为隐痛，早期症状不明显，右半结肠癌疼痛可放射到脐上，左半结肠癌疼痛可放射到脐下。

3. 腹部肿块　多为瘤体本身，肿块大多坚硬，呈结节状，如为横结肠癌和乙状结肠癌，可有一定的活动度，如癌肿穿透并发感染时，肿块固定且有明显的压痛。

4. 肠梗阻症状　一般属于结肠晚期的症状。多表现为慢性低位不完全肠梗阻，主要表现为腹胀和便秘，腹部胀痛或阵发性绞痛，当发生完全梗阻时，症状加剧。左侧结肠癌有时以急性完全性结肠梗阻为首发症状。

5. 全身症状　由于慢性失血，癌肿破溃、感染毒素吸收，患者可出现贫血、消瘦、乏力、低热等。病情晚期可出现肝肿大、黄疸、浮肿、腹水、锁骨上淋巴结肿大及恶液质等。

（二）直肠癌的临床表现

1. 直肠刺激症状　排便不适、排便不尽感、便前肛门下坠感、便意频繁、腹泻、里急后重、晚期有下腹痛。

2. 癌肿破溃感染症状　排便时大便带血及粘液，感染严重时出现脓血便，大便次数增多。

3. 肠壁狭窄梗阻症状　癌肿引起肠壁狭窄，初时大便变形、变细。癌肿造成肠管部分梗阻时，有腹胀、阵发性腹痛、肠鸣音亢进、排便困难。

4. 其他　直肠癌晚期，癌肿侵犯前列腺、膀胱，可发生尿频、尿痛，侵犯骶前神经则发生剧烈持续性疼痛，有肝转移者，则出现肝肿大、腹水、黄疸、贫血、消瘦、水肿等恶液质表现。后期可发生肠梗阻，如癌肿穿破肠壁，可引起急性弥漫型腹膜炎等。

七、大肠癌的诊断

（一）诊断要点

结肠、直肠癌早期症状不明显，易被忽视而漏诊，故对中年以上患者出现以下情况，均应提高警惕，并作进一步检查。

1. 近期内出现排便习惯由正常变为腹泻或便秘，或腹泻便秘交替出现，持续性腹部不适、隐痛或腹胀。

2. 粪便带血、脓或粘液便。

3. 不明原因的贫血、乏力，为明确诊断，应进一步检查。

（二）特殊检查

1. 直肠指诊　简便易行，不需要任何设备，比较准确可靠，是诊断直肠癌最可靠的方法。通过指诊可以查出癌肿的部位、大小、范围、固定程度、与周围组织的关系。

2. 内镜检查　直肠镜或乙状结肠镜检查，也是手术前必须做的常规检查。可以取活组织病理检查。

3. 钡剂灌肠检查　应常规进行钡灌肠或钡气双重造影检查。可确定病变范围。

4. 其他检查　包括B超和CT的检查，了解腹部肿块、肿大淋巴结及肝内有无转移。

（三）实验室检查

血清癌胚抗原(carcino-embryonic antigen，CEA)的测定，对评估癌肿患者预后、监测疗效和复发有一定的帮助。

八、治疗

原则上以手术切除为主，综合治疗为辅。

（一）结肠癌治疗

1. 结肠癌根治性手术　切除范围必须包括癌肿所在的肠袢及其系膜和区域淋巴结。

（1）右半结肠切除术：是用于盲肠、升结肠、结肠肝区的癌肿，对于盲肠和升结肠，切除范围包括右半横结肠、升结肠、盲肠。包括长约 15～20 厘米的回肠末段（见图 12－2－1）。做回肠与馈结肠端端吻合或端侧吻合。对于结肠肝区的癌肿，除上述范围外，须切除横结肠和胃网膜右动脉组的淋巴结。

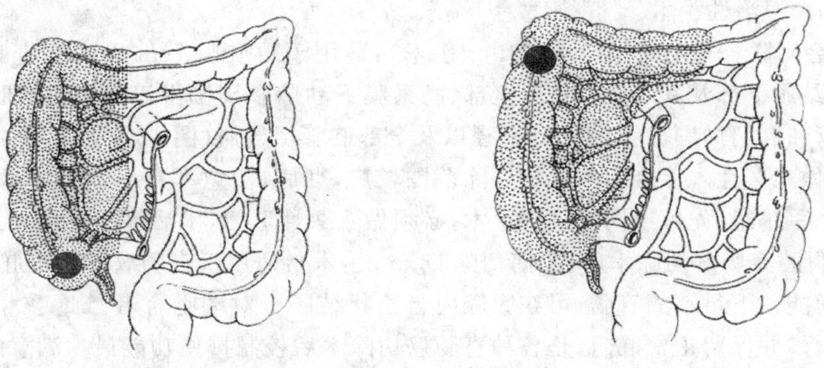

图 12－2－1　右半结肠切除范围

（2）横结肠切除术（见图 12－2－2）：切除包括肝区和脾区的整个横结肠，包括胃结肠韧带的淋巴组，行升结肠和横结肠端端吻合。倘若因两端张力大而不能吻合，对偏右侧的横结肠癌可切除升结肠、盲肠，然后做回肠与降结肠的吻合。对偏左侧的横结肠癌，则可切除降结肠，行升结肠、乙状结肠吻合术。

（3）左半结肠切除术：适用于结肠脾区和降结肠癌。切除范围包括横结肠左半，降结肠，并根据降结肠癌位置的高低切除部分或全部乙状结肠（见图 12－2－3）。然后做结肠间或结肠与直肠端端吻合术。

（4）乙状结肠的根治切除术：要根据乙状结肠癌的长度和癌肿所在的部位，分别采用切除整个乙状结肠和全部降结肠，或切除整个乙状结肠、部分降结肠和部分直肠，做结肠直肠吻合术（见图 12－2－4）。

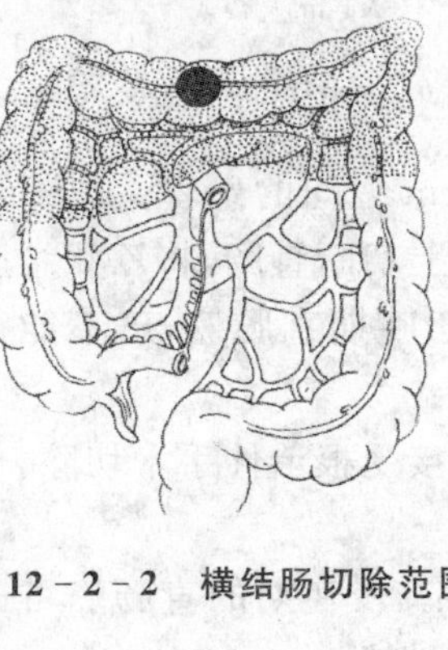

图 12－2－2　横结肠切除范围

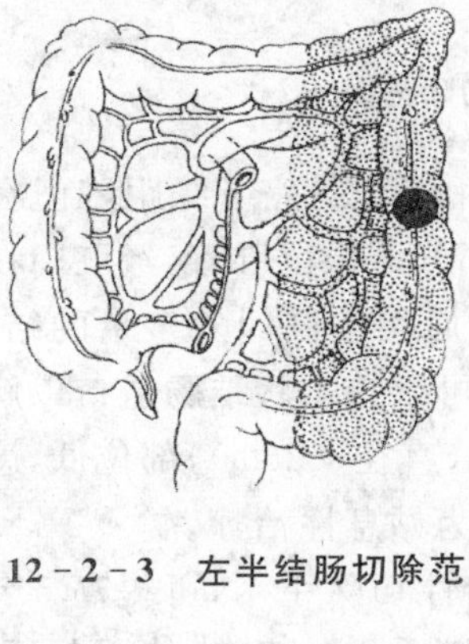

图 12－2－3　左半结肠切除范围

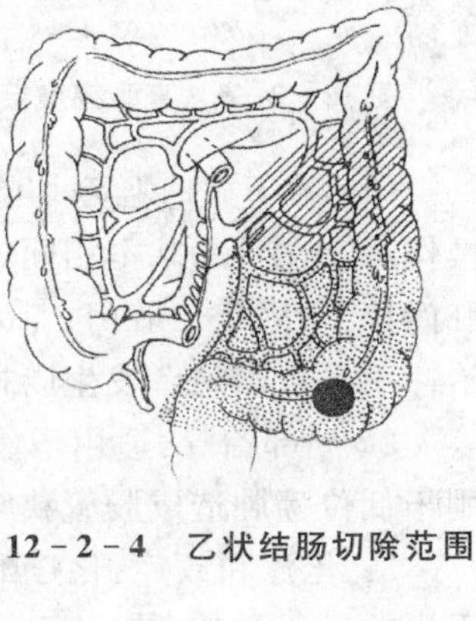

图 12－2－4　乙状结肠切除范围

2. 结肠癌并发急性肠梗阻　应当在进行胃肠减压、纠正水和电解质紊乱以及酸碱失衡等适当的准备后，早期施行手术。右侧结肠癌，可做右半结肠切除一期回肠结肠吻合术。如患者情况不许可，则先做盲肠造口解除梗阻，二期手术行根治性切除。如癌肿已不能切除，可切断末端回肠，行近切端回肠横结肠端侧吻合，远切端回肠断端造口。左侧结肠癌并发急性肠梗阻时，一般应在梗阻部位的近侧做横结肠造口，在肠道充分准备的条件下，再行二期手术根治切除。对癌肿已不能切除者，则行姑息性结肠造口。

3. 化学药物治疗　常用的有5-氟尿嘧啶、呋喃氟尿嘧啶、丝裂霉素等。也可多种药物联合应用，具有提高疗效、降低毒性、减少或延缓耐药性的出现。

（二）直肠癌的治疗

1. 直肠癌根治性手术

（1）腹会阴联合直肠癌根治术(Miles手术)：适用于距肛门7cm以内的直肠癌。切除范围包括乙状结肠下部及其系膜和直肠全部、肠系膜下动脉和周围淋巴结、提肛肌、坐骨直肠窝内脂肪、肛管和肛门周围皮肤约5cm直径以及全部肛管括约肌(图12-2-5)。乙状结肠近端在左下腹壁做永久性人工肛门。此法切除范围较广，彻底，治愈率高。缺点手术损伤较大，分腹、会阴两个手术组，先后或同时进行手术，必须做永久性肛门，术后终生要用人工肛门袋。

（2）经腹腔直肠癌切除术(直肠前切除Dixon手术)：适用于直肠癌下缘距肛门10cm以上的，手术时尚能留下足够的直肠，可在腹腔内与乙状结肠行对端吻合者。此手术损伤不大，只需在腹部进行，并保留正常肛门，是各种直肠癌切除术后控制排便功能最为满意的手术。缺点是术后有一定的并发症，如吻合口瘘、出血、狭窄和复发。

（3）经腹直肠切除、人工肛门、远端封闭手术(Hartmann手术)：适用于年老体弱等原因不能行Miles手术或一期切除吻合者，可行经腹直肠癌切除，远端直肠缝合封闭，近端结肠做人工肛门(图12-2-6)。此法手术操作出血及并发症少，缺点是根治性差。

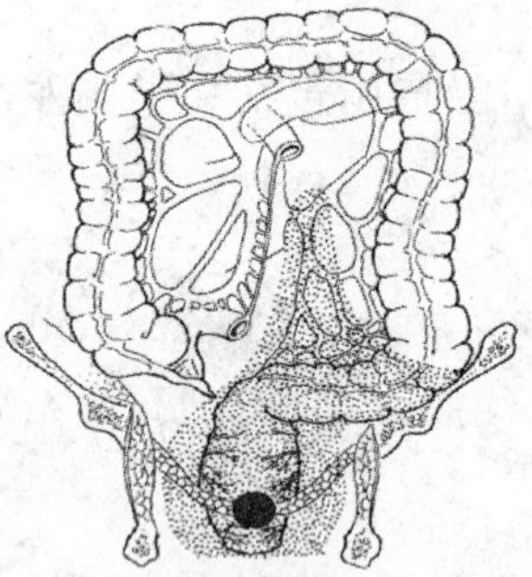

图12-2-5　直肠癌腹会阴联合切除范围

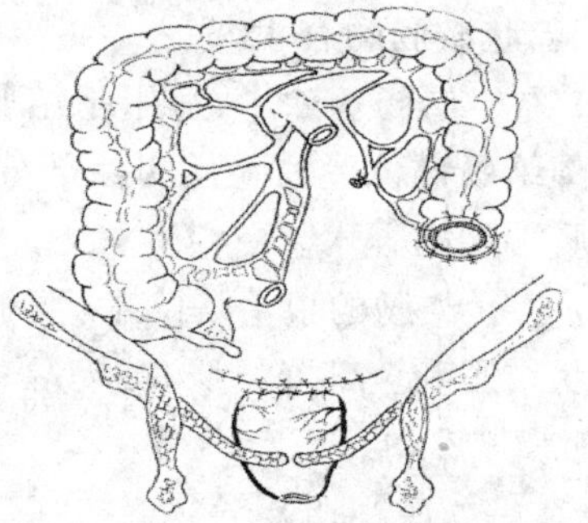

图12-2-6　Hartmann手术

（4）拉下式直肠癌切除术：适用于直肠癌下缘距肛门在7～10cm之间的患者。腹部手术操作与上述手术基本相同。会阴部分可保留肛管，经肛门在齿状线上切断直肠，将乙状结肠从肛门拉下，固定于肛门。10～14天后切去肛门外多余的结肠。对于晚期直肠癌，已不能行根治性手术。当患者发生肠梗阻时，可以行乙状结肠造口以解除梗阻。

2. 局部治疗：适用于癌肿较小(直径＜3cm)，部位低，患者不能接受根治性手术切除，也适用于低位癌肿造成肠管狭窄者，作为姑息性治疗。

3. 化疗和放疗：化疗配合根治性切除手术，可提高5年生存率。较晚期的直肠癌可先在手术前进行放疗，使一部分原本不能手术的患者，能因此而行根治性切除。

九、大肠癌患者的护理

(一) 手术治疗患者的护理

1. 手术前护理

(1) 心理护理:术前应了解患者对疾病的认识,耐心倾听其因疾病所致的恐惧和顾虑。向患者解释手术的必要性,并告知其手术方案。以消除患者的思想顾虑及恐惧心理。对于需做永久性人工肛门的患者,可通过图片、模型、实物向患者介绍结肠造瘘的部位、功能、伤口情况等有关知识,增强患者对治疗的信心,能够很好的与医生配合,顺利完成手术。并取得家属的配合。

(2) 营养支持:术前给予高蛋白、高热量、高维生素、易消化、少渣饮食。如因疾病使饮食受限,可给予静脉营养输液进行补充,防止水电解质紊乱。如患者有贫血,可以酌情给予输血治疗。

(3) 肠道准备:大肠癌手术需切除部分结肠或直肠,因肠道内有细菌存在,手术前必须做好肠道准备,这是确保手术成功的重要条件。因为充足的肠道准备可以减轻术中污染,防止术后腹腔和伤口感染,有利于吻合口的愈合。

具体方法:① 无结肠梗阻者,术前 3 天进低渣半流食,术前 2 天进流食。② 术前 3 天给予番泻叶 10 克,每日 2 次缓泻,手术前 1 日口服洗肠液 200ml,同时喝大量温开水,速度要先慢后快(梗阻、年老、体弱者禁用),术日晚再次清洁洗肠,以达到清洁肠道的目的。③ 口服肠道抗生素,如术前 3 天给予甲硝唑 0.4 克。每日 3 次口服。④ 如有梗阻者,术前肠道准备需要延长时间,术前 3 天每日给予肥皂水洗肠,并选择粗细合适的肛管,轻轻通过狭窄的部位,禁用高压洗肠及口服洗肠液。

(4) 术前指导:

1) 指导患者术前作深呼吸运动及咳嗽、咳痰的训练。方法:帮助患者保护伤口。或指导患者两手交叉,按住腹部两侧向中间挤压伤口,深吸一口气,然后利用气流冲出的力量将痰液咳出。

2) 指导患者翻身及肢体运动的方法。

3) 指导患者术日晨禁食水,取下活动义齿及金属饰品。

4) 讲解放置胃管及导尿管的目的,手术后由于麻醉的抑制作用导致肠蠕动停止,膀胱松弛。行胃肠减压可及时吸出肠腔内的积气或消化液,减少肠胀气。留置导尿管可随时排出膀胱内的尿液,防止术中误伤膀胱,避免术后尿潴留,取得患者积极的配合。

2. 手术后护理

(1) 首先应了解患者术中的麻醉方式,手术情况,手术中有无计划外放置引流管。

(2) 生命体征监测:由于大肠癌根治手术创面大,出血较多,术后应每 30 分钟监测生命体征一次,4～6 次平稳后改为每小时一次,至平稳后延长间隔时间。

(3) 体位:全麻术后去枕平卧 8 小时,24 小时后如病情平稳,可给予半卧位,以利于伤口引流。

(4) 引流管的护理:详细记录引流液的量、性质、色,并保持引流管的通畅,防止受压,堵塞,并注意观察腹部及会阴部伤口敷料。

(5) 留置导尿管的护理:结肠术后一般在 24～48 小时拔除尿管;直肠手术由于会阴部创面大,损伤会阴部神经,需术后 1～2 周拔除,留置导尿管期间应严格按照无菌原则,每日给予会阴冲洗。如有尿液混浊、沉淀、结晶，需进行膀胱冲洗，每日 2 次，尿袋要定期更换。拔管前，定时夹闭和开放尿管，锻炼膀胱功能。

(6) 手术后并发症的观察及护理：大肠癌术后并发症有骶前出血、术后感染、肠梗阻、吻合口瘘、尿潴留、瘘口水肿等。应密切观察有无发热，会阴部引流液的性质及量，排气是否通畅，有无腹胀、恶心、呕吐等情况，拔尿管后观察排尿情况。结肠造口换药时动作要轻，观察造瘘口有无水肿、出血。结肠及保留肛门的手术禁忌灌肠，禁忌肛门内置开塞露，以免引起吻合口瘘。

(7) 营养：术后严格禁食，给予静脉营养输液补充水、电解质、维生素。如有空肠造瘘，可以同时给予空肠灌注。待患者排气后拔除胃管，肠蠕动恢复后，可进流食，一周后进软食。

（二）放射治疗患者的护理

外科治疗在大肠癌中仍占有主导地位，然而，由于手术的局限性，在改善大肠癌的治疗效果上，目前尚无新的突破。综合治疗（包括放疗、化疗、生物治疗、中药治疗）正日益引起人们的重视。目前，使用较多的是手术与放疗相结合的直肠癌综合治疗，单纯放射治疗则主要用于无法手术切除的病例、手术后复发转移的病例及某些早期的直肠癌病人。

1. 饮食指导　嘱患者选择高蛋白、高热量、易消化、无刺激性含纤维素少的食物，多饮水。

2. 注意观察患者有无乏力、恶心、呕吐、白细胞下降等症状，予以补液支持和升白治疗。

3. 注意观察患者有无大便次数增多、水泻、便血，肛门坠感有无加重等情况，及时补液，以防电解质紊乱，给予对症处理。

4. 每日观察放射野皮肤粘膜情况，有无红、肿、疼痛破溃，并每日记录，给予对症处理。

（三）结肠造瘘患者的护理

1. 术前护理

(1) 护士与患者之间建立良好的关系，经常交流，提供咨询的途径。

(2) 向患者解释有关的诊断、手术和护理知识，让患者接受患病的事实，并对即将发生的事情有全面的了解。

(3) 通过幻灯、录像、肠造口手册等手段使患者认识到手术只是将排便出口由肛门移到腹部，对消化功能并无大的影响。

(4) 评估患者对造口的态度，了解其对即将拥有的造口的感受，针对具体问题对症处理。

2. 术后护理

(1) 术后第一天开放人工肛门，注意观察造口的血运情况，正常造口外膜颜色红润有光泽，有如口腔粘膜，富有弹性，大力摩擦有鲜红出血点。

(2) 如造口外观粘膜苍白，提示患者血红蛋白过低。颜色青紫、暗红、发灰、甚至发黑提示造口缺血。出现以上情况应立即采取相应措施并报告医生。

(3) 术后 2～4 天可见造口水肿，一般不需处理，一周后慢慢消失。

(4) 术后造口用碘伏纱条围绕，目的：防止造口感染及造口边缘出血。

(5) 注意造口的排便排气情况。乙状结肠造口通常在术后 4～5 天恢复排气。如长时间无排气，或进食后无排便，并出现腹胀、呕吐等症状，可能为肠粘连，应暂停进食，加强活动，促进肠蠕动，也可协助医生从造瘘口处插入尿管注入石蜡油。

(6) 造口周围有瘢痕者，为防止发生造口狭窄，应及时扩肛，用食指戴上指套涂上石蜡油后徐徐自造口插入至第二指关节处，在口内停留 5～10 分钟，一周后再次进行，并指导患者学会自己扩肛。

(7) 向患者及家属示范如何更换造口袋，使患者在出院前学会自理。

(8) 造口器材的选择：术后初期选择末端开口、不含碳片、透明造口袋。目的是易于观察造口情况及排气情况，方便粪便排出。出院后可根据个人情况选择。

(9) 注意保持造口周围皮肤的清洁干燥，注意底板粘贴不留皱褶，不使用强碱用品清洁皮肤，底板与造口大小适宜，以免引起粪性皮炎。

(10) 如对造口用品过敏，应立即更换其他品牌用品，并采取相应的处理措施。

(11) 长期服用抗生素、免疫抑制剂和激素的患者，注意造口部位有无念珠菌感染，如有发生应停用此类药物。

(12) 饮食护理：基本上造口的患者不用忌口，产生气体或气味较大的食物可以少吃，如：洋葱、蒜、豆类、汽水等。

(13) 出院后避免增加腹压的运动，以免出现造口回缩，如发生应及时门诊就医。

（孟　为）

第三节　肝癌患者的护理

肝癌分原发性和继发性(即转移性)两种。

一、原发性肝癌

(一) 概述

原发性肝癌属于肝脏上皮恶性肿瘤中的一类。通常原发性肝癌主要包括肝细胞癌、肝内胆囊癌、肝细胞及胆管混合癌三种细胞类型。

肝癌的发病情况因地理区域不同有显著的差异。肝癌高发于非洲东南部和东南亚地区，包括非洲撒哈拉地区、南非和中国、新加坡等，而欧美国家的发病率则相对较低。我国肝癌发病率约为欧美地区的10倍，以肝细胞癌(HCC)为主，主要多见于东南沿海地区，其中江苏省启东地区和广西壮族自治区扶绥地区为肝癌高发区，肝癌死亡居恶性肿瘤死亡原因之首位。据卫生部统计，20世纪90年代起我国肝癌死亡率已上升为20.40/10万，在城市中仅次于肺癌居第二位，在部分农村中已占第一位。全国每年新增肝癌患者13余万例，占全世界每年新增患者的40%～50%。肝癌可发生于任何年龄，其发病(或死亡)率高峰在中壮年，较其他成年人肿瘤为早。通常发病率越高的地区，肝癌患者的中位年龄越低，如非洲约30～40岁，我国30～50岁，美国55～65岁，这意味着肝癌的病因可能在婴幼儿阶段。肝癌患者以男性居多，我国肝癌男女之比为3～5∶1。

(二) 病因

原发性肝癌的病因和发病原理尚未确定。目前认为可能与下列因素有关：

1. 病毒性肝炎　原发性肝癌患者中约1/3患过慢性肝炎，流行病学调查发现肝癌高发区人群HBsAg阳性率高，而且肝癌患者血清HBsAg阳性率明显高于健康人群，提示乙型肝炎病毒(HBV)与肝癌有关。近年发现丙型肝炎病毒(HCV)感染与肝癌的发病亦密切相关。我国肝癌患者HBV标记阳性者达90%左右，抗HCV阳性者为10%左右。

2. 肝硬化　原发性肝癌合并肝硬化的发生率约占原发性肝癌的50%～90%，病理检查多为大结节性肝硬化，一般认为癌变可能发生在肝细胞再生的过程中。

3. 黄曲霉毒素　黄曲霉毒素 B_1 (AFB_1) 致癌性较强。世界卫生组织国际癌症研究所

(IARC)认为黄曲霉毒素尤其是 AFB_1 是人类致癌剂。某些食品如玉米、花生发霉后，很可能有黄曲霉毒素污染。已证实黄曲霉毒素在实验动物可诱发肝癌；AFB_1 与 HBV 有协同致肝癌作用。流行病学调查发现食物易被黄曲霉毒素污染的区域，肝癌的发病率高，说明黄曲霉毒素与肝癌的发生有关。

4. 长期酗酒　长期酗酒与肝癌的发生密切相关，一般认为仅次于 HBV，特别在无 HBV 感染的人群中占有重要地位。酗酒除可改变免疫应答功能外，还能诱导微粒体酶活化和影响 DNA 的代谢和修复，这些都是肝癌发生的重要因素。

5. 饮水污染　肝癌高发与饮水污染有密切关系，饮用污染严重的沟塘水或宅沟水者肝癌死亡率高，而饮用深井水者死亡率低。塘水中或宅沟水中的水藻毒素是一种强的促癌因素，另外被污染的塘水中有不少有机物为致癌、促癌或致突变物。

6. 其他因素　微量元素的缺乏(硒)、吸烟、遗传易感性等均为肝癌的可疑病因。

（三）病理

1. 大体分型　1901 年 Eggle 的传统肝癌病理分类法仍沿用至今，即原发性肝癌大体类型分为巨块型、结节型和弥漫型，这一分类主要适用于有临床症状的较大、较晚期肝癌。

(1) 结节型：最为常见。肿瘤结节大小不一，散在分布，多数患者常有严重的肝硬化。

(2) 巨块型：呈单独巨块或结节密集融合成片，肝硬化程度较轻微。

(3) 弥漫型：最少见，易与周围硬化结节混淆，肉眼难以和肝硬化区别。肝癌分布以肝右叶最多。

2. 组织学类型　可分为肝细胞型、胆管细胞型和混合型。

(1) 肝细胞癌：最常见，一般占原发性肝癌的 90%左右。癌细胞保留部分肝细胞的特征，不形成肝小叶。癌细胞呈多角形，胞浆丰富，核大而核仁明显，分化较好者可在胞浆中见到胆汁粒。癌细胞常排列成巢状或索状，癌巢间有丰富血窦。可发生形态上的变异和脂肪变性等退行性变。

(2) 胆管细胞癌：较少见，一般占原发性肝癌的 5%左右，癌细胞呈立方形或柱状，胞浆透明。癌细胞排列成类似胆管的腺腔状，但腺腔内无胆汁而分泌粘液。癌细胞内不含胆色素，很少或根本不含糖原，癌细胞周围含有较多的纤维组织，这均与肝细胞癌不同。因为胆管细胞癌有较广泛的纤维化，故颜色灰白、质地坚韧，表面可因纤维收缩而出现凹陷，一般不发生出血和破裂。

(3) 混合型肝癌：少见。为肝细胞癌和胆管细胞癌的混杂类型，两者混杂分布，界限不清。

(4) 纤维板层型肝癌：为近年发现肝细胞癌的一种特殊组织类型，欧美等肝癌低发区此类肝癌比例较高，而我国、日本则少见。一般多见于青年，男女比例相当，肿瘤单发，生长慢，体积相对较大而局限，边界清楚，瘤内可有钙化灶，HBV 感染少见，很少伴肝硬化，AFP 多阴性，手术切除率高，预后较好。

（四）扩散和转移

肝癌最早和最常见的转移途径是肝内血行播散，癌栓从肝内小静脉逐渐波及较大静脉，甚至造成门静脉或肝静脉主干的阻塞，引起或加重门静脉高压。肝外血行转移多见于肺，其次为骨、脑组织等。淋巴转移主要累及肝门淋巴结，其次是胰周、腹膜后、主动脉旁及锁骨上淋巴结。此外，也可直接浸润横膈、胸腔心包前腹壁和网膜，腹腔种植转移也不少见。

（五）分期和预后

1. 分期　1977 年我国肝癌防治研究协作会议拟订了肝癌分期的标准。临床分期为Ⅰ期：

无明确肝癌症状及体征；II 期：超过 I 期标准而无 III 期证据；III 期：有恶液质、黄疸、腹水或远处转移之一。近年来，我国已开始推广国际抗癌联盟(UICC)制定的原发性肝癌 TNM 分类标准，见表 12－3－1。

表 12－3－1 肝癌的 TNM 分期

分期	T	N	M
Ⅰ期	T_1直径≤2cm 无血管侵犯	N_0	M_0
Ⅱ期	T_2直径≤2cm 有血管侵犯 直径＞2cm 无血管侵犯	N_0	M_0
Ⅲ期	T_3直径＞2cm 无血管侵犯 $T_{1\sim3}$	N_0 N_1(区域淋巴结)	M_0 M_0
$Ⅳ_a$期	T_4肿瘤多发超过一叶或侵犯门静脉或肝静脉的一级分支	$N_{0\sim1}$	M_0
$Ⅳ_b$期	$T_{1\sim4}$	N_0	M_1(有远处转移)

2. 预后　上海医科大学研究所 1980～1989 年手术治疗 680 例肝癌患者，3 年治愈率：I 期 88.2%，II 期 60%，III 期 28%，Ⅳ期 12.1%。随着原发性肝癌早期诊断、早期治疗和肝外科的进展，我国肝癌的手术切除率已大大提高，加之多种治疗手段的应用，近年来生存率也有所上升。

(六) 临床表现

原发性肝癌缺乏特征性的早期表现。大多数患者在普查或体检时发现。早期可无任何不适，部分患者表现为肝区不适、乏力、食欲减退和消瘦，症状明显后，病程多已属晚期。

1. 症状　肝癌常见的临床表现是肝区疼痛、食欲减退、乏力、消瘦、腹胀等全身和消化道症状以及肝肿大。

(1) 肝区疼痛：有半数以上患者以此为首发症状，多为持续性钝痛、刺痛或胀痛。主要由于癌肿迅速增长，使肝包膜张力增加所致。位于肝右叶顶部的癌肿累及横膈，则疼痛可涉及右肩部。当肝癌结节发生坏死、破裂，引起腹腔内出血时，则表现为突发右上腹剧痛和压痛，出现腹膜刺激征等急腹症表现。

(2) 肝肿大和肝区肿块：为中晚期肝癌最常见的主要体征，约占 95%。肝肿大呈进行性，质地坚硬，边缘不规则，表面凹凸不平呈大小结节或巨块。晚期患者上腹部明显隆起，如癌肿位于肝右叶顶部，可使横膈抬高，肝浊音界上升。肝肿大到一定程度，患者自觉或偶然发现扪及右上腹肿块而就诊。

(3) 发热：常见持续性低热或中度不规则发热，由于肿瘤细胞或肝组织坏死后产生和释放致热物质作用于体温调节中枢而引起。

(4) 全身和消化道症状：食欲减退，恶心、呕吐、腹胀、腹泻或便秘，继之可出现贫血、腹水、下肢浮肿等。

(5) 黄疸：多为晚期表现或由重度肝硬化引起，可为梗阻性、肝细胞性或混合性黄疸，肝门区胆管细胞癌早期出现黄疸或胆管炎表现。

(6) 肝外转移及并发症状：如骨痛，肝性昏迷，上消化道出血，多发性肺转移，肝硬化体征等。

2. 体征　肝脾肿大、黄疸、腹水、下肢浮肿、扪及腹部肿块和肝掌、蜘蛛痣、腹壁静脉曲张等肝硬化表现均为常见体征，少数尚有左锁骨上淋巴结肿大、肝区叩痛，但多为晚期表现。腹水多因肝功能障碍、门静脉或肝静脉癌栓、门脉高压引起，也可表现为肿瘤破裂或肿瘤浸润所致的血性腹水。如为门静脉或肝静脉癌栓所致者，其腹水常在早期出现且增长迅速，多为顽固性腹水，一般应用利尿剂疗效不明显，可伴下肢浮肿，严重者可出现呼吸困难、痔疮脱落或腹股沟疝。而肝转移癌可伴或不伴相应体征。

（七）肝癌的诊断

目前，肝癌的诊断已因甲胎蛋白（AFP）、B型超声、CT等实验室和影像学检查技术的发展，由尸检诊断、临床诊断发展至亚临床期诊断，改善了肝癌的预后。诊断要点有：

1. 定性诊断

(1) 甲胎蛋白（alpha-fetoprotein，AFP）的测定，是目前公认的简便而确诊率高的原发性肝癌定性诊断方法。如AFP持续阳性或定量＞500μg/L，同时能排除妊娠、胚胎性肿瘤等，应考虑为肝细胞癌。

(2) 血清碱性磷酸酶、乳酸脱氢酶同工酶和r-谷氨酰转肽酶均可增高，但缺乏特异性，属辅助性检查。

2. 定位诊断

(1) B超检查：可显示肿瘤的部位、大小及肝静脉或门静脉内有无癌栓等，可反复检查，其诊断符合率达80%以上。

(2) CT检查：分辨率高，可检出直径约1.0cm左右的早期肝癌，诊断符合率达90%以上。

(3) 肝穿刺针吸细胞学检查：诊断困难时，可在B超或CT引导下对于肝肿瘤行细针穿刺、肝组织切片检查，但有出血、感染等危险。

(4) 选择性腹腔动脉和肝动脉造影：经皮穿刺股动脉，沿血管插管至腹腔动脉或肝动脉，是显示直径＜1cm的小肝癌的定位诊断的最佳选择方法，诊断正确率达90%左右。

3. 其他　癌胚抗原（CEA）可作为转移性肝癌的辅助诊断指标。

4. 肝癌的诊断标准

(1) 病理诊断：组织学证实为原发性肝癌。

(2) 临床诊断：虽无肝癌其他证据，AFP≥500ng/ml持续1个月以上或AFP≥200ng/ml持续2个月以上，并能排除妊娠、生殖腺胚胎性肿瘤、活动性肝病（如ALT、胆红素、凝血酶原时间、γ-GT异常）等；有肝癌临床表现，同位素扫描、超声显像、CT、肝动脉造影、X线横膈征、酶学检查（主要为ALP和γ-GT）等有3项肯定阳性并能排除继发性肝癌和肝良性肿瘤者；有肝癌临床表现，有肯定的远处转移灶（如肺、骨、锁骨上淋巴结等）或血性腹水中找到癌细胞，并能排除继发性肝癌者。

（八）原发性肝癌的治疗

原发性肝癌的常见治疗方法包括手术、放疗、化疗、生物学治疗和肿瘤局部治疗。其中外科手术对原发性肝癌的治疗起着重要的作用。肝癌治疗中应综合考虑肿瘤情况、肝功能代偿情况等，慎重取舍治疗方案。关键在于早期诊断、早期治疗、根据不同病情进行综合治疗。

目前肝癌尚缺乏特异治疗，但随着早期诊断，早期治疗和肝外科的进展，对早期发现的病例及时手术切除及综合治疗，部分病例可延长生存期及有被治愈的可能。

1. 手术治疗　是原发性肝癌最有效的治疗方法，尤其是对普查时发现的无症状小肝癌（肿瘤＜3cm）。

（1）手术探查：临床诊断明确，符合下列条件的原发性肝癌者应争取及早进行：① 全身情况尚好，心、肝、肺、肾功能无严重损害，估计能耐受手术；② 无明显黄疸、腹水、下肢浮肿、远处转移；③ 病变局限于肝叶或半叶，而未侵及肝门区或下腔静脉。

（2）手术方式：可做肝部分切除、肝段叶切除，已累及一叶肝及邻近者做半肝切除术。

（3）手术探查不能切除的肝癌，可做液氮冷冻、激光气化或做肝动脉结扎、动脉插管，以备术后做局部化疗。

（4）肝移植：近年来我国开展的同种异体肝移植术是原发性肝癌的一种治疗方法。但因为耗费较大的人力、物力，除术后并发症外，多数还死于癌肿复发，目前较为少用。

2. 化学药物治疗

（1）导管化疗：可经肝动脉和腹腔插管对瘤体灌入化疗药物，常用5-氟尿嘧啶，丝裂霉素，阿霉素、顺铂、噻替哌等联合用药，也可采用皮下埋藏式灌入微量泵长期保留导管，有利于提高疗效，减少药物与血浆蛋白结合，降低毒副反应。

（2）全身化疗：口服或静脉给药疗效一般不满意。

3. 肝动脉栓塞　用栓塞物如明胶海绵、碘油、不锈钢圈微胶囊等亦可加化疗药物，做肝动脉栓塞。

4. 放射治疗　适于一般情况较好，肝功能尚佳，无严重肝硬化、黄疸、腹水，亦无肝外转移，肿瘤相对局限而不能手术者。常用深度X射线、^{60}钴、加速器等。

5. 经皮瘤内无水酒精注射(PEI)　在B型超声引导下经皮穿刺向肿瘤内注射无水酒精，可引起肿瘤凝固、坏死，适用于瘤体较小而又不能或不宜手术切除者，是一种简便、安全的局部治疗方法。一般需重复注射数次。

6. 中医中药治疗　根据辨证论治采用攻补兼施的方法，有一定的疗效。常与其他方法配合应用，以提高机体抗病能力，改善全身状况和症状，减轻放疗、化疗不良反应等。

7. 免疫治疗　采用非特异性主动免疫，以增强机体免疫机制，即加强免疫细胞的活性，或诱导吞噬细胞产生细胞因子以杀伤或抑制癌细胞的生长，延长患者的生命。常用药物有卡介苗、自体或异体瘤苗，免疫核糖核酸、转移因子、干扰素、白细胞介素-2、左旋咪唑、胸腺肽、肿瘤坏死因子等，可与化疗等联合应用。

8. 局部物理治疗　此类技术包括激光、微波、射频、聚焦超声、电化学疗法等。

二、继发性肝癌

继发性肝癌又称转移性肝癌。许多脏器的癌肿均可转移到肝，尤以腹部内脏的癌肿如胃癌、结肠癌、胆囊癌、胰腺癌、子宫癌和卵巢癌等较为多见。此外，乳腺、肺、肾、鼻咽等部位的癌肿也可转移到肝。

临床表现有消瘦、乏力、食欲不振、肝肿大、肝区疼痛、腹水及黄疸等。在血清学检查方面甲胎蛋白(AFP)检测多为阴性。多数为多发结节，病理组织形态与原发性肝癌相似，部分患者在出现肝的转移性癌征象后，原发癌灶仍未被发现。因此诊断的重点是查清肝外原发癌灶。

继发性肝癌是晚期癌肿的一种表现。虽病程缓慢，但预后较差。如肝外原发癌不能切除，则继发性肝癌不论单发、多发结节均不宜手术切除。应根据患者具体情况及原发癌肿的病理性质，采取化疗、放疗和中西医结合等治疗。有时能使癌灶缩小，症状改善，延长生存期等。

三、肝癌患者的护理

（一）护理评估

1. 评估肝癌发生的相关因素，如病毒性肝炎、肝硬化、肝肿大、致癌物质接触史及饮食习惯，是否常进食黄曲霉素污染及亚硝胺类食物及酗酒史，居住环境及饮用水情况。

2. 了解家族中有无肝癌及其他癌肿发病史，是否来自肝癌高发区。

3. 了解患者右季肋区疼痛性质、部位、程度、食欲减退、腹胀、乏力、消瘦（体重变化）、贫血等情况。

4. 右上腹肿块、黄疸等出现的时间及发展情况，是否有腹泻、发热等。

5. 肝功能受损程度，血小板计数，出凝血时间，凝血酶原等检查结果。

6. 评估患者情绪，由于疼痛、化疗反应等身体不适和对治疗预后的担心而出现各种情绪反应；如心理上拒绝承认现实，暴躁易怒或认为肝癌是不治之症，不可能治愈等悲观失望表现。

7. 营养状况，当肝合成蛋白减少，无法维持正常血浆渗透压时可造成水钠潴留、腹水及下肢水肿，恶液质等。

（二）护理问题

常见的有疼痛及放疗后不适、营养失调——低于机体需要量、预感性悲哀等。

（三）护理措施

1. 手术前护理

（1）做心、肺、肝、肾功能及电解质检查及一般术前准备。

（2）给予高蛋白、高碳水化合物和高维生素饮食，每天热量达 10.46～12.55kJ。

（3）口服维生素 B_1、维生素 C、维生素 K 等，进食少可给予静脉输液。血浆蛋白过低者，输新鲜血或白蛋白、血浆等。

（4）充分做好患者的心理准备，向患者讲解手术的意义、过程、术前术后注意事项，告之患者术后放置引流管的重要性及注意事项。

（5）术前 2 天口服广谱抗生素，以减少肠道菌群。术前日晚给予洗肠。

（6）术前劝导患者戒烟，床上练习大小便，学会有效咳痰，预防术后肺部感染。

2. 手术后护理

（1）密切观察生命体征，预防术后出血和休克。

（2）引流管的护理：肝癌术后患者可有腹腔引流管、胸腔引流管、胃管、尿管等，注意无菌操作，保持通畅，固定防脱出，观察记录引流液的量、颜色、性质等。肝叶和肝局部切除术后会放置双腔引流管，胸腹联合切口者，同时放置胸腔引流管，应注意保持引流通畅，如血性渗液逐日增加，疑有内出血时，须及时与医师联系，必要时行手术探查止血。

（3）卧位与活动：术后第 2 天可予患者半坐卧位，避免剧烈咳嗽，过早活动可导致肝断面出血，半肝以上切除者，需间断给氧 3～4 天。各种引流管拔除后，协助患者下床活动，避免血栓形成，增加肠蠕动，预防肠粘连和肠胀气。

（4）安排较安静舒适的环境，减轻疼痛与其他不适。遵医嘱适时给予止痛药物，可使用自控止痛泵。

（5）术后并发症的观察与护理：如肝昏迷、肝肾综合征等。肝昏迷表现为意识障碍和昏迷，意识障碍可有意识模糊、行为失常、昏睡、精神错乱等。肝肾综合征可有如下表现：肝昏迷、突然发生少尿或无尿；肾功能受损，血尿素氮升高；低血钠、低尿钠、尿肌酐/血肌酐之比大于

20∶1；腹水。

（6）术后饮食：排气后应给予少量清流，逐渐改为流食、少渣半流食、半流食及普食。鼓励患者进食高蛋白、高维生素易消化饮食。如有食欲减退，恶心呕吐，应给予止吐药，及时清理呕吐物及口腔护理后，采用少量多餐。尽量使患者随时能吃到喜爱的食物。适量补充白蛋白、维生素B、维生素C、维生素K以及葡萄糖、胰岛素、氯化钾溶液静脉点滴及改善凝血功能药物。患者应卧床休息，减少体力消耗。

3. 全身或肝动脉插管化学抗癌药物治疗患者的护理

（1）严格无菌操作原则，每次注药前管端消毒，注后须更换消毒纱布，覆盖并扎紧管端，防止细菌循导管向肝内逆行感染。

（2）防止导管堵塞，注药后以2～3ml肝素溶液（50U/ml）冲洗导管，保持导管内血液不凝固。

（3）如用微量注射泵，可将导管连接于该泵上，便于持续注射抗癌药物。

（4）给药期间患者可出现食欲不振，恶心呕吐及不同程度的白细胞减少，一般疗程结束后能恢复。如果症状严重，应减少药量，延长用药时间。当白细胞$<4\times10^9$/L时应暂停治疗。此外，还可出现肝区疼痛，严重者可表现为剧烈刺痛，面色苍白、脉搏快、血压下降等情况，可能预示有肝破裂的情况发生；还可能出现因胃、胆、胰、脾等动脉栓塞而并发上消化道出血及胆囊坏死等并发症，应加强观察。

（5）拔管后局部加压15分钟，患者卧床24小时，防腹压增高。

4. 营养　肝癌患者宜采用高蛋白、高热量多种维生素饮食。安排舒适安静的环境，以促进食欲。

5. 维持水和电解质平衡　肝癌患者通常有腹水和水肿，应注意监测电解质和血清蛋白水平。观察记录体重、出入液量、腹围及水肿程度。

6. 减轻患者以及家属的压力与焦虑

（1）通过与患者的接触、交谈及观察，护士应尝试了解患者的情绪和心态，收集患者对肝癌和治疗所掌握情况的资料，加以分析，给予适当的心理支持和指导。

（2）护士应熟悉肝癌治疗进展，明确手术切除的意义；早期肝癌者应争取手术切除，不因惧怕或不了解手术而放弃根治的机会。此外，肝癌的综合治疗有可能使以前不能切除的大肝癌转变为可以手术治疗，使不治之症转变为可治之症。患者有望获得较长的生存时间。

（3）以诚恳温和的态度，耐心细致的护理，使患者（家属）能了解病情，降低焦虑，增加安全感和应付症状的能力，配合治疗。

（4）鼓励患者说出自己的想法和要求。

（5）在患者以及家属悲痛时应尊重患者表示同情和理解。

（四）放射治疗患者的护理

自20世纪60年代Ingold提出了肝脏放射耐受量为30～35Gy/3～4周，局部肝脏放射的耐受量可提高到55Gy/6周。放疗在肝癌治疗中地位初步得到肯定，不过由于各家使用射线种类、剂量不同，肝癌分化程度不一，总体疗效评价尚未定论，姑息剂量，根治剂量尚无统一标准，一般多在姑息治疗原则下尽可能提高放射剂量。放疗患者的护理应注意以下几点：

1. 嘱患者卧床休息，给予高蛋白、高热量、清淡、易消化饮食。

2. 全肝照射量一般不超过30Gy/4周，而肾则要求在25 Gy以下，要密切观察患者尿常规、尿蛋白、肾功能。

3. 放疗2周后每日给患者做腹部检查，触肝脏大小，叩腹部有无转移浊音，测量腹围大小并记录。

（五）健康教育

1. 针对肝癌的可能病因，我国目前采取的一级预防措施仍主要为改水、防霉和预防肝炎，肝癌高发区如启东等地区通过饮用清洁水或深井水，保持食物干燥，不吃霉变食物等措施，肝癌死亡率已呈下降趋势。但基于我国HBV流行情况及HBV与肝癌的关系，预防肝炎可能是我国肝癌一级预防的较重要内容。目前我国已在婴幼儿中大规模开展乙肝疫苗接种，有望若干年后降低肝癌发病率。

2. 乙型肝炎肝硬化病史者或肝癌高发区人群应定期体格检查，做AFP测定、B超检查，以早期诊断。

3. 肝癌是严重的疾病，但不是无法治疗的疾病。目前有不少患者被治愈，所以患者应树立战胜疾病的信心配合治疗，不要随便用秘方土方，以免贻误病情。

4. 注意营养，多食用含蛋白质丰富的食物和新鲜蔬菜、水果。食物以清淡、易消化为宜。如有腹水、水肿，应避免食用过多的盐。

5. 避免便秘，为预防血氨升高，可用适量缓泻剂，保持大便通畅。

6. 患者应注意休息，如体力许可，可做适当活动。

7. 嘱患者（家属）注意有无水肿、体重减轻、出血倾向、黄疸、疲倦等症状，如有应及时就诊。

8. 对晚期患者给予情绪上的支持，鼓励患者（家属）共同面对疾病，互相扶持，尽可能平静舒适地度过生命的最后历程。

（张　荔）

第四节　胰腺癌患者的护理

胰腺癌在消化道恶性肿瘤中比较少见，但发病率在世界范围内有增加趋势。胰腺癌早期缺乏典型的临床表现，待明确诊断时往往已属中晚期，预后差。90％的患者在诊断后1年内死亡，5年生存率仅1％～3％，故手术切除率低和术后5年生存率低是本病的特点。胰腺癌以男性较多，男女比例为1.7～2.0∶1。年龄在40岁以上的患者占80％，60％左右的患者发病年龄在55～64岁。

一、病因

胰腺癌的病因尚无定论，可能与下列因素有关：

（一）环境因素

1. 吸烟　目前认为吸烟是一个主要危险因素。在吸烟的人群中胰腺癌的发病率约为不吸烟者的2.5倍，其发病年龄也较不吸烟者早十年以上。研究发现香烟的烟雾中含有亚硝胺，能诱发胰腺癌。

2. 化学致癌物　接触某些化学物质可增加胰腺癌发病的危险性。与某些化学物品接触的工人及技术人员，如炼油厂、焦炭厂、造纸厂工人，干洗工等，胰腺癌发病率较一般人高。

3. 饮酒　胰腺癌患者中有长期饮酒史的比例显著高于一般患者。

（二）慢性疾病

由于在某些胰腺慢性疾病的患者当中，胰腺癌的发病率较一般人为高，可考虑下述疾病与胰腺癌发病有关。

1. 糖尿病　据统计，糖尿病患者中胰腺癌的发病率为相应年龄人口非糖尿病患者的 3 倍，在胰腺癌患者中约 43％在癌瘤症状出现前已患糖尿病。15.3％患者在肿瘤出现后开始发现有糖尿病。

2. 慢性胰腺炎　胰腺癌与慢性胰腺炎的关系也很密切。根据国外资料统计，胰腺癌患者中，临床上诊断有慢性胰腺炎者占 10％。而尸检发现约为 50％。

二、病理表现

（一）大体分型

癌瘤可发生于胰腺任何部位，甚至累及整个胰腺。

1. 胰头癌　生长在胰腺头部、钩部和颈部的癌瘤，简称叫胰头癌。癌瘤位于胰头部居首位，占 65％～75％。

2. 胰体尾癌　生长在胰体和胰尾部的癌瘤，简称胰体尾癌。约占 25％～35％。

（二）组织学分型　胰腺癌的组织学分型以导管细胞癌最多见，约占 90％。其组织学分类尚无统一方案，下列分类可作参考。

1. 导管细胞癌　是最常见的一种类型。有乳头状腺癌、管状腺癌、囊腺癌、鳞状上皮癌、腺鳞癌、粘液癌等。

2. 腺泡细胞癌　是次常见类型。

3. 胰岛细胞癌　此类型少见。

4. 其他　未分化癌、胰母细胞癌、癌肉瘤等。

三、扩散和转移

（一）胰外扩散

胰腺癌极易向胰腺外扩散，有资料显示，仅 14％的胰腺的癌病变尚局限在胰腺内，大多数病变在较早期即已侵及周围组织。

（二）淋巴结转移

约 20％的病例在诊断时已有淋巴结转移。

（三）周围脏器及血管的侵犯

胰腺癌可侵及十二指肠、胃、脾、空肠、横结肠、肾及肾上腺、输尿管等，门静脉也可受侵犯。

四、病期及预后

（一）病期

1. 早期胰腺癌　直径＜2cm，此时肿瘤尚未浸润胰腺假包膜，无淋巴结转移及远处转移，切除率较高，预后较好。

2. 晚期胰腺癌　大多数胰腺癌诊断时已有淋巴结转移，而且早期症状甚少，故在发现肿块时已转移，已侵及邻近组织、器官及血管。

（二）预后

早期胰腺癌切除率高，预后较好。有报道其5年生存率可大于38%。胰腺癌一般治疗效果差，原因是目前惟一的根治方法是手术切除，而胰腺癌在手术治疗时绝大多数属中、晚期，不能彻底手术切除。

五、临床表现

（一）上腹部不适及隐痛

是胰腺癌最常见的首发症状。大部分患者都有程度不一的腹痛，仅有10%～30%的胰头癌患者具有典型的无痛性黄疸。病变早期主要为上腹部不易定位、性质较模糊的隐痛、钝痛或饱胀不适。早期腹痛是由于肿瘤压迫、侵犯胰管，导致胰管梗阻。胰头癌压迫侵犯胆道时，由于胆囊增大，肝包膜被牵拉，可有右上腹痛。胰体尾癌可有左侧上腹痛。进展期病变常有腰背痛，夜间仰卧时加重，迫使患者坐起或弯腰屈膝，疼痛剧烈，持续不缓解，常使患者辗转不眠。

（二）食欲减退和消瘦

食欲减退和消瘦是胰腺癌的常见症状。80%以上的患者均有不同程度的食欲减退，并常与腹部胀闷、厌油腻食物同时或先后出现。肿瘤常使胆汁、胰液排泄受阻，因此影响患者食欲和消化吸收功能，致使体重明显减轻。

（三）黄疸

梗阻性黄疸是胰头癌的最主要的症状和体征。黄疸出现的早晚与癌肿在胰头的部位有关，靠近胆总管区出现黄疸较早，远离胆总管者黄疸出现较晚。大部分患者出现黄疸时已属中晚期。黄疸呈进行性加重，皮肤呈金黄色甚至是棕色，伴皮肤瘙痒，但部分患者可无瘙痒。胆道完全梗阻时，黄疸深，大便呈陶土色，小便颜色越来越深。

（四）腹部肿块

胰尾癌约1/2患者在入院时已发现腹内肿块，说明已属于晚期癌瘤。在胰头癌的患者中，仅1/4患者主诉有腹部肿块，其中多数是肿大的胆囊。

（五）发热

合并有胆道感染时会出现高热。

（六）胃肠道出血

约10%的患者有此症状，在癌瘤晚期侵入胃及十二指肠后出现。可见于胰头、胰体、胰尾患者。

（七）晚期症状

晚期胰腺癌可致十二指肠受压而发生上消化道梗阻症状。上腹部可触及固定肿块、腹水征阳性。进一步发展可有肝、肺、肠、骨转移以及恶液质等。

六、胰腺癌的诊断

（一）实验室检查

1. 尿胆红素试验　当胰头癌出现梗阻性黄疸时，尿胆红素试验呈阳性或强阳性，但无特异性。

2. 血清胆红素明显升高，其中以直接胆红素升高为主，血清碱性磷酸酶值升高也很显著，上述化验指标均无特异性，仅能提示梗阻性黄疸。

3. 癌胚抗原(CEA)测定　约10%胰腺癌患者可升高。但亦无特殊性。可用于胰腺癌手术前后动态随访，若切除前 CEA 升高，切除后 CEA 正常，在随访中又有升高值，则对提示复发有参考价值。

4. 消化道相关抗原(CA199) 被认为是诊断胰腺癌的指标，诊断正确率达 90%。

(二) 超声检查

超声检查能发现胰腺 2cm 以上的肿瘤，还能发现胰管扩张、胆管扩张、胆囊肿大及肝内转移灶等，是胰腺癌的首选无创性检查。

(三) CT 检查

CT 检查对胰腺癌的诊断具有重要作用。CT 可显示胰腺肿块的位置大小、密度，若配合选择性动脉造影，则可提高其诊断率。

(四) 逆行胰胆管造影(ERCP)

逆行胰胆管造影可发现主胰管中断，狭窄、管壁僵硬、扩张或移位，提示有胰体、尾肿瘤的可能。

(五) 经皮肝穿刺胆管造影(PTC)及引流术(PTCD)

适用于有梗阻性黄疸的胰腺癌患者。一方面有助于胰腺癌诊断，另一方面可使胆管减压，减轻黄疸。

(六) 选择性动脉造影

常做腹腔动脉，肠系膜上动脉和/或肝总动脉造影，可发现门静脉或肠系膜上静脉受压狭窄，或发现静脉内血栓。对胰腺癌诊断及鉴别诊断有一定参考价值。

七、治疗原则

胰腺癌治疗原则以手术治疗为主，多数患者就诊时已属中晚期，而无法做根治性切除术。

(一) 胰十二指肠切除术

胰、十二指肠切除术(Whipple 术)是胰头癌首选根治性切除术式，1935 年由 Whipple 首创。手术范围包括胰头、远端 1/2 胃、全段十二指肠、下段胆总管及蔡氏(Treitz)韧带以下 15cm的空肠。本术式的适应证除胰头癌外，也适用于其他壶腹周围癌，如胆总管下端癌、壶腹部癌及十二指肠乳头部癌。胰十二指肠切除术的消化道重建，行胰肠吻合、胆肠吻合和胃肠吻合。

(二) 全胰切除术

此手术会使患者完全失去胰腺功能，包括内分泌及外分泌功能，目前还有争议。

(三) 胰头癌扩大切除术及胰体尾癌根治性切除术

胰头癌扩大切除术又称区域性胰腺切除术。指在 Whipple 术或全胰切除术的基础上，做广泛的淋巴结清除，并将已受侵犯的大血管一并切除的扩大手术方式。

(四) 姑息性手术

晚期胰腺癌姑息手术有胆管减压引流术及胃－空肠吻合术。也可做止痛治疗，在手术当中做腹腔神经丛阻滞，一般可在腹腔动脉两侧分别注入无水酒精，约有 1/3 患者的疼痛可缓解。

八、胰腺癌患者的护理

（一）术前护理

1．术前护理评估

（1）详细了解病史，与胰腺癌有关的诱发的相关因素。

（2）患者及家属对疾病的认知态度，心理反应，有何要求。

（3）患者既往的健康状况，了解有无过敏史，自理程度，明确是否合并其他疾患，如：糖尿病、心血管疾病、肾功能不全等。

（4）通过护理体检，结合辅助检查，分析患者各重要脏器功能，体液代谢情况，血清白蛋白/球蛋白水平。

（5）患者的营养状况、食欲、体重减轻情况，饮食与消化吸收程度；大便次数、性状有无改变。

（6）黄疸出现时间、程度、伴随症状；有无皮肤瘙痒、出血倾向。

（7）监测血糖水平，观察患者有无意识障碍、冷汗、口渴、低血糖表现。

（8）了解手术目的，拟行手术方案，术后可能出现的问题。

（9）患者及家属是否得到术前健康指导。

2．护理诊断

（1）焦虑：与所患疾病、手术治疗、疾病预后、术后康复等因素有关。

（2）营养失调：低于机体需要量，与胰腺癌造成肠道消化酶减少蛋白质及脂肪代谢障碍有关。

（3）疼痛。

（4）睡眠形态紊乱。

（5）有皮肤完整性受损的危险。

3．护理措施

（1）解除患者及家属的思想顾虑，简单介绍手术医生，手术过程及预后情况。

（2）给予高蛋白、高碳水化合物，多种维生素，低脂肪饮食，保持术前良好的营养状况。

（3）纠正脱水、低蛋白血症及贫血。

（4）保持水、电解质平衡，必要时补液。

（5）有黄疸者术前静脉补充维生素 K，以改善凝血机制。

（6）纠正低蛋白血症，静脉补充血浆、白蛋白。

（7）因手术大，故术前术后输液时间长，应注意保护血管，必要时进行深静脉穿刺，静脉穿刺处需用透明敷料换药，每周 2 次，妥善固定，防止脱出。

（8）完全胃肠外营养（TPN）支持

胰腺癌患者长期食欲不佳，严重者不能进食。手术前需 TPN 补充营养。在完全胃肠外营养高营养液配制过程中，要严格遵守无菌操作原则，防止感染及败血症发生，须在专门配液室配制。输液过程中注意预防气栓形成，输液完毕正压封管，防止血栓堵塞导管。

（9）皮肤瘙痒　患者因黄疸引起皮肤瘙痒，嘱患者常用温水沐浴，并穿着柔软棉丝织内衣。夜间患者难以入睡，可给予适量镇静剂。

（二）术后护理

1. 护理评估

（1）评估患者生命体征情况，术后 8 小时，每 30 分钟测 1 次。

（2）评估患者切口情况。

（3）评估患者术后心理状态及对治疗护理的要求。

（4）判断患者自理能力，以便在术后选择适当的护理措施给予帮助并及时了解效果。

（5）评估患者皮肤情况，皮肤是否受压发红。

（6）评估患者卧位及活动，体位是否舒适及活动情况。

（7）评估患者静脉营养：总量、性质、药物配伍及副作用，中心静脉插管护理。

（8）评估患者引流管情况，引流量多少、性质、颜色、引管长度是否合适。

2. 护理诊断

（1）自理障碍：与手术及术后放置引流管有关。

（2）营养失调——低于机体需要量：与胰腺癌手术创伤及术后禁食有关。

（3）舒适的改变：切口疼痛，与手术损伤有关。

（4）潜在并发症：出血、感染、切口裂开，下肢深静脉血栓形成。

3. 护理措施

（1）观察生命体征：密切观察血压、脉搏、呼吸及体温变化，并注意血氧饱和度指数，持续给予低流量吸氧。

（2）保持呼吸道通畅：给予雾化吸入每日 2～3 次，鼓励患者深呼吸，协助叩背排痰。因手术范围大，患者术后疼痛剧烈，可使用自控止痛泵，应教会患者自控止痛泵的使用方法。无止痛泵时，及时为患者注射止痛剂。

（3）卧位：全麻术后去枕平卧位，6 小时后给予半卧位，将床头抬高不得低于 40°角，有利于减轻腹肌张力，利于呼吸，减轻疼痛，促进循环及腹腔内渗血渗液的引流，避免膈下积液。病情稳定后应适当变换体位，防止局部过度受压。

（4）术后营养支持：TPN 可有效改善患者的负氮平衡，促进蛋白质合成，减少胰液分泌，促进吻合部切口愈合，减少并发症发生。即使出现胰瘘或胆瘘，经 TPN 治疗后，大多数在数周后自愈。

（5）术后饮食管理：由于术后有多处胃肠吻合口，胃管留置时间长，一般 5～7 天，于排气以后拔除胃管，观察 1 日如无不良反应，于第 2 日可少量饮水。以后饮食同全胃切除术后饮食常规。

（6）监测血糖水平：术后早期每天测血糖、尿糖、酮体，记录尿量、尿比重。准确及时给予胰岛素注射，每日需给 20～30U 胰岛素，控制血糖值达到 8.4～11.2mmol/L。应用胰岛素过程中，应随时监测血糖的变化，以免发生低血糖。

（7）注意观察伤口敷料：Whipple 术后引流管处敷料常有渗出，应严密观察，协助医生及时给予更换。

（8）预防泌尿系感染：术后留置尿管 5～7 天，会阴冲洗每日 1～2 次，膀胱冲洗每日 1 次，注意勿使尿液倒流，可使用防反流无菌引流袋。拔管前应夹闭尿管，每 2～4 小时开放一次，以训练膀胱功能。

（9）预防褥疮：认真做好晨间护理及皮肤护理，2～3 小时协助患者翻身变换体位，观察皮肤受压部位，给予按摩，保持床单整洁、干燥，无皱褶。

(10) 引流管护理:Whipple 术切除远端 1/2 胃,重建消化道,因此引流管较多,需保持引流通畅。

1) 胃肠减压或胃造瘘管:因重建消化道,胃肠有多个吻合口,因此保持胃管通畅非常重要,每 2 个小时用生理盐水 20ml 冲洗胃管 1 次,观察胃液吸出情况,冲管时不可用力过大,避免引起胃内出血。密切观察有无血块堵塞胃管,如发现胃管引流不畅应及时疏通,不得随意调整胃管的深浅度。妥善固定胃管,严防脱出。密切观察胃液的颜色、性质及量,认真做好记录。正常胃液的颜色为胆汁色(浅褐色、深褐色),每日 200～500ml 左右,一般手术后 5 天左右排气后可拔出胃管。留置胃管期间保护口腔卫生,每日可行口腔护理 2 次。

2) 腹腔引流管:行 Whipple 术后患者的腹腔放置引流管 2～3 根,分别是胆肠吻合,胰肠吻合旁上、下引流管,注意不使管道高于腹部,以防引流液倒流,引起逆行感染。管道长短要适当,以免影响引流或妨碍患者翻身及床上活动。密切观察引流液的颜色、性状及量,并详细记录。术后 24 小时引流液为浅红色血性,一般不应超过 200～300ml。术后第 2 天为少量浅红色浆液样,第 3 天为微量粉色浆液样渗出液。如手术当日短时间内有大于 300ml 鲜红色血性液体流出,并伴有脉细数、血压下降,应考虑有出血可能,必须及时报告医生以便采取措施。

3) 胰腺引流管:胰腺引流管较细,应妥善固定,防止打折、扭曲或脱出。胰管引流管接无菌袋,每周更换 2 次,注意无菌操作,预防逆行感染。引流量,未进食时量少,进食后每日引流可增多约 400～500ml,颜色为乳白色。若无异常情况发生 2 周左右可拔除引流管。

4) T 型管(或 PTCD 引流管):认真记录胆汁量,当引流量逐渐减少可于术后 2 周先行夹管试验 2～3 天。如患者无腹痛发热等不良反应,即可拔管。

(11) Whipple 术后并发症的观察及护理

1) 出血:由于手术范围广,患者凝血机制差,要严密观察有无出血倾向。如出现脉搏细弱,血压下降,面色苍白,腹腔引流管短时间内有大量鲜红色血液流出,应及时处理。

2) 应激性溃疡:发生在术后 1～2 周,表现为胃液内出现大量血性液、呕血、柏油便,同时出现休克表现,应采取积极抢救措施,给予止血药,输入新鲜血。

3) 胰瘘:发生在手术后 5～10 天,表现为腹腔引流液增多,引流液中可测得淀粉酶升高。处理方法是必须保持腹腔引流通畅,充分引流,防止胰液积存或腐蚀皮肤。

4) 胆瘘:较少发生,表现为腹腔引流中出现胆汁,严重者可出现化学性腹膜炎。术后须严密观察胆汁引流量,色泽及患者黄疸消退情况,维持 T 型管或 PTCD 置入的引流管通畅,降低胆道内压力。

5) 胃肠吻合口瘘:发生率低,一旦发生,除行腹腔引流外,可行腹腔冲洗,禁食并给予 TPN 治疗,以促进吻合口愈合。

九、健康教育

1. 胰腺癌早期诊断困难,且手术切除率低,对放化疗不敏感,预后差。为减少胰腺癌的发病率,应禁烟酒。少食高动物脂肪、高动物蛋白质饮食,多吃新鲜蔬菜、水果。对患有糖尿病、胰腺炎者和长期接触化学致癌物的工作人员定期进行筛检,可每年体检 1 次。

2. 对 40 岁以上,短期内出现持续上腹疼痛、闷胀、食欲明显减退、消瘦,一般检查已排除胃、肠、肝疾病者,应高度警惕,进一步检查明确诊断。

3. 胰腺癌术后患者,应限制脂肪的摄入量,进食清淡易于吸收的饮食,少量多餐,稳定血糖值。

4. 禁烟、禁酒，进行可耐受的锻炼，保持愉快心情。

第五节 胆道肿瘤患者的护理

胆囊癌在胆道系统原发恶性肿瘤中最为常见，胆管癌的发生率较胆囊癌低，但近年来有增加趋势。主要发生在50～70岁年龄组。胆囊癌女性发病率高，为男性的3倍多；胆管癌以男性为多，男女之比约为2.5∶1。

一、病因

胆道癌的病因至今尚不清楚。据流行病学调查资料统计，胆囊癌发病相关的危险因素与年龄、性别、种族、饮食、激素、胆囊结石引起的慢性感染造成的长期刺激有关。

（一）胆结石

胆囊癌病例伴胆囊结石者占70%～90%，而胆管癌病例伴有胆结石者占20%～57%，其机制可能为结石长期刺激胆囊粘膜造成慢性创伤和炎症，进而导致增生不良而发生癌变；也可能导致胆囊排空障碍胆汁淤滞，加上细菌感染等因素，使胆酸转化成有致癌作用的物质。

（二）胆囊疾病

较大的胆囊，胆囊息肉、先天性胆道扩张症、瓷样胆囊和胆囊肠道瘘等均易伴发癌肿。

（三）其他疾病

慢性溃疡性结肠炎和肝脏华支睾吸虫病感染者较易发生胆管癌。

二、病理表现

（一）大体病理

胆管癌可发生在胆管各个部位。

1. 上段胆管癌　上1/3胆管癌指位于肝总管和左右肝管汇合处的癌肿。

2. 中段胆管癌　指位于胆囊管到十二指肠下缘以上的一段胆总管癌。

3. 下段胆总管癌　指位于十二指肠下缘一段的胆总管癌。

（二）组织学分型

在组织学上大多数胆囊癌属腺癌，5%～20%为未分化或分化不良型癌。按瘤细胞分化程度的差异，可分为高、中、低分化腺癌。根据肿瘤病理学形态结构的特点可分为硬化型癌、乳头状癌、胶样癌和鳞状上皮癌，类癌和肉瘤少见。

三、扩散和转移

（一）直接浸润

癌组织常在粘膜蔓延，局部广泛浸润。

（二）对器官的侵犯及周围淋巴结的扩散

胆囊位置紧贴肝脏，又有丰富的淋巴血管网，极易侵犯肝、十二指肠、胃、胰腺和前腹壁。胆道癌周围淋巴结经常受累，并向胰十二指肠和腹腔内及肠系膜淋巴结扩散。

四、病期及预后

(一) 病期

根据肿瘤侵犯的深度及有无转移,Nevin 于 1976 年将胆囊癌分为五期:

Ⅰ期:肿瘤仅侵犯粘膜层的原位癌。

Ⅱ期:肿瘤仅侵犯到粘膜下层和肌层。

Ⅲ期:肿瘤侵犯到胆囊壁全层,但无淋巴结转移。

Ⅳ期:胆囊壁全层受累及合并胆囊周围淋巴结转移。

Ⅴ期:肿瘤侵犯至肝或其他脏器伴胆总管周围淋巴结或远处转移。

(二) 预后

胆道癌预后极差。胆囊癌的恶性程度较高,具有生长快和转移早的特点,5 年生存率约为 2%～5%。胆管癌术后一般很少存活 5 年。分化较好的又属于Ⅰ期 5 年生存率较高,分化不良的Ⅱ～Ⅲ期 5 年生存率较低。

五、临床表现

1. 疼痛　主要是中上腹及右上腹疼痛不适,也可为右上腹隐痛、胀痛及阵发性疼痛或绞痛,在后期变成持续性钝痛。

2. 消化道症状　食欲不振、消化不良、嗳气、恶心、呕吐、胃纳减少、体重减轻。

3. 黄疸　当肿瘤直接累及肝外胆管或胆管转移时,可出现梗阻性黄疸并逐渐加重。

4. 肿块　可为肿大的胆囊或癌肿转移至肝脏及邻近器官。

5. 发热　继发胆道急性感染时可高热。

6. 晚期症状　恶液质、脾肿大、贫血、腹水等。

六、诊断

(一) 实验室检查

血液、尿检查可提示梗阻性黄疸,血清胆红素及血清碱性磷酸酶(ALP)升高,尿胆红素阳性,如能排除肝炎、肝硬化,胆结石等,应考虑胆管癌的可能,肿瘤相关抗原检测阳性如 CA199、CA242 等。

(二) B 超

对胆囊癌诊断正确率约 80%～90%。

(三) CT

对胆囊癌术前诊断正确率为 60%～70%,CT 增强扫描可提高诊断率,而且能显示肿瘤侵犯邻近器官及淋巴结转移情况。

(四) MRI

能很好地鉴别胆囊癌等恶性疾患,早期发现胆囊癌对肝门软组织的分辨率高于 CT,可观察肿瘤是否侵犯门静脉,这是目前影像学技术的最佳选择。

(五) 逆行胰胆管造影(ERCT)

1. 可确定胆管癌的位置和范围。

2. 获取胆汁,但诊断胆管癌的阳性率较低,仅 6%～27%。经 ERCT 内镜刷洗物或经 PTCD(经皮肝穿刺引流)刷洗物细胞学检查,可提高检查的阳性率,但癌细胞扩散并发胆道出血、胆瘘、胆道感染的机会也会增加,因此这种方法的实用价值不大。

(六) 选择性动脉造影

可确定癌肿浸润邻近器官组织程度,是否已侵犯门静脉及肝动脉,以决定癌肿能否被切除。

(七) 肿瘤免疫学检查

肿瘤相关抗原检测是诊断胆管癌的另一途径。如测定血清中糖链抗原CA199、CA242及C50的浓度,对协助诊断有一定参考价值。

七、治疗原则

主要是手术治疗,然而绝大多数病人在手术时发现其癌肿已不可能被切除或仅能做姑息切除。

(一) 根治性切除

在为胆囊结石或急性胆囊炎做切除手术时,可意外的从病理切片中发现胆囊癌,对术中已明确为胆囊癌者,病变已侵及浆膜层,有或无局部转移,尚有机会做手术切除者,均应考虑进行扩大根治性胆囊癌切除术。

(二) 姑息手术

如胆道癌不能切除,并有肝脏多处转移,此时不可能做根治术,可行姑息手术,以减轻症状,提高生存质量。如侵犯胃产生幽门梗阻可行胃空肠吻合术。

(三) 引流术

可采用手术方法及内引流术,或做胆肠吻合术,术中做插管至梗阻近端扩张的胆管的内T管引流或行非手术方法PTCD(PTBD)引流术,以引流胆汁减轻黄疸,减轻肝脏损害,减轻病人难以忍受的瘙痒,提高生存质量。

(四) 放疗与化疗

对胆管癌也可用术中放疗,术后定位放疗及经导管内照射,尤其适用于对化疗疗效差的硬化型胆管癌。也可选用敏感化疗药进行化疗取得较好疗效。

八、胆道肿瘤患者的护理(参见胰腺癌患者的护理一节)

(董燕华)

第十三章　泌尿、生殖系统肿瘤患者的护理

泌尿及男性生殖系统肿瘤是泌尿外科常见疾病。我国最常见的是尿路上皮肿瘤，尤以膀胱癌发病率最高，其次是肾脏肿瘤。前列腺癌近年来发病有增长趋势。女性生殖系统肿瘤以子宫和卵巢肿瘤最为常见，子宫颈癌最多，阴道和输卵管肿瘤少见。

第一节　肾癌患者的护理

肾脏肿瘤在泌尿生殖系统肿瘤中较常见，其发病率在我国仅次于膀胱肿瘤。肾脏肿瘤按肿瘤的生物学特性分为良性肿瘤和恶性肿瘤两类。绝大多数肾肿瘤为恶性，临床较为常见的肾肿瘤有肾癌、肾盂癌及肾母细胞癌。肾癌亦称肾细胞癌或肾腺癌。好发年龄男性为55～69岁，女性为65～74岁，男∶女为2∶1，流行病学调查表明，城市发病率高于农村。

肾癌经肾切除术后5年生存率为35%～40%，10年生存率17%～30%。影响肾癌预后有多种因素。肾癌侵犯超出肾周围筋膜，又不能彻底切除者预后不佳。淋巴结受累者预后不良。双侧病变的预后不佳。本节主要介绍肾癌相关知识。

一、病因

肾癌病因尚未完全明了。流行病学调查及动物实验结果表明，吸烟、经常服用乙蔗酚等可使肾癌的发病率升高，二甲基亚硝胺亦可能是致癌因子。近年来有学者认为肾癌的发生与第3对染色体短臂的缺失和易位有关。肾癌有家族性发病倾向。

二、病理表现

（一）大体形态

肾癌多累及一侧肾脏，约1%～2%病例同时或先后发生在两侧肾脏。肾癌可发生在肾实质的任何部位，但上极多于下极。肾癌多由肾小管上皮细胞发生，系实质性肿瘤，多为类圆形，肿瘤切面通常为黄色或棕色，其间可有坏死、出血以及多囊结构，也可有钙化斑点或排列成壳状等病理改变，肿瘤周围由被压的肾实质和纤维组织形成的假包膜包绕。图13-1-1示肾盂造影后所见。

（二）组织学类型

1. 透明细胞癌　有形成腺状或管状倾向；
2. 颗粒细胞癌　常呈多数囊肿，其恶性程度较高；
3. 未分化癌　细胞呈梭形，恶性度大。

三、转移与扩散

肾癌可直接扩散侵犯周围组织，也可经血液和淋巴转移。血液转移可至肺、脑、骨、肝等，肺转移最为常见。淋巴转移最先到肾蒂淋巴结。肾癌的转移与瘤体大小无关，有的瘤体较小却早有远处转移。

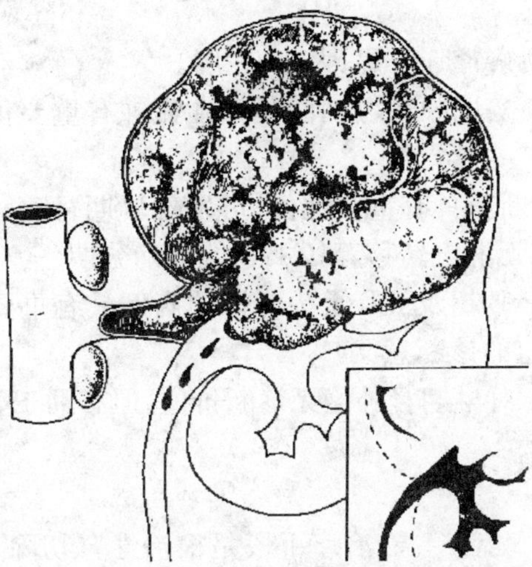

图 13-1-1　左肾癌及其肾盂造影所见

（实质肿瘤压迫肾盂肾盏，穿破肾盂引起血尿，癌栓侵入肾静脉，局部淋巴结转移）

四、临床分期

肾癌的临床分为Ⅳ期（Robson 分期）。

Ⅰ期　病变限于肾实质内。

Ⅱ期　病变浸润肾周围组织，但局限于肾筋膜内，肾静脉和局部淋巴结无浸润。

Ⅲ期　肾静脉有癌栓或有区域淋巴结转移，有或无下腔静脉、肾周围脂肪受累。

Ⅳ期　累及邻近器官或有远处转移。

五、临床表现

1. 肾癌早期缺乏典型症状。当“肾癌三联征”即血尿、疼痛、肿块出现时，病程已非早期，约 1/3 患者同时具有此三大症状。大多数早期发现的肾癌都是常规体检或其他疾病检查时发现。对中年人定期体检和 B 超检查是肾癌早期诊断、早期治疗的有效方法。

(1) 血尿：肿瘤侵犯肾集合系统后才有血尿，血尿特点是无痛、间歇性、全程血尿，50%～60%病例可出现血尿。

(2) 疼痛：常为钝痛或隐痛，见于 40%～50%病例。

(3) 肿块：肾脏由于位置隐蔽，出现腹部肿块时已属晚期，见于 20%～30%病例。

2. 全身症状　发热、血沉加快、贫血、体重下降、肝功能异常、高血钙、红细胞增多、高血压等临床表现。高血压可能与肾内动脉梗阻或受压迫而致肾素升高以及肿瘤内继发动静脉瘘有关，其他症状可能与肾癌分泌的一些物质或坏死有关。

3. 转移症状　肾癌患者有肺或骨转移时可出现相应表现。有些患者会以转移症状为主诉而初次就诊。

4. 左侧精索静脉曲张，尤其在平卧位不消失是左肾癌的体征之一。

六、诊断要点

肾癌早期无典型症状，可根据病史、症状、体征以及影像学检查即可确诊。影像学检查包括：

1. X线腹部平片　观察肾脏位置、大小、轮廓。

2. 超声扫描　对诊断实性肿物、囊肿、复杂性囊肿有重要价值。肾癌常表现为中低回声光团，内部回声不均匀。

3. CT　在肾肿瘤诊断上具有重要地位，可发现早期肾癌，还能显示肿瘤大小和范围、与周围组织血管的关系及有无淋巴转移等，CT还能准确分期。

4. 肾动脉造影　对于B超及CT无法确诊的病例具有重要意义。可以提示肾癌所引起的血管病理改变，也有一定的诊断意义。

5. 排泄性尿路造影　对早期肾肿瘤无诊断价值，但有助于了解健侧肾功能。

七、治疗原则

肾癌对放疗及化疗不敏感，主要治疗手段是根治性肾切除术，近年来重视肾癌的综合治疗，包括免疫治疗在肾癌治疗中更为重要。

（一）根治性肾切除术

为肾癌主要的治疗方法。如瘤体较大，术前24小时行选择性肾动脉栓塞，可减少术中出血。肾癌发生肾静脉或下腔静脉癌栓时，如无局部或远处扩散，行肾癌根治性切除术的同时取出癌栓，或切除受侵犯的下腔静脉。

（二）放射治疗

术前放疗能提高生存率及控制病情发展，减少切除范围。因各种原因特别是晚期患者不能进行手术者，可行姑息放疗，以减轻病情。术前放疗剂量30Gy/2～3周。姑息放疗剂量30～40Gy/3～4周。

（三）化学治疗

效果不佳，可采用联合化疗。

（四）免疫治疗

应用LAK细胞和IL-2，可使10%～30%患者缓解。α-干扰素和长春新碱合用优于单纯干扰素治疗。

八、肾癌患者围手术期护理

（一）手术前护理

1. 护理评估

(1) 根据肾癌的症状与体征、转移灶的相应症状与体征，结合相关检查，评估肾癌的分期。

(2) 评估患者各系统功能是否能耐受手术。

(3) 评估排尿情况，判断有无肾功能不全。

(4) 评估患者对疾病、手术的心理承受程度。

2. 常见护理问题　焦虑、恐惧；排尿异常：血尿；营养失调——低于机体需要量；活动无耐力；知识缺乏。

3. 护理措施

(1) 向患者及其家属讲解肾脏肿瘤知识及治疗方法，增强患者对疾病治疗的信心，消除焦虑恐惧心理，与医护密切配合。

(2) 改善营养状况，纠正电解质紊乱。

（3）对手术前肾动脉栓塞患者的护理：根据患肾的位置，选择穿刺部位，穿刺部位以股动脉最常用。穿刺针经皮刺入股动脉，在透视下将动脉导管头端滑入肾动脉内，注入造影剂拍片，确定病变位置和性质后由导管远端缓慢注入栓塞材料，栓塞成功后拔除动脉导管，皮肤穿刺点处施压包扎。

1）患者肾动脉栓塞后可感栓塞侧腰痛，有时很剧烈，同时可有发热、腹胀等，做好心理护理的同时，对症处理即可。

2）观察患侧肢体的足背动脉搏动，皮肤温度、湿度、色泽、血运情况，皮肤穿刺点制动和施压包扎 24 小时，制动是避免形成出血或血肿的关键。

3）严格记录出入量，特别是尿量。静脉补充液体，同时使用利尿剂，防止发生急性肾功能衰竭。

4）每日测体温 4 次，异物栓塞刺激机体产生的防御反应易造成体温偏高。

（4）可根据血压波动情况，监测血压每天 1～4 次。

（二）手术后患者的护理

1. 护理评估

（1）评估麻醉方式、手术方式、术中输血、输液情况。

（2）评估生命体征是否平稳；麻醉是否清醒；引流管是否通畅，引流液的量、性状；尿管是否通畅，尿液量、性状；伤口有无渗出。

（3）评估有无伤口疼痛及程度，止痛效果。

（4）评估有无紧张、恐惧心理，能否配合治疗及护理，能否安静入睡。

（5）评估根据手术方式不同，能否采取适当活动。

（6）评估对出院后治疗及护理是否清楚。

2. 常见护理问题　焦虑、恐惧；疼痛；有组织完整性受损的危险；活动无耐力；清理呼吸道无效；知识缺乏；PC：出血、肾功能衰竭、感染等。

3. 护理措施

（1）观察生命体征：每 30～60 分钟测量血压 1 次，待血压平稳 6 小时后改为每 2 小时测量 1 次，或依病情而定。巨大肾肿瘤切除后由于创面大，及邻近脏器受损易发生内出血，导致休克。因此应注意引流液量有无增加及脉搏、血压的变化，有利于早期发现内出血和休克，及时治疗。

密切观察有无憋气，呼吸困难，与术中误伤患侧胸膜有关。若出现呼吸异常应通知医生及时处理。鼓励深呼吸，协助正确排痰，定时雾化吸入、叩背、咳痰，预防肺部并发症。

（2）监测肾功能：右侧肾癌有癌栓时，如果结扎下腔静脉，术后可能出现蛋白尿。左侧肾癌有癌栓时结扎下腔静脉后，右肾静脉与门静脉吻合，术后要监测 24 小时尿量，监测肾功能，防止肾功能衰竭。

（3）术后体位与活动：对单纯肾切除及肾输尿管全长切除术后患者，术后 6 小时给予半卧位，使膈肌下降、腹肌松弛，利于呼吸、血液循环及腹腔引流。协助床上翻身，术后第 1 天可协助床边坐、站及病室内行走，第 2 天后可根据体力增加活动量以及活动范围。对肾部分切除患者，术后需卧床 10～14 日，以防过早活动引起的出血及肾下垂。

（4）引流管护理：保持腹腔引流通畅，每日应准确记录引流量，如发现引流量、颜色异常及时通知医生。妥善固定引流管，防止扭曲、受压、脱落。

保持尿管引流通畅，做好尿道口的护理，每日用 2‰碘伏清洁尿道口 1～2 次。尿袋固定在尿道口以下区域，管道勿打折、扭曲、牵拉，防止尿液反流。

(5) 饮食护理：术后胃肠功能恢复后开始进流食，次日改为半流食或软食，术后3～4日可恢复进普食。如进食后腹胀明显，可行药物治疗，必要时行肛管排气。

(6) 输液护理：术后饮食未恢复正常量时可以适量增加液体入量，饮食正常后停止补液，术后输抗生素7～10天，预防感染。

九、出院指导

1. 加强自我情绪调整，保持乐观心情。
2. 加强对健侧肾脏的保护，防止外伤及有损害的药物。
3. 讲解应用化疗、放疗以及免疫治疗等综合治疗的必要性。
4. 定期B超、胸部X线片检查，及早发现转移病灶。
5. 如果再次出现血尿、乏力、消瘦、疼痛以及腹部肿块等症状时，应及早到医院就诊，以免延误病情。

第二节　肾母细胞瘤患者的护理

肾母细胞瘤属肾脏肿瘤，又称肾胚胎瘤或Wilms瘤。占儿童实体性肿瘤的80%，占15岁以下儿童泌尿生殖系统恶性肿瘤的80%。75%的肾母细胞瘤发生在1～5岁之间，90%在7岁以下。成人罕见，预后差。发病率无性别差异。1%有家族史。

一、病因

似有家属性和遗传倾向。该病与胚胎发育有密切关系，认为是从胚胎性肾组织中发展而来。

二、病理表现和分期

肾母细胞瘤是一种胚胎性恶性混合瘤，瘤体组织中包括腺体、神经、软骨和脂肪等。切面呈鱼肉样，镜下可见未分化的上皮性和间质性的混合组织，肿瘤分为两大类：典型肾母细胞瘤和未分化型，后者预后较差。肾母细胞瘤转移途径同肾癌，多转移至肺，其次为局部淋巴结转移。10%有肾静脉癌栓。以下简单介绍美国肾母细胞瘤研究组(NWTS)的分期：

Ⅰ期　肿瘤限于肾内，可完全切除。肾被膜完整，术前、术中肿瘤未破溃，切除边缘无肿瘤残存。

Ⅱ期　肿瘤已扩散到肾外，可完全切除。有局限性肿瘤扩散，如肿瘤已穿透肾被膜；肾外血管有瘤栓；曾做过活体组织检查，或术中曾有肿瘤溢出；切除边缘无明显肿瘤残存。

Ⅲ期　腹部有非血缘性肿瘤残存；区域淋巴结转移；腹膜面有肿瘤种植；已浸润周围重要组织；肿瘤未完全切除。

Ⅳ期　已发生血行转移。

Ⅴ期　双侧肾母细胞瘤。

三、临床表现及诊断要点

诊断肾母细胞瘤以腹部肿物为主要指征，根据其临床表现及影像学检查加以诊断。

（一）临床表现

肾母细胞瘤最主要的表现为腹部肿物，如发现小儿腹部肿物应高度怀疑此病。

1. 腹部肿物　常在家长为患儿洗澡、穿衣或健康体检时发现，瘦弱的儿童可见腹部肿块，位于季肋部一侧，表面光滑，质地坚硬，边缘清楚，活动度差。

2. 腹痛　一般为轻度钝痛。若肿瘤内出血或血尿、血块堵塞可导致肾绞痛发作。

3. 血尿　为晚期症状，说明肿瘤侵及肾盂，约20%病例有血尿。

4. 压迫症状　下腔静脉受压可引起腹水，腹壁静脉曲张及下肢浮肿等。压迫肾脏导致肾缺血，可引起高血压等。

5. 其他　晚期肿瘤可出现乏力、发热、食欲减退、消瘦、贫血等。

（二）诊断要点

1. 可根据病史、腹部肿物、腹痛、血尿及有关体征进行诊断。

2. 影像学检查

(1) 静脉肾盂造影：对怀疑是肾母细胞瘤的患者，应做静脉肾盂造影，常见表现为肾盂、肾盏和输尿管受压变形、移位、缺损或肾盂积水等。

(2) B超检查：应作为常规检查，可判断肿瘤的大小，有无肿瘤内出血及肾静脉、下腔静脉有无瘤栓等。

(3) CT检查：CT表现与肾癌相仿，见肾内密度不等的占位病变，对肿瘤的分期优于B超检查。

(4) 肾动脉造影：显示肿瘤形态和分布不规则。此项检查不列为常规检查。

四、治疗

肾母细胞瘤适合应用手术、放疗、化疗等综合治疗，是疗效最好的实体肿瘤之一。

（一）手术治疗

早期经腹腔行肾切除术。肾静脉内有瘤栓者，应同时取出。若肿瘤已侵犯周围脏器，如十二指肠、胰头等，在可疑肿瘤残存部位放银夹标记，术后行放疗、化疗3～6个月后再做第二次探查手术。

巨大肾母细胞瘤可疑有周围粘连手术切除困难者，或肿瘤已侵入下腔静脉的患者，术前可应用化疗，使肿瘤缩小，若效果不理想，则再放疗后行手术。

（二）放射治疗

肾母细胞瘤对放疗很敏感。巨大肾母细胞瘤术前行放疗，待肿瘤缩小再做手术。一般术前放射时间6～8天，术后放疗应不晚于手术后10天，否则局部易复发。

（三）化学治疗

化疗护理详见第五章。常用药物有长春新碱（VCR），放线菌素D（ACTD），阿霉素（ADM）等。应注意以下几点：

1. VCR毒性小，在防止肿瘤复发及转移诸方面均优于ACTD。两药联合疗效增加。

2. VCR和ACTD用药过程中定期查肝功能。

3. 2岁以下儿童须慎用ADM，对心肌有损害。

五、手术患者围手术期护理

（一）术前护理

1. 护理评估

(1) 评估有无腹部肿块及大小/位置。

(2) 评估有无腹痛及疼痛性质、程度。

(3) 评估有无血尿、腹水、腹壁静脉曲张、下肢浮肿等。

(4) 利用实验室检查评估肿瘤的位置、大小、与周围组织的关系等。

(5) 评估家属对治疗、预后是否充分了解，是否主动配合治疗。

2. 常见护理问题

排尿异常：血尿；疼痛（腹痛）；焦虑、紧张；有组织完整性受损的危险；知识缺乏等。

3. 护理措施

(1) 心理护理　对家属以及患儿进行耐心的开导、科学的解释，给予心理支持，帮助患儿及家属充分认识治疗的必要性，以及可能发生的问题及预防措施，主动与医护密切配合，参与治疗护理措施的制定与执行。

(2) 疼痛护理　评估疼痛等级以及发生规律，按需要给予解痉止痛剂，避免患儿因疼痛而躁动。

(3) 纠正贫血、改善营养　对血尿、消瘦、贫血的患儿，注意增加营养，必要时静脉补充营养、输血。

(4) 对于有下肢浮肿、腹水的患儿，准确记录出入量，并监测腹围、体重，每周记录 2 次，做好皮肤护理，预防局部皮肤损伤。

(5) 对手术前行肾动脉栓塞的患儿，评估排尿情况，判断有无肾功能不全，确保手术安全。

(6) 对有高血压的患儿应监测血压并做好记录，若有异常及时处理。

（二）术后护理

因本病患者多为儿童，观察病情应更细致。患儿各系统发育尚未成熟、代偿功能差，以及患儿体重轻、循环量少，所以一个系统的异常很可能带来其他系统的异常。如果观察不细致，不能及时发现病情变化，可能会错过最佳抢救时机。

1. 护理评估

(1) 评估麻醉方式、手术方式、术中输血、输液情况。

(2) 评估生命体征是否平稳；麻醉是否清醒；输液是否通畅，输液速度是否合适；腹腔引流是否通畅，引流液的量、性状；尿管是否通畅，尿量及性状；伤口有无渗出。

(3) 评估有无伤口疼痛及程度，止痛效果。

(4) 评估术后对治疗护理知识是否了解。

2. 常见护理问题　疼痛；清理呼吸道无效；PC：出血、肾功能衰竭、感染；知识缺乏等。

3. 护理措施

(1) 生命体征监测：每 15～30 分钟测血压一次，血压平稳 6 小时后可改为 1～2 小时测一次，或依病情而定。密切观察呼吸频率及有无憋气等症状，若有异常及时协助医生处理。定时雾化吸入、拍背，帮助患者排出痰液，预防术后肺部并发症的发生。

(2) 卧位与活动：术后平卧 6 小时后改半卧位。术后活动时间及方式应根据手术方式而定。

(3) 引流管护理:做好各种引流管的护理(参考其他章节),患儿自我控制能力差,活动范围较大,对各种引流管妥善固定,引流通畅并准确记录24小时引流量。做好尿道口的护理,每日2‰碘伏清洁尿道口1~2次。

(4) 输液护理:术后禁食期间可根据患儿体重、身高补充液体,饮食正常后停止补液。术后常规使用抗生素7~10天,预防感染。

(5) 饮食指导:术后胃肠功能恢复后开始进流食,次日改为半流食或软食,术后3~4日可恢复普食,并观察患儿腹胀、排便情况,调整饮食结构,必要时可肛管排气。

(6) 心理护理:患儿心理情绪的变化受身体的舒适度影响较大,可以通过观察情绪变化早期发现病情变化。患儿家长的情绪变化是随着患儿病情变化而变化的,同时向家属讲解必要的护理常识,增加家属对疾病的知识,减轻心理负担,共同做好患儿的护理工作。

六、放射治疗的护理

肾母细胞瘤大部分对放疗敏感,术后放疗可提高疗效,也可术前放疗使肿瘤缩小,随后手术切除。

1. 放疗局部皮肤可出现红、热、痒、痛,甚至破溃的表现,患儿指甲应及时修剪,嘱患儿不可抓挠,必要时戴手套。穿着宽松的全棉内衣,减少衣物对周围皮肤的刺激。

2. 定时监测血象、肝、肾功能。

3. 预防感染　因放疗可致免疫系统功能下降,白细胞减少,抗病能力下降,极易发生感染,如口腔炎、肺炎、皮肤泌尿系感染等,所以预防各系统感染是非常有必要的。

4. 饮食指导　对食欲减退、恶心、呕吐的患儿应提供具有丰富营养、色鲜、味清淡、少油、含丰富维生素的食物。勤漱口,房间通风不要有异味,及时清除呕吐物。并防止形成口腔破溃。

七、出院指导

1. 讲解肾母细胞瘤治疗的特点,鼓励家属对治疗增强信心。
2. 配合做好放、化疗。定期做好肝、肾功能监测及血象监测,减少外出,预防感染。
3. 增加营养,提高抗病力。
4. 指导家属对患儿的病情观察,如血尿、下肢浮肿、体温升高等,出现异常情况及时就医。
5. 对需要二次手术的患儿家属做好术后治疗和下次手术的指导工作,避免延误治疗时机。

第三节　膀胱肿瘤患者的护理

膀胱癌是泌尿外科常见的恶性肿瘤,发病年龄多在50~70岁,男女比例为3∶1~4∶1,近年发病率有增加的趋势。好发于膀胱侧壁及后壁,其次为三角区和顶部,膀胱肿瘤可先后或同时伴有肾盂、输尿管、尿道肿瘤。

一、病因

1. 染色体和基因改变。
2. 职业因素　主要为染料中间产物和橡胶防老化剂。如联苯胺、L-萘胺、芳香胺。
3. 吸烟　约1/3膀胱癌与吸烟有关,吸烟者发生率要比不吸烟者高4倍左右,与吸烟量、时间、烟吸入多少有关。不除外被动吸烟者。

4. 咖啡　有报告认为咖啡可导致膀胱癌。

5. 止痛药、人造甜味剂、亚硝胺类物品可致膀胱癌。

6. 慢性膀胱炎、长期结石、导尿管刺激膀胱可致癌。

7. 盆腔照射、环磷酰胺，可增加膀胱癌的发病率。

8. 内生色氨酸代谢增加可致膀胱癌复发。

二、病理表现

（一）组织学分类

1. 上皮性肿瘤　占95%以上，多数为移行细胞乳头状肿瘤，如鳞癌和腺癌。

2. 非上皮性肿瘤　罕见，由间质组织发生，多为肉瘤如横纹肌肉瘤。

（二）分化程度

按肿瘤细胞大小、形状、染色体改变，分裂相等分为三级：

Ⅰ级　分化良好，低度恶性；

Ⅱ级　界于Ⅰ、Ⅱ级之间，属中度恶性；

Ⅲ级　分化不良属高度恶性。

（三）按照膀胱癌的生长方式分类

1. 原位癌　局限在粘膜内，无乳头无浸润；

2. 乳头状癌　癌组织形成乳头状、息肉状或菜花状突起，与膀胱粘膜有蒂连接；

3. 浸润癌　肿瘤在粘膜呈浸润性生长，形成粘膜的斑块状增厚，基底面宽无蒂。

（四）病理学分期

T_{is}原位癌；T_a 乳头状无浸润；T_1限于固有层以内；T_2浸润浅肌层；T_3浸润深肌层或已穿透膀胱壁；T_4浸润前列腺或膀胱邻近组织。分期越高，预后越差。

（五）扩散与转移

膀胱肿瘤转移以淋巴转移常见，血行转移常见于晚期病例，膀胱癌的扩散主要向深部浸润，直至膀胱外组织，侵犯前列腺或后尿道。

三、膀胱癌的临床表现

1. 血尿　最常见，间歇性、无痛性肉眼血尿，部分病例起始为无痛镜下血尿，肿瘤侵犯三角区或肌层时可伴有疼痛。血尿严重程度和肿瘤的大小、数目、有无浸润等无相关性。

2. 膀胱刺激症状　可出现尿频、尿急、尿痛等症状，常为膀胱肿瘤的晚期病症，为肿瘤侵犯到肌层所致。

3. 尿中“腐肉”　常为坏死脱落的肿瘤组织。

4. 腹部肿块　多见于浸润性癌，在膀胱部位出现肿块，坚硬，排尿后不消退，属晚期症状。

5. 尿潴留、肾功能不全、贫血、尿路感染等都是膀胱癌的晚期症状。

四、膀胱癌的诊断

（一）病史及症状

膀胱癌血尿特点：肉眼血尿、突然出现、无痛性、全程性、间歇发作。任何中老年人出现肉眼血尿，尤其是男性，都应高度警惕膀胱癌的可能性。

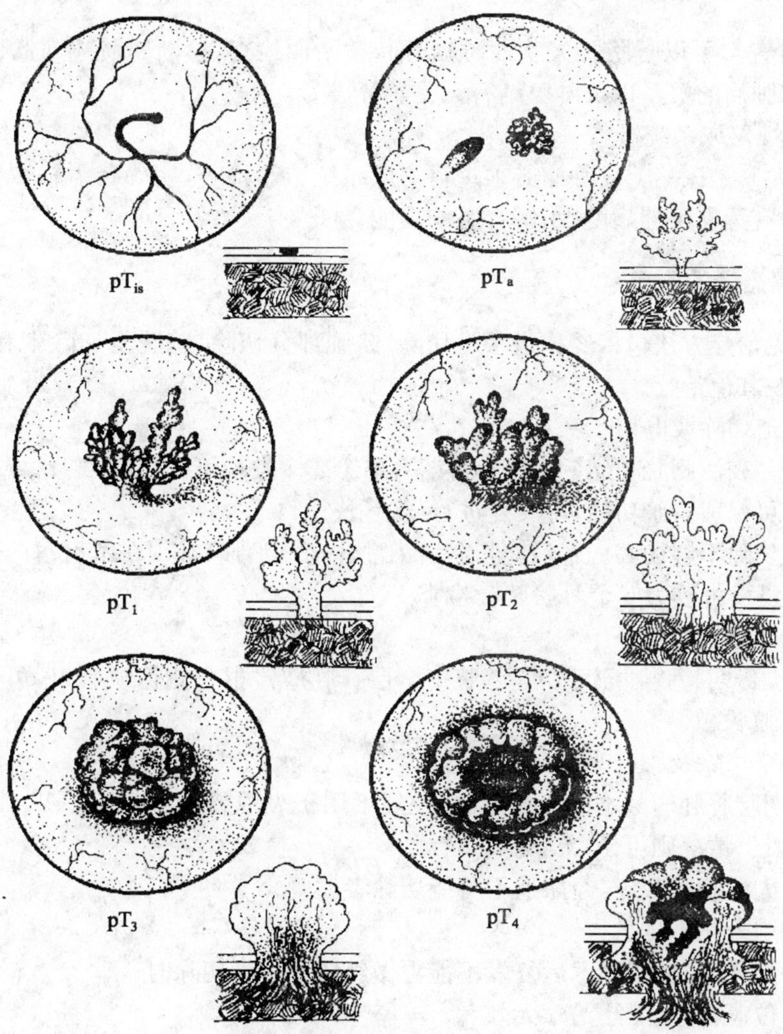

图 13-3-1　膀胱肿瘤(T_{is}、T_a、T_1、T_2、T_3、T_4 期及膀胱镜所见)

（二）尿细胞学检查

膀胱肿瘤患者的尿中容易找到肿瘤脱落细胞，但如果找不到肿瘤细胞，也不能除外膀胱癌。尿路结石、炎症、放疗、化疗等也可出现假阳性结果。为增加阳性准确率，尿细胞学检查必须是新鲜尿液。

尿中脱落细胞分为 5 级：Ⅰ、Ⅱ正常，Ⅲ级可疑，Ⅳ级高度怀疑、Ⅴ级可见到肿瘤细胞。

（三）膀胱镜检查

膀胱镜检查是膀胱肿瘤诊断中必不可少的，可以了解肿瘤大小、所在位置、数目、形态，并可行活组织检查。

（四）影像学检查

1. 超声检查　经腹壁超声检查为非侵袭性，可以作为膀胱癌的最初筛选，可了解肿瘤大小、数目、位置等，并可以了解肿瘤对膀胱壁的浸润深度。

2. CT 检查　膀胱表浅肿瘤没有必要进行 CT 检查，CT 主要用于浸润性癌的诊断。可以了解肿瘤对膀胱壁的浸润深度，膀胱壁有无增厚变形，并可能发现盆腔转移淋巴结，有助于浸润性癌的分期。

3. MRI 检查　可以行膀胱矢状面、冠状面、横断面检查，诊断膀胱癌对膀胱壁浸润的深度，盆腔脏器和肿瘤的关系以及淋巴结有无受累等。

（五）排泄性泌尿系统造影

膀胱肿瘤尤其是尿路上皮肿瘤必须进行泌尿系统造影检查，明确肾盂输尿管是否存在肿瘤或其他病灶，有无梗阻性病变，了解肾脏的功能。

五、膀胱癌患者的治疗

膀胱癌常见治疗方法包括经尿道手术切除、膀胱部分切除、膀胱全切除术和尿流改道、膀胱内灌注药物及其他治疗。

（一）经尿道切除或电切

1. 适应证　表浅膀胱肿瘤（T_{is}、T_a、T_1期），单个或多发均可。

2. 优点　可保留膀胱功能，可反复进行，恢复快。

3. 缺点　切除不够彻底。术后应行膀胱内灌注药物治疗，必须在术后每 3 个月行膀胱镜检查，2 年内无复发可改为 6 个月膀胱镜检查 1 次。

（二）膀胱部分切除术

适用于 T_2、T_3期膀胱肿瘤可切除膀胱壁全层。肿瘤侵犯一侧输尿管口，可行膀胱部分切除，加输尿管膀胱再植。

（三）膀胱全切除及尿流改道

为 T_2、T_3期膀胱肿瘤基本的治疗方法，一般不用于表浅膀胱肿瘤（T_{is}、T_a、T_1期），但表浅膀胱肿瘤如有以下情况则可予以考虑：

1. 特别巨大的膀胱肿瘤，经尿道不可能切除者。

2. 肿瘤细胞分化不良。

3. 多发肿瘤、经尿道切除术后复发不能再做经尿道手术切除时。

4. 广泛原位癌，膀胱灌注治疗无效者。

5. 肿瘤侵犯前列腺、尿道。

6. 膀胱刺激症状严重，上尿路受损。

手术切除范围包括膀胱、精囊、前列腺、后尿道及盆腔淋巴结，膀胱切除术后应行尿流改道术。

理想的尿流改道需达到下列要求：

① 彻底治疗原发疾病；② 肾功能长期不受损害；③ 尿粪分流并可控制；④ 手术简单易行；⑤ 对患者生活质量影响小。

尿流改道可采用的方法：① 回肠膀胱术；② 输尿管皮肤造口术；③ 输尿管乙状结肠吻合术；④ 可控性肠膀胱术；⑤ 肠代膀胱术。

（四）膀胱内灌注治疗

1. 膀胱内灌注治疗的目的　减少或防止复发。

2. 药物选择　常用卡介苗（BCG）、丝裂霉素（MMC）、阿霉素（ADM）。

3. 方法　每周灌注 1 次，8 次为一疗程，以后改为每月 1 次，共 1 年。每次药物在膀胱内保留 1 小时，每 15 分钟更换体位，平卧、俯卧、左侧卧、右侧卧，使药物与膀胱各壁充分接触。

4. 副作用　可出现膀胱刺激症状以及抗癌药的毒副反应。

5. 注意事项　膀胱灌入必须用导尿管插入膀胱，切忌直接从尿道口注入，否则可导致尿道损伤而致狭窄。

（五）其他

放疗及化疗适用于已失去手术机会的晚期膀胱肿瘤患者，还可用于手术患者的辅助治疗。高度恶性及侵袭性强的肿瘤做术前放疗亦可减少复发率，剂量通常 40Gy/4 周。免疫治疗日益受到重视，能取得较好的治疗和防止复发的效果。

六、围手术期的护理

（一）手术前护理

1. 护理评估

(1) 评估患者的工作经历，生活习惯及慢性膀胱炎病史等。

(2) 评估患者血尿，有无膀胱刺激症状、程度和起始时间。

(3) 评估患者贫血、肾功能等情况，全面了解患者全身状况。

(4) 评估疼痛的特点。

(5) 评估患者心理状态，情绪变化及对自身疾病的认知程度。

2. 常见护理问题　排尿异常：血尿；焦虑；活动无耐力；知识缺乏；潜在合并症；感染等。

3. 护理措施

(1) 心理护理：消除患者的紧张、焦虑心理，讲解膀胱肿瘤知识及治疗方法，增强其应对疾病的信心，主动与医护配合。

(2) 专科症状观察：

1) 观察尿频、尿急、尿痛等膀胱刺激症状的发生特点、程度、诱因等，及时给予对症处理。这些症状出现时说明膀胱癌的瘤体较大或为数较多或肿瘤侵入肌层较深。

2) 观察有无排尿困难，排尿困难是由于肿瘤位于膀胱颈附近，排尿时阻塞尿道内口所致。血块阻塞也可引起排尿困难。

3) 观察有无腰部疼痛，如果肿瘤位于输尿管口的附近，可引起该侧输尿管的梗阻及腰部疼痛而使肾盂扩张或积水，必要时遵医嘱服用止痛药。

4) 转移症状观察：膀胱癌晚期在耻骨上能触及肿块或髂部有固定的肿块，常伴有疼痛和下肢浮肿。

5) 做好尿检瘤细胞的标本收集及膀胱镜检查，排泄性尿路造影检查前的准备工作。

6) 做好尿流改道患者的心理护理，增强患者战胜疾病的信心。

(3) 饮食护理：嘱患者进食高蛋白、高维生素、营养丰富的饮食，纠正贫血，改善营养状态，必要时输血、补液。

(4) 根据不同的手术方式做好术前准备：

1) 膀胱部分切除或膀胱造瘘术的患者，手术当日晨嘱患者不排尿，以使膀胱充盈有利于术中识别膀胱，防止误伤。

2) 行膀胱全切双侧输尿管皮肤造口术的患者，术前要彻底清洁腹部的皮肤，有利于成形皮肤乳头的成活，防止感染。

3) 尿流改道患者的肠道准备：术前 3 日少渣半流食；术前两日流食；术前 1 日禁食或少量白糖水并给予静脉补液。术前 3 日开始遵医嘱给予肠道抗炎药、维生素 K_4 等。术前 2 日、1 日分别口服泻药，术前 1 日晚清洁洗肠，术日晨清洁洗肠并留置胃管。

(二) 手术后护理

1. 护理评估

(1) 评估麻醉方式、手术方式,术中输血、输液的情况。

(2) 评估生命体征是否平稳;麻醉是否清醒;评估膀胱造瘘管或尿管的冲洗量、性质、冲洗速度;评估尿液的性质、流出速度。

(3) 评估有无伤口疼痛及膀胱痉挛及程度、止痛效果。

(4) 评估患者有无腹胀、腹痛及原因和程度。

(5) 评估患者的体温变化,必要时做血培养及药物敏感试验。

(6) 进食后应评估患者排便情况,保持大便通畅。

(7) 评估拔尿管后排尿情况及拔除膀胱造瘘管后膀胱造瘘口的渗出愈合情况。

(8) 根据不同手术方式进行针对性评估。

1) 对尿流改道手术后患者,评估左、右输尿管支架管、回肠膀胱引流管或膀胱造瘘管、耻骨后引流管、尿管是否通畅,有无标记,评估其性质、颜色、量,做好记录。

2) 对留置胃管患者评估胃肠减压是否正常有效,准确记录性质、颜色、量。

3) 评估 24 小时出入量。

4) 评估呼吸道有无异常呼吸音、呼吸频率。

5) 评估留置胃管期间患者口腔粘膜情况。

6) 评估胃肠功能恢复情况,待胃肠功能恢复后进行正确的饮食指导。

7) 评估患者手术方式、个体状况,给予相应的活动指导。

8) 评估伤口、造口周围皮肤情况,有无感染。

9) 行回肠膀胱手术者,评估其皮肤的特性,选择佩带造口袋品种;评估患者学习能力,进行有效指导。

10) 行可控膀胱手术后,评估结肠造瘘管是否通畅;评估患者学习能力,指导患者自己进行结肠膀胱的冲洗。

2. 常见护理问题　焦虑、恐惧;疼痛;清理呼吸道无效;腹胀、腹痛、腹泻;体温升高;活动无耐力;口腔粘膜改变;有便秘的危险;皮肤完整性受损的危险;营养失调——低于机体需要量;知识缺乏;PC:出血、感染、肠梗阻等。

3. 一般护理措施

(1) 根据麻醉方式,做好相应的麻醉后护理。

(2) 生命体征监测及感染预防:

每 30～60 分钟测量血压 1 次,待血压平稳 6 小时后改为每 2 小时测量 1 次,或根据患者病情决定。遵医嘱给予雾化吸入(2 次/日),协助叩背、咳痰,每 2 小时 1 次,预防肺部感染。

膀胱癌患者因术前有血尿,往往伴有不同程度的贫血,手术后贫血可加重,因此要密切观察生命体征,及时发现病情变化及时处理。经尿道膀胱肿瘤电切术后,测体温 4 次/日,监测体温变化,及时发现菌血症,必要时进行血培养及药物敏感试验。

(3) 引流管护理:行膀胱部分切除术后的患者,需要留置尿管,要妥善固定,并保持膀胱冲洗液引流通畅。密切观察膀胱冲洗及引流液速度,注意引流液的颜色变化。根据出血情况用生理盐水间断或持续进行膀胱冲洗,防止血块堵塞造成膀胱充盈出血。如发生血块堵塞,应及时协助医生给予处理。术后 2～3 日拔尿管自行排尿,拔除尿管后应注意患者排尿情况。

行膀胱全切回肠代膀胱的患者,应准确连接左、右输尿管支架管及回肠代膀胱引流管并分别做好标记，同时观察各管道引流液的性质、量，分别做好记录。了解双侧肾功能及回肠代膀胱功能。准确记录24小时出入量。

耻骨后引流管一般在术后3～5日无引流液时拔除，输尿管支架管及回肠膀胱引流管一般10日左右拔除。

(4) 胃管护理：留置胃管禁食期间，静脉补充营养和水分。持续胃肠减压并保持通畅，每2小时用生理盐水冲洗胃管1次，密切观察引流液的性质、颜色、量，并做好记录，口腔护理2次/日，漱口每2～4小时1次，预防口腔感染。

待胃肠功能恢复后遵医嘱拔除胃管停止胃肠减压并开始进糖水、米汤50～100ml/次，每2小时交替1次，然后逐日增加逐渐过渡到流食半量、流食、半流食、软食、普食。做好饮食指导，观察患者进食后有无腹胀。出现明显腹胀、腹痛时，应及时通知医生给予饮食、药物处理。

(5) 膀胱痉挛时可给予止痛措施，必要时服用解痉挛药或止痛药物，缓解症状。

(6) 经尿道膀胱肿瘤电切术后，一般膀胱冲洗1次/日。

(7) 卧位与活动：术后6小时给予半卧位并鼓励患者床上活动；停止膀胱冲洗后，鼓励患者下床活动。

(8) 饮食指导：术后做好饮食指导，以营养丰富、粗纤维饮食为主，禁止食用辛辣食物，保持大便通畅，如发生便秘可服用缓泻剂并鼓励患者多饮水，每日2000ml以上。术后5日内不做肛管排气或灌肠。

4. 特殊护理措施

(1) 膀胱造瘘的患者，拔除膀胱造瘘管后，用油纱填充造瘘口，并每日换药1次，保持伤口干燥，2～3天后取出油纱，观察造瘘口皮肤愈合情况及有无漏尿，若有异常按上述方法继续处理。

(2) 行可控性肠膀胱患者，在术后3～4日开始行结肠膀胱冲洗(2～3次/日)。

目的：冲洗出结肠膀胱内的分泌物，保持尿液引流通畅。拔除输尿管支架管后，指导患者学会自行导尿。

方法：先从结肠造口管注入生理盐水100～200ml，再从结肠造瘘管引出。

(3) 行膀胱全切输尿管皮肤造口患者的护理：

1) 应密切观察成形皮肤乳头的血运情况，及时发现造口并发症。观察其颜色及有无回缩现象出现。如出现回缩、颜色变紫，则说明已出现血运障碍，应立即通知医生，协助处理。

2) 预防感染：保持伤口、造口部位敷料的干燥，并测体温4次/日，直至平稳，观察有无发冷、发热情况出现。因为患者术后带有多种导管，加上患者免疫能力下降，体质虚弱，很容易合并泌尿系统感染。

3) 尿流改道术后，指导患者学会佩带造口袋的方法和自行导尿的方法。

(三) 尿流改道造口患者的护理

1. 正确佩带造口袋的方法

(1) 使用一次性造口袋时，应在粘贴胶板前先清洁造口周围的皮肤并使之保持干燥。

(2) 贴胶板前，根据造口的大小，将胶板剪一个比造口略大的孔，一般胶板孔比造口大0.5cm～1cm，以板孔将能扣住造口为宜。

(3) 将胶板放在造口部位的皮肤上，反复按压使其贴牢，然后扣上尿袋。

2. 造口袋的妥善固定

在使用尿袋过程中，不断摸索经验，定时放出尿液。也可佩带专用腰带起到固定的作用，穿着宽松的内裤，内裤外可缝制一个口袋，外出活动时把尿袋放于口袋中，起到支托和美观的作用。

3. 回肠膀胱术后造口的护理

（1）皮肤护理：回肠膀胱术后，因患者终生需佩带造口袋，所以造口及周围皮肤的清洁和保养非常重要。观察造口的颜色，造口周围皮肤有无破损或湿疹等，若出现异常及时就诊，以便及早处理。造口周围皮肤可涂用氧化锌软膏保护皮肤，防止湿疹发生。

（2）更换造口袋时用0.9%生理盐水（温开水也可），清洁造口部位及周围皮肤，并用纱布或棉球擦干净造口周围皮肤，勿用力过猛以免损伤皮肤。

4. 可控膀胱术后自行导尿的护理

（1）在自行导尿前，需将尿管用水煮沸10～20分钟，以起到消毒作用。

（2）导尿前用生理盐水或消毒石蜡油润滑尿管前端，然后自造口处将尿管缓慢插入，将尿液引出。

（3）自行导尿时间，可根据患者情况而定，每隔半小时、1小时逐渐延至4小时。

（4）导尿时若出现尿管阻塞，可用生理盐水冲洗结肠膀胱。为避免出现阻塞现象，可根据情况每周用生理盐水冲洗结肠膀胱。

（5）穿柔软棉质的内衣裤，防止造口皮肤被磨损。

注意：定时导尿。从造口插入尿管将尿液引出。注意无菌操作。

七、出院指导

1. 指导患者保持心情愉快，去除膀胱癌发病的诱因。

2. 指导患者进食高蛋白、高营养、粗纤维易消化饮食，每日饮水2000ml以上，防止大便干燥及便秘。

3. 尿流改道术患者，指导佩带造口袋、自行导尿或结肠膀胱冲洗方法。

4. 膀胱肿瘤电切术患者，术后1个月内观察排尿的颜色，及时发现结痂脱落引起的出血，并及时就医。

5. 说明术后辅助治疗的意义，取得其合作。

6. 向患者说明膀胱癌的发病特点，指导其定期复查。

7. 向患者讲解各种手术治疗后常见的并发症及处理方法。

第四节　嗜铬细胞瘤患者的护理

嗜铬细胞瘤是发生于嗜铬细胞的肿瘤，由于嗜铬细胞产生儿茶酚胺及其产物，可引起高血压、高代谢、高血糖。约90%发生在肾上腺髓质，其中约10%为双侧性。肿瘤可较大，呈球形或分叶状，少数呈囊性变。约10%嗜铬细胞瘤发生在肾上腺外的交感神经节细胞，即异位嗜铬细胞瘤，可位于腹主动脉周围、膀胱壁。本病可以是多发性内分泌肿瘤的组成部分，可与甲状腺髓样癌、多发性粘膜神经瘤同时存在。本病多为良性，恶性者约占10%。

一、临床表现及诊断要点

(一) 临床表现

临床症状以头痛、心悸、出汗三联症状和高血压、高代谢、高血糖三高症为特征。

1. 高血压

(1) 高血压呈现持续性或阵发性发作，可以由情绪激动、体位改变、体力活动等诱发，也可无任何诱因发作。

(2) 发作特点：起病急，发作周期逐渐缩短、发作程度逐渐加重；发作时可伴有心悸、气促、出汗、肢端麻木、发冷、头痛、心前区及上腹部紧缩感。血压骤然上升，收缩压一般可达18.7～26.6kPa(140～200mmHg)以上；此外，尚可有焦虑、恐惧感、恶心、呕吐、乏力或衰竭、视物模糊等。

(3) 查体：可发现患者面色苍白、气促、瞳孔散大、心率加速、脉细速、血压升高。发作终止时，出现迷走神经兴奋症状，面颊及皮肤潮红、全身发热、大量出汗、流涎、瞳孔缩小、尿量增多、血压迅速降低恢复正常。严重发作时，可并发急性左心衰、脑溢血或休克而死亡。一般降压药治疗无效。

2. 低血压、休克　本病患者可发生低血压甚至休克，或出现高血压和低血压相交替的表现，还可发生急性腹痛、心前区痛、高热等，易被误诊为急腹症，急性心肌梗死或感染性休克。低血压和休克的发生可由下列原因引起：

(1) 肿瘤坏死，瘤内出血，以致释放儿茶酚胺锐减或骤停。

(2) 大量儿茶酚胺引起严重心律失常或心功能不全，致心输出量锐减。

(3) 肿瘤主要分泌肾上腺素，兴奋肾上腺素能β-受体，促使周围血管扩张。

(4) 大量儿茶酚胺使血管强烈收缩，组织缺氧，微血管通透性增加，血浆外溢，血容量减少，以致血压降低。

3. 代谢紊乱

(1) 基础代谢增高：肾上腺素可作用于中枢交感神经及交感神经系统控制下的全身代谢过程，使机体耗氧量增加，约50%患者基础代谢率增加约20%～50%，但血清 T_3、T_4，甲状腺对 ^{131}I 的吸收率皆正常。

(2) 糖代谢紊乱：肾上腺素促进及加速肝糖原的分解，并抑制胰岛素分泌，引起血糖增高或出现尿糖且糖耐量降低。

(3) 脂肪代谢紊乱：脂肪分解加速，游离脂肪酸增高。因皮下脂肪减少而消瘦，体重多减少标准体重的10%左右。

(4) 电解质代谢紊乱：血清钾偏低，发作时则偏高。有一类家族性嗜铬细胞瘤患者伴血钙增高。

(5) 偶有因肿瘤增大致皮质功能亢进，表现为皮质醇增多。

(二) 诊断要点

1. 根据患者患病年龄、病史、临床症状如头痛、心悸、出汗和高血压、高代谢、高血糖的特征，尤其是高血压的发作特点，考虑嗜铬细胞瘤的可能。膀胱部位的嗜铬细胞瘤表现为排尿时症状发作。

2. 实验室定性检查　测量血儿茶酚胺(CA)及其代谢产物甲氧基肾上腺素(MN)和香草扁桃酸(VMA)可基本确定诊断。

3. 药物试验　分激发试验和阻滞试验两种。激发试验主要用于阵发性高血压患者不发作时；而阻滞试验则用于持续高血压患者、阵发性高血压患者发作时。

(1) 激发试验：适用于血压在 21.3/13.3kPa 以下非发作期间。静脉注射组胺后 2 分钟，血压升高大于 6.65/3.99kPa，即为阳性。此试验有一定的危险性，必须十分慎重，事先备好下胺唑啉，以备出现血压过高时急用。

(2)阻滞试验：适用于血压在 22.7/14.0kPa 以上或正在发作时可做此试验。以下胺唑啉 5mg 静脉注入，在 3～5 分钟内血压下降超过 4.7/3.3kPa 者为阳性。现在可用可乐定作抑制试验。

4. 医学影像学检查　B 超、CT、MRI 都可清楚显示肾上腺部位的肿瘤，诊断准确率高。另外，腔静脉分段采血定位，^{131}碘代苄胺(^{131}I－MIBG)、γ 照相对嗜铬细胞瘤和肾上腺髓质增生的诊断与定位有极大帮助。

二、治疗原则

手术切除肿瘤是惟一有效的治疗方法，但由于患者血管长期处于收缩状态，血容量不足，术中血压波动过大易发生意外，故术前应作充分准备。

术前应控制血压、心率，使血压正常或接近正常，一般 2～4 周情况稳定后才施行手术。麻醉前多选用东莨菪碱及哌替啶，禁用阿托品，因阿托品可引起心率增快。术中必须注意体位改变、麻醉诱导和疼痛情况下，有可能诱发高血压危象。术中应维持血压、血容量的稳定，避免挤压肿瘤。

当肿瘤摘除后需使用升压药物。另外，因周围血管容积相对增大，回心血量及心输出量减少，血压可能骤降，需要加快输血输液的速度。未能切除的恶性嗜铬细胞瘤和转移瘤可使用儿茶酚胺合成阻滞剂 α-甲基酪氨酸，以改善症状。

三、围手术期护理

(一) 术前护理

1. 护理评估

(1) 根据患者的症状和体征评估患者的病情，提供必要的护理。

(2) 根据高血压的程度和病程评估心、脑、肺、血管受累的情况，定时为患者测量血压并记录。

(3) 根据全身状况评估耐受手术的程度。

(4) 根据高血压发作的诱因，评估患者发作强度及频率。

(5) 评估患者心理承受能力，判断患者有无不良心理反应及程度。

(6) 评估患者出汗、心率等情况，判断基础代谢紊乱的程度。

2. 常见护理问题

恐惧、焦虑；组织灌注改变；活动无耐力；有外伤的危险；PC：肾上腺皮质功能不全、感染；知识缺乏等。

3. 护理措施

(1) 心理护理：讲解肿瘤知识及治疗方法，消除患者焦虑恐惧心理，增强对疾病的信心，与医护密切配合。告知患者保持情绪稳定，可以帮助维持血压稳定。

(2) 控制血压：可使用 α 受体阻滞剂酚苄明，哌唑嗪，亦可用钙离子通道阻滞剂心痛定、异搏定等药物控制血压。用药前后要观察血压。血压控制正常或接近正常2～4周，情况稳定方可手术。避免引起高血压的各种刺激因素，并观察血压和脉搏的变化，每日测量2次。发作期间随时测量，有助于调整控制血压药物用量的增减，并做好记录。禁用阿托品类药物，以防血压变化。

(3) 维持正常生理状态：维持水电解质平衡和正常血容量，必要时输血和补充电解质。因患者基础代谢增高，出汗多消耗大，要鼓励患者多饮水，防止着凉、感冒。对血糖高的患者做好饮食指导，限制碳水化合物的入量。

(4) 预防受伤：限制活动范围，嘱其不要远离病房，外出需有人陪同，避免发生意外。

(二) 术后护理

1. 护理评估

(1) 评估麻醉方式、手术方式、术中输血、输液情况。

(2) 评估生命体征是否平稳，尤其是血压的变化，麻醉是否清醒。

(3) 评估有无伤口疼痛及程度，止痛效果。

(4) 评估伤口有无渗血。

(5) 评估有无紧张、焦虑心理，能否配合治疗及护理，能否安静入睡。

(6) 评估电解质、血糖的变化。

(7) 评估患者有无肾上腺皮质功能不全的症状，如恶心、呕吐、腹泻、全身酸痛、休克等，及时准确使用激素治疗。

(8) 评估胃肠功能恢复情况，调整饮食。

(9) 评估输液是否通畅，输液速度是否合适，以及出入量是否平衡。

2. 常见护理问题

PC：肾上腺皮质功能不全、感染；疼痛；清理呼吸道无效；组织灌注改变；紧张；焦虑；活动无耐力；知识缺乏等。

3. 护理措施

(1) 生命体征监测：术后48～72小时之内，严密观察血压，将其维持在低于手术前2.67～4kPa(20～30mmHg)，以防重要脏器供血不足。每15～30分钟测血压1次，待血压平稳6小时后改为每1小时测量1次或依病情而定。

血压降至正常以下时，遵医嘱给予去甲肾上腺素，并根据血压调节输液浓度、滴数，注意勿外渗，如发生外渗用透明质酸酶溶液局部封闭，防止局部坏死。约70%患者血压恢复正常，但有少部分患者术后仍有高血压表现，其原因是高血压继发血管病变，因此术后应继续观察有无高血压危象发生，必要时给予扩血管药物调整血压。

(2) 术后并发症的观察和预防：严密观察患者术后并发症如肺水肿、左心衰、脑水肿等，其原因是术前高血压加重心脏负担及高血压引起体内重要脏器病变；术中、术后大量输血补液亦可使心脏负荷加大；加上手术刺激等易导致上述并发症发生。故应密切观察心律、心率、呼吸情况及患者的意识情况等，早发现、早治疗。

严密观察患者有无恶心、呕吐、腹泻、周身酸痛、休克等肾上腺皮质功能不全的现象，若出现时常规每日给予一定量的激素，并保证准确无误输入。

给予雾化吸入，2～3次/日，协助叩背、引流痰液，防止肺部并发感染。术后3日内，记录24小时尿量，观察肾功能情况。

(3) 输液护理:根据中心静脉压调节输液量及输液速度,准确记录 24 小时出入量。保证 24 小时液体准确输入,输血、输液速度不宜过快,以防肺水肿、心功能不全、全身水肿发生。每日监测患者的电解质、血糖的变化。

(4) 活动与饮食护理:术后 2～3 日内安静卧床休息,待血压平稳后方可活动。术后禁食,胃肠功能恢复后开始进流食、半流食,逐渐过渡到普食。腹胀明显时可行药物治疗,必要时可行肛管排气。

(5) 观察伤口渗出及愈合情况,发现异常及时协助医生处理。

四、出院指导

1. 根据病情需要,做好药物指导。

2. 指导患者定期监测血压、血糖及电解质。

3. 说明保持平稳心情,避免兴奋、激动对于维持血压稳定的意义。

4. 指导避免高血压的诱发、学会自我护理、减少发作频率的方法,对血压恢复不理想患者,讲解服降压药的意义。

5. 讲解发生肾上腺皮质功能不全的症状,早期发现,早期治疗。

6. 讲解多饮水,给予高蛋白、高维生素饮食的意义。

7. 防止感染,定期复查。

第五节　前列腺癌患者的护理

前列腺癌发病率在世界范围内有巨大差异,美国黑人可达 65～102/10 万,日本 7.8/10 万,北京 3.4/10 万,中国青岛仅 0.8/10 万。

在欧美前列腺癌是最常见的男性肿瘤之一,发病率占第一位,死亡率占第二位,仅次于肺癌。亚洲国家前列腺癌发病率远低于欧美。但前列腺癌发病率正在增长,而死亡率变化不大。其原因是诊断技术的提高,血清前列腺特异抗原(PSA)测定、超声检查等日趋普及,发现了过去临床上不易发现的潜伏癌。潜伏癌是指尸检时发现的前列腺癌,世界各国差异不大,80 岁以上为 40%,我国 70 岁以上为 25%,但发展为临床癌的仅有极少的部分。偶发癌是指良性前列腺增生手术标本中发现的癌,占 8%～22%,我国占 4.9%。

前列腺癌是恶性肿瘤中特有的,可以有组织学癌而终身未发现临床癌,尸检老年人前列腺潜伏癌可达 20%～40%,而临床出现症状者和死于该病者不足其中的 1%。分化良好的临床癌无论治疗与否预后都比较好,与之相反,分化不良者不论何种治疗预后都不好。只有中等分化的癌治疗对其预后有影响。

一、前列腺癌的高危因素

前列腺癌的病因尚不清楚,现已证实性激素与前列腺癌有关。前列腺癌大多数为激素依赖型,其发生发展与雄激素关系密切。激素依赖型前列腺癌后期可发展为非激素依赖型前列腺癌。以下为前列腺癌的高危因素:

1. 种族　美国黑人前列腺癌发病率最高。

2. 年龄　前列腺癌发病率随年龄增长。

3. 疾病　前列腺非典型腺瘤样增生,前列腺上皮内瘤。

4. 饮食　高脂肪饮食，尤其红色肉类；胡萝卜素摄入多可能增加发病机会；体重超重者。

5. 化学因素　杀虫剂、除草剂等。

6. 遗传因素　有家族发病倾向，发病年龄较轻。

二、病理表现

1. 前列腺癌 95%为腺癌，起源于腺上皮细胞，其余为移行细胞癌、鳞癌和肉瘤。

2. 75%起源于外周带，20%起源于移行带，5%起源于中央带。多数前列腺癌腺体尖部有浸润且为多中心。前列腺癌可侵犯膀胱颈、精囊和尿道，也可经血行、淋巴转移。

3. Gleason 分级　根据前列腺腺体分化、多形性、核异常分级。

4. ABCD 分期

A 期：直肠指诊和影像学未发现肿瘤，在前列腺增生手术标本中偶然发现的病灶；

B 期：局限在前列腺包膜内，直肠指诊可触及前列腺肿瘤；

C 期：肿瘤穿破前列腺包膜可侵犯周围脂肪、精囊、膀胱颈和尿道；

D 期：局部淋巴结或远处转移灶。

三、临床表现

1. 大多数患者无症状，常在体检时偶然发现或良性前列腺增生手术标本中发现。

2. 可以有排尿困难、尿潴留、血尿或尿失禁。

3. 前列腺癌容易发生骨转移，开始可无症状，也可因骨转移引起神经压迫或病理性骨折，就医时才发现前列腺癌。

四、前列腺癌的诊断

1. 直肠指诊　前列腺癌最常见起始部位为外周带，经直肠指诊容易摸到结节，也可成团块状，坚硬如石。

2. 超声检查　经直肠超声优于经腹壁超声检查，可发现肿瘤为低回声区，肿瘤是否穿透包膜或侵犯精囊。

3. 血清 PSA 测定　PSA 升高可能有前列腺癌，但 PSA 为前列腺特异抗原，不是前列腺癌特异抗原，因此尚需其他检查如影像学、活检配合方可诊断。（PSA 测定也可作为治疗效果、复发和恶化的指标）

4. CT 和 MRI 亦可发现前列腺内肿瘤，并可检查有无盆腔淋巴结转移。

5. 全身骨扫描　PSA＞20ng/ml 时应做全身骨扫描检查。应注意骨关节病、外伤、Paget 病可出现阳性结果。

6. 前列腺活组织检查　是确诊前列腺癌所必需的，有时多次活检方可确诊。经直肠针吸细胞学或经会阴穿刺活检，如无明确肿瘤结节则做前列腺系统活检；如有明确结节，则在超声指引下，在系统活检的基础上做病变活检。

五、治疗

前列腺癌治疗需要根据肿瘤分期采取不同的治疗方法。

（一）等待观察

适用于A期，直肠指诊和影像学未发现明显肿瘤，>5%的患者前列腺切除组织内偶发现肿瘤，需每3个月复查直肠指诊，超声检查和血清PSA测定。

（二）手术治疗

病变局限于前列腺内可作根治性前列腺切除术，肿瘤超出前列腺被膜，根治手术意义不大。手术切除前列腺、精囊、盆腔淋巴结。手术后并发症：阳痿、尿失禁、切口感染、尿道狭窄。

（三）内分泌治疗

前列腺癌80%以上依赖雄激素，但依赖程度上可有很大差异。内分泌治疗主要是去除体内雄激素，抑制前列腺癌的发展。

1. 双侧睾丸切除术　减少雄激素的来源，可以使多数前列腺癌消退或稳定，手术简单，疗效好，应用较广。存在的问题是心理上不易接受，可出现阳痿、阵发性潮热、出汗等，多数是暂时的，可自行缓解。

2. 雌激素治疗　乙底酚（2mg/d），抑制垂体LH释放，阻止睾酮产生，可达到去睾水平，主要并发症为容易发生心血管意外、乳腺肿瘤、浮肿、阳痿等。有报告加用肠溶阿司匹林片，可减少心血管意外。

3. 促性腺激素类似物（LHRH－A）　体内雄激素可达到药物去睾水平，包括亮丙瑞林（抑那通）和诺雷德，每月注射一次。缓退瘤每次250mg，3次/日。其并发症同睾丸切除术。

4. 抗雄激素治疗　包括康士得和福至尔。与双氢睾酮争夺前列腺雄激素受体，不降低血液内睾酮水平。与睾丸切除术或LHRH－A合用时可延长生存期，单独应用亦可控制前列腺癌生长。极少数患者对肝脏可发生严重损害，甚至危及生命，发现后必须立即停药。

（四）放射治疗、化学治疗

前列腺癌可以进行放疗，有报道早期前列腺癌根治手术和放疗远期疗效相仿，但手术分期以组织学所见为基础，而放疗分期以临床分期影像学为依据，两者可能有差异。放疗可用于局部有扩散的前列腺癌，转移淋巴结和转移病灶，尤其适用于激素治疗无效者。

可选用化疗药物如阿霉素、5－FU、环磷酰胺、顺铂等，总疗效不明显。单纯的化学治疗或放射治疗现已少用。

六、围手术期患者的护理

（一）手术前护理

1. 护理评估

（1）根据直肠指诊、影像学检查、PSA测定及前列腺穿刺等检查，评估前列腺癌分期。

（2）评估排尿异常情况，了解泌尿系统受累情况。

（3）评估全身各系统情况，尤其了解是否有骨转移。

（4）评估患者对疾病、治疗及治疗后并发症的心理承受程度，做好心理护理，消除其不良心理，协助患者选择能接受的治疗方案。

2. 常见护理问题　焦虑、恐惧；排尿异常：尿失禁/尿潴留；知识缺乏；有外伤的危险等。

3. 护理措施

（1）心理护理：消除患者的不良心理因素，协助患者选择最好的治疗方案，延长生命。

（2）饮食指导：增加高蛋白、高维生素、粗纤维饮食的摄入，改善营养状况。

（3）做好内分泌治疗和其他治疗的指导和护理。

（二）手术后护理

1. 护理评估

(1) 评估麻醉方式、手术方式、术中输血、输液情况。

(2) 评估生命体征；腹腔引流是否通畅，引流液的量、性状；尿管是否通畅，尿量、性状；伤口有无渗出。

(3) 伤口疼痛及程度，止痛效果。

(4) 评估患者排尿情况。

2. 常见护理问题　焦虑、恐惧；清理呼吸道无效；体温过高；疼痛；排尿异常：尿失禁/排尿困难；有皮肤完整性受损的危险；PC：阳痿、感染、出血等。

3. 护理措施

(1) 生命体征监测：① 每 30～60 分钟测量血压、脉搏。② 术后测体温 4 次/日，到体温恢复正常后 3 天，血象正常方可将测体温改为 2 次/日，如体温升高、多汗应对症处理，并准确记录体温变化。③ 准确记录出入量。

(2) 引流及伤口护理：保持腹腔引流通畅，并定时观察腹腔引流液的性质、引流量，准确记录。妥善固定引流管，观察有无扭曲、受压、脱落等现象，如发现引流量及颜色异常及时通知医生。伤口引流管保留 5～7 天，引流袋低于伤口。观察伤口渗出情况，保持伤口敷料清洁干燥。

(3) 体位和活动：① 术后体位：全麻＋连续硬膜外麻醉清醒后，改为半卧位。有利于增加肺的活动度，有利降低腹肌张力，减轻疼痛，并有利于伤口引流。② 术后活动：一般不受限制，可根据患者的体质，逐渐增加活动量。

(4) 预防并发症：① 鼓励患者深呼吸，协助有效排痰，定时雾化吸入，叩背、协助排痰，预防肺部并发症。② 做好尿道口的护理，用 2‰碘伏擦洗尿道口 1～2 次/日，预防泌尿系感染。拔尿管后观察其排尿情况。

(5) 术后饮食：术后胃肠功能恢复后开始进流食，次日改为半流食或软食，术后 3～4 日可进普食，以高蛋白、高维生素、粗纤维的饮食为主，改善营养状况。

(6) 心理护理：行睾丸切除术患者易出现心理问题，做好心理护理，解除其焦虑情绪。

（三）尿失禁患者的护理

指导患者使用尿失禁护理用具。及时更换被褥、衣裤；每日做好尿道口的护理；鼓励患者多饮水；每日做提肛肌训练，3 次/日，10～15 分钟/次；做好心理护理。

七、出院指导

1. 加强自我情绪的调整，保持乐观心情。
2. 坚持治疗和复查，提高生存时间。
3. 继续进行提肛肌训练，改善尿失禁。
4. 观察排尿情况，出现异常及时就医。
5. 教会患者定期扩张尿道，并指导其应注意哪些事项。

（黄燕波）

第六节 宫颈癌患者的护理

宫颈癌是最常见的女性恶性肿瘤之一，占女性生殖系统恶性肿瘤的首位。该病发病率有明显地区差异性，发病率最高为哥伦比亚卡利，最低为以色列。我国宫颈癌主要分布在中部地区，农村高于城市，山区高于平原。

一、病因

宫颈癌的病因至今尚未完全明确，根据国内外资料认为其发病与早婚、性生活过早、性生活紊乱、早年分娩、密产、多产、宫颈糜烂、性激素失调及吸烟有关。

（一）性生活及婚产史

性生活过早(18 岁前)的妇女，其宫颈癌的发病率较 18 岁以后开始性生活的要高 4 倍，主要是因为青春期的妇女下生殖道发育尚未成熟，对致癌因素比较敏感，若较早开始性生活，一旦被某些细菌或病毒感染后，容易引发癌症。而在未婚及未产妇中，宫颈癌发病率明显偏低，约 50%宫颈癌患者有早婚史(20 岁以前结婚)。流行病学调查也发现性紊乱及多个性伴侣导致宫颈癌的危险性增加。

（二）宫颈糜烂

宫颈糜烂是一个重要的危险因素，因为宫颈癌最常发生于经产妇，且多发生在宫颈糜烂区及撕裂部位。

（三）病毒因素

引起女性下生殖道感染的病毒种类很多，研究病毒感染与宫颈癌发生的关系已有数十年的历史，至今认为有 3 种病毒可能与宫颈癌的发生有关：单纯疱疹Ⅱ型病毒(herpes simplex virus II, HSV-Ⅱ)；人乳头瘤状病毒(human papilloma virus, HPV)；人巨细胞病毒(HCMV)。

（四）吸烟

吸烟与宫颈癌的关系已被许多流行病学专家证实，吸烟使患宫颈癌的危险性增加。

二、病理

（一）组织学分类

宫颈癌以鳞癌多见，约占 90%～95%，腺癌占 5%～10%，腺鳞癌少见。

1. 宫颈不典型增生　系癌前病变，是指宫颈上皮细胞部分或大部分被不同程度异型细胞所替代，异型细胞起于基底膜以上向鳞状上皮表面延伸。根据其侵犯上皮的程度，不典型增生可分为：轻度(Ⅰ级)，病变局限于上皮层的 1/3；中度(Ⅱ级)，病变局限于上皮层的下 2/3；重度(Ⅲ级)，病变几乎累及全部上皮层。

2. 宫颈原位癌　指病变局限于子宫颈上皮层内，上皮全层极性消失，细胞显著异型，核大、深染、染色质分布不均，但基底膜完整，间质无浸润。

3. 镜下早期浸润癌　指在原位癌基础上，在镜下发现有癌细胞小团已穿破基底膜，似泪滴状侵入基底膜附近的间质中，浸润的深度不超过 5mm，宽度不超过 7mm，且无淋巴间隙及血管浸润。

4. 浸润癌　癌细胞浸润间质的范围已超出早期浸润癌，向间质深层浸润。

(二) 大体分型

宫颈癌在发展为浸润癌前,肉眼观察无特殊异常,或类似一般宫颈糜烂,随着浸润癌的出现,宫颈癌可表现为以下四种类型:

1. 糜烂型　环绕宫颈外口表面有粗糙的颗粒状糜烂区,或有不规则的溃破面,触之易出血,一般早期癌多见。

2. 外生型　又称增生型或菜花型。呈息肉样或乳头状隆起,继而发展为向阴道内突出的大小不等的菜花状赘生物,质脆易出血。

3. 内生型　又称浸润型。癌组织向宫颈深部组织浸润,使宫颈扩张并侵犯子宫下段。宫颈肥大而硬,但表面仍光滑或仅有浅表溃疡。

4. 溃疡型　上述三种类型当癌灶继续发展,癌组织坏死脱落形成溃疡或空洞样形如火山口。(见图 13-6-1、图 13-6-2、图 13-6-3)

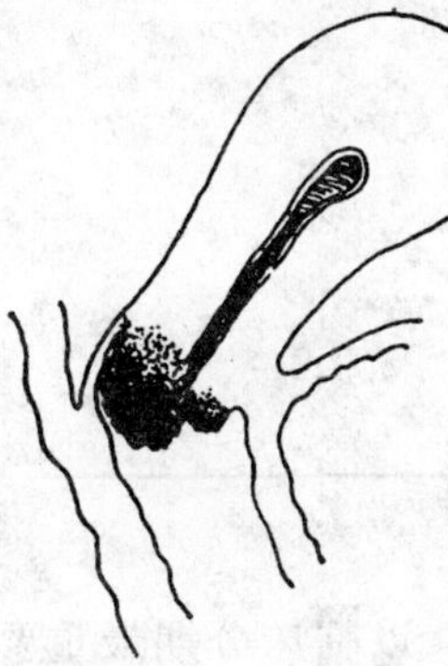

图 13-6-1　子宫颈癌外生型

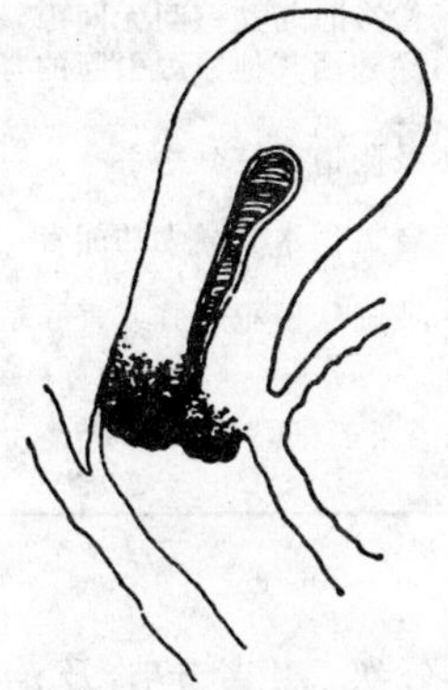

图 13-6-2　子宫颈癌内生型

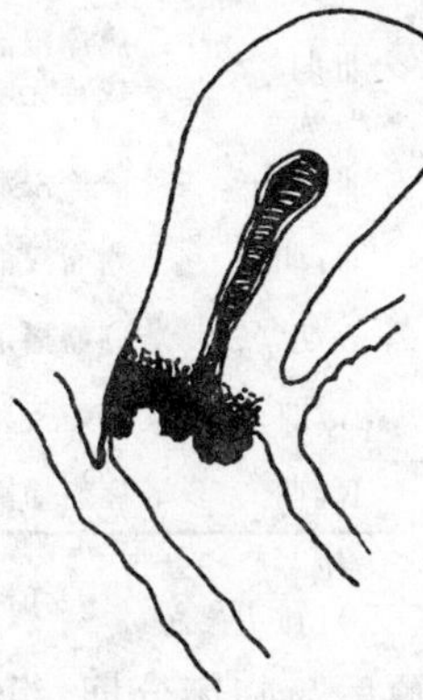

图 13-6-3　子宫颈癌溃疡型

三、扩散与转移

主要为直接蔓延及淋巴转移,血行转移极少见。

(一) 直接蔓延

最常见,癌组织向局部浸润,并直接向邻近器官及组织包括阴道、宫体、两侧宫旁、盆壁扩散,晚期也可侵犯膀胱和直肠。

(二) 淋巴转移

主要通过宫颈旁淋巴管转移到闭孔、髂内、髂外、髂总及腹股沟淋巴结,晚期可转移至腹主动脉旁淋巴结及锁骨上淋巴结。

(三) 血行转移

发生在晚期,只占宫颈癌转移的 4%,常见部位为肺、肝及骨。

四、临床分期与预后

(一) 临床分期

根据国际妇产科协会(FIGO),国际抗癌联盟(UICC)及美国癌症联合会(AJCC)的相应定义,宫颈癌临床分四期(见表 13-6-1):

表 13-6-1 宫颈癌的临床分期

0 期	原位癌，上皮内癌
Ⅰ期	癌瘤限于宫颈
$Ⅰ_{a1}$期	显微镜下见轻微间质浸润
$Ⅰ_{a2}$期	显微镜下可测量的微小癌，间质浸润深度自上皮或间质的基底膜向下不超过 5mm，水平方向浸润不超过 7mm，大于上述病变范围应为$Ⅰ_b$期
$Ⅰ_b$期	病变范围超过$Ⅰ_{a2}$期，临床可见或看不见病灶。已有脉管（静脉或淋巴管）侵犯不改变分期，但应特别注明，以便决定是否影响以后的治疗
Ⅱ期	癌瘤超出宫颈，宫旁浸润未达盆壁，癌瘤已累及阴道，但未达到下三分之一
$Ⅱ_a$期	癌累及阴道为主，无明显宫旁浸润
$Ⅱ_b$期	癌浸润宫旁为主，无明显阴道浸润
Ⅲ期	癌瘤浸润已达盆壁，直肠检查时与盆壁间无间隙；肿瘤累及阴道下三分之一；有肾盂积水或肾无功能者均属Ⅲ期，除外因其他原因引起的肾盂积水或肾无功能
$Ⅲ_a$期	癌瘤浸润未达盆壁，但累及阴道下三分之一
$Ⅲ_b$期	癌瘤浸润已达盆壁，或有肾盂积水或肾无功能者
Ⅳ期	癌瘤播散已超出真骨盆，或临床侵犯膀胱或直肠粘膜
$Ⅳ_a$期	癌瘤侵犯膀胱或直肠粘膜
$Ⅳ_b$期	癌瘤播散至远处器官

（二）预后

预后与临床分期、组织学分类及分级、患者年龄及治疗方式有关。以临床分期最重要，期别越早疗效越高。据文献报道，I 期局限于包膜内，5 年生存率达 90%；若囊外有赘生物，腹腔冲洗液找到癌细胞，5 年生存率下降至 68%。低度恶性较高度恶性患者疗效好，细胞分化良好较细胞分化不好疗效好，对化疗敏感者疗效好，老年患者免疫功能低预后不如年轻患者。

五、临床表现

（一）症状

早期宫颈癌常无症状，也无明显体征，与慢性宫颈炎无明显区别，有时检查时见宫颈光滑，尤其老年妇女宫颈已萎缩者。患者一旦出现症状，主要表现为：

1. 阴道流血　当癌肿侵及间质内血管时开始出现流血。年轻患者常表现为接触性出血，发生在性生活后或妇科检查后，出血量可多可少；也可表现为经期延长，周期缩短，经量增多；老年患者常表现为绝经后不规则阴道流血。一般外生型癌出血较早，血量也多；内生型癌出血较晚。

2. 阴道分泌物增多　患者常主诉阴道分泌物增多，最初可以没有任何气味，呈白色、淡黄、血性或脓血性等，稀薄似水样或米泔水样，腥臭；晚期因癌组织破溃，组织坏死，继发感染时则有大量脓性或米汤样恶臭白带。

3. 大小便改变　当病灶侵及腹膜、直肠和膀胱时，常出现尿频、尿急、尿闭、血尿或大便秘结、里急后重、粘液和血便。

4. 疼痛　为晚期宫颈癌症状，由于肿瘤沿宫旁组织延伸，侵犯骨盆壁压迫周围神经，临床表现为坐骨神经痛或一侧骶髂部持续性疼痛。肿瘤压迫或侵犯输尿管，致管道狭窄、阻塞导致肾盂积水则表现为一侧腰痛，甚至剧烈疼痛。

5. 恶液质　晚期由于全身广泛转移，出现继发感染、高热、食欲下降等以致消瘦，全身衰竭。

（二）体征

早期宫颈癌局部无明显病灶，宫颈光滑或轻度糜烂为一般宫颈炎表现，随着宫颈浸润癌的生长发育，根据不同的类型，局部体征亦不同。外生型见宫颈上有赘生物向外生长，呈息肉状或乳头状突起。内生型则见宫颈肥大，质硬。晚期由于癌组织坏死脱落，形成凹陷性溃疡，整个宫颈有时被空洞替代，并盖有灰褐色坏死组织，有恶臭。

六、诊断

（一）询问病史

根据病史及临床表现，尤其有接触性出血者，应想到宫颈癌的可能。

（二）全身及妇科检查

1. 首先注意全身一般情况，有无消瘦、贫血、恶液质。

2. 全身淋巴结有无肿大，尤其腹股沟、锁骨上淋巴结。

3. 下腹部是否触及包块，有无腹水征等。

4. 妇科检查可了解肿瘤的位置、大小、质地、活动度及宫旁组织有无增厚，并可通过三合诊检查确定肿瘤的浸润范围。

（三）宫颈刮片细胞学检查

宫颈刮片细胞学检查是目前早期发现宫颈癌的最有效方法，简便易行，准确率可达90%以上，也是普查采用的主要方法。为提高涂片诊断的准确率，注意从宫颈癌好发部位即宫颈外口的鳞状上皮与柱状上皮交界处取材。

防癌涂片用巴氏染色，结果分为5级：Ⅰ级正常，Ⅱ级由炎症引起，Ⅲ级可疑，Ⅳ级可疑阳性，Ⅴ级阳性。

（四）碘试验

将浓度为2%碘溶液直接涂在子宫颈和阴道粘膜上，观察其染色情况。正常宫颈和阴道鳞状上皮含糖原，可被碘溶液染为棕色或深赤褐色。若不着色则为阳性，帮助指示活检取材的部位。

（五）宫颈和宫颈管活组织检查

活体组织检查是确诊宫颈癌及其癌前病变最可靠和不可缺少的方法。在宫颈刮片细胞学检查为Ⅲ～Ⅳ级以上涂片，但宫颈活检为阴性时，应在宫颈鳞—柱交界部的6、9、12和3点处取四点活检做病理检查。

（六）阴道镜检查

凡宫颈涂片为巴氏Ⅱ级以上，临床有可疑症状和体征，都应进行阴道镜检查。阴道镜不能直接诊断癌瘤，但可协助选择活检的部位进行宫颈活检。

（七）宫颈锥形切除术

用于早期病变的检查。

（八）其他辅助检查

X线、CT、MRI检查等以确定是否有转移。

七、宫颈癌的治疗原则

宫颈癌的治疗方法以手术和放疗为主，但手术主要适用于早期（0期～$Ⅱ_a$期），放疗可用于各期浸润癌。

（一）手术治疗

根据肿瘤情况，选择相应的手术方法。

1. 宫颈不典型增生　中度宫颈不典型增生者可选用宫颈锥形切除术；重度宫颈不典型增生者多主张行子宫全切术。

2. 宫颈原位癌多主张行子宫全切术。

3. 镜下早期浸润癌　对$Ⅰ_a$期，多主张行扩大子宫切除术（全子宫切除及阴道部分切除术）。

4. 浸润癌：手术适用于$Ⅰ_b$期～$Ⅱ_a$期患者，常采用子宫广泛切除及盆腔淋巴结清扫术。

（二）放射治疗

为宫颈癌的常见疗法，可应用于各期宫颈癌。放射范围包括子宫颈及受累的阴道、子宫体、宫旁组织及盆腔淋巴结。分腔内及体外照射两种，腔内照射用于控制局部病灶，主要照射宫颈癌的原发区域。体外照射主要照射宫颈癌的盆腔蔓延和转移区域，用以治疗盆腔淋巴结及宫旁组织等处的病灶，两者一般同时进行。

（三）化学治疗

宫颈癌的化疗主要用于晚期或复发转移患者。一般采用联合化疗。常用有效药物有顺铂、卡铂、环磷酰胺、异环磷酰胺、氟尿嘧啶、博莱霉素、丝裂霉素，其中以顺铂疗效较好。化疗途径常用静脉或介入化疗（超选择性动脉灌注化疗）。

治疗鳞癌常用方案：PVB（顺铂、长春新碱与博莱霉素），BIP（博莱霉素、异环磷酰胺与顺铂）；腺癌常用方案：PM（顺铂与丝裂霉素），FIB（氟尿嘧啶、异环磷酰胺与博莱霉素）。

八、宫颈癌手术患者的护理

（一）术前护理

1. 心理准备　多数患者对手术会产生焦虑、紧张、恐惧、不安、抑郁、消极悲观等不良心理状态，尤其妇科手术涉及生殖器官的摘除和生育功能的丧失，年轻患者更易产生思想顾虑，处于这种精神状态下施行手术是非常不利的，因为它可影响患者的休息和睡眠，食欲随之减退，健康状况也下降，机体的免疫力下降，同时降低了对手术的耐受性，增加了术后发生并发症的机会。

因此术前积极的情绪和良好的心理因素，对疾病常常起到治疗或促进康复的作用。术前护士应仔细了解患者对疾病以及治疗的心理顾虑，并加以分析，有针对性地解除患者的思想负担，改善其精神状态，增强其战胜疾病的信心。

2. 全身准备　为了提高患者对手术的耐受性，入院后必须对患者全身情况有充分了解。首先要详细了解心、肺、肝、肾等重要脏器的功能情况，同时进行必要的检查，如胸片，心电图检查，血、尿、粪的常规化验，肝肾功能测定，凝血功能检查等。

为保证手术顺利及术后如期康复，要求患者具备良好的营养状态，而癌症患者多有不同程度的营养不良和身体衰弱，因此术前应加强患者营养、纠正营养不良，可指导其摄取高蛋白、高碳水化合物、高维生素、易消化及低脂肪的全营养素饮食，以提供大量必需氨基酸，必要时输注白蛋白，贫血者可输血纠正。

3. 局部皮肤准备　皮肤准备的目的是除去体毛，以免在切开皮肤时将角蛋白带入创口，同时消灭皮肤防卫机制不全时存在的任何病原菌。术前一日协助患者完成沐浴、更衣、洗头等个人卫生处理，特别注意清洁腹部及会阴部，同时防止着凉。手术皮肤准备范围为：上至剑突，下至大腿内侧上1/3，两侧至腋中线的皮肤及外阴部皮肤。并注意脐部的卫生，如有积垢，可用棉签蘸汽油拭净。

4. 消化道准备　一般要求术前晚餐进半流食，午夜后禁食禁水。如行开腹手术，为避免充盈的肠道妨碍手术操作及防止麻醉后肛门括约肌松弛致排便而污染手术台，术前均须灌肠。灌肠也是减轻和防止术后腹胀的重要措施，一般于术前晚灌肠1～2次。

手术预计可能涉及肠道时，如有肠道转移，应进行肠道准备，术前3天进少渣半流食，并口服肠道抗生素（如链霉素等），术前1日口服番泻叶水或其他导泻剂，术前晚再清洁洗肠。在清洁灌肠过程中，对于体质虚弱患者，需防止虚脱，每次液体进入量不可过多，出入量要基本相等，须用等渗盐水。

5. 阴道的准备　全子宫切除时，需将穹隆部阴道壁环形切断才能将子宫切出。为减少阴道内细菌污染手术野，防止腹腔感染，术前需做阴道准备。术前3日开始每日用1∶5000洗必泰液冲洗阴道1次，如发现分泌物多或有异味应通知医生。术日晨再用0.05%碘伏液冲洗外阴及阴道。如为未婚者，冲洗时不用窥阴器，将冲洗头伸入阴道冲洗即可。

6. 膀胱的准备　一般妇女不习惯在床上大小便，应指导其在床上使用便盆排尿，以锻炼膀胱功能，防止尿管拔除后不能自解小便，而导致膀胱麻痹或急性膀胱炎的发生。

妇科手术一般在盆腔内进行，因受骨盆的限制，手术野暴露不充分。膀胱位于子宫前方，充盈时可遮挡手术野，开腹时也易损伤，所以术晨均要留置导尿管，术中持续引流以保持膀胱空虚状态，并连接无菌尿袋，以便根据尿量补充输液。

尿道前端有正常寄生菌，导尿时易被尿管带入膀胱，所以应指导患者手术晨勿解小便，在导尿前再解，将前尿道的细菌冲除后再插导尿管，导尿时要求严格无菌操作。因术后常需留置尿管，现已用硅胶弗雷尿管代替普通橡胶尿管，防止反复插尿管增加尿路感染机会。

7. 术前功能指导

（1）指导患者术前练习深呼吸，训练正确有效的咳嗽咳痰方法，以预防术后肺部并发症。

（2）训练患者床上翻身及四肢活动，预防术后血栓形成，并强调术后早期下地活动的意义，以利于康复。

8. 其他准备　了解患者有无药物过敏史，做青霉素皮试，对有过敏反应者，在病历上做明显标志，并通知主管医生。嘱患者术日晨取下可活动的义齿、首饰、手表等，贵重物品交家属保管。患者入手术室后，做好其回病房的准备工作，铺好麻醉床，准备好床旁护理用具，如输液架、血压表、听诊器、吸氧装置等。

9. 可能出现的护理问题：焦虑；知识缺乏；排尿异常。

（二）手术后护理

1. 卧位及病情观察

（1）全身麻醉的患者在未清醒前应有专人守护，以防在麻醉兴奋期发生意外。

（2）去枕平卧，头偏向一侧，便于口腔分泌物及呕吐物流出，防止呛入气管造成吸入性肺炎或窒息。

（3）硬膜外麻醉者，平卧6～8小时，以防头痛。

（4）如患者无特殊情况，血压平稳，一般状况良好，术后次日晨可采取半卧位，其优点在于：① 利于腹腔引流，半卧位可使术后腹腔内的血性液体由于重力作用流向盆腔直肠凹，可避免膈肌激惹，此外，如有感染，盆腔脓肿远较膈下脓肿易于处理；② 使腹壁肌肉松弛，降低切口张力，可减轻疼痛；③ 半卧位后，膈肌下降，可增加肺活量，有利于咳嗽排痰，防止肺部并发症。

(5) 患者回病房后，随即测血压、脉搏、呼吸并做记录，密切观察生命体征的变化，直至平稳。

2. 出血观察　注意阴道有无出血，颜色及量，及时更换会阴垫，如发现渗血多，及时报告医生。注意腹部切口敷料，有无渗血等，如有污染可更换外层纱布。有阴道引流或腹腔引流管者，应注意引流液的量、颜色及性状，引流管是否折曲。

3. 尿管及外阴的护理　由于输尿管及膀胱与子宫的解剖关系，做全子宫切除术时，在分离粘连时有可能损伤输尿管，为此，术后尿量观察极为重要，留置尿管者，每小时观察尿量至正常后 2 小时，每小时尿量至少 50ml 以上。宫颈癌术后常需留置尿管 7～14 天，每日用1∶1000新洁尔灭液擦洗尿道口和外阴二次，保持清洁。并注意观察引流尿液的颜色、量，每日更换尿袋，操作时严格无菌技术，以防尿道逆行感染。

因尿管留置时间较长，需进行膀胱功能的锻炼，即“膀胱体操”，于拔尿管前 3 天开始夹闭尿管，白天每 2～3 小时开放 1 次，夜间完全开放，以锻炼膀胱括约肌功能，恢复张力，尽早恢复自主排尿。拔除尿管后，嘱患者 1～2 小时排尿 1 次，不能自行排尿者，重新留置尿管，继续膀胱功能训练。能自行排尿者，一般拔管后 4～6 小时测残余尿量 1 次，如尿量超过 100ml 仍需继续留置尿管。如尿量 50ml 以内者，说明膀胱功能已恢复，无需再留置尿管。

4. 术后饮食护理　不涉及肠道的妇科手术一般禁食 24 小时后可进全流食，排气后可给予少渣半流食，如无不适可逐渐过渡到普食。

5. 术后活动计划　术后早期活动有利于肠蠕动恢复，促进排气。若病情允许，应鼓励并协助患者早期活动。活动量要逐渐增加，早期可以在床上翻身、活动四肢，如上肢屈伸、旋转，下肢的外展内翻运动，然后扶患者床上坐起，甚至下床在床边活动及室外活动等。注意如患者出现不适症状应立即停止活动，扶其上床休息。

6. 术后常见不适症状及护理

(1) 疼痛：麻醉作用消失后，患者开始感到伤口疼痛，术后 24 小时最为明显，可遵医嘱给予止痛剂，尤其夜间，应充分止痛，护理操作也应尽量集中，保持病室的安宁气氛，以保证患者的休息。

(2) 恶心、呕吐：由于麻醉剂的副作用以及手术操作中牵拉内脏，手术后患者常有恶心、呕吐反应，也有人对度冷丁、吗啡敏感，给予小剂量时也可引起剧烈的消化道反应。一般无需特殊处理，待麻醉作用消失后，症状可自行缓解，也可遵医嘱使用非那根等减轻呕吐反应。

(3) 腹胀：腹胀是患者术后感到非常不适的常见症状。因为肠管的暂时性麻痹而使过多的气体积聚于肠腔，在肠蠕动未恢复正常时，气体不能从肛门排出所致。一般情况下，腹胀于术后 2～3 日内自然消退，如未能减轻，可采取各种有效措施，刺激肠道功能的恢复。可鼓励患者早期活动，促进肠蠕动；肛管排气；盐水低位灌肠及 1∶2∶3 灌肠液灌肠；腹部热敷等。

如果 48 小时后腹胀腹痛加重，术后早期的恶心呕吐好转后又再次出现，肠鸣音亢进或消失，需警惕是否并发肠梗阻或肠麻痹，常采用胃肠减压，吸出胃肠内的气体和液体，减轻腹胀，降低肠腔内压力，改善肠壁血液循环。胃肠减压的具体护理见相应的章节。

(4) 发热：术后 3～5 日内，体温稍有升高，为吸收热，属正常手术反应，一般不超过 38℃。超过此范围，如无特殊病情变化，可给予相应的降温措施，如头枕冰袋、酒精擦浴、肌注退热药物等。

7. 其他　如引流管的护理:妇科手术常有阴道或腹腔引流,需注意引流液的颜色、量及性状,每日记量,妥善固定引流管,防止打折及脱出等,下床活动时可将引流袋别在衣服上,但位置应低于引流管出腹腔处。

8. 可能出现的护理问题　疼痛;体温过高;尿潴留;知识缺乏;自我形象紊乱等。

九、放射治疗患者护理

(一) 体外照射患者的护理

1. 心理准备　护理人员必须详细介绍治疗前的准备,治疗中的注意事项,以及治疗后会出现的各种并发症,使她们对自己的放疗计划有一个完整的概念,对治疗树立信心及做好各种配合。

2. 阴道冲洗护理　阴道冲洗是放疗的重要辅助手段,可以减轻阴道粘膜充血、水肿并能清除放疗后坏死组织、增加放射敏感度、预防盆腔腹膜炎。常规每日阴道冲洗1次。

3. 放疗全身反应护理　一般放疗后2～3周,患者会出现食欲不振、乏力、疲劳、头晕、头痛、恶心,甚至呕吐等,及时给予对症处理,指导其合理休息,轻微活动及饮食起居。

4. 照射野皮肤护理　由于放射作用使皮肤变薄、萎缩、软组织纤维化,致使毛细血管扩张,皮肤会出现充血、发红等湿性反应,继而出现皮肤干燥、脱皮、瘙痒难忍或烧灼感。嘱患者不能用手抓挠,给予薄荷淀粉止痒,或擦氢化可的松软膏,穿宽松柔软的衣服,避免用肥皂及粗糙毛巾擦洗放射区,禁止粘贴胶布,不可使用护肤品和局部热敷。

5. 放射性直肠炎护理　放疗后期患者会出现下腹痛、腹泻、下坠感,甚至有里急后重或脓血便,应考虑因放射引起的直肠炎症。给患者做解释工作,消除恐惧心理,进少渣半流饮食,口服消炎、止泻药,也可用中药小量保留灌肠或直肠栓剂等。如用氢氧化铝凝胶灌肠,以防便秘。

6. 放射性膀胱炎护理　一般于放疗后期多见,主要症状以血尿为主,突发性血尿为典型症状,是由于放疗导致膀胱括约肌功能减退,粘膜充血,血管破裂引起,常伴有尿频、尿急、尿道抽痛、下腹坠感等。应口服止血和消炎药,如出血不止会造成患者贫血,可在膀胱镜下行电灼治疗,如过度贫血应输血治疗。嘱患者在放疗前排空膀胱,以减少受量。

(二) 腔内照射护理

近年来后装放射治疗技术代替了手工操作的腔内镭疗,缩短了治疗时间,得到高剂量的治疗效果,大大减少了患者的痛苦和医务人员的受量。

1. 腔内照射前准备

(1) 肠道准备:腔内治疗前晚用湿盐水灌肠,排空大便,减少直肠受量。

(2) 监测体温:照射前一日测体温4次,若体温超过37.5℃以上者,通知医生,视情况停止腔内治疗。

(3) 会阴皮肤准备:剃阴毛,用肥皂水冲洗外阴,检查有无脓疮或疖肿。

(4) 阴道冲洗:腔内治疗当日行阴道冲洗,填塞无菌纱布,如发现阴道有脓性分泌物或有异味,应查明原因。

(5) 保持肠道和膀胱空虚:治疗前嘱患者再次排空大小便。

2. 腔内照射的配合

(1) 对第一次治疗的患者,应向其简单介绍治疗步骤和注意事项,减轻她们的紧张情绪,取得合作,以保证顺利操作。

(2) 协助患者取膀胱截石位，做术前准备；用20%肥皂水擦洗会阴，再用生理盐水冲净，套上无菌套裤，臀下铺无菌巾。

(3) 作好医、护、患三方配合：准备好无菌器械、敷料，严格无菌操作。配合医生固定阴道放射容器和直肠、膀胱测量管，核对位置，确保无误。嘱患者不能挪动或坐起，防止容器移位和脱落影响照射。从电视屏中观察患者治疗情况，用对讲机询问患者，有何不适，如因下腹痛而自行改变体位，立即报告以便中断治疗，使放射源返回，然后进入后装室做相应处理或变换体位，如好转考虑继续治疗。

在后装治疗过程中，护士应全神贯注守在监视控制台旁，观看剂量仪的各种指示和数据显示情况，如有异常及时纠正。待放射源返回机器后，护士协助医生取出直肠、膀胱测量管，及时填塞纱布，注明填塞纱布的数量，第2天冲洗时取出，填塞的纱布需检查核对数目，以防遗留引起盆腔感染，然后扶患者下床送返病房。门诊患者应适当休息。

3. 腔内照射后护理

(1) 询问患者有何不适，鼓励多进水，少食多餐，如胃肠反应严重可补充液体，下腹痛、体温升高者应考虑盆腔腹膜炎的发生，及时通知医师进行处理。

(2) 观察患者有无阴道出血情况，若发生阴道出血，记录出血量，并报告医生，及时处理。

十、化学治疗患者的护理(详见第五章)

十一、出院指导

1. 遵医嘱按时复查及坚持治疗。

2. 出院期间出现下腹坠痛，阴道出血或异常分泌物，尿频或突发性血尿及大便伴脓血，发烧应随时来院就诊。

3. 注意营养合理搭配，少进辛辣、盐腌、油炸食物，多吃蔬菜水果。

4. 劳逸结合，避免重体力劳动。

5. 保持会阴清洁，勤换内裤。治疗后进行性知识指导，宫颈伤口约3个月愈合，可以恢复性生活，以防阴道狭窄和粘连。性交困难如干燥或疼痛可用润滑剂，鼓励患者进行提肛锻炼以增加阴道肌肉张力。

6. 出院后定期复查

第1年内：出院后第1个月行第1次复查，以后每隔2～3个月复查1次；

第2年内：每3～6个月复查1次；

第3～5年内：每半年复查1次；

第6年及以后，每年复查1次。

十二、宫颈癌的预防

普及防癌知识教育，提倡晚婚、少育，开展性卫生教育，注意个人卫生，防止性混乱及过早性生活，使妇女学会自我观察，对绝经后有阴道出血者或性交后阴道出血者应及时就诊。定期开展宫颈癌的普查，30岁以上妇女应每年进行一次妇科检查及宫颈细胞学涂片，做到早发现、早诊断、早治疗。

第七节　卵巢癌患者的护理

卵巢癌是女性生殖器官常见的肿瘤之一，发病率仅次于子宫颈癌，居女性恶性肿瘤的第二位。但因卵巢癌致死者，却占各类妇科肿瘤的首位，对妇女生命造成严重威胁。

一、病因

（一）年龄因素

卵巢癌可发生于任何年龄，但不同的恶性卵巢肿瘤的年龄分布有很大差异，如卵巢上皮癌在 40 岁以后迅速增长，至 70 岁以后又迅速下降，高峰年龄为 50～60 岁。而生殖细胞瘤主要发生在年轻的女性，20 岁以前其发病率达 60%。

（二）遗传与家族因素

约 20%～25%卵巢癌患者有家族史，多数病例染色体显示显性遗传，约有三种类型：

1. 家族性卵巢综合征　如母亲和姐妹中有卵巢癌患者，本人属于高危患者。

2. 乳腺—卵巢癌综合征　母亲或姐妹中患有乳腺癌或两种(卵巢癌与乳腺癌)者，本人患卵巢癌的危险性可达 50%。

3. 家族史　有家族史的女性患卵巢癌、子宫内膜癌及乳腺癌的危险性均可能增加。

（三）生育史

卵巢癌患者平均妊娠数低，未孕妇女发病多，说明妊娠可能保护妇女不患或少患卵巢癌，因为妊娠期停止排卵，减少卵巢上皮的损伤。45 岁以上的未产妇女和首次妊娠在 30 岁以上及累计排卵超过 40 年者均为高危妇女。

二、病理分类

主要采用组织学分类法。

（一）上皮性卵巢癌

1. 浆液性囊腺癌　包括乳头状腺癌和乳头状囊腺癌，是临床最常见的原发性卵巢恶性肿瘤，占 40%～60%，多为双侧，体积较大，半实质性，结节状或分叶状，表面光滑，灰白色，或有乳头状增生，切面为多房，腔内充满乳头；镜下见囊壁上皮明显增生，复层排列，一般在 4～5 层以上，癌细胞为立方形或柱状，细胞异型明显，并向间质浸润。恶性度较高，5 年存活率仅为 20%～30%。

2. 粘液性囊腺癌　发病率约占原发性卵巢恶性肿瘤 10%～20%，单侧多见，瘤体较大。预后较浆液性囊腺癌好，5 年存活率为 40%～50%。

3. 内膜样癌　约占原发性卵巢恶性肿瘤 10%～24%，肿瘤单侧多于双侧，中等大小，囊性或实性，有乳头生长，囊液多为血性，镜下特点与子宫内膜癌十分相似，5 年存活率为 40%～50%。

4. 透明细胞癌　在原发性卵巢癌中发生率低于 6%。

5. 博勒纳瘤(Brenner)　约占原发性卵巢癌的 3%～9%。

6. 混合型上皮瘤　有上述 5 种卵巢上皮肿瘤成分之一，或一定量的类似细胞才能诊断。

7. 未分化癌　占原发性卵巢癌的 4%。

（二）性索基质肿瘤

1. 颗粒细胞瘤　为低度恶性肿瘤，约占卵巢恶性肿瘤的10%，多为单侧，大小不一，圆形或卵圆形，可呈分叶状，表面光滑，实性或部分囊性，预后好，5年存活率为80%。

2. 睾丸母细胞瘤（Sertoli基质细胞瘤）　罕见，多发生在40岁以下的妇女。这类肿瘤往往有男性激素分泌，常伴有内分泌症状。

3. 性索瘤　占性索基质肿瘤的10%。

4. 两性母细胞瘤　占性索基质肿瘤10%，恶性度不高。

5. 脂质细胞瘤　约有1/4为恶性，临床最多见为男性化表现。

（三）生殖细胞瘤

1. 无性细胞瘤　为中等恶性的实性肿瘤，约占卵巢恶性肿瘤的5%，好发于青春期及生育期妇女，单侧居多，右侧多于左侧，对放疗敏感，纯无性细胞瘤5年存活率可达90%。

2. 畸胎瘤　分未成熟型畸胎瘤、成熟型畸胎瘤恶变、单胚层畸胎瘤与性腺母细胞瘤。

3. 内胚窦瘤　又名卵黄囊瘤，较少见，恶性度高，生长迅速，易早期转移，预后差，多见于儿童及青少年。

4. 多胚瘤　临床较罕见，恶性度高。

5. 胚胎性癌　占卵巢生殖细胞瘤的3%，年轻者多见。

6. 绒毛膜癌　原发卵巢非妊娠性绒癌为高度恶性的肿瘤，极罕见。

（四）转移性肿瘤

卵巢是恶性肿瘤常见的转移部位，常见的是来自胃肠道、乳腺、生殖道及泌尿道的转移癌。如库肯勃瘤（Krukenberg tumor）是一种特殊的转移性腺癌，原发部位为胃肠道，肿瘤为双侧，多伴腹水，预后极差。

三、扩散与转移

卵巢恶性肿瘤的转移特点是：外观局限的肿瘤，已经在腹膜、大网膜、腹膜后淋巴结、横膈等部位有亚临床转移。

（一）直接蔓延

为最常见的扩散方式，癌细胞可直接侵犯包膜，蔓延到邻近器官或腹腔浆膜面和腹腔脏层，也可侵及输卵管、子宫及膀胱和直肠的浆膜层等。

（二）淋巴转移

主要有3种方式：① 沿卵巢血管走行，从卵巢淋巴管向上达腹主动脉旁淋巴结；② 从卵巢门淋巴管达髂内、外淋巴结，经髂总至腹主动脉旁淋巴结；③ 沿圆韧带入髂外及腹股沟淋巴结。

（三）血行转移

少见，晚期患者可由血道转移到肝、肺及脑等器官。

（四）腹腔种植

是常见的转移途径，癌细胞可广泛种植于腹膜及大网膜表面。

四、分期与预后

（一）分期

卵巢癌的分期实际应以手术分期为准。兹介绍 FIGO1988 年修订的卵巢癌分期标准：

Ⅰ期　肿瘤局限于卵巢。

$Ⅰ_a$：肿瘤局限于一侧卵巢，表面无肿瘤，包膜完整，无腹水。

$Ⅰ_b$：肿瘤局限于两侧卵巢，表面无肿瘤，包膜完整，无腹水。

$Ⅰ_c$：$Ⅰ_a$或$Ⅰ_b$期肿瘤，有表面肿瘤生长，或包膜破裂，腹水或腹腔冲洗液可见恶性细胞。

Ⅱ期　肿瘤侵及一侧或双侧卵巢，并向盆腔蔓延。

$Ⅱ_a$：蔓延和(或)转移至子宫和(或)输卵管。

$Ⅱ_b$：蔓延至盆腔其他组织。

$Ⅱ_c$：$Ⅱ_a$或$Ⅱ_b$期肿瘤，有表面肿瘤生长，或包膜破裂；腹水或腹腔洗液可见恶性细胞。

Ⅲ期　肿瘤侵及一侧或双侧卵巢，且盆腔腹膜种植和(或)后腹膜或腹股沟淋巴结阳性。肝脏表面转移定为Ⅲ期，肿瘤限于小骨盆，但组织学证实侵及小肠或大网膜。

$Ⅲ_a$：肿瘤一般局限在真骨盆未侵及淋巴结，但组织学证实有腹膜显微镜下表面种植。

$Ⅲ_b$：肿瘤侵及一侧或双侧卵巢，组织学证实有腹膜表面种植，但种植范围直径＜2cm，淋巴结阴性。

$Ⅲ_c$：肿瘤腹腔表面种植直径 2cm 和(或)后腹膜，或腹股沟淋巴结阳性。

Ⅳ期　肿瘤侵及一侧或双侧卵巢，并有远处转移，如出现胸腔积液经细胞学检查阳性为Ⅳ期，肝实质转移属Ⅳ期。

（二）预后

其预后与临床分期、组织学分类及分级、患者年龄及治疗方式有关，其中最重要的是临床分期，期别越早疗效越好。但卵巢癌是妇科肿瘤中预后较差的肿瘤，5 年生存率仅为 30%左右，晚期患者仅生存 6 个月～2 年。

五、临床表现

卵巢癌早期常无症状，常因其他原因做妇科检查偶然发现，也有部分患者有轻度的胃肠道反应，腹胀、食欲减退等。常见的症状有：

（一）腹部不适感

卵巢癌即使在临床早期也可以出现腹水，引起腹部不适或腹胀，或因肿瘤增大影响肠蠕动而产生腹胀。

（二）腹部包块

部分患者自觉腹围增大或自己发现下腹有包块。

（三）压迫症状

肿块伴腹水者，除有腹胀外还可引起压迫症状，如横膈抬高可引起呼吸困难，不能平卧，心悸；由于腹内压增加，影响下肢静脉回流，可引起腹壁及下肢水肿；肿瘤压迫膀胱、直肠，可有尿急、尿频、排尿困难、肛门坠胀及大便改变等。

（四）月经紊乱及内分泌症状

具有内分泌功能的肿瘤可导致月经紊乱或阴道流血。功能性卵巢恶性肿瘤如颗粒细胞瘤，可产生过多的雌激素，而引起性早熟；睾丸母细胞瘤可产生过多的雄激素而引起男性化的表现，临床上会出现不规则阴道流血或绝经后阴道流血。

（五）消瘦

由于肿瘤的迅速生长，导致患者营养不良及体力的消耗，患者会出现贫血、体重下降等恶液质的现象，是卵巢恶性肿瘤常见的晚期症状。

（六）其他症状

卵巢恶性肿瘤极少引起疼痛，如发生肿瘤破裂、出血和/或感染，或由于浸润，压迫邻近脏器，可引起腹痛、腰痛等；因转移所产生的相应症状：如肺转移而产生干咳、咯血、胸腔积液及呼吸困难。

六、诊断

（一）病史

根据患者的主诉症状。

（二）妇科检查

三合诊检查在阴道后穹隆触及盆腔内散在质硬的结节，肿块多为双侧，实性或半实性，表面高低不平。晚期因肿瘤长大或粘连界线不清时可借助其他诊断方法。

（三）细胞学检查

对腹水或腹腔冲洗液进行细胞学检查有诊断价值。

（四）B型超声检查

简单易行，可测知肿块的部位、大小、性质、肿物与子宫的关系及腹腔淋巴结情况，B超检查的临床诊断符合率＞90％。

（五）CT检查

可以确定肿瘤的部位及淋巴结侵犯情况。

（六）腹腔镜检查

可直接看到肿物的大体情况，并对盆腔器官及横膈部位进行观察，必要时可取活检行病理检查，以代替剖腹探查手术。

（七）肿瘤标记物检查

1. CA125可诊断卵巢浆液性腺癌，临床检测以35IU/ml为标准，阳性率可达80％以上。

2. AFP（甲胎蛋白） 为内胚窦瘤的最佳肿瘤标志物，未成熟畸胎瘤AFP值也可升高，放射免疫法以小于20ng/ml为标准。

3. CEA（癌胚抗原） 临床检测以小于5mg/ml为标准，卵巢腺癌血清中阳性率约为48％左右，主要用于消化系统肿瘤的标记物。

七、治疗原则

卵巢癌的治疗以手术为主，并辅以化疗、放疗的综合治疗。

（一）手术治疗

手术起关键作用，尤其是首次手术更重要。一经疑为恶性肿瘤，应尽早剖腹探查，根据探查结果，决定肿瘤分期及手术范围。原则上$Ⅰ_a$、$Ⅰ_b$期应作全子宫及双附件切除术；$Ⅰ_c$期及以上同时行大网膜切除术。

卵巢癌肿瘤细胞减灭术（CDS）是指对晚期（Ⅱ期及以上）患者应尽量切除原发病灶及转移灶，使肿瘤残余灶直径在1.5～2cm以下，必要时将腹腔转移淋巴结、盆腔腹膜、阑尾、膀胱等一并切除。对早期患有生殖细胞瘤的年轻患者可考虑保留生育功能，对晚期不能行完全切除者可考虑化疗或放疗及生物疗法等治疗手段。

（二）化疗治疗

为主要的辅助治疗，既可预防复发，也可用于手术未能全部切除者，或用于无法施行手术的晚期患者。

1. 术前化疗　一般术前给予1～2疗程化疗，当肿瘤缩小，在患者一般情况好转时可行手术治疗。

2. 术后化疗　对早期患者可做预防性化疗，对晚期患者可进一步杀灭残存的癌细胞，改善状况，延长寿命。

3. 化疗方案　可行单药或联合化疗，常用联合化疗方案有：PAC（顺铂、阿霉素、环磷酰胺），CP（环磷酰胺、顺铂）等。

（三）放射治疗

因肿瘤组织类型不同，对放疗敏感性不同。如无性细胞瘤对放疗最敏感，颗粒细胞瘤中度敏感，上皮性癌也有一定敏感性。放射治疗主要用于术前、术后的辅助治疗及晚期病人的姑息治疗，放射治疗是局部治疗手段，主要通过全腹和盆腔体外照射，达到杀灭和控制肿瘤的目的。

1. 术前放疗　可使肿瘤缩小，粘连松解，提高手术切除率。目前术前放疗多被化疗代替，但仍可用于孤立的、限于盆腔的、手术切除困难的肿瘤，特别是不宜化疗的病人，术前如给予2000cGy剂量放疗，休息2周后可手术；如给予4000cGy剂量放疗，应等放疗反应过后，即休息4～8周后再手术。

2. 术后放疗　是临床经常应用的治疗方法，其目的是继续杀灭残存的肿瘤。术后放疗一般始于术后7～10天，采用全腹加盆腔照射。

3. 姑息放疗　主要用于肿瘤局限于下腹的晚期或多发病人，肿瘤量为4000～6000cGy。

八、卵巢癌患者的护理

（一）手术治疗患者的护理

同宫颈癌手术护理；卵巢癌术后一般留置尿管2天，按留置尿管护理常规。

（二）化疗患者的护理

腹腔化疗是卵巢癌常用的一种化疗方法，不仅可控制腹水，又能使种植病灶缩小或消失。其优点在于药物直接作用于肿瘤，局部药物浓度明显高于血液浓度，且副反应较全身用药为轻。常用腹腔灌注药物为顺铂，同时需行静脉水化治疗，使每小时尿量达150ml。腹腔灌注顺铂前嘱患者先解大小便，以防灌注时由于活动导致药物渗漏于皮下；灌注完药物，应嘱患者变换体位，以使药物充分作用于全腹腔。

（三）放射治疗患者的护理

1. 放疗全身反应护理

(1) 全腹照射病人放疗反应较大，可有恶心、呕吐、腹泻等胃肠反应，应及时给予对症处理，指导其合理休息及饮食起居。

(2) 由于全腹放疗晚期反应可能会引起肠粘连和肠梗阻，所以应观察病人每日排便次数、性状，有无腹胀情况，发现问题及时报告医生。

(3) 需常规监测血象，如白细胞低于$4\times10^9/L$，血小板低于$100\times10^9/L$应给以治疗，待升高后再进行放疗，并应做肝、肾功能各项检查。

2. 照射野皮肤护理　每日观察放射野皮肤有无出现充血、发红、破溃情况，发现异常及时处理。

3. 放射性直肠炎护理　放疗后期观察病人有无出现下腹痛、腹泻、下坠感，甚至里急后重或脓血便，应考虑因放射引起的炎症。

（四）腹水患者的护理

1. 卵巢恶性肿瘤约2/3合并腹水，患者腹围增大，且常伴呼吸困难。可指导患者采取半卧位，减轻呼吸困难。

2. 保持皮肤清洁干燥，床铺平整，防止皮肤破溃、感染或发生褥疮。

3. 定期测量体重及腹围并记录，每天记录出入量；限制患者水钠摄入，指导其低钠饮食，钠盐每天不超过2克；如应用利尿药，在应用过程中应注意监测电解质的变化，以免发生紊乱。

4. 腹腔穿刺放腹水后，应指导患者在饮食上注意补充蛋白质。

5. 需进行腹水引流的患者，备好腹腔穿刺用物，并协助医生操作。在放腹水过程中，应密切注意血压、脉搏、呼吸变化情况并观察腹水的性质。根据患者情况，一般可引流3000ml左右，速度宜缓慢，以免腹压骤降而发生虚脱。放腹水结束后可用腹带包扎，并记录腹水量、性状，观察有无不良反应等。按要求送检腹水，包括腹水常规检查及癌细胞检查。

九、出院指导

1. 遵医嘱坚持治疗，按时复查。

2. 出院期间如出现腹痛、阴道出血、异常分泌物及发热等情况应立即就医。

3. 术后1个月可淋浴，3个月可盆浴及恢复性生活。

4. 出院后定期随访　第1年内每个月1次；第2年内每3个月1次；第3年内每半年1次；出院3年以上者，每年复诊1次。

十、卵巢癌的预防

因卵巢癌病因尚不清楚，难以预防。若采取以下措施，会有所裨益。

（一）进行三级预防的宣传

使广大妇女提高三早的意识，学会自检。

（二）高危因素的预防

大力开展宣教，加强高蛋白、高维生素A的饮食，避免胆固醇食物，高危妇女宜口服避孕药预防。

（三）定期普查普治

凡30岁以上妇女每年应行妇科检查，高危妇女最好每半年检查一次，以排除卵巢肿瘤。当发现小儿有性早熟或过早阴道流血，生育年龄妇女有闭经、月经紊乱、腹部包块、下腹痛等就应到医院检查，争取治疗时间。

（四）早期发现及处理

卵巢实性肿瘤或囊肿直径大于5cm应及时手术切除。盆腔肿块诊断不清或治疗无效者，应及早行腹腔镜检查或剖腹探查。

（朱敏玲）

第十四章　血液、淋巴系统肿瘤患者的护理

第一节　白血病患者的护理

一、概述

白血病(leukemia)是一种起源于造血干细胞的恶性疾病。其特点是白血病细胞在骨髓及其他造血组织中弥漫性恶性增生,并浸润破坏体内脏器和组织,产生各种症状和体征,而正常造血受抑制,外周血液中可出现幼稚细胞。临床上有贫血、发热、出血和肝、脾、淋巴结不同程度肿大等表现。

(一) 流行病学情况

白血病是一种常见的恶性肿瘤,占其总发病率的5%。年发病率为2.76/10万。全国各地发病率无明显差异。在全国各年龄组恶性肿瘤死亡率中,白血病居第6位(男性)和第8位(女性),在儿童及35岁以下成人中则居第一位。

我国急性白血病比慢性白血病多见,成人急性白血病中以急性粒细胞白血病最多见。儿童中以急性淋巴细胞白血病较多见。慢性粒细胞白血病随年龄增长而发病率逐渐升高。慢性淋巴细胞白血病发病在50岁以后才明显增多。与其他国家相比,我国白血病发病率与亚洲国家相近,低于某些欧美国家。我国慢性淋巴细胞白血病少见,而欧美国家则较常见。

(二) 病因和发病机制

人类白血病的病因尚不完全清楚,许多因素与白血病发病有关,其中病毒可能是主要因素,此外尚有遗传因素、放射、化学毒物等综合因素。

1. 病毒　已证实C型RNA病毒可导致小鼠、猫、牛、绵羊、灵长类动物发生白血病。在人类白血病病毒为病因的研究已几十年,到目前为止已肯定证明人类T淋巴细胞病毒能引起成人T细胞白血病,实验证明从患者T细胞中已分离出人类T淋巴细胞病毒就是一种C型逆转录RNA病毒。

2. 放射　在动物和人类中,放射核素的致白血病作用已经肯定。一次大剂量或多次小剂量照射均可引起白血病,放射剂量与白血病发病率紧密相关,放射线可使骨髓受抑制及机体免疫力降低,染色体发生断裂和重组等改变。

3. 化学因素　多种化学物质可致白血病。苯的致白血病作用已经肯定。抗肿瘤药中的烷化剂可引起继发性白血病,特别在淋巴瘤或免疫系统缺陷的肿瘤中多见。乙双吗啉是亚乙胺的衍生物,具有极强的致染色体畸变作用。氯霉素、保泰松亦可能有致白血病作用。

4. 遗传因素　家族性白血病约占白血病的7‰。染色体断裂和易位可使原癌基因的位置发生移动和被激活。此外,癌基因的点突变、活化和抑癌基因失活、丢失也是重要的发病机制。

5. 其他血液病　某些血液病最终可能发展为急性白血病,如慢性白血病、真性红细胞增多症、原发性血小板增多症、骨髓纤维化、骨髓增生异常综合征、阵发性睡眠性血红蛋白尿、淋巴瘤、多发性骨髓瘤等。

二、急性白血病

(一) 分类

急性白血病可分为急性淋巴细胞白血病及急性非淋巴细胞白血病两大类。

1. 急性淋巴细胞白血病分成三型

L_1:原始和幼淋巴细胞以小细胞(直径≤12μm)为主。

L_2:原始和幼淋巴细胞以大细胞(直径>12μm)为主。

L_3:原始和幼淋巴细胞以大细胞为主,大小较一致,细胞内有明显空泡,胞浆嗜碱性,染色深。

2. 急性非淋巴细胞白血病分成八型

M_0:急性髓细胞白血病微分化型

M_1:急性粒细胞白血病未成熟型

M_2:急性粒细胞白血病部分分化型

M_3:急性早幼粒细胞白血病

M_4:急性粒—单核细胞白血病

M_5:急性单核细胞白血病

M_6:急性红白血病

M_7:急性巨核细胞白血病

(二) 临床表现

多数起病急骤,常突然发生高热,类似"感冒",也可有严重出血倾向。也可缓慢起病,症状为疲乏、低热、脸色苍白、皮肤紫癜,偶有因月经过多或拔牙后出血不止而就医才发现。主要表现为:

1. 贫血　常于早期出现,随病情发展进行性加重,主要因正常红细胞生成减少,也有出血及溶血等因素。

2. 发热

(1) 症状:发热为本病常见症状。可发生低热,也可发生高热,并伴畏寒、出汗等。

(2) 原因:其主要原因是白血病继发的感染,也可因疾病本身所致。常见致病菌为革兰阴性杆菌,如肺炎克雷白杆菌、绿脓杆菌、产气杆菌、大肠杆菌等,其他还有金黄色葡萄球菌、表皮葡萄球菌、粪链球菌等。如长期应用抗生素的患者,可出现真菌感染,如念珠菌、曲霉菌等。因伴免疫功能缺陷,可发生病毒感染,如带状疱疹病毒等。

(3) 常见感染部位:感染可发生在身体各个部位,常见的有口腔炎、牙龈炎、咽峡炎,可发生溃疡或坏死;还有肺部感染及肛周炎、肛周脓肿,严重时可致菌血症和败血症。

3. 出血　近40%的患者以出血为主要表现。出血可发生在全身各部位,表现为皮肤淤点、淤斑、鼻出血、牙龈出血、口腔血肿、子宫出血。急性早幼粒白血病易并发弥散性血管内凝血而致全身广泛性出血。眼底出血可致视力障碍,颅内出血最为严重,常表现头痛、呕吐,两侧瞳孔大小不等,继之昏迷而死亡。血小板减少是出血最主要的原因。

4. 各组织浸润表现

(1) 骨骼和关节:胸骨下端常有局部压痛点,这一体征有助于诊断。肋骨、躯干骨及四肢骨骼可有不同程度疼痛。四肢关节痛及骨痛在儿童中特别多见。偶尔骨膜上会出现无痛肿块,最多发生于眼眶周围,引起眼球突出、复视甚至失明;也可出现于颅骨、胸骨、肋骨或四肢骨,称为绿色瘤。

(2) 脾、肝、淋巴结肿大:白血病细胞浸润多发生在肝脾,肝脾呈轻度至中度肿大,表面光滑,有时伴轻度触痛。淋巴结肿大多见,多为轻度肿大,常位于颈、腋下或腹股沟等处,多数无压痛。

(3) 脑膜和中枢神经系统白血病:脑膜或中枢神经系统被白血病细胞浸润时可出现脑膜炎或中枢神经系统的症状。多数患者症状出现较晚,多发生在疾病缓解期;也有的出现较早,在白血病尚未缓解甚至尚未治疗时即出现神经系统症状。

主要临床表现为头痛、呕吐、颈强直、抽搐、昏迷,但不发热。脑脊液压力增高,因细胞增多的程度不同而清澈或浑浊,细胞大部分为白血病细胞,无细菌,蛋白质增多,糖减少。近年来因急性白血病治疗后缓解率显著提高,患者的生存时间延长,如不做预防性治疗,脑膜或中枢神经系统白血病比早年多见。

(4) 牙龈肿胀:白血病细胞浸润可使牙龈增生、肿胀。

(5) 皮肤浸润:表现为弥漫性斑丘疹、结节性红斑等。有时在皮下可触到较硬、微痛的结节,表面皮肤不变色。

(6) 生殖系统症状:因白血病细胞浸润睾丸而发生无痛性睾丸肿大近年亦较多见,大多发生于急性淋巴细胞白血病治疗后长期血液和骨髓缓解的儿童和青年中,睾丸肿大多为一侧,另一侧虽不肿大但活检显示有白血病细胞浸润存在。

(三) 实验室检查

1. 血象

(1) 白细胞:白细胞方面的异常是主要的,白细胞计数高低很不一致,未经治疗时白细胞总数可以增高,有的可超过 $100\times10^9/L$,部分患者白细胞正常或减少。细胞分类中可发现成熟的中性粒细胞大多明显减少,而出现相当数量有核仁的白血病原始细胞及幼稚细胞,白细胞减少的病例,分类时不易见到幼稚细胞,需在浓缩血涂片中才能找到。

(2) 红细胞:红细胞形态基本正常,贫血程度轻重不一。网织红细胞计数减少,也可轻度增高。

(3) 血小板:早期血小板轻度减少或正常,晚期明显减少,可伴出血时间延长。

2. 骨髓象　骨髓检查是诊断白血病的重要依据,骨髓一般增生明显活跃或极度活跃,细胞量显著增多,主要为白血病原始细胞和幼稚细胞,在其胞浆内出现红色杆状小体,称奥尔小体(Auer 小体),此情况仅见于急性非淋巴细胞白血病。正常幼红细胞及巨核细胞系统均显著减少。

3. 染色体　用现代高分辨的分带检验技术,在约 80%～85%患者中可以检出染色体组型异常。有一些组型异常具有特异性。染色体组型的分析有助于诊断和疗效监测。

4. 免疫学检查　根据白血病细胞免疫学标志,不仅可将急性淋巴细胞与急性非淋巴细胞白血病区别,而且可将 T 细胞和 B 细胞急性淋巴细胞白血病加以区别。单克隆抗体还可将急性淋巴细胞白血病分为若干亚型。

5. 血液生化改变　特别在化疗期间,血清尿酸浓度及尿液中尿酸排泄均增加,甚至出现尿酸结晶,这主要由于大量细胞被破坏所致。患者发生 DIC 时可出现凝血机制障碍。

当出现中枢神经系统白血病时,脑脊液压力增高,白细胞数增多($\geqslant0.01\times10^9/L$),蛋白质增多($>450mg/L$),糖定量减少。涂片中可找到白血病细胞。脑脊液清浊度随所含的细胞数而异。

（四）诊断要点

根据临床表现贫血、出血、发热、骨痛及血象、骨髓象的检查便可确诊。由于白血病类型不同，治疗方案及预后亦不尽相同，因此诊断成立后，应进一步分型。

（五）治疗要点

1. 一般治疗

(1) 防治感染：严重感染是主要的死亡原因，故防治感染非常重要。

白血病患者常伴有粒细胞减少，特别在化疗、放疗期间出现的粒细胞缺乏持续相当长的时间。对于有明确感染灶的患者，应选用有效抗生素。如感染灶未明确，应查找原因，需做胸部X线摄片、咽拭子、血培养、尿培养、痰培养及药敏试验；同时应用广谱抗生素治疗，待试验结果出来后再更换敏感抗生素。

(2) 控制出血：如果因血小板过低而引起出血，输注浓集血小板悬液是较为有效措施，可使周围血小板数维持在 $30\times10^9/L$ 左右。如果出血是由于 DIC 引起应立即给以适当的抗凝治疗。鼻及牙龈出血可用明胶海绵填塞局部止血。

(3) 纠正贫血：严重贫血可输浓缩红细胞或全血；积极争取白血病缓解是纠正贫血最有效的方法。

(4) 防治高尿酸血症肾病：由于白血病细胞大量破坏，特别在化疗时更甚，血清和尿中尿酸浓度增高，积聚在肾小管，引起阻塞而发生高尿酸血症肾病。临床上常出现少尿、无尿和急性肾衰竭。故应鼓励患者多饮水并碱化尿液。在化疗同时给予别嘌呤醇，每次 100mg，每日 3 次，以阻断次黄嘌呤和黄嘌呤代谢，抑制尿酸合成。要定期复查血尿酸浓度。对少尿和无尿，应按急性肾衰竭处理。

(5) 维持营养：白血病是严重消耗性疾病，特别是化、放疗的副作用引起患者消化道功能紊乱。应注意补充营养，维持水、电解质平衡，给患者高蛋白、高热量、易消化食物，必要时经静脉补充营养。

2. 化学治疗

化学治疗的目的是达到完全缓解并延长生存期。所谓完全缓解，即白血病的症状和体征消失，血象 $Hb\geqslant100g/L$（男）或 $90g/L$（女及儿童），中性粒细胞绝对值 $\geqslant1.5\times10^9/L$，血小板 $\geqslant100\times10^9/L$，外周血白细胞分类中无白血病细胞；骨髓象：原粒细胞＋早幼粒细胞（原单核＋幼单核细胞或原淋巴＋幼淋巴细胞）$\leqslant5\%$，红细胞及巨核细胞系列正常。

目前多采用联合化疗，常用药物有：长春新碱、泼尼松、6-巯嘌呤、6-硫鸟嘌呤、甲氨蝶呤、阿糖胞苷、环胞苷、门冬酰胺酶、柔红霉素、阿霉素、高三尖杉酯碱、环磷酰胺、维甲酸（全反式）、羟基脲、依托泊苷等。化疗方法：急性白血病的化疗过程分为两个阶段，即诱导缓解及巩固强化治疗。

(1) 诱导缓解：是指从化疗开始到完全缓解阶段。目的是大量杀伤白血病细胞，以恢复机体正常造血，使白血病症状、体征消失，血象和骨髓象基本正常，即达到完全缓解标准。

目前多采用联合化疗，其优点是各药物作用在细胞周期不同阶段，且有协同作用，以提高疗效。给药时剂量要充足，使之较快进入缓解期，第一次缓解愈彻底，则缓解期愈长，生存期愈长。常用联合化疗方案见表 14-1-1。

表 14-1-1　成人急性白血病诱导缓解的几种联合化疗方案

病名	治疗方案	药物名称	剂量(mg)	用法	备注
急性淋巴细胞白血病	VP	VCR	1～2	第1天,每周1次,静脉注射	CR50%,至少 2～3 周,如病情未改善,改用下列方案
		P	40～60	每日分次,口服	
	VLDP	VCR	1～2	第1天,每2周3次,静脉注射	小儿 CR 92%,成人 CR 77.8%
		DNR	45	第1～3天,每周3次,静脉注射	
		L-ASP	5000～10 000(U)	第16天开始,每天1次,静脉注射	
		P	40～60	每日分次,共35日,口服	
	MVLD	MTX	50～100	第1天1次,静脉注射	每一疗程共10日,至少5个疗程;如病情许可,MTX可渐加量,对难治性及复发病例的CR率为79%
		VCR	1～2	第2天1次,静脉注射	
		L-ASP	20 000(U)	第2天1次,静脉滴注	
		DXM	6.75	每日分次,共10日,口服	
急性非淋巴细胞白血病	DA	DNR或ADM	40	第1～3天,每日1次,静脉注射	每一疗程为7日,间歇1～2周,CR为35%～85%
		Ara-C	150	第1～7天,每日1次,静脉注射	
	HOAP	H	4～6	第1～5或7天,静脉滴注	每一疗程5～7日,间歇1～2周,国内报告CR为60%
		VCR	2	第1天,静脉注射	
		Ara-C	150	第1～5或7天,静脉滴注	
		P	40～60	每日分次,口服	
	DAVP-16	DNR	40	第1～3天,每日1次,静脉注射	
		Ara-C	150	第1～7天,每日1次,静脉滴注	
		VP-16	$75/(m^2 \cdot d)$	第1～5天或第1～7天,静脉滴注	

(2) 巩固强化治疗:巩固强化目的是继续消灭体内残存的白血病细胞,防止复发,延长缓解期,争取治愈。适用于患者达到完全缓解后体内尚有残存白血病细胞。

巩固治疗方法:急性淋巴细胞白血病可用原诱导缓解方案2～4个疗程,或轮换使用多种药物,以后每月强化治疗1次,共计治疗3～4年。除巩固强化外,间歇期应维持治疗。急性非淋巴细胞白血病可用原诱导方法巩固2～6个疗程,或中剂量阿糖胞苷为主的强化治疗,休息1个月后,强化治疗每月1次,共1～2年,以后随访观察。

国内发现白血病化疗新方法,即全反式维甲酸对白血病细胞有诱导分化作用,临床验证该药可使急性早幼粒细胞白血病诱导缓解,缓解率可达85%,缓解期宜与其他药物联合化疗或交替维持以免复发。

急性白血病未治疗时体内白血病细胞的数量估计在 10^{10}～10^{13} 个,经诱导缓解阶段治疗达到完全缓解标准时体内白血病细胞估计在 10^{8}～10^{9} 个,且在髓外某些隐蔽之处仍可有白血病细胞浸润。因此,完全缓解后应实施巩固强化阶段的治疗4～6个疗程。然后进入维持阶段,化疗将持续较长时间,以便进一步消灭残存白血病细胞,防止复发,延长缓解和无病生存期。

3. 中枢神经系统白血病的治疗　由于化疗药物通过血脑屏障困难,因此隐藏在中枢神经系统内的白血病细胞常是髓外白血病复发的根源,以急性淋巴细胞白血病尤为突出。

防治中枢神经系统白血病是治疗急性白血病减少复发的关键，通常在缓解后开始鞘内注射甲氨蝶呤每次10mg，每周2次，共3周。如中枢神经系统白血病诊断已肯定，甲氨蝶呤每次用10～15mg，缓慢鞘内注射，每周2次，直到脑脊液细胞数及生化检查恢复正常，然后改用每次5～10mg鞘内注射，每6～8周1次，随全身化疗结束而停止。

甲氨蝶呤鞘内注射可引起急性化学性蛛网膜炎，患者有发热、头痛及脑膜刺激征，可加地塞米松5～10mg以减轻不良反应。若甲氨蝶呤疗效欠佳，可改用阿糖胞苷30～50mg/m^2鞘内注射，每周2次。同时考虑头颅和脊髓放射治疗，但对骨髓抑制严重。

4. 睾丸白血病治疗　药物对睾丸白血病疗效不佳，必须放射治疗，即使一侧睾丸肿大，也需采用两侧放射。

5. 骨髓移植　骨髓移植作为治疗白血病的方法已被应用多年。其原理是先用全身放疗和/或强烈的化疗最大限度杀灭患者体内白血病细胞，同时抑制免疫功能，然后植入正常骨髓，使患者恢复造血。进行移植的时间目前主张除低危的儿童急性淋巴细胞白血病化疗效果较好而不必在第一次缓解后进行骨髓移植治疗外，所有急性白血病只要有HLA匹配的同胞供者都应在第一次缓解期内进行异基因骨髓移植。患者年龄对骨髓移植的疗效有影响，总结认为应控制在50岁以下较妥当。

自体骨髓移植是在白血病获得缓解后利用自己骨髓在大剂量放、化疗后进行移植。存在的问题是移植后复发率较高，骨髓体外净化的问题尚未完全解决。

自体外周血干细胞移植，是先用药物动员患者的干细胞加速释放至外周血中，然后利用血细胞分离机采集外周血中干细胞保存。在患者大剂量放、化疗后，再回输给患者。与自体骨髓移植比较，此法简便，混入的肿瘤细胞较少，骨髓的造血功能恢复较快。

脐血中含大量造血干细胞，采集正常脐血，冷冻储存，可输给MHC（主要组织相容性复合体）相同的患者，使之重建造血。由于脐血采集量有限，目前主要用于治疗儿童患者。移植治疗的费用昂贵，风险又大，因此，目前推广使用有困难。

（六）白血病患者的护理

1. 预防出血

(1) 原因及临床表现：由于血小板减少、凝血因子缺乏，患者的皮肤、粘膜易发生出血。当血小板过低（$<30\times10^9$/L）时还会出现眼底出血或脑出血。

(2) 护理要点：

1）当血小板低于正常时，患者要保持情绪上的稳定，避免紧张、恐惧，尽量减少活动，多卧床休息。

2）注意环境的安全，用物摆放整齐、安全有序，防止患者磕碰，避免使用有危险的用品。

3）患者应剪短指甲，以免抓破皮肤。

4）定期擦洗，保持皮肤清洁，尽量用刺激小的浴液，擦洗时动作轻柔不可过力，以防皮肤出血，床单及被褥柔软无皱褶，避免皮肤受摩擦挤压。

5）如进行穿刺，应在拔针后充分压迫止血。

6）平时不要用手挖鼻，可用液体石蜡油或薄荷油滴鼻剂，防止鼻粘膜干裂出血。一旦少量出血，可用干棉球或1：1000肾上腺素棉球填塞鼻腔压迫止血，也可局部冷敷用冰袋放于前额。若出血不止，可用油纱条做后鼻孔填塞术，术后3天轻轻取出。

7）保持口腔卫生，定时用口泰漱口，不要用牙签剔牙，用软毛牙刷刷牙，可用棉签蘸漱口液擦洗牙齿。用液体石蜡油或唇膏涂抹口唇，以防干裂出血。牙龈渗血时可用肾上腺素棉球或明胶海绵贴敷牙龈，也可局部涂抹凝血酶粉剂、三七粉、云南白药。口腔内存有血块易引起口臭，影响患者食欲和心情，可用棉签蘸水擦洗或漱口，1%过氧化氢液体效果更好。

8）饮食以高热量、高蛋白、高维生素少渣软食为原则，切忌有刺和骨，以免口腔粘膜擦伤或划伤消化道引起出血。餐前餐后可用冷苏打水含漱。

2. 预防感染

（1）居室通风：通风是降低室内空气污染的有效措施。若室内空气不断流动，与外界空气持续交换，不仅可保持空气新鲜，调节室内的温湿度，刺激皮肤血液循环、汗液蒸发，增加患者的舒适感，而且能使患者精神振奋、心情舒畅。

通风时间视室内外温差大小适当掌握，一般通风30分钟即可达到置换室内空气的目的。如果室外空气寒冷，开窗通风时注意保暖。一般室温保持在18～20℃较为适宜，老年患者的病房保持在22～24℃为佳。

（2）保证合适湿度：湿度会影响皮肤蒸发散热的速度，从而造成患者对环境舒适感方面的差异。居室湿度以50%～60%为宜。当湿度过低时，空气干燥，人体蒸发大量水分，患者常表现口干舌燥、咽痛、烦渴，这时支气管粘膜表面细胞的纤毛运动出现障碍，使气道的净化功能削弱，分泌物滞留，病毒和细菌易于入侵，使感染易于发生。因此，病室内可使用加湿器，也可将湿毛巾放于暖气片上蒸发水分或直接在地面上洒水。

（3）注意食物的新鲜与卫生。餐具定期消毒。

（4）保持口腔清洁，饭后用多贝尔液或口泰漱口，早晚用软毛牙刷刷牙。

（5）便后用1∶5000的高锰酸钾溶液坐浴，预防肛周感染。

（6）女性患者经期应每天用温热流动水冲洗会阴。毛巾应按部位（脸、脚、会阴）分开使用，以免交叉感染。勤洗澡勤更衣。

（7）注意检查口腔、咽喉、腋下、会阴、肛门等部位，有无红、肿、热、痛的症状。一旦出现发热、咳嗽、流涕、排便次数增多、腹痛或尿频、尿急、尿痛等症状，及时报告医生。

（8）饮食上注意应多进食高蛋白、高热量、富含纤维素的食品，多饮水或果汁，多食蔬菜、水果，保持大便通畅。

（9）执行医嘱输浓缩粒细胞或注射G-CSF、GM-CSF，有感染发生遵医嘱给予广谱抗生素。

（10）侵入性操作时严格无菌操作。

3. 贫血

（1）原因及表现：由于患者血液中血红蛋白量减少，血液携氧能力减低，引起全身各器官和组织的缺氧，患者表现面色苍白，经常感到头晕、头痛、记忆力下降、注意力不集中、疲乏、倦怠、心悸、气短、食欲不振等不适。

（2）贫血患者的护理：

1）活动指导：协助患者安排合适的活动量，生活用物的放置应方便患者拿取，保证环境的舒适，利于休息和充足的睡眠，以便减少机体耗氧量。根据贫血程度决定患者能耐受的活动量：① 严重贫血的患者需要卧床休息并给予生活照顾，严防坠床跌倒受伤；② 轻、中度贫血的患者可下地活动，活动时应注意节省体力，让患者参与制定活动、休息、睡眠计划。

2）饮食指导：饮食上以进食高蛋白、高维生素、高热量易消化食品为原则，针对缺乏不同的造血原料，需要补充相应的营养成分，如含铁或含叶酸、维生素B_{12}丰富的食品。含铁丰富的食物如动物肝脏、瘦肉、豆类、紫菜、海带及木耳等，动物食品（肝、肉、血等）比植物（豆类、紫菜、海带及木耳等)中的铁更易吸收。

新鲜蔬菜中富含叶酸,但叶酸不耐热,强烈光照或过度烹煮易被破坏,故烹调适度极其重要,时间不要过长,温度不能过高。维生素 B_{12} 缺乏要多吃动物肝、肾和瘦肉。

同时还要纠正不良的饮食习惯,餐后即刻饮浓茶会影响铁的吸收,因为茶中所含鞣酸与铁结合形成不易吸收的物质,随粪便排出。饮茶时间以餐后 2 小时较适宜。有些患者有偏食习惯,不吃肉食或不吃蔬菜,长时间后会引起贫血,若已发生贫血则不利于恢复。因此,养成均衡饮食习惯至关重要。

护士应该熟悉常用贫血药物的作用原理、剂量、剂型,并将药物使用的时间、方法和副作用向患者解释清楚。常用抗贫血药物有铁剂、叶酸、维生素 B_{12}、雄激素、糖皮质激素和免疫抑制剂等。严重贫血应给予吸氧。

三、慢性粒细胞白血病

慢性粒细胞白血病(chronic granulocytic leukemia,简称慢粒白血病)也是一种造血干细胞恶性疾病。病程发展较缓慢,脾大可达到巨脾程度。自然病程可分为慢性期、加速期和急变期。大多数患者因急性变而死亡。各种年龄均可发病,以中年最多见,男性略多于女性。

(一) 临床表现

1. 慢性期　起病缓慢,早期常无自觉症状。少数病例在健康检查时或因其他疾病就医时才发现血象异常或脾肿大而被确诊。患者早期常出现乏力、消瘦、低热、多汗或盗汗、体重减轻等代谢亢进的表现。

脾肿大为最突出特征,可引起左上腹坠胀感,往往在就医时已达脐或脐以下,质地坚实、平滑,无压痛。若发生脾梗塞或脾周围炎时,可引起局部疼痛。肝脏多为中度肿大,浅表淋巴结多不肿大。部分患者有胸骨中下段压痛。

当白细胞显著增高时可有眼底静脉充血及出血。白细胞极度增高时(如$>200\times10^9/L$)可发生"白细胞淤滞症",表现为呼吸窘迫、头晕、言语不清、中枢神经系统出血、阴茎异常勃起等表现。慢性期可持续 1～4 年。

2. 加速期和急变期　主要表现为原因不明的发热,虚弱,骨及关节痛,贫血、出血加重,脾脏迅速肿大。加速期从几个月至 1～2 年即进入急变期,此期表现与急性白血病相似,有严重贫血、出血、感染、发热等症状。

(二) 实验室检查

1. 血象　白细胞数明显增高,常超过 $20\times10^9/L$,疾病早期多在 $50\times10^9/L$ 以下,晚期增高明显,可达 $100\times10^9/L$ 以上。分类中各阶段粒细胞均增多,以中性中幼、晚幼和杆状核粒细胞为主,原粒及早幼粒$<10\%$,嗜酸性和嗜碱性细胞可增多。疾病早期血小板计数可正常或增多,血红蛋白可正常,加速期或急变期血红蛋白和血小板计数可明显下降。

2. 骨髓象　骨髓呈现粒细胞系列增生极度活跃,中幼粒、晚幼粒细胞较正常明显增多,嗜酸性和嗜碱性粒细胞也增多。慢性期原始粒及早幼粒细胞$<10\%$,急变期可明显增高达 30%～50%或更高,巨核细胞早期增高,急变期显著减少。

3. 染色体检查　90%以上慢粒白血病患者血细胞中出现 Ph 染色体,存在幼粒、幼红及巨核细胞中。Ph 染色体是 9 号染色体长臂远端与 22 号染色体长臂异位。9 号染色体长臂上的细胞源瘤基因易位至 22 号染色体长臂的断裂点集中区,形成融合基因,由此生成一种新的 mRNA,继之产生 P_{210}。目前认为 P_{210} 对引起慢粒白血病有直接关系。

4. 血液生化　血清及尿中尿酸浓度增高，主要是化疗后大量白细胞破坏所致。

（三）诊断要点

临床表现脾大、血液学改变和Ph染色体阳性可做出诊断。

（四）治疗要点

1. 化学治疗常用药物

（1）羟基脲：此药副作用少，起效快，为当前首选化疗药物，但作用持续时间较短，用药后2～3天细胞数下降，停药后又很快回升。需经常检查血象，以便调节药物剂量。

常用剂量：3g/d，分2次口服，白细胞下降到20×10^9/L时，剂量减半。降至10×10^9/L时，改为小剂量(0.5～1g/d)维持治疗。

（2）白消安：用药2～3周后外周血白细胞才开始减少，停药后白细胞减少可持续2～4周。初始剂量为4～6mg/d，口服。当白细胞数降至20×10^9/L时宜暂停药，待稳定后改小剂量，一般维持剂量为每1～3天给药2mg，连续2～3个月。

此药毒副作用主要是骨髓抑制、血小板减少或全血细胞减少。长期用药可出现皮肤色素沉着，类似慢性肾上腺皮质功能减退的表现，还可引起阳痿或停经。

（3）靛玉红：从中药青黛中提取的药品。剂量为150～300mg/d，分3次口服，用药6～8周白细胞可降至正常范围，本药副作用有腹泻、腹痛、便血等症状，使用时要慎重。

（4）小剂量阿糖胞苷：剂量为15～30mg/(m^2·d)，静脉点滴，不仅可控制病情发展，且可使Ph染色体阳性细胞减少甚或转阴。化疗时宜加用别嘌呤醇(100mg，每6小时1次)。保持每日尿量在1500ml以上和尿碱化，防治高尿酸血症肾病。待白细胞下降后停药。

2. 干扰素　用干扰素治疗慢粒白血病慢性期患者效果较好，约70%患者可获缓解。剂量为300～900万U/d，皮下或肌肉注射，每周3～7次，持续用数月至数年不等。药物起效慢，可使患者Ph染色体阳性细胞减少。该药副作用有发热、恶心、纳差、血小板减少及肝功能异常。

3. 骨髓移植　移植应在慢粒白血病慢性期缓解后尽早进行，其3～5年无病存活率60%。

4. 白细胞单采　采用血细胞分离机可除去大量白细胞，减少体内白细胞数量。主要用于白细胞淤滞症，也可用于急需治疗的孕妇。

5. 慢粒白血病急性变的治疗　可按急性白血病化疗方法治疗，但患者对药物耐受性差，缓解率低且缓解期很短。

（五）慢性粒细胞性白血病患者的护理

1. 饮食及活动　嘱患者多饮水，保证每日1500ml以上，以防尿酸肾病。饮食要有足够营养，保证充分休息和睡眠。

2. 脾肿大患者的护理　患者常因脾肿大感左上腹不适、腹胀，可采取左侧卧位或半坐位，并应少量多次进食进水以减轻腹胀。

3. 药物护理

（1）向患者说明药物副作用及表现。马利兰除可致骨髓抑制外，还使皮肤色素沉着、阳痿、停经等，使患者了解而主动坚持用药。

（2）讲解定期复查血象的目的是为了不断调整药物剂量，取得配合。

（3）注射干扰素之前向患者讲明此药可引起发热，属于正常现象，不要过于紧张，护士除遵医嘱对症用退热药物外，应做好物理降温、发热期间的生活护理及心理护理。

4. 缓解后护理　患者可参加工作学习，但不可过劳，合理安排休息、锻炼和睡眠。避免接触环境中危险因素，如放射核素或化学物质苯。如出现贫血、出血、发热、脾脏增大时，要及时就医。

5. 急变期护理　预防感染、出血、贫血的护理同急性白血病。

四、慢性淋巴细胞白血病

慢性淋巴细胞白血病(chronic lymphocytic leukemia,简称慢淋白血病)在我国及亚洲地区较少见,欧美各国较常见,多为老年患者。绝大多数为B细胞性,T细胞性少见。起病缓慢,常无自觉症状,许多患者因其他疾病就诊才被确诊。

(一) 临床表现

1. 淋巴结肿大　常是就诊首发症状,以颈部、腋下、腹股沟等处淋巴结为主。无压痛,轻至中度肿大,中等硬度,可移动。偶有因纵隔淋巴结肿大而产生压迫症状,腹膜后、肠系膜淋巴结肿大可引起腹部及泌尿系症状。脾轻至中度肿大,肝脏可肿大。

2. 全身症状

(1) 患者最早出现症状常是乏力倦怠,后期出现食欲减退、消瘦、低热、盗汗等症状。

(2) 晚期易发生贫血、出血、感染,尤其是呼吸道感染,这与正常免疫球蛋白减少及中性粒细胞缺乏有关。

(3) 皮肤受累有皮肤结节,全身皮肤出现发红、荨麻疹、瘙痒等症状。

(4) 带状疱疹感染较常见。

(二) 实验室检查

1. 血象　持续性淋巴细胞增多。白细胞计数$>10\times10^9/L$,超过$100\times10^9/L$者不少,以小淋巴细胞增多为主。随病情发展,血小板减少,贫血逐渐明显。如有自身免疫性溶血性贫血,抗人球蛋白试验多呈阳性。

2. 骨髓象　骨髓增生明显活跃,淋巴细胞$\geqslant40\%$,以成熟淋巴细胞为主。红系、粒系及巨核系细胞减少,有溶血发生时幼红细胞增多。

(三) 诊断

全身淋巴结肿大,常伴脾、肝肿大,结合血象、骨髓象,小淋巴细胞明显增多,可以诊断。

(四) 治疗要点

Ⅰ期患者无需治疗,只需定期观察病情。Ⅱ期、Ⅲ期患者均需治疗。

1. 化学治疗

(1) 苯丁酸氮芥为常用药物,剂量6～10mg/d,口服。1～2周后减至2～6mg/d。根据血象变化调整药物剂量,以防骨髓过分抑制。对Ⅲ期患者需同时加用泼尼松10～20mg/d,可以长期应用。

(2) 环磷酰胺(50～100mg/d)口服,其疗效与苯丁酸氮芥相似。

(3) 氟达拉宾(fludarabine)有抑制腺苷脱氨酶作用,完全缓解率50%～90%。也可采用联合化疗,方案有COP、CHOP等。

2. 放射治疗　仅用于淋巴结肿大发生压迫症状或化疗后淋巴结、脾、扁桃体缩小不满意者。

3. 并发症治疗

(1) 感染:由于低丙种球蛋白血症、中性粒细胞缺乏以及患者年老,极易发生感染。严重感染常为致死原因,应积极用抗生素控制感染。反复感染者可定期给予丙种球蛋白注射。

(2) 并发自身免疫性溶血性贫血或血小板减少性紫癜者可用糖皮质激素,疗效尚好。若疗效不佳,可考虑脾切除。

（五）护理

预防感染是护理重点。密切观察患者生命体征,发现感染迹象及时报告医生。采取预防呼吸道、消化道、泌尿道感染的措施。严格无菌操作。教予患者及家属预防感染的知识,并使其学会自我护理的技巧,争取主动配合。内容同急性白血病预防感染措施。

第二节　恶性淋巴瘤患者的护理

恶性淋巴瘤是原发于淋巴结或淋巴结外淋巴组织的恶性肿瘤。分为霍奇金病(Hodgkin's disease, HD)和非霍奇金淋巴瘤(non－Hodgkin's lymphoma, NHL)两大类。

一、霍奇金病

年发病率为2～3/10万,我国略低,男性高于女性。我国及东亚地区发病年龄高峰在40岁左右,不呈双峰曲线。病因不明,可能与病毒感染、机体免疫功能障碍、遗传因素和放射损伤等因素有关。HD常沿淋巴管引流途径向邻近淋巴区逐站播散,晚期发生血行转移。

10年生存率Ⅰ期约50%～90%,Ⅱ期约65%～70%,ⅢA期约60%,ⅢB期约50%。年老(>60岁)、淋巴细胞消减型及混合细胞型、病变广泛(ⅢB期、Ⅳ期)、B症状、巨大肿块、多个淋巴结外病灶均属预后不良因素。

（一）病理组织学分类及分期

1. 病理学　表现为正常淋巴组织结构破坏,在淋巴组织、浆细胞、嗜酸性粒细胞等多种反应性细胞成分和纤维化背景中,可见典型或变异型R-S细胞,R-S细胞具有重要的诊断意义。组织学分类(见表14-2-1)

表14-2-1　霍奇金病组织学分型(1965年Rye会议)

类　型	R-S细胞	病理组织学特点	临床特点
淋巴细胞为主型	极少见	结节性浸润,主要为成熟淋巴细胞	诊断时病变常局限,预后相对较好
结节硬化型	可见	胶原纤维将浸润细胞分隔成结节	年轻发病,诊断时多Ⅰ、Ⅱ期,预后相对好
混合细胞型	大量存在	纤维化伴局限坏死	有播散倾向,预后较差
淋巴细胞消减型	数量不等	主要为组织细胞浸润	多为老年,预后最差

2. 临床分期　恶性淋巴瘤临床分期比较复杂,这里介绍1971年Ann Arbor会议制定HD的分期,并根据有无全身症状将每一期分为A、B两组,简单实用。在NHL也沿用此分期。

Ⅰ期:侵及一个淋巴结区(Ⅰ),或侵及一个单一的结外器官或部位($Ⅰ_E$)。

Ⅱ期:在横膈的一侧,侵及2个或更多淋巴结区(Ⅱ),或外加局限侵犯一个结外器官或部位($Ⅱ_E$)

Ⅲ期:受侵犯的淋巴结区在横膈的两侧(Ⅲ)或外加侵犯一个结外器官或部位($Ⅲ_E$)或脾($Ⅲ_S$)或二者($Ⅲ_{ES}$)

Ⅳ期:弥漫性或播散性侵犯一个或更多的结外器官,同时伴有或不伴有淋巴结的侵犯。

器官的受侵犯统一分为：

A：无症状。

B：无原因的发热高于38℃，连续3天以上者；盗汗；6个月内无原因的体重下降>10%者。

（二）临床表现

1. 常见症状

（1）常表现淋巴结进行性肿大，多见于颈部，也可累及纵隔、腹膜后、腹股沟等部位淋巴结；

（2）累及肝、脾、肺、骨髓等器官，出现相应器官受侵的症状；

（3）可有发热、盗汗、消瘦、乏力、皮痒等全身症状。

2. 体征

（1）淋巴结肿大，多呈中等硬度，无红肿热痛，可有肝或脾肿大；

（2）纵隔淋巴结肿大可出现上腔静脉压迫综合征；

（3）腹腔淋巴结肿大，可触及腹部包块；

（4）肿瘤可累及骨髓、胃肠道、骨骼等器官并出现相应体征。

（三）诊断

临床表现淋巴结肿大、纵隔或腹部肿块、不明原因发热应想到本病的可能，应及时进行活体组织检查。病理组织学诊断是HD诊断的必要依据。

（四）治疗

HD对放疗及化疗敏感，已成为可治愈性肿瘤。

1. 放射治疗

（1）适应证：适应Ⅰ、Ⅱ期及Ⅲ A1期病例。

（2）放疗技术：应用4～8MeV直线加速器或^{60}钴产生的高能线。采用扩大野照射技术（照射野包括病变淋巴结区及临床检查未发现病灶的临近淋巴结区）如斗篷野、锄形野、盆腔野。

2. 化学治疗

（1）适应证：Ⅲ A2期、Ⅲ B期及Ⅳ A、Ⅳ B期病例；有巨大肿块（直径10cm）病例；病情发展迅速的淋巴细胞消减型病例。

（2）化疗方案：MOPP（氮芥、长春新碱、甲基苄肼、泼尼松）及ABVD（阿霉素、博莱霉素、长春新碱、氮烯咪胺）均为广泛应用的标准联合化疗方案。经化疗达完全缓解后应再予2个周期的巩固化疗，通常约需6～8个周期化疗。

化疗疗效不佳或早期（1年内）复发应更换化疗方案。HD应根据分期、有无巨大肿块、病理类型、患者年龄、机体状况等因素采取放疗、化疗及放化疗综合治疗。

二、非霍奇金淋巴瘤(NHL)

年发病率约3～4/10万，近年有增高趋势。发病年龄从儿童至75岁随年龄增加发病率明显上升。男性多于女性。病因不明，可能与病毒感染、免疫缺陷、接触放射线及某些化学物质有关。NHL不同于HD，常早期发生远处转移及血行播散。

（一）病理组织学及分类

1. 病理学　NHL的瘤细胞来源于B或T淋巴细胞，偶见来自组织细胞。组织学表现正常淋巴组织结构破坏，呈现相对单一的异型细胞。

2. 分类　低度恶性、中度恶性、高度恶性、杂类(复合型、蕈样霉菌病、组织细胞型、骨髓外浆细胞瘤等)。

(二) 临床表现

1. 淋巴结肿大　约 2/3 病例原发淋巴结,表现进行性淋巴结肿大。

2. 约 1/3 病例原发淋巴结外淋巴组织如淋巴环、胃肠道、皮肤、肺、胸膜、骨、睾丸、中枢神经系统等,也可并发白血病。因此,临床表现多种多样、变化多端。

3. 可有发热、盗汗、消瘦、皮痒、乏力等全身症状。

(三) 诊断

1. NHL 临床表现变化多端,应提高对本病的警觉,对淋巴结肿大、胸腹部肿块、原因不明发热等应想到本病,及时进行活检。

2. 病理组织学诊断是确诊的主要依据。

3. 白细胞共同抗原(LCA)和 T、B 细胞免疫组织化学检测:Southern 印迹和 PCR 技术检测免疫球蛋白基因重排及 T 细胞受体基因重排可协助诊断。

(四) 治疗

1. 低度恶性 NHL 的治疗

(1) Ⅰ、Ⅱ期的治疗

1) Ⅰ期采用局部放疗;

2) Ⅱ期采用全淋巴结放疗,放疗后 10 年无病生存率 50%~60%。此组病例应用 COP 方案(环磷酰胺、长春新碱、泼尼松)、COPP 方案(环磷酰胺、长春新碱、甲基苄肼、泼尼松)或 CHOP 方案(环磷酰胺、阿霉素、长春新碱、泼尼松)化疗,也可取得上述放疗同样的疗效。

(2) Ⅲ、Ⅳ期的治疗

1) 观察、推迟治疗对策:主张这一对策的学者认为此组患者病情进展慢、生存期长,目前尚不能治愈,过度治疗可能降低生活质量而缩短寿命。主张对无症状患者随诊观察,待病情明显进展变化再开始应用长春碱单药化疗或 COP、COPP 或 CHOP 方案化疗。

2) 早期化疗对策:诊断后立即开始应用上述单药或联合化疗,争取达到完全缓解。

以上两种对策治疗的 5 年生存率为 70%~80%,无显著性差异。

2. 中度及高度恶性 NHL 的治疗

(1) 放射治疗:经全面分期检查确定为Ⅰ期中度恶性病例可采取局部放疗。

(2) 化学治疗:本组病例具有高度侵袭性,迅速播散,除少数Ⅰ期中度恶性病例外,均宜首选联合化疗。联合化疗达完全缓解后,应再予 3 个周期巩固化疗。

(3) 放疗、化疗结合:局部巨大肿块病变可配合局部病变野放疗。

(4) 外科治疗:原发胃肠道、卵巢、脾、睾丸等病例,可手术切除原发主要病灶,术后进行化疗或放疗。

(5) 骨髓移植:高度恶性(如淋巴母细胞型)、病变广泛、LDH 明显增高的病例或非耐药性复发病例,可酌情进行自体骨髓移植联合大剂量化疗治疗。

(五) 预后

1. 低度恶性 NHL 病情进展慢,中数生存期 4~8 年,但除少数Ⅰ、Ⅱ期病例外尚难治愈。

2. 中、高度恶性 NHL 病情进展迅速,但经化疗及放疗等治疗 5 年无病生存率 40%~60%。

3. 预后不良因素:① 老年(>60 岁);② 病变广泛(Ⅲ、Ⅳ期);③ LDH 明显升高;④ 多发结外病灶；⑤ 巨大肿块；⑥ 并发白血病；⑦ 患者体力状况分级 Karnofsky<60 分。

三、恶性淋巴瘤患者的护理

1. 药物护理　淋巴瘤患者化疗常用的环磷酰胺、阿霉素、博莱霉素、长春新碱等药物可导致骨髓抑制、恶心、呕吐、静脉炎、心律失常、脱发、出血性膀胱炎等常见毒副反应的发生。具体的防治方法及护理措施参照第五章肿瘤化学治疗患者的护理。

2. 放疗护理　放疗是治疗恶性淋巴瘤最常见的治疗手段之一。保护放射野标记的完好，以确保准确的治疗。保持放射野皮肤清洁、干燥，避免接触酒精、碱性肥皂及粗糙毛巾，避免烈日暴晒，严禁粘贴胶布，可涂羊毛脂或烫伤膏。对于行“斗篷”野照射者，常出现口干、吞咽困难，要保持口腔清洁，饭后漱口并用软毛牙刷刷牙。

3. 症状护理

(1) 高热：发热是恶性淋巴瘤患者常见症状之一，呈周期性、持续性、一过性高热。因发热会使患者产生紧张、焦虑、恐惧等心理反应，应尽量满足其各种需要，以同情、安慰的态度支持病人，设法减轻其心理压力。增加患者舒适感，调节适宜温、湿度，减少噪音干扰。给予高蛋白、高热量、高维生素易消化饮食，少量多餐，补充足够水分。发热伴寒战时可增加盖被并注意安全，防因寒战剧烈而坠床。注意观察体温及变化规律。可采用物理降温及药物降温的方法。

(2) 皮肤瘙痒：部分患者可有局部或全身瘙痒伴皮肤脱屑，告之患者剪短指甲，不要用力搔抓，以免破溃发生感染，保持被服清洁干燥，及时清理脱屑，可涂用炉甘石洗剂止痒。

(3) 上腔静脉综合征：当患者纵隔部位淋巴结肿大时常导致患者咳嗽、胸闷、轻中度呼吸困难、颜面部浮肿、胸壁静脉曲张，有的患者还可出现神经系统症状，如头痛、视物模糊和意识障碍等。因此在护理上应密切观察生命体征，维持舒适体位，半卧位时横膈下降可保持充足的肺通气，低流量吸氧以缓解缺氧症状，避免利用上肢输液。饮食上限制钠盐（食盐、味精、苏打等）的摄入以减轻水肿，并准确记录出入量。对意识有障碍的患者，要保证安全，防止各种损伤发生。

4. 预防并发症护理　预防感染、预防出血及贫血的护理同急性白血病患者护理措施。

第三节　多发性骨髓瘤患者的护理

一、概述

多发性骨髓瘤(multiple myeloma)是浆细胞异常增生的恶性肿瘤。骨髓内有异常的浆细胞（或称骨髓瘤细胞）的增殖，引起骨骼破坏，血清出现单克隆免疫球蛋白。

二、病因及发病机制

病因尚不明确。目前认为骨髓瘤细胞起源于前 B 细胞或更早阶段。近年研究发现 C-myc 基因重组，部分有高水平的 N-ras 基因蛋白质表达。被激活的癌基因蛋白质产物可能促使一株浆细胞无节制地增殖。淋巴因子中白细胞介素 6(IL-6)是促进 B 细胞分化成浆细胞的调节因子。进展性骨髓瘤患者骨髓中 IL-6 异常升高，提示以 IL-6 为中心的细胞因子网络失调可引起骨髓瘤细胞增生。

三、临床表现

（一）骨髓瘤细胞对骨骼和其他组织器官的浸润与破坏所引起的临床表现

1. 骨骼破坏　骨痛常为早期主要症状，随病情发展加重。部位多在骶部，其次是胸廓和肢体。活动或扭伤后骤然剧痛者有自发性骨折可能，多发生在肋骨、锁骨、下胸椎和上腰椎。多处肋骨或脊柱骨折可引起胸廓或脊柱畸形。

骨髓瘤细胞浸润骨骼时，可引起局部肿块，多见于肋骨、锁骨、胸骨和颅骨。胸、肋、锁骨连接处发生串珠样结节者为本病特征。

2. 髓外浸润

(1) 肝、脾、淋巴结及肾脏等受累器官肿大；

(2) 孤立性骨髓瘤可见于软组织，如口腔及呼吸道等；

(3) 神经浸润时以胸腰椎破坏压缩、压迫脊髓所致截瘫为多见，其次为神经根损害，脑膜浸润可致脑神经瘫痪；

(4) 可发展为浆细胞白血病，症状同其他急性白血病。

（二）血浆蛋白异常引起的临床表现

1. 感染　正常多克隆免疫球蛋白减少及中性粒细胞减少者容易发生细菌性肺炎和尿路感染，甚至败血症。病毒感染以带状疱疹多见。

2. 高粘滞综合征　由于血清中 M 蛋白增多，可使血液粘滞性过高，引起血流缓慢，组织淤血和缺氧，在视网膜、中枢神经系统和心血管系统尤为显著。症状有头昏、眩晕、眼花、耳鸣，并可突然发生意识障碍、手指麻木、冠状动脉供血不足、慢性心力衰竭等症状。

3. 出血倾向　因血小板减少或凝血功能障碍，患者可有明显出血倾向，以鼻出血和牙龈出血为多见，皮肤紫癜也可发生。

（三）肾功能损害

为本病重要表现之一。临床表现有蛋白尿、管型尿，甚至急性肾功能衰竭，为仅次于感染的致死原因。急性肾衰竭多因脱水、感染、静脉肾盂造影等引起。

四、实验室检查

（一）血象

贫血可为首见征象，多属正细胞、正色素性贫血。红细胞在血片上排列成钱串状，可伴有少数幼粒－幼红细胞。血沉显著增快。晚期有全血细胞减少，并可发现骨髓瘤细胞在血中大量出现，超过 2.0×10^9/L 者，称为浆细胞白血病。

（二）骨髓

主要为浆细胞系异常增生（至少占有核细胞数的 15％），并伴有质的改变。鉴于浆细胞瘤灶呈散在分布，最好自骨压痛处或多部位穿刺，可提高阳性率。

（三）血液生化检查

1. 异常球蛋白血症　血清异常球蛋白增多，正常免疫球蛋白减少约 75％，患者血清电泳可见一染色浓而密集，单峰突起的 M 蛋白。少数患者血中尚存在冷球蛋白。

2. 血钙、血磷测定　因骨质广泛破坏，出现高钙血症。晚期肾功能减退，血磷也增高。由于本病主要为溶骨性改变而无新骨形成，所以血清碱性磷酸酶一般正常或轻度增加。

3. 血清 β_2 微球蛋白及血清乳酸脱氢酶活力　两者均高于正常。β_2 微球蛋白是由浆细胞分泌的，与全身瘤细胞总数有显著相关性。血清乳酸脱氢酶也可反映肿瘤负荷，所以可用以提示预后和预测治疗效果。

4. 尿和肾功能检查　90%以上患者有蛋白尿。血清尿素氮和肌酐可以增高。约半数患者尿中出现本-周蛋白。

（四）X线检查

本病骨骼病变可有以下三种X线表现：

1. 早期为骨质疏松，多在脊柱、肋骨和盆骨；

2. 典型病变为圆形、边缘清楚如凿孔样的多个、大小不等溶骨性损害，常见于颅骨、盆骨、脊柱、股骨、肱骨等处；

3. 病理性骨折，常发生于肋骨、脊柱、胸骨。

少数患者早期可无骨骼X线表现。为避免诱发肾衰竭，应避免做静脉肾盂造影。

五、诊断

典型的多发性骨髓瘤诊断不困难，表现有骨髓中异常浆细胞增多，或其他组织出现经病理证实的浆细胞瘤，血清蛋白电泳中有M蛋白，尿中有本-周蛋白，X线检查有溶骨性病变或病理性骨折。

六、治疗

（一）化学治疗

化学治疗是多发性骨髓瘤最主要的治疗手段。化疗的目的是杀伤瘤细胞，减少M蛋白，缓解症状，延长生存期。其疗效标准是以M蛋白减少75%以上或尿中本-周蛋白排出量减少90%以上，即认为治疗显著有效。初治病例可先选用MP方案（美法仑、泼尼松）。如果MP无效或缓解后又复发者，应作为难治性病例，可使用VAD方案（长春新碱、阿霉素、地塞米松）或M_2方案（卡莫司汀、环磷酰胺、美法仑、泼尼松、长春新碱）。

（二）α-干扰素

用法为300～500万单位皮下或肌肉注射，每周3次，至少2～3个月以上。宜于与MP、VAD或M_2合并使用。也可用于化疗后维持治疗。不良反应有发热、恶心、厌食、嗜睡及骨髓抑制。

（三）骨髓移植

对多发性骨髓瘤患者可采用自体骨髓移植或异基因移植。预处理一般多采用大剂量美法仑（140～200mg/m^2）和分次全身放射治疗。现有经验表明应争取早期治疗，先用化疗诱导缓解，然后移植，效果较好。如无合适供者可做自体外周血干细胞移植。如能进行纯化的自体CD_{34}^+细胞移植，则可消除骨髓瘤细胞污染的可能，提高疗效。

（四）放射治疗

多发性骨髓瘤，局部病变显著存在者，可进行局部放疗。主要目的是控制骨髓损害造成的疼痛症状。现也有人采用交替性半身或全身照射。

七、护理要点

（一）放射治疗患者的护理

1. 病人一般放疗后感乏力、头晕、头痛、恶心、呕吐等，及时给予对症处理，指导合理休息、轻微活动及饮食起居。

2. 摆位时应帮助病人置好所需卧位，注意防止坠床摔伤。

3. 有胸、腰椎病变，但无截瘫的病人，应采取三人搬运法，将病人移至治疗床上，防止损伤椎体，压迫神经，导致截瘫。

（二）化学治疗患者的护理

护士应了解患者的病情及化疗方案，掌握化疗操作规程，了解化疗药物的副作用、禁忌证及并发症的护理。

（三）骨折患者的护理

由于肿瘤侵犯骨质或药物引起的骨质疏松，导致患者易发生病理性骨折。因此在护理上应注意环境的安全，向患者讲解可能发生的危险、如何避免及自我保护的方法，如勿用力提物或高举，以防骨折或摔倒；也可使用辅助活动的器具。如患者仅有骨质疏松而无骨质破坏，鼓励患者轻度活动。如有溶骨损害，应限制活动，卧床休息，协助患者翻身时避免推、拉、拽，以免发生骨折。当有骨质破坏并累及骨髓而引起截瘫时，应按截瘫护理。注意患者骨痛主诉，及时行X线检查以及早发现病变。

第四节　骨髓移植患者的护理

一、概述

骨髓移植（bone marrow transplantation，BMT）是指将他人或自身的骨髓移植到体内，担负起造血作用，包括红细胞系统、白细胞系统、巨核细胞系统及免疫功能等。主要是具自我复制（self renew）及分化（differentiation）功能的多能造血干细胞的植入，由于多能造血干细胞亦存在于胎肝、外周血及脐带血等组织中，此类造血干细胞移植亦包含在广义的“骨髓移植”中。

近二三十年来骨髓移植已广泛地用于治疗恶性血液病、恶性实体瘤及某些先天性及后天性疾患，在世界先进的医疗中心得到开展，每年接受骨髓移植的病例不断增加，但我国由于技术和经济等方面的原因接受BMT治疗者仍为极少数。

二、BMT的分类

（一）按来源分

骨髓移植（BMT）、外周血干细胞移植（PBSCT）、脐带血移植（CBCT）、胎肝移植（FLCT）。

（二）按免疫学分

自体移植（autologous BMT）、同基因移植（syngeneic BMT）、异基因移植（allogeneic BMT）。

（三）按血缘关系分

血缘性（related）、非血缘性（unrelated）。

三、BMT的适应证

（一）血液系统恶性肿瘤

急性淋巴细胞白血病、急性髓性白血病、慢性粒细胞白血病、骨髓增生异常综合征、霍奇金病、非霍奇金淋巴瘤等。

（二）恶性实体瘤

乳腺癌、卵巢癌等生殖系统肿瘤、神经母细胞瘤、肺癌、黑色素瘤等。

（三）非恶性疾病

造血系统、遗传性及自身免疫性疾病，如再生障碍性贫血、先天性免疫缺陷病。

四、BMT 的步骤及护理

（一）移植前的准备

1. 受者准备

(1) 全环境保护（total environment protection，TEP）：包括口服肠道不吸收抗生素；无菌饮食；皮肤清洁消毒和眼、耳、口腔、脐、阴道等部位的消毒；住空气层流病房（LAFR）等。目的是尽量减少患者体内致病菌的负荷，以使移植过程中感染的发生率降到最低程度。为了减少肠道菌的负荷，可于进入 LAFR 前给患者服用缓泻剂及肥皂水灌肠等。并在入室前用 1∶2000洗必泰液进行药浴。

(2) 受者各系统检查：预处理多为大剂量的放疗及化疗，对受者有较大影响，故事先要进行周密的生理和心理上的准备。

对患者进行心、肺、肝、肾、糖代谢功能及口腔、耳鼻喉、直肠、生殖系统检查，复查骨髓象、血象、血型等。

(3) 家属及患者心理及社会因素的准备：向患者及家属讲明移植的重要意义、程序、费用、可能出现的并发症及其克服办法，争取患者配合，并减少紧张及孤独感。

2. 环境准备　受者应按保护性隔离措施进行隔离，其所居住的空气层流病房（LAFR）设有层流风机，可达到净化空气的目的。患者入室前移植室要进行严格的空气消毒，常用方法为过氧乙酸熏蒸，通风排气一天，空气培养达到无菌落生长方可。

进住患者后每天两次用 75%酒精或含氯消毒剂擦洗床、家具、墙面及地面。

3. 造血干细胞的采集

(1) 骨髓采集：

1) 选择供者：异基因骨髓移植应首先选择供者，供者可以是亲兄弟姐妹、家族中亲属，也可以是无亲缘关系的无关供者。供、受者抽血做人白细胞抗原（human leukocyte antigen，HLA）配型。供者确定后，于采髓前 2～3 周对供者进行循环采血，其目的是保证采髓时有足够新鲜血液提供给供者，以避免发生失血性休克，另外，可以刺激骨髓造血干细胞生长。

2) 采集方法：在手术室进行操作，国内多行硬膜外麻醉，国际上多采用全麻。采髓部位为供者髂后上棘，个别需要时采取胸骨或髂前上棘，采取多点抽取骨髓液，采集的骨髓液需立即置入含有肝素的保养液中，并充分混匀后装入血袋。

3) 护理：采髓前向供者讲明术中体位、感受等，使其更好地配合手术；术后保持穿刺部位清洁干燥，预防感染。对供髓者的损害问题是家属及社会人员关注的重要问题，应告之异基因骨髓移植和异基因外周血干细胞移植对供者均是较为安全的。

(2) 外周血干细胞采集

1) 供者准备：移植前 5 天开始，每天皮下注射造血干细胞刺激因子 G-CSF 和/或 GM-CSF。

2) 采集方法：5 天后（即 0 天）用血细胞分离器采集单个核细胞（MNC），循环血量为 10 000～12 000ml，采集的 MNC 可立即供移植使用。若为自体外周血干细胞移植（Auto-

PBSCT),需将造血干细胞从骨髓动员到外周血中,即采用化疗加造血干细胞刺激因子。采集的 MNC 加等量的冷冻保存液装入血袋,置于液氮罐或－80℃冰箱冷冻保存,供移植使用。

3) 护理:因所用穿刺针为 16 号,穿刺难度大,应在采集之前几天即将可供穿刺的血管保护起来,避免在此血管进行穿刺。采集过程中尽量使供者放松,以免影响血流速度。

(二) 造血干细胞移植的预处理

1. 预处理即是给予患者的大剂量化疗及放疗,以最大限度地杀灭肿瘤细胞和白血病细胞,抑制机体免疫功能,减少或消灭受者对植入干细胞的排斥反应,并使受者骨髓细胞龛腾空。

2. 接受预处理患者的护理

(1) 预防出血性膀胱炎:预处理时使用大剂量的环磷酰胺,其代谢产物对膀胱粘膜有化学性刺激作用,易发生出血性膀胱炎。因此用药期间输液量要充足,有计划地调整输液速度,保证 24 小时入量为 4000～5000ml,以便使代谢产物稀释并迅速排出体外;另外,鼓励患者多饮水以增加尿量,并观察尿色及尿量,严格记录出入量。

(2) 放疗患者的护理:放疗后患者常出现恶心、呕吐、发热、腹泻、腮腺肿胀、口干等反应,应严格执行保护性隔离措施,在无感染情况下,多在 1 周后症状消失。对腹泻者可于每次便后用 1∶5000 高锰酸钾溶液坐浴或洗必泰液清洗肛周,重者可加热敷或理疗,保持干燥,以防肛周糜烂或感染。

(三) 造血干细胞回输

1. 骨髓液回输　在层流室中进行,经受者中心静脉插管输入,速度应先慢后快,监测生命体征每小时一次。骨髓液在 6 小时内全部输给患者。输注同时要给鱼精蛋白以中和肝素。每袋骨髓液输至最后 5ml 留在袋中弃去,以防脂肪颗粒引起肺栓塞。

2. 自体造血干细胞输注　自体造血干细胞是冷冻保存,因此回输时需复温,方法是将冷冻袋取出后立即置 37～38℃水浴箱内复温融化,加血细胞保护剂,等量生理盐水稀释后,立即回输。

五、预防并发症的护理

(一) 感染

感染是造血干细胞移植常见并发症。患者经多次放、化疗后免疫功能低下,造血功能受损,因而极易发生感染。随着保护性隔离的加强、新的广谱抗生素的使用、检测病原菌手段的提高及造血刺激因子的应用,感染的发生得到明显控制。

1. 一般护理　严格执行保护性隔离措施。

(1) 用洗必泰液、硼酸液、碳酸氢钠液含漱 3 次;

(2) 氯霉素眼药水及利福平眼药水交替滴眼每日 3 次;

(3) 石蜡油涂鼻腔、口唇数次;

(4) 每日用洗必泰液擦浴,便后用稀释碘伏液清洗,睡前坐浴。患者所用的器具、床单等均需灭菌处理,每周更换 2 次;

(5) 所有排泄污物均用一次性塑料袋及时处理;

(6) 层流室内的墙壁、地面用 75%酒精每日擦拭 2 次;紫外线空气消毒每日 2 次。

2. 中心静脉导管护理

(1) 每日更换敷料一次,消毒皮肤后用无菌纱布覆盖固定;

(2) 保持导管通畅,肝素盐水冲管 2～3 次/日,发生堵管及时处理;

(3) 观察穿刺点有无出血、红肿热痛症状；

(4) 导管部分脱出后，切忌将脱出部分再次插回体内。

3. 工作人员入层流室要求　工作人员进入层流室前要更换无菌衣裤，穿戴消毒的帽子、口罩、隔离衣、鞋套，双手在消毒液中浸泡5分钟后戴无菌手套才能入室接触患者。

4. 密切观察病情　重视患者主诉，测体温、脉搏、呼吸、血压，听诊肺部有无啰音，注意观察口腔粘膜有无溃疡，如发现感染征象及时向医生报告。

(二) 出血

1. 监测血小板　若血小板小于2万或小于5万且有明显出血表现时输血小板，经2000cGy照射后输注或用去白细胞滤器；向患者说明要卧床休息，少活动，避免外伤，进软食，不可用力大便，并保持情绪稳定。

2. 病情观察　注意皮肤粘膜有无出血点、淤斑，有无鼻出血及牙龈出血，观察尿便痰颜色，若发现可疑出血及时通知医生，并预约血小板。

3. 健康指导　指导患者勿用手挖鼻，不可用牙签剔牙，不用指甲搔抓皮肤，若发生头痛、恶心、呕吐或视物不清要卧床休息，并通知医护人员。

(三) 预防移植物抗宿主病(graft-versus-host disease, GVHD)的护理

植活的骨髓造血干细胞含有免疫活性细胞主要为T细胞，与受者组织发生了免疫反应，可导致组织损伤，称此病变为GVHD。临床类型分急、慢性两种；主要表现皮疹、腹泻、肝功能异常，常伴有发热；轻者可治愈，重者可导致死亡。

1. 预防性用药的护理　静脉点滴环孢素A，持续给药约1个月，以后改为口服。此药有肝、肾毒性，应定期检查肝、肾功能。

2. 密切观察病情　了解肝功能化验结果；观察全身皮肤有无斑丘疹、水疱或脱屑；了解每日大便次数，大便性状；巩膜有无黄染。若有GVHD可疑表现应通知医生。

3. GVHD发生后的护理　有皮疹、水疱或皮肤大片脱屑者要注意皮肤清洁，保持皮肤完整无破损，勿受压或搔抓以免引起感染。腹泻出现后要记录每天大便次数、量、性状，观察有无肠粘膜大量脱落，记录出入量。出现黄疸时注意其范围及程度。

4. 用药护理　常用大剂量肾上腺皮质激素和小剂量免疫抑制剂治疗，大剂量肾上腺皮质激素易诱发消化道出血、感染发生，故应观察大便颜色及体温变化。若使用抗胸腺肽免疫球蛋白或抗淋巴细胞球蛋白时，应注意有无过敏反应，并备好急救物品。

(四) 心理护理

患者单独居住在层流室，无亲人陪伴，易产生紧张情绪并有孤独感，有的甚至恐惧移植过程中的反应，缺乏信心。针对不同的心理变化，在入室前先参观层流室，熟悉环境，介绍物品的使用，日常生活规律及护理的程序；介绍移植后长期存活的患者与之交流，增加信心；告之患者可能出现的反应，使患者心理有所准备。入室后要求护理人员协助患者完成生活护理；建立良好的沟通，注意倾听患者的主诉，做好解释工作；鼓励其克服困难，增强信心。

(邢　沫)

第十五章　骨肿瘤、软组织肿瘤患者的护理

第一节　概　　述

人体内的骨骼和身体其他器官一样，是一个活的组织，有血液供应，有神经分布，不断地进行着新陈代谢。幼年时期它不停地发育，成年后停止生长。但其内部结构仍在不断地改建，骨折后可以自行修复。骨肿瘤的病因和发生过程与环节尚未确定。然而，不同国家、地区、民族在多种骨肿瘤的发生率、好发部位及年龄方面有明显差异，说明骨肿瘤的发生受环境和遗传多种因素影响。

凡发生在骨骼系统中各组织的肿瘤统称为骨肿瘤。根据其来源不同可分为原发与继发两种。还可根据肿瘤细胞形态，结合电子显微镜、组织化学、组织培养的研究结果来推断来源，划分为良、恶性肿瘤。原发性骨肿瘤起始于骨组织本身，良性者多预后好，恶性者如不及时恰当治疗预后则差。身体其他组织器官的恶性肿瘤转移至骨质中，形成骨组织中的肿瘤，称为继发性肿瘤或转移瘤。

一、骨的构造

骨骼包括多种组织，除骨和软骨外，还包括纤维组织、脂肪组织、造血组织和未分化的网状内皮结构，这些组织都可发生肿瘤。从广义上讲，它们都属于骨肿瘤的范围内。

二、骨的正常生长

骨的正常生长过程包括：软骨内骨化、膜内骨化、骨外膜的骨形成、破骨性的骨吸收以及骨的再塑等。这些过程的每一个阶段都可出现相应的病理生长，因此骨的生长、生存和代谢都会与肿瘤的病理变化有关。因此，除了外在的致癌因素可以导致骨骼肿瘤外，凡能够引起骨的生长、生存和代谢造成紊乱的因素，如钙、磷、维生素 D、甲状旁腺素以及其他内分泌的失常等都可以导致骨骼肿瘤的发生。

三、骨肿瘤的发病机制

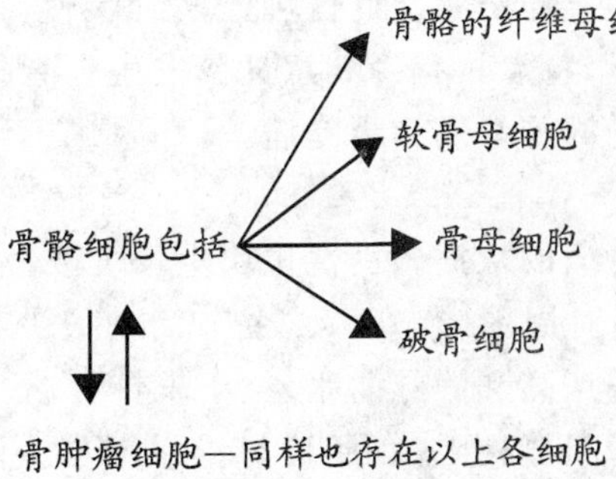

骨骼细胞和骨肿瘤细胞可以互相转换，是由于它们都来源于间叶细胞。根据骨的代谢活动和部位不同可产生不同的骨肿瘤。以长管状骨而言，如股骨远端、胫骨近端、肱骨近端和桡骨远端都是生长最活跃的部位。越远离脊柱轴心，骨的代谢活动也越低。另外代谢活动与年龄有密切关系，最高峰是在青少年的最后生长期，以后逐步下降。从细胞代谢的活动区，可以看出不同的肿瘤发生于不同的部位，如骨的巨细胞瘤常见于干骺端周围，因为该处常见破骨细胞性活动，而发生再造；骨肉瘤多见于略近干骺端的部位；纤维肉瘤则从骨内膜发生；尤文肉瘤则多见于髓腔内。

四、骨肿瘤的常见病种及好发部位

（一）原发性良性骨肿瘤

良性肿瘤中骨软骨瘤最多，其次为骨巨细胞瘤、骨瘤、骨化性纤维瘤、血管瘤、骨样骨瘤、软骨粘液样纤维瘤、骨母细胞瘤、软骨母细胞瘤和非骨化性纤维瘤，多发生在股骨下端和胫骨上端，个别肿瘤如软骨瘤好发于掌，骨瘤好发于颅骨和颌骨，骨巨细胞瘤除股骨、胫骨外，也好发于椎体、骶骨和桡骨。良性骨肿瘤多发于青少年，男性多于女性。症状多为轻微酸痛感，可长期存在而症状不明显，如突然疼痛剧烈，应考虑恶变的可能。治疗方法主要是手术切除，但切除时最好包括肿瘤周围少许正常骨组织，以免复发。

骨巨细胞瘤（又称破骨细胞瘤），虽属良性肿瘤，但此肿瘤为一种局部破坏性较大、生长较快的肿瘤，部分具有复发和恶变特性，并可向远处转移。但由于本病起病缓慢，临床表现为间断性隐痛多不被注意，直至发展到局部肿胀、压痛、邻近关节活动受限甚至发生病理性骨折才就医。因此，本病在诊断及治疗时不宜按一般良性肿瘤看待，应根据临床表现和病理表现制订治疗方案，以根治性手术为主。

（二）原发性恶性骨肿瘤

恶性肿瘤中骨肉瘤占多数，其次为软骨肉瘤、纤维肉瘤、尤文肉瘤、恶性骨巨细胞瘤、脊索瘤、恶性淋巴瘤、恶性纤维组织细胞瘤，其余甚少见。好发部位仍以股骨和胫骨多见，个别肿瘤如尤文肉瘤则好发于骨盆，骨髓瘤好发于躯干骨，脊索瘤好发于骶骨、颅骨底部。

年龄对原发骨肿瘤的诊断极其重要，不同年龄组可有不同的肿瘤发生。性别对原发骨肿瘤的诊断意义不大。

五、骨肿瘤患者的临床症状

（一）疼痛

疼痛是恶性骨肿瘤的重要症状，疾病开始时为间歇性，后来发展为持续性，夜间疼痛加重，影响工作、休息和睡眠，需要服用止痛药物。良性肿瘤病程缓慢，疼痛轻或无疼痛。骨样骨瘤的疼痛可以用阿司匹林缓解，这个特点具有诊断意义。发生在脊柱的肿瘤可以引起放射性疼痛，因部位的不同可有颈肩痛、肋间神经痛和腰腿痛。

（二）肿块

逐渐长大的肿块是诊断骨肿瘤的依据。良性包块生长缓慢，常不被发现，偶然被查出却不能明确开始的时间，肿大的包块对周围影响不大，关节活动很少有障碍。恶性骨肿瘤生长迅速，病史短，增大的肿瘤可有皮温增高和静脉曲张，位于长骨骨端、干骺端者可有关节肿胀和活动受限。位于盆腔的肿瘤可引起机械梗阻，有便秘与排尿困难。位于长管状骨骨骺内的成软骨细胞瘤可以引起关节肿胀、积液，血沉及血象的改变，需与急、慢性关节炎鉴别。位于扁骨的尤文肉瘤可有红肿热痛、发炎、血象增高，临床表现很像急性血源性骨髓炎。

（三）病理性骨折

轻微外伤引起病理骨折常是良性骨肿瘤的首发症状，也是恶性骨肿瘤、骨转移癌的常见并发症。和单纯外伤骨折一样具有肿胀、疼痛、畸形和异常活动。

（四）其他症状

恶性骨肿瘤的晚期可有贫血、消瘦、食欲不振、体重下降、发热等。远处转移多数为血行转移。

六、实验室检查

实验室检查是骨肿瘤的辅助诊断方法，尽管大多数骨肿瘤的化验检查都是正常的。碱性磷酸酶(AKP)升高可帮助诊断成骨肉瘤和切除后的肿瘤复发。血沉快、血中和尿中球蛋白增高，Bence－Jones 蛋白可提示骨髓瘤的存在，但必须有骨髓穿刺才能明确诊断。高钙血症可以是西方人骨转移癌的致死原因，但国人骨转移癌的血钙增高者不多。各系统癌症的实验室阳性结果对骨转移癌寻找原发灶有帮助，如血清酸性磷酸酶增高对诊断前列腺癌骨转移有意义。

第二节　骨肉瘤患者的护理

骨肉瘤在临床上是一种最为常见的恶性骨肿瘤，其治疗和护理方面亦可作为其他恶性骨肿瘤的参考，本节将重点介绍骨肉瘤患者的护理。

骨肉瘤属于恶性程度高的肿瘤，常起源于骨内，由产生于骨内的间质细胞生成，其特点是恶性肿瘤细胞直接形成骨样组织，因此又称成骨肉瘤。骨肉瘤的临床表现和组织学变化范围很大，生物学行为各异。根据肿瘤的发病部位可将其分为两大类，即中央型(髓内)骨肉瘤和周围型骨肉瘤。中央型骨肉瘤又分为普通型骨肉瘤、血管扩张型骨肉瘤和骨内分化良好型(低度恶性)骨肉瘤等。

骨肉瘤最常发生于大管状骨的干骺端，尤以股骨下端和胫骨上端以及肱骨近端最为常见，膝关节周围的发病率约占全部的50%。好发年龄为10～20岁，男性多于女性，约1.5∶1。

一、病因

骨肉瘤的发病原因至今尚不明确，研究发现某些因素与骨肉瘤的发生有关。

1. 化学因素　有些化学致癌药物可诱发实验性骨肉瘤，如甲基胆蒽、氧化钡等。

2. 物理因素　放射线可诱发骨肉瘤，称为放射骨肉瘤。外伤也可诱发骨肉瘤。

3. 某些病毒可诱发骨肉瘤。

4. 有些良性骨肿瘤、瘤样病变或骨病，可恶变为骨肉瘤。

二、症状与体征

最常见的症状是肿瘤部位的疼痛，可以放射到邻近的关节，开始常为隐痛，间断性，后进展为剧烈的持续疼痛，夜间尤甚，疼痛不因休息和一般止痛剂而缓解。

可以在患处触得包块，包块生长速度快，肿块增大明显时，可伴有关节活动受限。晚期时肿瘤表现为局部皮肤温度升高，静脉淤滞，疾病发展到后期可出现发热、体重减轻、贫血等中毒表现。出现肺转移的患者最初可无肺部症状，晚期出现咯血、憋气及呼吸困难，骨肿瘤的患者淋巴结转移较少见，但应对其进行检查。

三、实验室检查

血清碱性磷酸酶增高是骨肉瘤最重要的化验室发现。碱性磷酸酶升高可见于56.4%骨肉瘤患者。碱性磷酸酶的升高和肿瘤细胞的成骨活动有关，但无准确量的关系，其指示预后意义较其诊断价值更重要。如术后碱性磷酸酶降至正常但以后又有升高，说明肿瘤复发。

四、影像学检查

1. X线表现　普通的X线片仍是诊断骨肉瘤的重要手段。

早期骨肉瘤在X线片上表现是隐蔽的，特别是位于松质骨内更难以发现。然而通常患者就诊时，X线片表现已明显。由于骨肿瘤产生的骨组织不同，X线表现可以是多种多样的，一般病变内有溶骨和硬化两种病变为典型表现。单纯溶骨或单纯硬化者不多见。在长管状骨中骨肉瘤常常表现为干骺端髓腔内分界不清楚的病变，病变既有溶骨破坏也有骨硬化表现，其溶骨和硬化可交错分布，病变侵及的骨皮质可以变薄，可呈穿凿样改变，病变可以穿过骨皮质在软组织上产生不同大小的肿块。

最具特征的X线表现为皮质破坏后肿瘤及软组织所产生的典型骨膜反应。

(1) 反应性骨针或日光放射状表现。

(2) Codman三角。

(3) 另外的X线表现是骨肿块的不规则钙化或骨化的形成。

2. ECT检查可明确肿瘤的原发部位和骨及骨外的转移部位。

3. CT可确定髓内及软组织范围，胸部CT对早期肺转移的诊断很有意义。

4. MRI和CT的作用相同，对髓内及周围软组织显影更清楚。

五、病理表现

(一) 大体形态

截肢标本上骨肉瘤位于长骨干骺端，在骨髓腔内形成一圆锥形病灶，一端向骨干浸润，另一端达骺板，骨骺很少侵犯，常破坏骨皮质一侧，浸润到周围软组织形成梭形肿块或围绕骨皮面呈圆形肿块，伴骨膜新骨形成。

肿瘤切面灰红、质软、鱼肉状，也可呈灰蓝色软骨样，或灰白色质坚实，若钙化则呈沙砾状，黄色斑点细条纹；若骨化则呈象牙状，致密坚硬骨性肿块。病变内常伴不同程度出血、坏死和囊性变。

(二) 组织学形态

肿瘤由恶性圆形或梭形细胞以及由这些细胞直接形成的骨样组织和/或编织骨形成。瘤细胞核大小不一形状怪异，染色质深染，核仁显著，可见瘤巨细胞和畸形多核巨细胞，分裂像多见，多为异常分裂像，骨样组织呈网络状、花边状或飘带状，更幼稚的原始骨样组织为不规则绒毛状嗜伊红物质，常存在于瘤细胞之间，骨样组织可互相吻合，并钙化或编织骨，肿瘤内常含新生的肿瘤性软骨，偶尔可出现较多破骨细胞型巨细胞，病变内常出现明显坏死。

六、预后及转归

传统的治疗方法(截肢)对骨肉瘤的预后差，5年生存率不超过20%，典型的骨肉瘤可有三个阶段：

第一阶段：原发在干骺端的病变常侵及周围的软组织，偶尔可发现在同一骨或邻近骨的跳跃现象。

第二阶段：血源性肺转移，骨肉瘤的肺转移常出现在诊断及治疗后的8～10个月之内。

第三阶段：肺转移，全身弥漫性转移至死亡，通常在诊断后2年内。近年来由于新的化疗方法兴起，使成骨肉瘤患者5年以上存活率大为提高。

七、治疗

对有条件做手术切除的病例，传统的治疗主要是手术治疗。一般经活体组织检查确诊为骨肉瘤后，应尽早做根治性截肢手术。如肿瘤部位不适宜手术者，可采取放射治疗。但是不论采取何种治疗方法，骨肉瘤患者死亡率极高。

1972年Jaffe介绍了使用大剂量甲氨蝶呤(MTX)治疗骨肉瘤，同时使用甲酰四氢叶酸钙(CF)缓解其副作用，使骨肉瘤的治疗有了很大的发展。它不仅能使骨肉瘤患者无瘤存活率增加，并且对有转移瘤灶的患者能控制其疾病的发展。在有效化疗的基础上，对成骨肉瘤的治疗不是单一的采用截肢术或关节离断术，而是在有条件的病例中可以选用人工关节置换、大块骨切除、灭活再植、局部热疗等保留肢体的方法。随着新辅助化疗方案的实施，现5年生存率达60%左右。

1. 常用化疗方案

(1) 一次性大剂量化疗，常用MTX＋CF＋ADM静脉化疗。

(2) 区域热药灌注疗法：此方法是通过动、静脉插管(下肢为股动、静脉，上肢为腋动、静脉)，将插管分别接到体外循环机的动、静脉端，阻断动、静脉与体循环的联系，形成区域体外循环，将体外循环的血液通过热交换器使血液加热，待瘤区温度达41.5度左右时，一次加入顺铂3mg/kg，循环1小时。这样不但瘤区能够得到有效的热疗，同时肿瘤局部也得到了大剂量的化疗。通过上述全身及局部区域的大剂量化疗，患者的肿瘤一般明显缩小，疼痛消失，大部分肿瘤细胞坏死，为其以后的保肢手术奠定了坚实的基础。

2. 手术治疗

(1) 截肢术与关节离断术：对肿瘤巨大，侵犯主要神经、血管束以及不能实施化疗时，需进行截肢，其平面宜在肿瘤所在骨近侧端越过一个关节。

(2) 保留肢体手术：目前国内外进行保肢手术的手段较多，有假体(人工关节置换)、异体骨置换、瘤段骨灭活、自体骨植骨、微波、超声波关节融合等，以上各种方法均有优缺点。

(3) 瘤段骨煮沸灭活的方法：一般是在灌注后3～4周进行瘤段骨截除，即在肿瘤外侧5cm处将患病骨截除，在体外除去部分肉眼可见的肿瘤组织，置入沸水中，加热至100度，在沸水中煮沸20分钟(沸水中不加任何药物)。彻底消灭残存肿瘤细胞后，将灭活后瘤段骨再植，并修复韧带，用石膏固定6周左右辅以功能锻炼。术后煮沸过的灭活骨可以通过爬行替代而复活，一般在1年左右愈合，患者可自由活动恢复正常生活。此方法保肢率达90%以上。5年生存率达60%左右。

八、骨肉瘤化学治疗患者的护理

由于手术前后均需要使用大剂量MTX化疗，常常出现较为严重的骨髓抑制、消化道粘膜出血以及肝肾功能障碍，因此应采取必要的措施以预防和减少这些毒副作用的发生。

在使用大剂量 MTX 时，大部分肝肾功能正常的患者均能耐受，但也有出现严重反应的，甚至死亡。如能及时加以适当处理，及时补充水分、电解质和碳酸氢钠，保持尿液碱性，严密监测血象及肝肾功能，便可以减轻毒性反应。详细护理措施请参阅相关章节。

九、行区域动、静脉热药灌注术治疗患者的护理

1. 术前护理　向患者讲解灌注术的方法和治疗效果及可能出现的副作用；讲解术前置导尿管的意义；讲解早期进行功能锻炼的意义，以防肌腱挛缩发生，指导患者掌握床上训练的方法；按外科术前护理常规准备。

术前1日于患肢足背动脉搏动最明显处做一标记，便于术后观察。充分做好用物的准备，如沙袋、冰袋等物品，便于术后使用。

2. 术后护理

(1) 患肢抬高，减轻肿胀。切口处用沙袋加压防止出血。

(2) 避免术后血管痉挛，及时准确给予血管扩张剂，常用药物为妥拉苏林及罂粟碱，每3小时交替肌肉注射，连续使用3天，应注意准时给药。

(3) 尿管护理：保持尿管通畅，密切观察尿液的颜色。因为术中为观察阻断效果而在氧合袋中加入美蓝，故术后尿液应呈浅蓝色，以后逐渐变成尿的正常颜色。如尿色呈暗红或酱油色提示出血，应立即予以处理。

(4) 药物副作用的观察与护理：由于术中灌注了大剂量顺铂，常有胃肠道反应，如恶心、呕吐，可嘱患者放松、深呼吸，及时给予止吐剂。为减轻肾脏受损，给予水化、利尿，准确记录出入量，保证每日出入量在3000ml左右，注意观察患者心脏耐受情况。

(5) 患肢护理：密切观察患肢情况，由于术中患肢血液阻断时间较长，血液加温较高，破坏了组织细胞，造成水肿且形成对周围血管神经的压迫。注意评估患肢有无肿胀、疼痛、足背动脉有无搏动，皮肤温度及颜色有无改变，有无烫伤样改变及神经麻痹、间室综合征等并发症出现，应及时处理。

肿胀及疼痛较轻者可不予处理，如出现严重疼痛，及时给予止痛药物。保持患肢抬高至心脏水平。肿胀程度较重者进行脱水治疗，应注意患者有无电解质紊乱。

皮肤有烫伤样改变可局部给予冰袋，软膏涂敷，若有表层局限性坏死须换药处理，若面积较大可切除植皮。神经麻痹时给予神经营养药物。

间室综合征可同时出现疼痛、肿胀、神经麻痹、足背动脉搏动消失、皮肤苍白、被动牵拉实验阳性等症状。严重时应双切口四间隔切开以达到彻底减压的目的。

(6) 指导患者早期进行功能训练，以防肌腱挛缩。

十、瘤段骨截除＋煮沸灭活再植术患者的护理

1. 术前护理　按外科术前护理常规准备。术前1日及术晨行骨科备皮各1次。全面对患者进行评估，讲解瘤段骨截除灭活再植手术的术式、意义及预后效果；负压引流管的相关知识宣教；术后功能锻炼的意义、方法及步骤；术后可能出现的不适反应及应对方法。为患者提供必要的知识以及心理支持。

2. 术后护理　按外科术后及全麻术后护理常规。

(1) 患肢护理：抬高患肢，促进静脉回流，减轻肢体肿胀。密切观察患肢末端血运情况，感觉及运动情况，如有剧痛、麻木、血循环障碍等应及时处理。若考虑疼痛是由于石膏引起的，可开窗观察。

(2) 引流管护理：保持引流管的通畅，每3～4小时抽吸1次，但要避免负压过大使管腔闭合而不利于引流，同时需观察引流液的颜色、量，并准确记录。

(3) 功能锻炼：指导患者做未固定部位肢体的功能锻炼，以防骨质疏松。当骨骼发生废用性脱钙时会有大量钙进入血流，并由肾脏排出，加之患者常期卧床难以活动，故易发生肾结石。因此应鼓励患者多饮水、勤翻身活动。术后1周指导患者做股四头肌的舒缩锻炼；2～3周指导患者活动远端肢体的肌肉和关节，防止肌肉萎缩和关节僵硬。

(4) 石膏护理

1) 维持石膏固定的位置直至凝固，石膏未干可用灯泡烤干，但注意不可造成烫伤。

2) 石膏固定的松紧度要适宜，以防皮肤受压、溃疡。注意倾听患者主诉。当肢体肿胀消退后，如石膏过松不能起到固定作用，应重新更换石膏。

3) 保持石膏清洁，如表面有污染，应立即用毛巾、肥皂水及清水擦拭干净，但勿过湿以免石膏软化。

(5) 术后6～8周照X线片，无异常可拆除石膏，指导患者活动关节及下床活动，但应注意循序渐进，切不可过早负重。

(6) 拆除石膏后清洁皮肤，然后用弹力绷带包扎植骨固定部位，以防肢体废用性水肿。随着功能适应后，可逐渐取消弹力绷带。

十一、截肢患者的护理

截肢是根据肿瘤发生的部位，在肢体的不同高度截除。主要适用于一些晚期骨肿瘤，失去保肢机会的患者。根据截肢部位的不同可分为低位截肢和高位截肢。

1. 术前护理　按外科术前护理常规准备。

截肢患者常常思想负担很重，护士需要深入了解患者的心理活动，有针对性的做好心理护理。耐心细致的向患者讲解手术的必要性，衡量利弊，说明手术是挽救生命的治疗方法，也可请同类手术术后且安装义肢重返社会获得成功的病例来说服他们，使其尽快从心理上接受手术，以便主动配合手术。

2. 术后护理　按外科术后及麻醉后护理常规。

(1) 体位：患者须绝对卧床1周，以防伤口裂开。为防止截肢残端屈曲畸形，术后截肢残端应平放床上，可用绷带固定，避免髋前屈，为以后安装义肢创造条件。

(2) 保持患肢清洁干燥，如渗血较多可局部加压包扎。床边应备有止血带，必要时止血。

(3) 注意观察有无感染情况，如红、肿、热、痛等表现。

(4) 截肢患者术后常有幻觉痛，多是因精神因素或神经断端引起。护士应体贴、安慰并解释其疼痛原因。早期轻轻拍打残端并用弹力绷带加压包扎。鼓励患者说出内心感受，给予针对性心理护理。必要时可给予镇静止痛药物，缓解幻觉疼痛。一般可随时间推移而自行消失。

(5) 伤口愈合后，要注意截肢可能带来的肌肉不平衡，并进行针对性的训练。大腿的截肢常出现的是屈髋外展畸形，要进行内收后伸训练。以防止肌肉进一步萎缩，同时也便于带动义肢。残端拆线后仍须用弹力绷带包扎，促进残端回缩成熟，如期安装假肢。

第三节　软组织肿瘤患者的护理

一、软组织肿瘤的定义和范畴

广义的软组织肿瘤,是相对于"硬组织(骨和软骨)"而言的。具体地说,这类肿瘤主要来源于胚胎发育期间的间叶组织,如纤维组织、脂肪组织、平滑肌组织、滑膜组织、血管组织、淋巴管组织等,而造血组织和网状内皮组织等虽也源于间叶组织,却不属于软组织范畴;周围神经系统和自主神经系统虽非源于间叶组织,但常与间叶组织来源的组织交织生长,故也列入软组织中。凡发生在上述组织中的实体瘤,统称为软组织肿瘤。软组织肿瘤又分为软组织良性肿瘤和软组织肉瘤。

(一) 软组织良性肿瘤

软组织良性肿瘤多种多样,以血管瘤、淋巴管瘤、纤维组织肿瘤、纤维组织细胞瘤、脂肪肿瘤、平滑肌肿瘤、滑膜肿瘤、间皮肿瘤、神经鞘肿瘤等为多见。

(二) 软组织恶性肿瘤

大部分软组织肉瘤来源于间叶组织,因此,软组织恶性肿瘤又称为软组织肉瘤。常见的有纤维肉瘤、恶性纤维组织细胞瘤、脂肪肉瘤、平滑肌肉瘤、横纹肌肉瘤、血管肉瘤、滑膜肉瘤等。

二、软组织肉瘤的分期

Enneking 于 20 世纪 80 年代初提出的分期方法简单明了,突出了肉瘤的特点,概括为 GTM 系统,临床应用较多。1987 年 MTS 和 AJC 对各自的分期进行了统一,具体内容如下:

Ⅰ期	ⅠA:	G_1	T_1	N_0	M_0
	ⅠB:	G_1	T_2	N_0	M_0
Ⅱ期	ⅡA:	G_2	T_1	N_0	M_0
	ⅡB:	G_2	T_1	N_0	M_0
Ⅲ期	ⅢA:	G_3	T_1	N_0	M_0
	ⅢB:	G_3	T_2	N_0	M_0
Ⅳ期	ⅣA:	$G_{1\sim3}$	$T_{1\sim2}$	N	M_0
	ⅣB:	$G_{1\sim3}$	$T_{1\sim2}$	$N_{0\sim1}$	M_1

G_1:低度恶性　　G_2:中度恶性　　G_3:高度恶性

T_1:间室内　　T_2:间室外

N_0:无淋巴结转移　　N_1:淋巴结转移

M_0:无远隔转移　　M_1:远隔转移

三、软组织肉瘤的发病情况

软组织良性肿瘤极为普遍,而软组织恶性肿瘤却不多见,仅占全部恶性肿瘤的 1/100 左右。然而,近年来软组织肉瘤发病率呈上升趋势。

软组织肿瘤可发生于任何年龄,国内外大量资料显示,从出生数月到四五岁为第一个发病高峰,以后逐年呈现下降趋势。到中青年时出现第 2 个高峰,但国内外资料对于具体年龄段的划分并不统一。男性发病略高于女性。好发于肢体(下肢较多)、躯干、头颈以及腹膜后间隙等部位。

四、软组织肉瘤的致病因素

1. 先天性畸形　如血管瘤。

2. 物理因素刺激　某些异物包括金属片、子弹头、炸弹片等均可诱发纤维肉瘤。一些学者认为,塑料制品可以诱发肿瘤,但并非其化学因素,而是异物长期物理刺激的缘故。流行病学统计结果显示,石棉工人多在接触石棉后20～40年发生间皮瘤。较短的石棉纤维和青石棉纤维进入肺泡深处,引起石棉沉着病,增加了肿瘤发生的危险性。

3. 化学物质刺激　流行病学调查发现,少数长期接触聚氯乙烯的工人会产生肝血管肉瘤。应用二乙基己烯雌酚治疗前列腺癌和外阴癌,可诱发乳腺癌和肝血管肉瘤。这主要是由于雌激素能刺激动脉壁增生,继而产生肿瘤改变。

4. 病毒因素　艾滋病患者可伴多发性出血性肉瘤,又称为Kaposi肉瘤。这两种严重疾病的病因学、流行病学及临床表现受到了重视。由于人体免疫缺陷病毒(HIV)是艾滋病的病原体,这种病毒也成为Kaposi肉瘤的致病因素。

5. 放射线因素　放射线能治疗恶性肿瘤,但又可致癌。如用放射线治疗婴儿血管瘤,数年后在放射治疗野内可能产生肉瘤;另外,用放射线治疗宫颈癌,数年后在腹壁的外照射野内可产生纤维肉瘤等。临床还可见鼻咽癌放射治疗20年后,在颈部照射野内出现纤维肉瘤的病例。

判断是否为放射线诱发的肉瘤有赖于以下3个标准:① 软组织肿瘤必须是发生在第一个肿瘤的放射治疗野内;② 第二个肿瘤与第一个肿瘤的病理形态不同;③ 第一个肿瘤放射治疗后,有较长的潜伏期才出现第二个肿瘤。

五、软组织肉瘤的特性与外科治疗的关系

(一) 特殊的生长方式决定了局部易复发

软组织肉瘤多生长在深层组织中,通常呈离心生长,球形增大,并在肿瘤的周围出现"受压区"和"反应区"。反应区多表现为组织水肿,新血管生成,形成了肉瘤的假包膜。这种肉瘤浸润的假囊,由于瘤芽的长入和发展,结果也肉瘤化,变成肉瘤的一部分,然后再形成新的假膜,重复上述过程。也可以在反应区之外、受压区等正常组织内出现"伪足"、"跳跃性瘤灶"或"卫星结节"等,逐渐生长增大,并与主瘤融合。这一过程反复进行,就形成了肿瘤的多结节状。

软组织肿瘤常沿着组织疏松、组织间压力相对较低、防御功能较差的途径播散,一般沿着肢体的长轴,在某些筋膜的表面或肌束间平行发展;在主要瘤节附近,有时可发生皮肤等组织的侵犯。

(二) 特殊的组织结构对瘤体有阻隔作用

致密的结缔组织是肿瘤的天然屏障,如深筋膜、肌腱、腱膜和神经外膜等。特别是当肉瘤居于某一个肌筋膜室或骨筋膜室内时,在相当长的一个时段,肿瘤被限制在间室内生长。到了晚期,可经间室开口、血管孔或其他薄弱区,在某些外因的作用下,突破间室向外发展。

六、软组织肉瘤的转移

瘤细胞转移，被认为是恶性肿瘤的特点之一。肉瘤也不例外。软组织肿瘤的致死原因，主要是重要脏器的转移。对远隔脏器行针对性治疗，是延长生存期的关键。

（一）淋巴转移

软组织肉瘤的淋巴道转移发生率比癌低。即使肿瘤生长在淋巴结密集区，但组织学检查也常见不到阳性淋巴结。

（二）血行转移

临床实践证明，软组织肉瘤以血行转移为主，主要的靶器官是肺，其次为脑、肝、骨和皮肤等。出现血行转移的时间多在3～5年后，且往往在多次局部复发之后才出现远隔脏器的转移。

七、软组织肿瘤的临床表现与常用诊断方法

（一）临床表现

1. 无痛性肿块　是最主要的体征。良性者多表浅，界限清楚，病史较长，生长缓慢。恶性者则相反，多较深在，边界不甚清楚，病史相对较短，或近期生长迅速，常伴一些压迫症状或有骨侵犯。恶性者大约有3%～5%的患者出现区域淋巴结转移，相对晚期出现远隔转移，以肺转移为多见。

2. 肿块质地　软组织肉瘤质地的硬度受其组织和血供影响。一般而言，肿瘤内含上皮样细胞或圆形细胞以及血管分布丰富者其质地多较柔软，肿瘤含梭形细胞多者质地较硬或较坚韧。高分化的纤维肉瘤因含有大量的梭形细胞，故质地都较坚硬。而低分化的纤维肉瘤、横纹肌肉瘤等的硬度因其细胞异形性改变又经常伴有坏死组织而较软。

3. 疼痛　软组织肿瘤的疼痛因其发生部位、肿瘤来源以及与神经关系不同而各异。纤维肉瘤多无疼痛，但生长到一定程度可出现局部胀痛感。滑膜肉瘤、横纹肌肉瘤有的为有痛肿块，通常肿瘤的位置较深，另外肉瘤破溃和感染也可出现疼痛。

4. 肿瘤局部皮肤表现　软组织肿瘤的皮肤表面温度可凭手的温觉来感知。表浅的肉瘤温度较高，是由于血供丰富及肿瘤细胞代谢旺盛、将热量散发到肿瘤表面所致。低度恶性脂肪肉瘤虽然体积较大，因其脂肪组织对热量传导较慢，其表面温度与临近的正常组织相仿；而恶性程度高的多形性和圆形细胞脂肪肉瘤，即使其体积较小，其表面温度也较高。软组织肉瘤的这一特征，常有助于诊断和鉴别诊断。

临床上常见一些巨大的软组织肉瘤，其深部的大血管受瘤体压迫，血液回流受阻，可引起肿瘤表面皮下静脉怒张；如淋巴管受阻，则可出现肿瘤表面及周围组织的凹陷性水肿，继发感染者皮肤呈现急性炎症表现。

5. 胸腔积液

胸腔积液多因胸膜或胸包膜间皮瘤所致。一些发生于颈部、腋窝、胸背部的横纹肌肉瘤、恶性纤维组织细胞瘤、平滑肌肉瘤、脂肪肉瘤等，当其穿过胸壁向胸膜内生长时，也可产生胸腔积液。临床上常见许多软组织肉瘤发生肺转移者，严重时可出现胸腔积液，常为浆液性或血性。

（二）影像学检查（X线平片、CT、MRI等）

大部分软组织肿瘤的影像学检查可以提供肿瘤的深度、界限、与周围组织的关系、肿瘤本

身的密度、囊性或实性、血液供应等情况。根据以上信息可大致估计肿瘤的性质，并为手术方案的设计和放、化疗效果的评估提供依据。

（三）超声波检查

超声波检查可以确定肿瘤的存在以及肿瘤本身和周围组织的关系。

（四）活体组织检查

选择适当的时机和部位，在局麻下用适宜口径的套管针刺入体内，进入假包膜之后，拔出针芯，在负压下反复抽吸，直至获得满意的瘤组织为止。也可在B超监视下进行。

八、软组织肿瘤的治疗

（一）手术治疗

1. 根治切除术（间室切除术） 肿瘤所在间室的整个切除，包括间室内的所有内容，也应同时切除围成间室的壁。在筋膜室不甚明确的部位，应寻找能阻隔肿瘤生长的屏障，做这种屏障切除也可达到根治效果。在该区内的神经、血管等重要组织也应一并切除。一般认为，根治性切除后，无须追加其他局部辅助治疗。

2. 广泛切除术 切除的范围一般应在肿瘤三维缘外3～5cm。

3. 局部切除术 主要用于良性肿瘤的切除。特殊部位的低度恶性肿瘤也可采用，术后多需追加放疗。

4. 囊内切除术 一般仅用于活检确诊。

（二）放射治疗

软组织肿瘤对放射线不甚敏感，临床上有明显肿块时，单独放疗的局部控制率仅为29%～33%，因此很少单独使用，主要作为手术的辅助治疗。特别是对高分化肉瘤，切缘无法达到阴性时采用放疗可以减少局部复发率。常用的方法有三种：

1. 术前放疗 常选择肿瘤与局部重要结构关系密切，无法或暂时无法切除者。局部照射可使肿瘤部分缩小，减少周围供血血管的数量，并产生一些坚硬的囊膜包绕肿瘤，使大的神经、血管易于分离。剂量一般不超过50Gy。休息3周后手术，切口愈合后补足照射剂量，总剂量达65Gy左右。

2. 近距离后装置入放疗 主要用于肿瘤附近有重要的血管、神经等组织，无法将肿瘤切除干净，或切除后无修复重建条件者。四肢软组织肉瘤应用组织间照射可以减少局部复发率，对高分化肿瘤较为有效。

3. 术后放疗 切口愈合后施行，剂量65～70Gy，临床应用广泛。一般认为，术后放疗的优点是对肿瘤的病理类型以及恶性侵犯程度有了充分了解，利于方案的制定，并且剂量可以集中。主要缺点是手术破坏了放疗区血供，致使肿瘤缺氧，降低了肿瘤的敏感性，外照射对低分化和高分化肿瘤都有效。

（三）化学治疗

化疗作为全身治疗的重要手段之一在软组织肉瘤临床应用日渐广泛。不同的化疗方案，反应率也不同，较理想者可达40%～57%，虽然也有对软组织肉瘤化疗持反对意见者，但总的评价是加入辅助化疗的疗效优于单一手术，辅助化疗对延长生存期有益，而且有助于降低局部的复发率。

常用药物包括ADM(E-ADM、THP)、CTX、DTIC、IFO、VCR、ACD、DDP等，有效率在20%左右。临床真正使用单药者较少。近年来经验证，认为ADM、DTIC和IFO的疗效比较好。

九、术后患者的护理

（一）游离皮片移植的护理

软组织肉瘤切除后，不能直接缝合关闭创口，需要特殊手段来覆盖创面。软组织肉瘤中大约有 1/2～2/3 的病例需要特殊手段覆盖创面，这关系到保肢治疗的成败，更重要者，直接关系到患者的生存。其中护理工作非常重要。

覆盖创面对一期愈合意义有三个方面：① 可以控制感染；② 为肉瘤的后续治疗创造条件，特别是术后需要放疗者；③ 保障深部组织功能的重建，减少复发。

皮片成活过程中由于游离移植组织比较脆弱，因此护理上与一般伤口护理不同，这种伤口一般愈合较慢，对外界刺激的承受能力较一般组织差，这就对术后护理提出一些特殊要求。除了一般外科手术及麻醉后生命指标的观察和各项基础护理之外，还应做好专科护理，其重点是为了保障游离植皮成活。皮片须与创面紧密贴合，固定位置以防止移动，防止皮下出血、渗血，并需要预防感染。护理要点有以下几个方面：

1. 植皮区需加压包扎　压力要适当均匀，防止皮片移动。移植皮片越厚，成活所需要的时间越长，护理要求越高。植皮区在术后的位置固定十分重要，例如手背植皮不但要包扎手背，而且要将整个手指包扎，以减轻水肿，仅露出指端，以便观察血液循环；手及腕部置于功能位置固定。

2. 抬高患肢　以减少局部充血，保证肢体静脉回流良好，高度一般应高于心脏水平。

3. 伤口观察与护理　密切观察外敷料是否有渗血，如有渗血不止，或周围红肿、局部疼痛、体温升高、白细胞升高等异常表现，应及时通知医生处理。对四肢植皮者，应特别注意观察指、趾端的血运情况，看有无肿胀、青紫、苍白、麻木等，特别对于有血运障碍、神经损伤、感觉异常征象的肢体，须更加注意观察，如有异常及时协助医生处理。

植皮成活后，应注意创口清洁。对皮下血肿，应予清除，再加压包扎。植皮成活后可涂以羊毛脂，以保护皮肤。按照医嘱应用弹性压迫包扎，或进行支架固定，加强术后的主动和被动功能锻炼。

4. 在四肢、颈部和其他运动较多的部位用支架或石膏固定时，应注意检查固定情况，看有无移动、压迫、疼痛等，须防止产生压迫性褥疮。

（二）皮瓣移植患者的护理

皮瓣，指带有血液循环的一块具有皮下组织的皮肤。从身体的一处移动到另一处时，一部分与供皮区相连，并依靠相连部分提供血液供给的方式称转位；将皮瓣完全切断转移到另一处，依靠与受区血管进行吻合后提供血供的方式称皮瓣移植。

皮肤的带蒂移植疗程长，术后应有良好的肢体姿势固定来保护移植组织的顺利成活。这就要求对患者在生活上多予照顾，减轻患者的痛苦，并严密观察皮瓣、皮管的颜色、温度、毛细血管反应。紫绀或苍白是血运障碍的标志，毛细血管充盈时间如果超过 5 秒，则说明血运不良，应及时处理。保护好皮瓣、皮管的具体措施如下：

1. 术前准备　术前协助患者做肢体姿势固定的练习，以免术后需要特殊体位或固定关节而使患者难以忍受。有时为了配合治疗需调换摇床，便于体位调节。

对做皮瓣成形术的患者，如皮肤过紧，可指导患者在术前每日多次用手提拉皮肤使组织松弛，有助于术后皮管形成。

2. 皮瓣、皮管的固定　术后应防止皮瓣或皮管扭曲、牵拉、受压、撕脱，要注意保持良好的肢体固定姿势。特别是睡眠时更要注意固定制动，防止不自主的过度活动而造成皮管撕脱拉断。防止周围敷料包扎过紧导致局部受压。经常检查敷料有无松动或局部受压，做好生活护理。

3. 皮瓣、皮管血运观察　随时观察皮管、皮瓣的血液循环，如有水肿、变紫等，可能是由于静脉回流不畅或蒂部受压，应采用抬高患肢，由远心端向蒂部按摩，促使血液回流；如皮瓣颜色苍白，多由于动脉供血不足、血管痉挛或阻塞，应及时通知医生，协助处理。

定时、定位测定皮瓣温度，术后一般为每小时测量1次，并与健侧同部位对比，低于健侧1～2℃为正常。

4. 皮瓣、皮管护理　移植后，局部会感觉迟钝，应防止冻伤、烫伤。室温要求控制在25℃左右。如需加速局部复温，冬季可用红外线灯局部照射（40～60W，距离30～45cm）。一旦形成烫伤或冻伤，愈合将非常缓慢，约需正常组织损伤恢复时间的2～3倍。

皮管蒂部折叠三角区要经常保持干燥、清洁，防止产生溃疡。应在皮管下方垫以厚薄适当的纱布，以达防止潮湿和保持一定张力之目的。

5. 皮瓣或皮管的转移手术以3～4周为一期，由于时间较长，有可能引起固定肢体关节的酸痛，可予以局部按摩、热敷、放松等，必要时给予止痛剂。

6. 为了防止吻合血管的痉挛或血栓形成，常用扩张血管和抗凝药物及抗生素治疗。

（三）供皮区的护理

1. 皮片的选择　全身的隐蔽部松弛区和远离关节的部位，均可成为供区。常用部位有腹侧壁，大腿内侧，腘窝下方，上臂内侧和前臂近端内侧。可根据缺损的部位、皮肤的需要量、取皮的方式和手术的体位要求来选择。用皮量较大时，多选取腹侧壁和大腿内侧皮肤。

2. 护理要点

(1) 检查供皮区及其近区有无皮疹和感染灶。术前一日进行供皮区备皮，用肥皂水、清水清洗，必要时浸泡或沐浴，再用75％酒精消毒、包扎，一般不用碘酒等刺激性较强的杀菌剂，以免皮肤表面受到损伤，影响皮片成活。

(2) 术后应密切观察供皮区创面有无渗血、渗液，如有潮湿应及时更换敷料或加压包扎。有特殊臭味、疼痛或体温升高等感染征象时，应立即报告医师。

(3) 术后局部制动。检查敷料有无脱落移位，如供皮区在大腿部，应抬高肢体，膝关节略呈屈曲位，卧床2周，禁止下地行走。

(4) 创面愈合后，下床行走应使用弹力绷带包扎患处，防止初愈创面毛细血管破裂。为防止皮肤干燥、脱屑、皲裂，应经常外涂凡士林油，以保护皮肤和表层。对于痒感严重者，嘱患者勿用手搔抓，可以戴手套以预防指甲抓伤皮肤，防止破溃。

(5) 定期按摩。轻柔按摩皮瓣，可增加血液循环，消除水肿，促进局部新陈代谢。而提捏法可以促进皮瓣软化，加速局部皮瓣的适应性，尤其是在关节附近，更有利于关节功能的恢复。

(6) 局部保护。由于移植的皮肤多无神经支配，在特殊情况下，如寒冷、高温、外力等情况下应注意保护，减少外界损害。

（郭凤梅）

第十六章 中枢神经系统肿瘤患者的护理

第一节 颅内肿瘤患者的护理

一、概述

颅内肿瘤是神经外科中常见的疾病之一，分原发和继发两大类。原发性颅内肿瘤可发生于脑组织、脑膜、颅神经、垂体、血管及胚胎残余组织等。继发性颅内肿瘤是指身体其他部位的恶性肿瘤转移或侵入颅内形成的转移瘤。颅内肿瘤以胶质瘤最多，其次为脑膜瘤、垂体瘤、神经纤维瘤、先天性肿瘤、血管性肿瘤、转移瘤。近年来国内、外资料报道脑转移瘤有增多趋势。据国外调查，原发性颅内肿瘤的发病率为7.8～12.5/10万，脑转移瘤为2.1～11.1/10万。颅内肿瘤的平均年发病率为10/10万。

颅内肿瘤发生的病因尚未完全清楚，与遗传因素、物理因素、化学因素以及某些病毒感染有关。

颅内肿瘤可发生于任何年龄，以20～50岁最多。但颅内肿瘤的一个突出特点是某些肿瘤好发于某些年龄组，如胶质瘤的综合年龄高峰除在30～40岁之外，尚有另一个发病高峰为10～20岁。髓母细胞瘤、室管膜瘤、颅咽管瘤和畸胎瘤发病年龄高峰均在10岁以前；松果体瘤发病年龄高峰是10～20岁之间；颅内转移瘤发病年龄高峰是40～50岁。

儿童、少年以后颅窝及中线肿瘤较多见，主要有髓母细胞瘤、颅咽管瘤及室管膜瘤。成年人以大脑半球胶质细胞瘤最为多见。如星形细胞瘤、胶质母细胞瘤；其次为脑膜瘤、垂体瘤及听神经瘤等。老年人以胶质母细胞瘤和转移癌为最多。

颅内原发性肿瘤发病率在性别上没有明显差异，男性稍高于女性。但是颅咽管瘤、转移性肿瘤、畸胎瘤等发病率男性高于女性，对于这些肿瘤，性别与发生率有一定的关系。

二、颅内肿瘤的分类

我国目前对中枢神经系统肿瘤分类法缺乏一致的意见。在此参照WHO1990年分类介绍如下：

1. 神经上皮性肿瘤　星形细胞瘤、少枝胶质细胞瘤、室管膜肿瘤、混合性胶质瘤、脉络丛肿瘤、松果体肿瘤。

2. 颅神经和脊神经的肿瘤　神经鞘瘤、神经纤维瘤、恶性周围性神经鞘瘤。

3. 脑膜的肿瘤　脑膜细胞的肿瘤、间充质性非脑膜细胞瘤、原发性黑色素细胞病变。

4. 生殖细胞肿瘤　生殖细胞瘤、胚胎瘤、畸胎瘤。

5. 垂体前叶肿瘤　垂体腺瘤、垂体腺癌。

6. 肿瘤局部扩散　颅咽管瘤、副神经节瘤、脊索瘤。

7. 转移癌。

三、症状和体征

（一）颅内压增高的症状和体征

主要为头痛、呕吐和视神经乳头水肿，称之为颅内压增高的“三主征”。

1. 头痛　头痛程度随病情进展逐渐加剧。

2. 视神经乳头水肿　是颅内压增高重要的客观体征，中线部位及幕下的肿瘤出现视神经乳头水肿较早，幕下良性肿瘤出现较晚，部分患者可无视神经乳头水肿。

3. 呕吐　呕吐呈喷射性，多伴有恶心。幕下肿瘤由于刺激呕吐中枢、前庭、迷走神经，故呕吐出现较早而且严重。

（二）局灶性症状

因肿瘤部位不同可出现各样的症状及综合征。

1. 额叶肿瘤　精神症状多见，主要表现为痴呆和个性改变。如淡漠、不关心周围事物、智力减退、大小便常不自知。额底部病变可引起嗅觉丧失及视力减退，癫痫发作亦以大发作为多见。

2. 顶叶肿瘤　以感觉障碍为主，定位感觉及辨别感觉障碍为特征，癫痫发作时常以感觉症状为先兆。

3. 颞叶肿瘤　可有对侧同向性象限盲或偏盲，优势侧病变有感觉性失语，癫痫发作以精神运动性发作为特征。

4. 第三脑室肿瘤　常表现为间歇性的颅内压增高症状，头部处于某一位置时可以引起症状的突然发作，有剧烈的头痛、大量呕吐、意识障碍甚至昏迷。并常伴有面红、出汗等自主神经症状，有时可导致呼吸停止而猝死。

5. 第四脑室肿瘤　肿瘤小时症状常不明显，早期呕吐症状较突出，阻塞第四脑室出口时可引起脑积水。

6. 脑干肿瘤　出现交叉性麻痹，即病侧的颅神经麻痹和对侧的肢体偏瘫。中脑肿瘤如位于底部，产生对侧的痉挛性偏瘫及感觉障碍，病侧的动眼神经麻痹。中脑顶盖部的肿瘤可引起粗大震颤动作、舞蹈样动作及 Magnus 位置性反射。

7. 小脑半球肿瘤　有患侧肢体协调动作障碍、语言不清、眼球震颤。

8. 鞍区及鞍上区肿瘤　典型症状是内分泌失调，女性以停经、泌乳、不育、肥胖等为主，男性以性功能减退、毛发脱落、皮下脂肪增多为主。

9. 鞍旁及斜坡肿瘤　典型症状为外展神经或三叉神经单神经麻痹，表现为复视、病侧眼球内转、面部感觉减退。

四、诊断与鉴别诊断

（一）诊断

颅内肿瘤的诊断方法很多，首先应通过详细了解病史，进行全身和神经系统检查，作出初步的结论，亦即临床诊断或初步印象。必要时有针对性的选择一种或几种辅助性检查方法，对临床所得到的印象加以检验。

1. 临床诊断　通过问诊和物理检查了解患者的症状特征，凡有进行性颅内压增高并伴有局灶性神经系统体征者，应首先考虑颅内肿瘤。慢性进行性颅内压增高者，尽管没有明显体征，也应通过辅助检查排除颅内肿瘤的可能性。

2. 影像学诊断　包括头颅平片及断层、脑血管造影、脑室和脑池造影、CT 以及 MRI 等。

(二) 鉴别诊断

颅内肿瘤通常应与以下几种疾病进行鉴别。

1. 脑脓肿　常由原发性感染灶引起，如耳源性、鼻源性或外伤性感染。血源性感染初期可有急性炎症的全身症状，如高热、畏寒、脑膜刺激症状、白细胞增多、血沉快、腰穿脑脊液白细胞增多等，但在脓肿成熟期后，上述症状和体征可能消失，脑脊液检查亦可无炎症反应。脑脓肿病程一般较短，患者精神迟钝较严重，可供鉴别诊断参考。

2. 结核球　很难与肿瘤鉴别，结核感染史或身体其他部位发现结核病灶有助于诊断。

3. 慢性硬膜下血肿　青年到老年都可发生，由于外伤常较轻微且远在数周甚至数月之前，故常被患者忽略或遗忘。诊断除有外伤史者可提供参考外，往往需要依靠血管造影或 CT 扫描确定。

4. 脑寄生虫病

(1) 脑囊虫病：见于我国北方地区，临床多表现为颅内压增高及癫痫发作等，很少出现局灶体征。诊断可根据接触史、大便发现虫卵，体检发现皮下有囊虫结节，以及血液和脑脊液囊虫补体结合试验或酶联免疫测定阳性来确定。

(2) 脑型血吸虫病：见于南方血吸虫流行区，现已少见，诊断主要需结合流行病学史。

(3) 脑包虫病：只见于我国西北部牧区。CT 扫描有助于明确诊断，显示为大脑半球巨大的低密度病变，边缘光滑锐利，无密度增高带，亦不为造影剂增强。

5. 良性颅内压增高　又叫作"假性脑瘤"，系指患者仅有颅内压增高症状和体征，但无占位性病变存在。必须通过辅助检查排除颅内占位病变之后才能诊断为假性脑瘤。

6. 高血压脑出血　发病多为急性或亚急性，有剧烈头痛，可伴呕吐，并有一侧肢体瘫痪、失语等，严重时迅即进入昏迷状态，一侧瞳孔首先散大。鉴别诊断主要依靠病史。此外，高血压脑出血主要发生在丘脑基底节区，脑肿瘤则见于脑叶之各部，故二者血管造影定位有所不同。高血压脑出血血管造影显示为小血管性占位病变，脑肿瘤则可发现病理血循环。

7. 脑血栓形成和脑栓塞　脑血栓形成，多发生在动脉硬化的基础之上，可能伴有高血压病，发病多在休息或血压偏低之时，如睡觉醒后发现得病。颈内动脉系统血栓形成表现为语言障碍、对侧半身不遂，但无明显意识障碍，腰穿脑脊液压力不高，化验基本正常。脑栓塞：为栓子脱落突然阻塞脑血管所致，故发病急，表现为突然偏瘫，继之头痛、呕吐，严重时出现意识障碍。由于脱栓多来自风湿性心脏病尤其当发生心房纤颤之时，因此鉴别诊断不难。

五、治疗

(一) 降低颅内压治疗

目的在于保存患者的生命和避免中枢神经系统功能损伤。颅内压增高是产生临床症状并危及患者生命的直接原因，因此降低颅内压治疗在颅内肿瘤的整个治疗过程中始终是个中心问题，降低颅内压最根本的办法是彻底摘除肿瘤。

降低颅内压的临床措施就其作用机制而言可分为两类：一类是针对脑水肿肿胀采取的药物治疗；另外一类是针对脑脊液通路(主要是脑室系统)梗阻采取的临时措施，即脑脊液外引流。

1. 脱水治疗

(1) 合理体位：除合并休克者外，如需采用体位治疗时应将床头抬高 15°～30°，避免颈部扭曲及胸部受挤压，以利于颅腔静脉回流。

(2) 限制液体入量：对于需要强烈脱水的患者应严格限制入量，不能进食者每天输液量应限制在1500～2000ml(小儿按68～80ml/kg计算)之间。钠盐的供给应限制在体内需要的最低限度，以防由于水、钠潴留而加重脑水肿。

(3) 保持呼吸道通畅：缺氧可使脑水肿加重，对严重的患者有条件时可用高压氧舱治疗。

(4) 脱水药物的应用：常用脱水药物按其药理作用可分为两类：即渗透性脱水药物和利尿性脱水药物。前者利用高浓度药物溶液或药物的大分子，使血液渗透压增高，从而造成水分由脑组织向血管内转移，达到组织脱水的目的；后者则是通过促进水分由体内向体外排泄，使血液浓度增加，因而增加从组织间隙吸收水分的能力。

脱水药物的作用时间有一定限度，一般不超过6小时。持续性强烈脱水也应选择脱水作用较强的药物，以静脉给药为好。一般性脱水治疗应以口服药物为主，必要时辅以肌肉或静脉注射药物。

(5) 激素应用：肾上腺皮质激素有调节血脑屏障、改善脑血管通透性、抑制垂体后叶抗利尿激素、减少钠潴留和排钾以及促进细胞代谢，增强机体对疾病的应激能力等，因而对防止脑水肿有一定作用。应用肾上腺皮质激素治疗应注意预防感染，大剂量用药还应注意水、电解质平衡失调问题。一般大剂量用药时间不可持续过长，以3～5天为宜。

2. 引流脑脊液　对于因梗阻性脑积水引起的颅内压增高，脑室穿刺排放脑脊液能够收到迅速降低颅内压的作用，此外脑脊液持续外引流还可以起到监视颅内压的作用，故常用于脑疝急救及开颅手术前后监护期。

(1) 侧脑室穿刺：为急救或持续引流脑脊液的目的，通常穿刺侧脑室额角。排放脑脊液的速度不可过快，防止因颅内压骤然下降造成脑室塌陷或桥静脉撕裂引起颅内出血。

(2) 脑脊液持续外引流：多用于开颅术前、后暂时缓解症状及监视颅内压变化，在此期间应特别注意预防感染，更换引流器皿时严格无菌操作。

(二) 手术治疗

手术在当今仍然是颅内肿瘤最常采用也是最为有效的治疗方法，对良性肿瘤尤其如此；即便恶性肿瘤，也能够通过手术治疗，达到延长生存期的效果。传统观念认为颅内肿瘤手术适应证应该具备以下两个条件之一：颅内压增高和/或局部脑(神经)受压。颅内肿瘤手术疗法，包括肿瘤切除、内减压、外减压和捷径手术。

1. 肿瘤切除手术　按手术切除的范围又可分为肿瘤全切除或根治手术和肿瘤部分切除或姑息手术。

2. 当肿瘤不能全切除时，可将肿瘤周围的脑组织大块切除，以达到降低颅内压的目的；有时在手术过程中为暴露深部肿瘤，也需要首先切除大块脑组织。

3. 外减压手术　即切除颅骨并剪开硬脑膜，使颅腔容积扩大，以达到降低颅内压的目的。

(三) 放射治疗

放疗适用于对放射线敏感的肿瘤及肿瘤部位深手术操作困难者，或因肿瘤浸润重要功能区，手术会引起严重的神经系统功能障碍者，或因患者全身状况不允许手术，且肿瘤对放射线敏感者，放射治疗可作为首选治疗方法。对于用手术方法不能彻底切除的肿瘤，术后辅以放射治疗可推迟肿瘤复发，延长患者寿命。颅内肿瘤放射治疗大体上有体内照射法和体外照射法，分别介绍如下：

1. 内照射法　即将放射性同位素植入肿瘤组织内进行照射，又称间质内放疗。这种方法可以减少对正常脑组织的放射性损伤。

2. 外照射法　采用高能辐射，如^{60}钴高能电子束、快中子等，因为它在组织中具有一定的射程，放射剂量可集中在病变需要的深度，从而减少对正常脑组织的损伤。

（四）化学治疗

1. 颅内肿瘤化疗药物的选用原则

（1）选择脂溶性高、分子量小、非离子化、能通过血脑屏障对正常脑组织毒性较小的药物。

（2）对于不能通过血脑屏障的药物，应选择适用于瘤腔内放置或鞘内给药。此外，还可以经动脉用高渗性药物或罂粟碱开放血脑屏障，随后动脉内注射化疗药物。

（3）对脑转移癌患者，可参考原发肿瘤的病理类型，选择合适的化疗药物。

2. 几种常用的化疗药物

（1）卡氮芥(carmustine，BCNU)：为亚硝基脲类药物。该药为高度脂溶性，能通过血脑屏障进入脑内和脑脊液。目前被认为是对颅内恶性肿瘤，特别对恶性胶质瘤最好的化疗药物。静脉注射时如药液漏出血管外，会对血管组织产生较强的腐蚀作用，因此，BCNU禁止肌肉注射。

（2）环已亚硝脲(CCNU)：亚硝基脲类药物，高度脂溶性，能通过血脑屏障。CCNU与BCNU有交叉耐药性。

（3）甲环亚硝脲(Me-CCNU)：作用机理与CCNU相似。

（4）啶亚硝脲(ACNU)：为水溶性药物，因其在体内可生成有一定脂溶性的游离盐，故能穿透血脑屏障，在脑内形成较高的药物浓度。ACNU对星形细胞瘤和胶质母细胞瘤具有较高的疗效。因其有较强的腐蚀性，只能静脉和动脉内给药。

3. 化学治疗患者的护理详见第五章。

六、颅内肿瘤手术治疗患者的护理

（一）手术前患者的护理

1. 心理护理　颅脑手术对生命威胁大，护士应向患者解释手术的目的、意义，消除患者对手术的紧张、恐惧、绝望心理。同时做好家属的安慰工作，克服悲观情绪，以乐观积极的心理状态配合治疗、护理，以利术后康复。

2. 生活护理　戒烟酒，保持大便通畅；有视力、听力障碍的患者，在住院期间服药、进食需给予特殊照顾；加强营养，预防电解质紊乱。

3. 术前准备

（1）手术前1日准备：剃头、备皮；配血、青霉素及普鲁卡因过敏试验并记录；使用轻的缓泻剂，以免发生便秘。

（2）手术当日晨护理

1）手术前2小时再次备皮，并用75%的酒精或安尔碘包头。颅前凹手术应剃去眉毛。

2）术中需使用脱水剂者，应安放留置导尿管。

3）术前已行脑室引流者，应暂时夹闭引流管，待患者卧于手术台上后，将引流瓶悬挂于手术台面的高度，再开放引流。

（3）特殊术前准备

1）垂体瘤患者如决定经蝶窦手术者应于术前3日做好口腔护理，术前1日剪鼻毛。

2）有脑室引流者，应在无菌操作下将脑室引流顶端用无菌纱布覆盖，带脑室引流入手术室。

3）颅内动脉瘤位于 Willis 环前部或行颈动脉海绵窦瘘封闭术的患者，应在术前进行颈动脉压迫训练，建立侧支循环，方能进行手术治疗。

（二）手术后患者的护理

1. 术后体位

（1）全麻未清醒的患者，应取侧卧位，便于呼吸道护理，意识清醒、血压平稳后，宜抬高床头 15°～30°，有利于颈内静脉回流。

（2）幕上开颅术后，应取健侧卧位避免切口受压。

（3）幕下开颅术后早期宜去枕侧卧或侧俯卧位。

（4）如后组脑神经受损、吞咽功能障碍者只能取侧卧位以免口咽部分泌物误入气管。

（5）对体积较大的肿瘤切除后因颅腔留有较大空隙，24 小时内手术区应保持在高位，以免发生脑和脑干移位，引起大脑上静脉的断裂出血或脑干功能衰竭。

2. 生命体征观察　包括意识、瞳孔、血压、呼吸、脉搏及肢体活动情况并做好记录。如有头痛应加强观察，必要时使用止痛剂，禁用吗啡、度冷丁。注意观察减压窗张力情况及伤口敷料，如渗出较多时应及时通知主管医生。

严密观察患者呼吸情况，保持呼吸道通畅，加强吸痰，可给予超声雾化吸入，防止肺部感染。

3. 眼睛护理　额部手术患者在术后第 2、3 天会出现颜面部水肿，应注意眼睛的保护，要向患者及家属说明情况消除顾虑。颅后窝手术时常易损伤三叉神经与面神经，因而出现眼睑闭合不全，角膜感觉和反射消失，引起角膜干燥，异物进入，产生角膜溃疡甚至穿孔。要定时用生理盐水行眼冲洗，滴氯霉素眼药水，涂金霉素眼药膏，或用凡士林纱布遮盖，必要时可作眼睑缝合。

4. 营养与补液

（1）对于手术后很快清醒且病情稳定者，术后 1 日可进流质饮食，第 2～3 日给半流饮食，适当控制入量，以后逐渐过渡到普通饮食。

（2）对颅后窝手术或听神经瘤手术后，因舌咽、迷走神经瘫痪而发生吞咽困难、饮水呛咳者，术后应严格禁食禁饮，采用鼻饲供给营养待吞咽功能恢复后逐渐练习进食。

（3）术后长期昏迷的患者，除采用鼻饲维持营养外，还应给予适当的静脉营养，以保证必要的热能。脑手术后均有脑水肿反应，因此术后输液量应适当控制，成人以每日 1500～2000ml 为宜，其中含盐液体占 500ml。

（4）脑水肿期需使用强力脱水剂，尿量增加，因此，要注意维持水、电解质的平衡，若有额外丢失，如气管切开、脑室引流、呕吐、高热、大汗等更应酌情补足，量出为入，以免造成水盐失衡。

5. 各种引流管的护理

（1）脑室引流：脑室引流是经颅骨钻孔穿刺侧脑室，放置引流管将脑脊液引流至体外。脑室引流的目的有：① 抢救因脑脊液循环通路受阻所致的颅内高压危急状态。② 自引流管注入造影剂进行脑室系统的检查，注入同位素行核素检查。③ 脑室内手术后安放引流管，引流血性脑脊液，减轻脑膜刺激症状及蛛网膜粘连。

术后脑室引流的观察和护理：

1）患者回病室后，要立即在严格的无菌条件下接上引流瓶，并将引流瓶悬挂于床头，引流管的开口需高出侧脑室平面10～15cm以维持正常的颅内压。

2）脑室引流早期要特别注意引流速度，切忌引流过快过多。控制脑脊液引流量，每日引流量以不超过500ml为宜。如患者有颅内感染，脑脊液分泌增多，则引流量可相应增加，但同时应注意水盐平衡。

3）注意观察脑脊液的性状，术后1～2日脑脊液可略带血性，以后转为橙黄色。若术后脑脊液中有大量鲜血或术后血性脑脊液的颜色逐渐加深，常提示有脑室内出血，则需紧急行手术止血。脑室引流时间不可过久，一般不宜超过5～7天。

4）保持引流通畅，引流管不可受压、扭曲、成角、折叠。术后患者头部的活动范围应适当限制，翻身及护理操作时，避免牵拉引流管，引流管如无脑脊液流出，应查明原因。

5）每日定时更换引流瓶并记录引流量。操作时应严格遵守无菌原则，并应夹闭引流管以免管内脑脊液逆流入脑室。接头处严密消毒后用无菌纱布包裹以保持无菌。

6）拔管：开颅术后脑室引流一般不超过3～4天。拔管前一日可试着抬高引流瓶或夹闭引流管，以便了解脑脊液循环是否通畅。拔管后如切口处有脑脊液漏出，应协助医生及时缝合以免引起颅内感染。

（2）硬脑膜下引流　慢性硬脑膜下积液或硬脑膜下血肿，因已形成完整的包膜，包膜内血肿液化，临床多采用颅骨钻孔、血肿冲洗引流术。术后安放引流管于包膜内继续引流，以排空囊内残留的血性液体或血凝块，以利脑组织膨起消灭死腔。

术后患者采取头低脚高位向患侧卧，注意体位引流。引流瓶低于创腔。术后不使用强力脱水剂，亦不过分限制水分摄入，以免影响脑膨隆，通常引流管于手术后第3日拔除。

（三）术后并发症的护理

1. 出血　颅内术后出血是脑手术后最危险的并发症。术后出血多发生在手术后24～48小时内。患者往往有意识改变，苏醒后又逐渐嗜睡、反应迟钝甚至陷入昏迷。大脑半球手术后出血常有幕上血肿的症状，或出现颞叶钩回疝征象；颅后窝手术后出血常有呼吸抑制甚至枕骨大孔疝表现；脑室内术后出血可有高热、抽搐、昏迷及显著的生命体征紊乱。

术后出血与患者呼吸道不畅、二氧化碳蓄积、躁动不安、用力挣扎、屏气、呕吐等有关。手术后护理要十分谨慎并严密观察，一旦发现患者有术后出血征象，应立即告知医师并做好再次手术止血的准备。

2. 感染　颅脑手术后常见有切口感染、脑膜脑炎及肺部感染。切口感染多在术后3～5日发生，患者感到切口处再次疼痛，局部有明显的水肿、压痛及皮下积液表现。严重的切口感染可以影响骨膜甚至并发颅骨骨髓炎。脑膜脑炎因切口感染伴脑脊液外漏而导致颅内感染。肺部感染一般多在一周左右，常发生于意识不清的患者。护理中需保持呼吸道通畅，并加强营养及基础护理。

3. 中枢性高热　中枢性高热多于术后48小时内出现，常伴有意识障碍、瞳孔缩小、脉搏快速、呼吸急促等自主神经功能紊乱症状。对于中枢性高热用一般物理降温效果不佳，需及时采用冬眠低温治疗。

4. 尿崩症　术后尿崩症主要发生于鞍上手术后。若累及垂体柄、丘脑下部视上核到垂体后叶的纤维束，影响抗利尿激素的分泌则出现多尿、多饮、口渴，每日尿量在数千毫升以上，多者甚至可达1万毫升，比重通常在1.005以下。对尿崩症患者应准确记录出入量，根据尿量和血液电解质变化调整用药剂量。

5. 胃出血　主要见于下丘脑、三脑室前份、四脑室和累及脑干的手术。患者除了呕吐大量咖啡色胃内容物之外，还伴有呃逆、腹胀以及黑便等症状，出血量多时可发生休克，一旦发现上消化道出血，应立即安置胃管，抽净胃内容物后用少量冰水洗胃，然后自胃管注入云南白药，同时全身使用止血剂并给予输血等治疗。

6. 癫痫发作　术后癫痫发作多发生在术后脑水肿反应较重，对皮层运动区及其附近的手术，术后常规给抗癫痫药物预防。癫痫患者应卧床休息、睡眠充足、避免情绪激动。发作时要注意患者安全，保护患者勿受伤。

七、放射治疗患者的护理

1. 耐心向患者解释，消除对放射治疗的恐惧。由于自理能力差，需要家属陪伴，尤其是偏瘫、失语、视力障碍的更需要照顾，护士要耐心、细心做好晨晚间护理，经常巡视，防止跌伤等意外发生。

2. 密切观察放疗反应，如恶心、呕吐、头痛、视力的改变，开窗处是否隆起，走路是否平稳，是否有颅内压增高的表现，意识是否清醒，如有上述症状出现时及时通知医生处理。可用利尿剂静脉滴注，20%甘露醇 250～500ml(20～40 分钟滴完)或肌肉注射速尿，病情紧急时可在严密无菌消毒下局部穿刺，按医嘱给类固醇类药物地塞米松等。

3. 注意血象，每周 1～2 次检查白细胞，当白细胞低于 3×10^9/L 应停止放疗。给予全身支持疗法并注意保护性隔离。

4. 注意肌肉萎缩，要定时活动肢体，定时翻身擦背，预防褥疮的发生，如大小便失禁者更要加强皮肤的护理。

5. 放疗患者多有营养不良、纳差、体重减轻、免疫功能低下等，除补液外要给予高营养易消化，又适合患者口味的饭菜。

6. 密切观察生命体征、瞳孔变化，准确记录。对高热、烦躁不安、昏迷、甚至脑疝患者应及时抢救，保持呼吸道通畅，防止并发症。

7. 对失语者加强指导发音。

第二节　椎管内肿瘤患者的护理

椎管内肿瘤也称脊椎肿瘤，包括发生于椎管内各种组织如神经根、硬脊膜、血管、脊髓及脂肪组织的原发性和继发性肿瘤。椎管内肿瘤可发生在任何年龄，以 20～40 岁最多见，儿童约占 19%。在性别发生比例上，总体讲男性多于女性，约为 1.6∶1；但脊膜瘤好发于女性，男女比为 1∶2.4。

一、分类

根据肿瘤与脊髓、脊膜的关系分为髓内、髓外硬脊膜下和硬脊膜外肿瘤三大类。

(一) 髓内肿瘤

髓内肿瘤占椎管内肿瘤的 23.8%，主要为血管母细胞瘤、星形细胞瘤和室管膜瘤，少数为先天性肿瘤，也有转移癌和神经鞘瘤。

(二) 髓外硬脊膜下肿瘤

此类肿瘤最常见，约占 51%，主要是神经鞘瘤和脊膜瘤，少数为先天性肿瘤。

（三）硬脊膜外肿瘤

约占25.2%，多为恶性肿瘤，如肉瘤和转移癌，此外还有脂肪瘤、血管瘤、软骨瘤、骨瘤、神经鞘瘤、脊膜瘤、胶质瘤和囊肿等。

二、临床表现

（一）椎管内肿瘤的表现与临床分期有关

1. 刺激期　病变早期肿瘤较小时，主要构成对神经根和硬脊膜的刺激，表现为神经根痛或运动障碍。神经根痛常为髓外占位病变的首发定位症状。疼痛性质多为电灼、针刺、刀切或牵拉感。初期发作为阵发性疼痛，每次持续数秒至数分钟，如咳嗽、喷嚏和用力排便等均可使椎管内压力增高而诱发疼痛或使其加剧。夜间痛或平卧痛是椎管内肿瘤较为特殊症状，患者常被迫“坐睡”。

2. 脊髓部分受压期　随着病程的发展，肿瘤长大而直接压迫脊髓，出现脊髓传导束症状，表现为受压平面以下肢体运动和感觉障碍。在髓外肿瘤表现为脊髓半切综合征。患者可出现病灶同侧病变节段以下的上运动神经元麻痹和深感觉缺失，病侧的对侧下1～2节段以下痛、温觉缺失。

3. 脊髓完全受压期　疾病晚期出现脊髓横贯性损害。表现压迫平面以下的运动、感觉和括约肌功能完全丧失，此期脊髓损害为不可逆性。

（二）临床特点

1. 首发症状　硬脊膜外肿瘤神经根痛是最常见的首发症状。

2. 主要症状和体征

（1）疼痛：可持续在整个病程的发展中。硬脊膜外转移癌的疼痛最严重，范围也广。髓内肿瘤的疼痛除与感觉传导束受损有关外，肿瘤可挤压后角间接将脊神经后根压于椎管引起疼痛。

（2）运动障碍及反射异常：在肿瘤的平面表现为支配区肌群下运动神经元瘫痪及反射减弱或消失，以颈膨大和腰膨大肿瘤更明显。在肿瘤压迫平面以下表现为上运动神经元瘫痪（痉挛性瘫痪）及反射亢进。圆锥和马尾部肿瘤因只压迫神经根，表现为下运动神经元瘫痪。

（3）感觉障碍：当感觉纤维受压而功能尚存时，主要表现为感觉不良和感觉错误，前者有麻木、束带或蚁行感等，后者有将冷误为热、抚摩误为刺痛等。感觉障碍和神经根痛对定位诊断有重要意义。

（4）自主神经功能障碍：最常见膀胱和直肠功能障碍，可伴有少汗、霍纳综合征的瞳孔改变、血管舒缩和立毛反射异常等。腰脊髓节段以上肿瘤压迫脊髓时，膀胱反射中枢仍存在，当膀胱充盈时可产生反射性排尿（自动性膀胱）；腰骶节段肿瘤使反射中枢受损，从而失去排尿反射产生尿潴留，但当膀胱过度充盈后可产生尿失禁（自律性膀胱）。腰节以上脊髓受压时产生便秘，腰节以下脊髓受压产生大便失禁。

3. 其他特殊表现

（1）脊髓蛛网膜下腔出血：多为髓外硬脊膜下肿瘤出血。

（2）颅内压增高：多见于腰骶节段以下肿瘤，其原因可能为占位病变阻碍了腰段蛛网膜下腔对脑脊液吸收或系脑脊液中蛋白分子使脑脊液吸收通路机械性阻塞。

三、诊断

对椎管内肿瘤应做到早期诊断、定位诊断和定性诊断。需仔细询问病史并详细地进行全身及神经系统检查，辅以必要的辅助检查，特别是 MRI 和血管造影。各节段脊髓肿瘤的主要症状及体征如下：

1. 高颈段(C1～C4)肿瘤　枕颈区放射性痛，四肢痉挛性瘫痪，并躯干、四肢的感觉障碍。如膈神经受损可有呼吸困难和窒息感。

2. 颈膨大段(C5～T1)肿瘤　肩及上肢放射性痛，上肢弛缓性瘫痪，下肢痉挛性瘫痪并感觉障碍，伴有霍纳综合征。

3. 胸髓段(T2～T12)肿瘤　胸腹部放射痛和束带感，上肢正常，下肢痉挛性瘫痪并感觉障碍。

4. 腰膨大段(L1～S2)肿瘤　下肢放射痛、弛缓性瘫痪及感觉障碍，会阴部感觉障碍，明显的括约肌功能障碍。

脊髓内肿瘤与脊髓外肿瘤主要表现为症状和体征的发展顺序不同。髓内肿瘤是自上而下出现症状和体征变化，而髓外肿瘤是自下向上发展。另外，髓外肿瘤多有神经根痛，而髓内肿瘤少有神经根痛。

四、鉴别诊断

1. 腰椎间盘脱出　青、壮年多见，患者多有腰部外伤史，以腰 L4～L5 或 L5～S1 椎间盘脱出最常见。脑脊液中蛋白含量多正常。

2. 脊髓空洞症　多见于青年人，好发于颈段脊髓，病程较长而发展缓慢。有明显而持久的感觉分离现象。脑脊液蛋白含量一般在正常范围内。

3. 脊柱结核　一般都有结核病史和原发结核病灶。多见于胸椎。患者多有消瘦、低热、盗汗和血沉增快等表现。

4. 髓蛛网膜炎　起病前多有感染或发热病史，病程较长并有起伏。神经根痛少见。脑脊液中蛋白含量较高且细胞数增多。

5. 颈椎病　也有颈肩部疼痛及感觉异常等表现，但感觉障碍平面往往不规则，少见有括约肌功能障碍。脑脊液蛋白含量正常。

五、治疗及预后

手术切除椎管内肿瘤仍是惟一有效的方法。约 3/4 椎管内肿瘤属良性病变，如能做到肿瘤全切，其预后良好。对恶性肿瘤，经过手术切除大部分肿瘤并做充分的减压、术后辅以放疗，也可获得一定时期的缓解。对原因不明的脊髓压迫症，经一般治疗效果不佳者，有必要进行手术探查以解除压迫。

对恶性肿瘤进行术后脊髓放射照射的剂量一般为 40～50Gy，疗程 4～5 周，但放疗有引起放射性脊髓炎的可能。对胶质细胞瘤和肉瘤应用抗肿瘤药物，如 BCNU 或 CCNU 也有一定疗效。

六、椎管内肿瘤患者的护理

(一) 一般护理

1. 脊髓肿瘤的患者病程比较长，病情发展慢，由于患者出现感觉与运动障碍，大小便不能控制，生活不能自理，护士要有耐心、同情心，工作认真负责取得患者的信任。

2. 病室安静整洁，保证空气新鲜、流通，给患者创造一个休养的环境。

3. 做好家属的宣教工作，并指导家属做好患者肢体被动运动。

（二）手术护理

1. 手术前护理

（1）做好心理护理，并向患者讲明肢体功能恢复的情况取得合作。

（2）由于肢体的功能障碍，长期卧床要做好皮肤护理，定时、及时翻身，床位平整洁净，防止褥疮的发生。

（3）护士要了解患者病变部位、性质及上下节段和范围，有利于病情观察。

（4）术前1日备皮、配血、青霉素及普鲁卡因皮试并做好记录。

2. 手术后护理

（1）术后患者需平卧4～6小时，平卧可起到压迫止血的作用。24小时后可枕薄枕，一般需卧床2周。

（2）高位颈髓患者注意观察呼吸，保持呼吸道通畅防止肺部感染。

（3）严密观察四肢活动情况，当发现患者背部及四肢疼痛难忍、烦躁（血肿）或感觉平面上升，双下肢瘫痪加重（水肿）应及时报告主管医生。

（4）椎管内肿瘤患者术后常引起胃肠功能紊乱，迟缓性胃肠麻痹，腹胀严重，可用肛管排气等。

（5）由于神经麻痹、瘫痪，患者对冷热、疼痛感觉减退或消失，用热水袋等热敷时严防烫伤，使用冰袋等降温时严防冻伤。

（6）术后患者翻身时要成直线，以“轴式”翻身法二人动作协调以防脊髓损伤。

（7）卧硬板床，床要平整、干燥、柔软。

（8）有肢体功能障碍者应尽早进行功能锻炼，防止废用综合征的发生。

（三）并发症的护理

1. 预防褥疮　因肢体运动感觉机能障碍，局部血液循环差，病变节段以下的皮肤神经营养差易形成褥疮。护理时应每2小时翻身1次，用棉圈垫起骨突出部，衣服、床单要随时更换，保持干燥和平整。

2. 预防肺部合并症　卧床较长时间在翻身时要轻叩背部或行超声雾化吸入，促使患者将痰咳出，预防坠积性肺炎的发生。

3. 预防泌尿系感染　留置导尿管的患者必要时根据尿常规或培养结果更换导尿管。每日2次清洁尿道口，要保证严格执行无菌操作。

4. 做好排便的护理　便失禁者要保证局部皮肤清洁、干燥，尿布如有潮湿或污染应随时更换。每次便后要用温水热敷及擦洗肛周皮肤，如皮肤发红糜烂可涂氧化锌软膏或芦荟软膏收敛皮肤。便秘的患者可用轻泻剂，如超过3天没有排便时可用开塞露，无效时可以戴手套用手指自肛门掏取，动作要轻柔以免造成损伤。

5. 做好肢体护理　每日按摩瘫痪肢体1～2次，每次5～10分钟。定时协助患者做瘫痪肢体的被动运动，每日1～2次，以促进血液循环，减轻肌肉痉挛，防止肌肉韧带挛缩。轻瘫的肢体要鼓励患者进行主动的运动，运动量逐渐增加。完全瘫痪或不完全瘫痪的患者由护士帮助进行，先活动大关节，再活动小关节，并要保持瘫痪肢体的功能位置，特别要防止足下垂，可用护足垫或枕头支撑足掌。

（李忠兰）

主要参考文献

1. 张惠兰，陈荣秀主编. 肿瘤护理学. 天津：天津科学技术出版社，1999
2. 李心天主编. 医学心理学. 北京：中国协和医科大学出版社，2001
3. 黄丽，罗健主编. 肿瘤心理治疗. 北京：人民卫生出版社，2000
4. 汤钊猷主编. 现代肿瘤学. 上海：上海医科大学出版社，2000
5. 华积德主编. 现代普通外科学. 北京：人民军医出版社，1999
6. 张天泽，徐光炜主编. 肿瘤学. 天津：天津科学技术出版社，1996
7. 黄信孚，林本耀主编. 现代肿瘤学诊疗手册. 北京：北京医科大学、中国协和医科大学联合出版社，1995
8. 胡继康，陈维鹏，韩乃刚主编. 现代肿瘤外科学. 北京：中国科学技术出版社，1994
9. 邹询主编. 现代护理诊断手册. 北京：北京医科大学、中国协和医科大学联合出版社，1996
10. 陆以佳主编. 外科护理学. 北京：人民卫生出版社，2001
11. 李学增主编. 外科护理学. 北京：人民卫生出版社，1990
12. 卢美秀等主编. 最新内外科护理. 北京：科学技术文献出版社，1999
13. 徐光炜主译. 临床肿瘤学. 辽宁：教育出版社，1999
14. 周际昌主编. 实用肿瘤内科学. 北京：人民卫生出版社，2000
15. 肖顺贞，袁剑云主编. 药理学与护理程序. 北京：北京医科大学、中国协和医科大学联合出版社，1998
16. 曹广平，杜平主编. 现代癌症生物学治疗. 北京：人民军医出版社，1995
17. 于荔梅，郑惠俊主编. 临床高新技术知识与现代护理 1400 问. 北京：中国科学技术出版社，2000
18. 孙燕，韩锐主编. 肿瘤化学治疗新进展. 山东：科学技术出版社，1987
19. 戴青梅，王立英，刘素美等. 医护人员职业性损伤的危险因素及防护对策. 中华护理杂志，2002，37(7)：532～533
20. 谷铣之，殷蔚伯等主编. 肿瘤放射治疗学. 北京：北京医科大学、中国协和医科大学联合出版社，1993
21. 朱广迎主编. 放射肿瘤学. 北京：科学技术文献出版社，2001
22. 谷铣之等主编. 肿瘤放射治疗学. 北京：人民卫生出版社，1983
23. Cancer Pain Relief and Palliative Care. World Health Organization, Geneva, 1990
24. 王瑛主译. 癌症疼痛治疗临床实践指南. 天津：天津科技翻译出版公司，1997
25. 罗爱伦主编. 病人自控镇痛——镇痛治疗新概念. 北京：北京医科大学、中国协和医科大学联合出版社，1999
26. 吴恩惠等主编. 介入性治疗学. 北京：人民卫生出版社，1994
27. 李麟荪等主编. 介入放射学—非血管性. 北京：人民卫生出版社，2001
28. 单鸿等主编. 临床介入诊疗学. 广东：广东科技出版社，1997
29. 郭新英，张一平，孔芙蓉主编. 介入治疗及护理. 河南：科学技术出版，2000
30. 王希锐编著. 介入放射学问答. 北京：人民军医出版社，1994
31. 张惠兰主编. 肿瘤病人护理. 北京：北京医科大学、中国协和医科大学联合出版社，1991
32. 吴在德主编. 外科学. 北京：人民卫生出版社，2002
33. 裘法祖，孟承伟主编. 外科学. 北京：人民卫生出版社，1996
34. 郭桂芳，姚兰主编. 外科护理学. 北京：北京医科大学出版社，2001
35. 黄洁夫主编. 肝脏胆道肿瘤外科学. 北京：人民卫生出版社，1999
36. 姚景鹏，董慰慈主编. 内科护理学. 北京：人民卫生出版社，2001

37. 郭应禄,沈绍基主编.现代泌尿外科诊断手册.北京:北京医科大学、中国协和医科大学联合出版社,1998
38. 朱有华主编.泌尿外科诊疗手册.北京:人民卫生出版社,1995
39. 罗素琴等主编.药疗监护手册.北京:中国医药科技出版社,1990
40. 管竞贤等主编.泌尿系统恶性肿瘤的综合治疗.北京:中国医药科技出版社,1997
41. 张鸣和等主编.内科学.北京:北京医科大学、中国协和医科大学联合出版社,1997
42. 叶任高主编.内科学.北京:人民卫生出版社,2002
43. 郝希山主编.简明肿瘤学.北京:人民卫生出版社,2001
44. 张如明,滕胜主编.软组织肉瘤现代外科治疗.天津:天津科学技术出版社,2001
45. 王忠诚主编.神经外科学.湖北:科学技术出版社,1998
46. 段杰主编.神经外科护理.北京:科学技术文献出版社,2001
47. 朱怡然主编.临床护理全书　外科康复分册.北京:北京出版社,1995

附录1　常用抗癌药物简介及使用注意事项

药　物	给药途径	作用机制	适　应　证	主要毒性反应	注　意　事　项
环磷酰胺(CTX)属周期非特异性药物	静脉注射 口服	CTX在体外无抗癌活性,在体内经过肝微粒体混合功能酶代谢后,产生活性代谢产物——磷酰胺氮芥,发挥其细胞毒作用	恶性淋巴瘤、急、慢性淋巴细胞白血病、乳腺癌、肺癌、多发性骨髓瘤、神经母细胞瘤、横纹肌肉瘤、骨肉瘤、卵巢癌、宫颈癌等	① 骨髓抑制,多为中度,主要为中性粒细胞,见于用药后14天,17～21天恢复;② 胃肠道反应,中度恶心、呕吐,大剂量可致严重呕吐;③ 脱发、皮肤色素沉着;④ 出血性膀胱炎;⑤ 中毒性肝炎	① 水溶液仅能稳定2～3小时,现用现配;② 大剂量使用时应水化利尿,同时使用尿路保护剂硫乙磺酸钠(美斯那),预防出血性膀胱炎;③ 肝肾损害者慎用
异环磷酰胺(IFO)属周期非特异性药物	静脉点滴 3～4小时输入	为环磷酰胺异构体,在肝内活化生成异磷酰胺氮芥,发挥抗肿瘤作用	各种软组织肉瘤和骨肉瘤、睾丸肿瘤、非霍奇金淋巴瘤、乳腺癌、肺癌、头颈癌、食管癌、卵巢癌、宫颈癌等	① 出血性膀胱炎(IFO代谢副产物丙烯醛及4-羟基异环磷酰胺可致膀胱刺激征,长期刺激可致膀胱纤维化);② 骨髓抑制,为其剂量限制性毒性;③ 中枢神经系统毒性;④ 胃肠道反应;⑤ 脱发及低钠血症	① 肝肾功能不全或只有一个肾患者慎用;② 充分水化、利尿及尿路保护剂按时足量应用;③ 尽可能减少镇静、止痛及麻醉药同时应用,以减少神经系统毒性
卡氮芥属周期非特异性药物	静脉点滴 30分钟内输入	在体内与DNA起烷化作用,阻止DNA修复,改变RNA及蛋白质结构	因此药能够通过血脑屏障,对中枢神经系统肿瘤、转移瘤以及脑膜性白血病有效;恶性淋巴瘤、急性白血病、多发性骨髓瘤等	① 骨髓抑制:用药后6周达最低点,大剂量时白细胞减少分别在8～10日和28～32日有两个低谷,后者尤甚;② 胃肠道反应,常发生于给药后2小时;③ 大剂量损害肝肾功能;④ 累计量超过1.1～1.2g/m^{2}可以出现间质性肺炎	① 勿与皮肤接触,避免引起皮炎及色素沉着;② 肝肾功能不全者慎用;③ 遇热极不稳定,室温下稳定8小时;④ 西米替丁可以增加此药骨髓抑制;⑤ 必须间隔6周以上才能重复给药
环已亚硝脲属周期非特异性药物	口服	作用类似于一般烷化剂,作用于增殖期细胞各期及非增殖期。处于G_1/S边界和S期细胞对之最敏感。此药脂溶性强,可通过血脑屏障,主要由肾脏排泄	肺癌、脑瘤、脑转移瘤、恶性淋巴瘤、黑色素瘤、坏死性肉芽肿	① 主要为骨髓抑制,一般出现在服药后4～6周;② 胃肠道反应:服药后3～8小时出现恶心呕吐、食欲不振,可持续2～3天;③ 对肝脏有轻度损害	① 可在服药前,预先服用镇静剂、止吐剂;② 可以睡前服用,预防呕吐;③ 宜空腹服用;④ 用药期间不可饮酒;⑤ 药品低温保存,取出后立即用凉水服用。
马利兰属周期非特异性药物	口服	属于甲烷磺酸酯类	对慢性粒细胞白血病疗效显著,对急性白血病或慢性粒细胞白血病急变无效	① 骨髓抑制:应用时间过长、剂量过大时可致骨髓再生性障碍;② 长期服用可致肺纤维化;③ 色素沉着、皮疹等	① 再生障碍性贫血及其他出血性疾病患者禁用;② 毒性反应明显者应立即停药观察;③ 慢性粒细胞白血病急变时应停用
塞替派属周期非特异性药物	静脉注射 肌肉注射 腔内注射	属于乙撑亚胺类,抑制核酸的合成,从而改变DNA的功能。在体内24小时内大部分随尿排出	乳腺癌、卵巢癌、膀胱癌等	① 骨髓抑制:白细胞、血小板减少,有的患者可在疗程结束后下降,多数停药后可自行恢复;② 胃肠道反应较轻	① 在碱性溶液中稳定,溶解后应立即使用;② 变黄、浑浊不可使用;③ 注意白细胞下降趋势,及时停药

药　物	给药途径	作用机制	适　应　证	主要毒性反应	注　意　事　项
六甲蜜胺（克瘤灵）	口服	结构类似塞替派，主要抑制二氢叶酸还原酶及核酸合成，在体内需经肝脏微粒体酶活化后，发挥细胞毒作用。主要代谢产物经尿排出	卵巢癌、小细胞肺癌、恶性淋巴瘤、乳腺癌、慢性粒细胞白血病	① 胃肠道反应：为剂量限制性毒性，偶有腹泻、腹痛发生；② 骨髓抑制：轻至中度，发生时间较晚，多见于治疗1周后，3～4周达最低点。停药1周至2.5个月恢复；③ 神经系统毒性：多出现在持续用药3个月以上者，停药4～5个月恢复；④ 其他：皮疹、瘙痒、脱发等	① 口服，饭后1～1.5小时服用能减少胃肠道反应；② 用药后期注意监测血象变化
顺铂（DDP）属周期非特异性药物	静脉点滴 动脉灌注 腔内注射	DDP具有类似烷化剂双功能基团的作用，与细胞内亲核基团结合，主要与DNA链上的碱基作用，引起DNA复制障碍，抑制细胞分裂。DDP分子中，只有顺式有作用，而反式无效	睾丸肿瘤、骨瘤、卵巢癌、乳腺癌、肺癌、头颈部癌、恶性淋巴瘤、食管癌、胃癌等	① 肾脏毒性；② 胃肠道反应，主要为恶心呕吐，于用药后2小时开始，6～8小时达高峰，可持续24小时以上；③ 骨髓抑制：一般不严重，2～3周降至最低，1～2周后恢复；④ 神经毒性：如耳毒性，先出现耳鸣，继而听力丧失；⑤ 轻度脱发等	① 必须根据顺铂的剂量相应进行水化利尿，记录出入量；② 肾功能监测，如患者只有一侧肾或有慢性肾病史，应慎重权衡；③ 对恶心呕吐进行预防和及时处理；④ 注意患者有无耳鸣，及时停药观察；⑤ 在水溶液中，顺铂可逐渐水解和转化为反式，疗效下降，因此要注意现用现配的原则
卡铂（CBP）属周期非特异性药物	静脉点滴	属于第二代铂类抗癌药，与DDP作用相似，主要引起靶细胞DNA的交叉联结，使DNA合成障碍，同时阻止DNA复制，从而抑制肿瘤生长	主要适用于小细胞肺癌、卵巢癌、睾丸癌、头颈部鳞癌，也可用于非小细胞肺癌、膀胱癌、胸膜间皮瘤、宫颈癌及子宫内膜癌等	① 骨髓抑制：为剂量限制性毒性，出现在用药后2～3周，因此重复用药应间隔4周以上；② 肾毒性及胃肠道反应较轻，故无需水化利尿；③ 耳毒性、神经毒性及脱发少见	① 在5%葡萄糖溶液中性质稳定，配置后8小时内用完；② 输液时应避免日光直射；③ 用药期间密切监测血象及肝肾功能
草酸铂属周期非特异性药物	静脉点滴2小时	属于三代铂，用1，2氨环己烷基团取代顺铂的氨基产生草酸铂。其作用靶点仍为DNA，对顺铂耐药的肿瘤仍有效，即无交叉耐药性	对大肠癌、卵巢癌有较好疗效，对于非霍奇金淋巴瘤、非小细胞肺癌、头颈部肿瘤有效	① 神经毒性：主要表现为感觉迟钝或（和）感觉异常，遇冷时加重，停药后可缓解；② 恶心呕吐发生率为64.9%；③ 血液学毒性，多为轻中度；④ 其他：发热、局部静脉炎；⑤ 无肾脏毒性和脱发	① 禁止用生理盐水稀释，在其输液前后应输葡萄糖溶液；② 禁止用冷水洗漱和进冷食；③ 禁止与碱性药物或碱性溶液配伍输注；④ 在配置药液及输注时应避免接触铝制品
羟基脲属周期特异性药物	口服	抑制核苷酸二磷酸还原酶，阻止核苷酸还原为脱氧核苷酸，从而抑制脱氧核苷酸合成，杀伤S期细胞	粒细胞白血病、恶性淋巴瘤、恶性黑色素瘤、肾癌、头颈部癌、乳腺癌、肺癌、膀胱癌	主要为骨髓抑制，白细胞和血小板减少，停药后1～2周可恢复	骨髓抑制、严重肾功能不全、严重贫血者慎用；孕妇禁用；对热不稳定，60℃以上迅速分解，宜置于阴凉干燥处

续表附录 1

药物	给药途径	作用机制	适应证	主要毒性反应	注意事项
甲氨蝶呤(MTX)属周期特异性药物,作用于S期,对G_1/S边界有延缓作用	静脉点滴 静脉注射 鞘内注射 肌肉注射 口服	MTX结构与叶酸类似,在体内竞争性地与二氢叶酸还原酶结合,阻止二氢叶酸还原为四氢叶酸,导致嘌呤、嘧啶核苷酸合成原料不足,直接影响DNA合成;MTX同时也参与氨基酸代谢,使蛋白质合成障碍	急性白血病、绒毛膜癌、头颈部癌、膀胱癌、乳腺癌、恶性淋巴瘤、肺癌、胃肠道癌、肝癌、肿瘤脑膜转移等	① MTX的剂量限制性毒性是骨髓抑制和粘膜炎;② 白细胞和血小板减少发生在用药后4～14天,21天恢复;③ 长期低剂量口服易导致慢性肝纤维化;④ 鞘内给药部分患者出现化学性蛛网膜炎	① 与弱酸性药物,如阿司匹林或磺胺类药物合用时,能增加MTX的毒性;② 治疗中应该密切观察血象及肝肾功能;③ 对于MTX中毒,可以用甲酰四氢叶酸(CF)解救;④ 当VCR和MTX合用时,先用VCR能阻止MTX从细胞内流出,可以提高疗效;先用MTX后用5-FU能增加细胞杀伤;先用MTX后用L-ASP能降低MTX的细胞毒性
5-氟尿嘧啶(5-FU)属周期特异性药物	静脉点滴 动脉灌注 口服 局部外用	5-FU进入体内被活化成氟尿嘧啶脱氧核苷酸,抑制胸苷酸合成酶,使脱氧尿苷酸不能合成脱氧胸苷酸,也就不能合成DNA。其次,5-FU对RNA的形成也有轻微抑制作用。CF可增加其疗效	胃癌、大肠癌、乳腺癌、其他消化系统肿瘤、妇科肿瘤、肺腺癌、头颈部鳞癌、皮肤鳞癌、癌性胸腹水等	① 局部毒性:静脉炎、色素沉着等;② 消化道反应:恶心呕吐,腹痛腹泻等,口腔粘膜及溃疡常发生于用药后5～7天;③ 骨髓抑制最低值多在用药后第10天,21天左右可恢复;④ 肝损害;⑤ 小脑病变及脱发、皮炎等	① 5-FU由肝脏代谢分解,经肾脏及呼吸道排出,在治疗前后应监测肝肾功能;② 监测尿量,成人尿量需在1500ml/24h以上,以免蓄积性毒性发生;③ 给药途径不同,毒性反应轻重不同。如口服则胃肠道反应重,静脉给药则各反应都重,持续给药4～24小时以上,则疗效较好且副反应较轻
6-巯基嘌呤(6-MP)属周期特异性药物,作用于S期,对G_1期有延缓作用	口服	6-MP的结构与黄嘌呤相似,在体内转变为6-巯基嘌呤核苷酸,阻断次黄嘌呤核苷酸转变为黄嘌呤核苷酸及腺嘌呤核苷酸,导致DNA、RNA合成障碍	急性白血病的维持治疗,其次对于慢性粒细胞白血病及绒毛膜癌也有一定疗效	① 骨髓毒性:为剂量限制性毒性,常在用药数周后出现,停药后可以迅速恢复;② 恶心呕吐、厌食等;③ 肝功能损伤,部分患者可以出现黄疸	① 与别嘌呤醇合用时,6-MP应该减量,因为别嘌呤醇能够延迟6-MP的代谢,可以提高其疗效,但也增加了其不良反应;② 监测血象及肝肾功能,有无黄疸等
阿糖胞苷(Ara-C)属周期特异性药物,作用于S期,对G_1/S及S/G_2边界有延缓作用	静脉注射 静脉点滴 皮下注射 肌肉注射 鞘内注射	主要通过与三磷酸脱氧胞苷竞争,抑制DNA多聚酶,干扰核苷酸渗入DNA;并抑制核苷酸还原酶,阻断核苷酸转变为脱氧核苷酸	对急性粒细胞白血病疗效最好,对单核细胞白血病和急性淋巴细胞白血病也有效;对脑膜白血病有良好疗效;对淋巴瘤、肺癌、消化道肿瘤有一定疗效;对病毒性角膜炎及流行性结膜炎有效	① 胃肠道反应;② 白细胞、血小板下降,巨幼红细胞贫血,网织红细胞减少;③ 局部血栓性静脉炎、皮疹、脱发;④ 肝功能损伤;⑤ 神经毒性等	① 加强口腔观察及护理;② 注意出血倾向及肝功能

药物	给药途径	作用机制	适应证	主要毒性反应	注意事项
健择(吉西他滨、GEM)	静脉点滴30分钟	为阿糖胞苷衍生物,在体内代谢为二磷酸盐及三磷酸盐,二磷酸盐抑制RNA还原酶,三磷酸盐与脱氧胞嘧啶核苷竞争DNA位点与鸟嘌呤配对;另外,小部分健择还可渗入RNA分子中;以上系列反应抑制DNA链的延长,导致DNA合成终止	适用于治疗局部晚期或已经转移的非小细胞肺癌	①轻至中度的骨髓抑制,表现为白细胞和血小板减少,但持续时间短。偶见重度血小板减少;②轻度胃肠道反应;③偶有皮疹、瘙痒、支气管痉挛、呼吸困难;④可出现轻度蛋白尿和血尿;⑤偶见流感样症状等	①延长药物滴注时间和增加用药频率可增加药物毒性;②本药只能用生理盐水溶解;③外周静脉输液时偶有刺激性疼痛
左旋门冬酰胺酶(L-ASP)	静脉注射 肌内注射 鞘内注射	L-门冬酰胺是细胞蛋白质合成的必须氨基酸,L-ASP可使L-门冬酰胺水解,影响蛋白质合成,从而抑制肿瘤细胞生长	对急性淋巴细胞白血病疗效较好,对急、慢性粒细胞白血病也有效;对恶性淋巴瘤有效,尤其适用于白细胞偏低的患者	对成人的副作用大于儿童。①过敏反应常见,因其本身为大分子异体蛋白所致;②发热:可能因其中含有毒素;③神经毒性;④可以诱发或加重胰腺炎;⑤骨髓抑制轻,多为一过性;⑥肝肾损害,出现高尿酸血症、氮质血症等	①过敏反应可发生于治疗初期,重复用药过敏反应发生率可能增高,必要时进行脱敏治疗;②用药时应注意观察血压、呼吸等,备好抢救药品及物品;③更换厂号、批号时应重新做过敏原试验;④本药为接触性刺激物,应避免与皮肤粘膜(特别是眼部粘膜)接触或口鼻吸入,若不慎污染,立即用大量清水冲洗15分钟以上;⑤与降糖药合用时,可致血糖升高,需调整降糖药用量
阿霉素(ADM) 表阿霉素(EPI)	静脉注射 静脉点滴	ADM可嵌入DNA的相邻碱基对之间,使DNA链裂解,阻止DNA及RNA的合成。对S期敏感,M期次之,对G_1、S及G_2期有延缓作用	抗瘤谱广,为治疗乳腺癌最有效的药物之一	①骨髓抑制是ADM的主要副作用,白细胞减少发生于用药后10~14日降至最低点,第21日恢复;②心脏毒性:多出现在停药后1~6个月;③消化道反应一般在24~48小时内发生;④几乎造成全部脱发,但停药后1~2个月可以恢复生长;⑤用药后尿液可呈红色;⑥EPI毒性明显低于ADM	①外渗后可以引起局部坏死,最好中心静脉给药。如果使用外周静脉,则必须保证针头在血管内;②给药时应进行心脏监护,避免急性毒性的发生;③应告知患者尿液可变为红色

药　物	给药途径	作用机制	适　应　证	主要毒性反应	注　意　事　项
放线菌素-D 属于周期非特异性药物	静脉注射 静脉点滴 腔内注射	主要通过抑制 RNA 的合成，作用于 mRNA，干扰细胞的转录过程；还可以嵌合于 DNA 双链内，从而抑制 DNA 依赖的 RNA 聚合酶的活力，但不阻断 DNA 的复制。对于 G_1 期的前半段最敏感	对霍奇金病、神经母细胞瘤有较突出疗效，尤其是控制发热；对绒毛膜癌疗效较好	① 骨髓抑制常发生于用药后 7～14 日；② 胃肠道反应；③ 局部毒性；④ 可出现“放疗回忆”反应：即同时应用放疗时，放疗局部出现新的炎症	① 局部刺激性强，可以导致静脉炎，外渗后可以导致局部坏死；② 应避光保存及使用，因其遇光和热可以降低效价
丝裂霉素(MMC) 属于周期非特异性药物	静脉注射 腔内注射 膀胱灌注	作用机制与烷化剂相似，使 DNA 解聚，同时阻断 DNA 复制，抑制肿瘤细胞分裂	消化道癌、非小细胞肺癌、乳腺癌、膀胱癌、头颈癌、绒癌，对癌性胸、腹腔积液有较好效果	① 血小板及白细胞下降，前者尤为显著，可以有出血倾向；② 局部毒性可致静脉炎、组织坏死、溃疡；③ 肺毒性；④ 膀胱内灌注可致膀胱炎、血尿；⑤ MMC 可以增加 ADM 的心脏毒性；⑥ 头疼、眩晕、乏力等	① 切忌漏出血管外；② 氯霉素、保泰松、苯妥英钠等可以增加骨髓毒性；③ 药物溶解后应在 6 小时内用完；④ 监测血象变化
博莱霉素 属于周期非特异性药物	静脉注射 肌肉注射 腔内注射 外用	抑制胸腺嘧啶核苷掺入 DNA，与 DNA 结合，使其破坏和分解，抑制 DNA 合成。主要作用于 M 期和 G_2 期，并对 S/G_2 边界和 G_2 期有延缓作用	对于鳞癌尤其头颈部癌和皮肤癌的效果较好	① 肺毒性：可以导致肺纤维化，甚至可以致死；② 发热反应，必要时停药；③ 对造血系统和肝脏损害轻；④ 少数患者有轻度食欲不振、恶心呕吐和口腔炎等	① 密切观察肺部症状和体征；② 首次用药需做过敏试验；③ 严密观察体温变化，体温大于38.5℃时应停药；④ 肌肉注射部位宜深
光辉霉素	静脉注射 腔内注射	与 DNA 结合，抑制 DNA 依赖性 RNA 聚合酶，从而抑制 RNA 合成；具有降血钙作用，机制尚不明确	用于治疗各种恶性肿瘤引起的高钙血症及睾丸癌	① 血小板及白细胞下降，前者尤为显著，可以有出血倾向；② 肝肾功能损伤多见；③ 胃肠道反应一般轻微；④ 少数可以有动脉闭塞、发热、神经系统症状	① 严重肝肾功能损伤和血小板功能障碍者不宜使用；② 外渗后可以引起局部坏死；③ 本药不宜用生理盐水稀释
链脲霉素	静脉注射	抑制 DNA 合成；抑制嘧啶核苷代谢和糖原异生的某些关键酶；其烷化作用相对其他亚硝脲类药物较弱	主要用于治疗胰岛细胞瘤，对转移性类癌也有一定疗效；对霍奇金病、胰腺癌、结直肠癌也有效	① 剂量限制性毒性为胃肠道毒性和肾毒性，常规止吐治疗效果不佳，可以加重或引起十二指肠溃疡，可以出现蛋白尿或氮质血症；② 骨髓抑制较轻；③ 局部毒性明显，外渗后可致组织坏死；④ 可引起血糖波动	① 缓慢注射，避免局部不适感；② 监测血糖变化；③ 应避免与其他肾毒性药物合用

续表附录 1

药　物	给药途径	作用机制	适应证	主要毒性反应	注意事项
米托蒽醌 属于周期非特异性药物	静脉点滴30分钟 静脉注射3～5分钟	其化学结构与ADM相近，通过嵌入DNA引起链间和链内交叉连接，导致DNA单链或双链断裂，引起细胞畸变，染色体溃散。对增殖期及非增殖期细胞均有作用	晚期乳腺癌、非霍奇金淋巴瘤、白血病、肺癌、肝癌	① 骨髓抑制是其急性剂量限制性毒性，白细胞、血小板下降一般在用药后8～15日，通常在22日恢复；② 米托蒽醌的其他非血液学毒性较阿霉素轻得多；③ 局部毒性轻，偶尔发生红斑或轻度肿胀	① 监测血象变化；② 必要的心电监护；③ 避免药物接触皮肤和粘膜；④ 配置溶液后24小时内使用；⑤ 不得与其他药物混合使用
长春新碱(VCR) 属于周期特异性药物，主要作用于M期	静脉注射	主要抑制微管蛋白的聚合而影响纺锤体微管的形成，使有丝分裂停止于中期；还可干扰蛋白质代谢及抑制RNA多聚酶的活力，并抑制细胞膜类脂质的合成和氨基酸在细胞膜上的转运	恶性淋巴瘤、急性白血病、肺癌、乳腺癌、绒癌等	① 剂量限制性毒性是神经系统毒性；② 骨髓抑制和消化道反应轻；③ 局部刺激性强，可致局部组织坏死；④ 可见脱发，偶见血压改变	① 仅用于静脉注射，渗出后可致局部坏死；② 防止药物溅入眼睛；③ 使用时应避免日光直接照射；④ 注意观察有无便秘、腹胀等肠梗阻迹象
长春花碱(VLB) 属于周期特异性药物	静脉注射	主要抑制微管蛋白的聚合，妨碍纺锤体微管的形成，使有丝分裂停止于中期；也可干扰细胞膜对氨基酸的转运，抑制蛋白质合成	对恶性淋巴瘤、睾丸肿瘤、绒癌疗效较好；对肺癌、乳腺癌、卵巢癌、皮肤癌也有一定疗效	① 剂量限制性毒性为骨髓抑制，停药后迅速恢复；② 消化道反应；③ 周围神经毒性；④ 局部刺激性强	① 监测血象、神经毒性反应；② 宜用中心静脉注入；③ 避免日光直射；④ 保持大便通畅
去甲长春花碱 属于周期特异性药物	静脉点滴10分钟	为新的半合成长春碱类化合物，作用机制基本同上	具有广谱抗肿瘤活性	① 剂量限制性毒性为粒细胞下降，7～10天最低，14天左右可恢复；② 神经毒性；③ 支气管肺毒性；④ 中度脱发；⑤ 局部毒性等	① 宜用中心静脉注入；② 监测血象，预防感染；③ 保持大便通畅
鬼臼乙叉苷 属于周期特异性药物	静脉点滴 口服	其作用靶点为DNA拓扑异构酶Ⅱ，通过干扰其使DNA断裂重新连接的反应，抑制有丝分裂，使细胞分裂停止于S期或早G_2期	主要治疗小细胞肺癌、生殖细胞癌、恶性淋巴瘤、白血病，对神经母细胞瘤、横纹肌肉瘤、卵巢癌、非小细胞肺癌、乳腺癌也有疗效	① 剂量限制性毒性为骨髓抑制；② 胃肠道反应；③ 脱发常见；④ 过敏反应、周围神经毒性、低血压等	① 输液速度不宜过快，应在30分钟以上，避免低血压；② 必须用盐水稀释，因为在糖溶液中可以形成细微沉淀；③ 用药前应观察药液是否透明，如有浑浊不能使用

药　物	给药途径	作用机制	适 应 证	主要毒性反应	注 意 事 项
鬼臼噻吩苷属于周期特异性药物	静脉点滴宜慢	作用于 DNA 拓扑异构酶Ⅱ，引起关联到蛋白质合成的 DNA 双链断裂，抑制细胞增殖，使细胞分裂停止于 S 期或早 G_2 期	对急性白血病、恶性淋巴瘤、小细胞癌、膀胱癌有较好疗效；对神经母细胞瘤、乳腺癌、卵巢癌有效。对颅内原发或转移瘤疗效较好	① 常见用药后 7～14 日发生白细胞和血小板减少，并且比较严重；② 脱发常见；③ 过敏反应；④ 静脉炎	① 对该药或聚氧乙基代蓖麻油过敏者慎用；② 输液速度不宜过快，应在 30 分钟以上，避免低血压；③ 输液时应避免外渗导致局部损伤；④ 稀释液出现沉淀应禁止使用；⑤ 使用该药时应避免受孕
伊立替康属于周期特异性药物	静脉点滴 90 分钟	该药为拓扑异构酶Ⅰ抑制剂，使断裂的 DNA 单链不能重新接合，阻止 DNA 复制及抑制 RNA 合成，作用于 S 期	晚期大肠癌、肺癌、宫颈癌、卵巢癌	① 乙酰胆碱综合征：表现为多汗、流泪、唾液分泌增多、视物模糊、痉挛性腹痛、“早期”腹泻等。一般在用药 24 小时内出现，轻度可自行缓解，严重者可给予阿托品皮下注射，缓解症状；② 延迟性腹泻：用药 24 小时后出现，发生率为 80%～90%，严重腹泻占 39%。中位发生时间为用药后第 5 天，平均持续 4 天，为剂量限制性毒性；③ 中性粒细胞减少为剂量限制性毒性；④ 恶心呕吐常见，可按高度致吐药物处理；⑤ 脱发、粘膜炎、皮肤毒性等	① 此药应在有经验的肿瘤专科医生指导下使用，最好住院治疗；② 用药期间避免食用可能引起腹泻的食物或饮料；③ 禁用增加肠蠕动的药物；④ 教会患者观察并报告排便次数、性状，如出现腹泻应积极处理；⑤ 对于腹泻患者应监测水电解质，必要时静脉支持治疗；⑥ 监测血象变化及有无乙酰胆碱综合征表现
羟基喜树碱属于周期特异性药物	静脉点滴	选择性地作用于拓扑异构酶Ⅰ，因而干扰了 DNA 的复制。主要作用于 S 期，对 G_1 期和 G_2 期作用稍弱	对原发性肝癌、胃肠道癌、头颈部肿瘤疗效较好；对白血病、膀胱癌也有一定疗效	① 对白细胞、血小板抑制较轻；② 对肝肾功能无明显影响；③ 轻度消化道反应；④ 少数人嗜睡、乏力、头痛	① 用药期间应鼓励患者多饮水，减轻膀胱刺激性；② 用生理盐水稀释，不宜用葡萄糖溶液稀释
紫杉醇属于周期特异性药物	静脉点滴 3 小时	能够特异性地结合到小管的 β 位上，导致微管聚合成团块和束状并使其稳定，抑制微管网的正常重组。作用于 M 期	卵巢癌、乳腺癌、肺癌、头颈部癌、食管癌、胃癌、膀胱癌、精原细胞瘤、黑色素瘤、复发性非霍奇金淋巴瘤等	① 过敏反应；② 骨髓抑制为剂量限制性毒性，表现为中性粒细胞减少，血小板减少较少见，一般在用药后 8～10 日发生，15～21 日恢复；③ 神经毒性，常表现为轻度麻木及感觉异常；④ 关节肌肉疼痛，常发生于用药后 2～3 日内，数日后可恢复；⑤ 胃肠道反应一般为轻至中度；⑥ 脱发、静脉炎等	① 治疗前必要的抗过敏治疗；② 不可接触聚氯乙烯塑料器械和设备，稀释的药液应储存于瓶内（玻璃、聚丙烯）或塑料袋（聚丙烯、聚烃烯），并采用非聚氯乙烯类注射器和输液器；③ 给药期间注意观察血压等生命体征变化，预防过敏发生；一旦出现过敏应立即停止输液，进行抢救

续表附录 1

药　物	给药途径	作用机制	适　应　证	主要毒性反应	注　意　事　项
泰索帝 属于周期特异性药物	静脉点滴 1 小时	由欧洲紫杉中提取并半合成品，作用机制与紫杉醇相同，但稳定微管作用较紫杉醇强 2 倍，并能诱导微管束的装配；有放射增敏作用；作用于 M 期	对卵巢癌、乳腺癌、非小细胞肺癌疗效显著；对头颈部癌、胃癌、黑色素瘤、小细胞肺癌、胰腺癌等有效	① 剂量限制性毒性为中性粒细胞减少，血小板轻度减少；② 液体潴留；③ 弥漫性荨麻疹和血管神经性水肿，严重过敏反应少见。其他基本同紫杉醇	① 为预防液体潴留，应提前服用皮质类固醇激素；② 预防过敏，及时停药抢救
氮烯咪胺 (DTIC)	静脉点滴 30～60 分钟	非典型烷化剂，属于周期非特异性药物，但主要作用于 G_2 期	恶性黑色素瘤、软组织肉瘤、神经母细胞瘤	① 轻度胃肠道反应；② 中度骨髓抑制，用药后 2～3 周出现，第 4～5 周恢复；③ 局部刺激性；④ 流感样症状	①遇热分解，对酸和光不稳定，输液时应该避光；② 现用现配；③ 避免外渗对局部损伤；④ 溶于 5% 葡萄糖溶液中
胺苯丫啶 (AMSA)	静脉点滴	略	主要用于治疗急性粒细胞白血病	① 主要是骨髓抑制，用药 10～14 日最低，21～25 日恢复；② 静脉炎常见	① 须用此药配备的稀释液溶解，再加入 5% 葡萄糖溶液；② 稀释超过 150ml 可减少静脉炎发生；③ 不可与含氯制剂配伍

附录 2　化疗药物急性及亚急性毒性反应分级标准(WHO 标准)

	0 度	Ⅰ度	Ⅱ度	Ⅲ度	Ⅳ度
血液学标准(成人)					
血红蛋白(g /100ml)	＞11.0	9.5～10.9	8.0～9.4	6.5～7.9	＜6.5
白细胞(×10^9/L)	＞4.0	3～3.9	2.0～2.9	1.0～1.9	＜1.0
粒细胞(×10^9/L)	＞2.0	1.5～1.9	1.0～1.4	0.5～0.9	＜0.5
血小板(×10^9/L)	＞100	75～99	50～74	25～49	＜25
出血	无	淤点	轻度出血	严重失血	出血致衰弱
胃肠道					
口腔炎	无	疼痛、红斑	红斑、溃疡能进食	溃疡、只能进流食	不能进食
恶心、呕吐	无	恶心未吐	间有呕吐	呕吐需治疗	难以控制的呕吐
腹泻	无	时间＜2 天	能耐受,＞2 天	不能耐受需治疗	血性腹泻
肝脏功能					
胆红素(×N)	＜1.25	1.26～2.5	2.6～5	5.1～10	＞10
转氨酶(×N)	＜1.25	1.26～2.5	2.6～5	5.1～10	＞10
碱性磷酸酶(×N)	＜1.25	1.26～2.5	2.6～5	5.1～10	＞10
肾、膀胱					
尿素氮(×N)	＜1.25	1.26～2.5	2.6～5	5.1～10	＞10
肌酐(×N)	＜1.25	1.26～2.5	2.6～5	5.1～10	＞10
蛋白尿(×N)	无	＋ ＜3g/L	＋＋ ～ ＋＋＋ 3～10g/L	＋＋＋＋ ＞10 g/L	肾病综合征
血尿(×N)	无	镜下血尿	肉眼血尿	肉眼血尿、有血块	尿路梗阻
肺	无	症状轻微	活动后呼吸困难	休息时呼吸困难	需要完全卧床
药物热	无	发热 38℃	38～40℃	40℃	发热伴低血压
过敏	无	水肿	支气管痉挛 不需治疗	支气管痉挛 需要治疗	过敏反应
皮肤	正常	红斑	干性脱皮、水疱、瘙痒	湿性脱皮、溃疡	剥脱性皮炎,需手术处理之坏死
脱发	无	轻微脱发	斑秃	完全脱发可再生	不能再生之脱发
感染(指定部位)	无	轻度感染	中度感染	重复感染	重复感染伴低血压
心　脏					
心率、节律	正常	窦性心动过速,休息时心率＞100	单灶性早搏,房性心律不齐	多灶性早搏	室性心律不齐
心功能	正常	无症状有异常心脏体征	短暂心功能不全不需治疗	有心功能不全症状治疗有效	心功能不全 治疗无效
心包炎	无	无症状之心包积液	有症状,但不需抽心包积液	心包填塞,需要抽心包积液解除症状	心包填塞,需要手术治疗

续表附录 2

	0度	Ⅰ度	Ⅱ度	Ⅲ度	Ⅳ度
神经系统					
神志	清醒	短暂嗜睡	嗜睡时间不到清醒时间的50%	嗜睡时间多于清醒时间的50%	昏迷
周围神经	正常	感觉异常及/或腱反射低	严重感觉异常及/或轻度无力	不能耐受的感觉异常及/或显著运动障碍	瘫痪
便秘（自主神经功能紊乱）	无	轻度	中度	腹胀	腹胀、呕吐（麻痹性肠梗阻）
疼痛（与治疗有关的疼痛）	无	轻	中度	严重	难以控制

附录2系世界卫生组织制定的常见抗癌药物急性、亚急性毒性分度标准。0度表示无毒性，Ⅰ度及Ⅱ度代表轻度毒性，Ⅲ度及Ⅳ度代表严重毒性。一般认为轻度毒性是可以接受的，当然也需要进行监测和必要的处理；而重度反应应尽可能避免，并需进行严密观察和积极处理。

附录 3　外周静脉化疗观察表

化　疗　观　察　表

姓名　　　　　　年龄　　　　　　疾病诊断

日期	输液部位	药名	巡视内容									局部损伤观察						备注
			时间	回血		肿胀		通畅		疼痛		化疗天数	静脉变化		局部红肿	溃疡（cm^2）	疼痛（级别）	
				有	无	有	无	有	无	有	无		条索	变色				